Nowack · Birck
Dialyse und Nephrologie für Pflegeberufe

Springer

*Berlin
Heidelberg
New York
Barcelona
Hongkong
London
Mailand
Paris
Singapur
Tokio*

Rainer Nowack · Rainer Birck

Dialyse und Nephrologie für Pflegeberufe

Mit 109 Abbildungen und 22 Tabellen

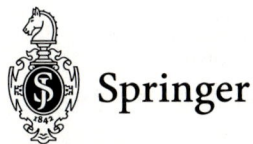

Springer

Dr. med. Rainer Nowack
Dr. med. Rainer Birck

V. Medizinische Klinik (Direktor: Prof. Dr. F. J. van der Woude)
Universitätsklinikum Mannheim
Theodor-Kutzer-Ufer 1-3
68167 Mannheim

Die Deutsche Bibliothek - CIP-Einheitsaufnahme
Nowack, Rainer : Dialyse und Nephrologie für Pflegeberufe / Rainer Nowack ; Rainer Birck. - Berlin ; Heidelberg ; New York ; Barcelona ; Budapest ; Hongkong ; London ; Mailand ; Paris ; Singapur ; Tokio : Springer, 1999
  ISBN 3-540-61923-2

ISBN 3-540-61923-2 Springer-Verlag Berlin Heidelberg New York

Dieses Werk ist urheberrechtlich geschützt. Die dadurch begründeten Rechte, insbesondere die der Übersetzung, des Nachdrucks, des Vortrags, der Entnahme von Abbildungen und Tabellen, der Funksendung, der Mikroverfilmung oder der Vervielfältigung auf anderen Wegen und der Speicherung in Datenverarbeitungsanlagen, bleiben, auch bei nur auszugsweiser Verwertung, vorbehalten. Eine Vervielfältigung dieses Werkes oder von Teilen dieses Werkes ist auch im Einzelfall nur in den Grenzen der gesetzlichen Bestimmungen des Urheberrechtsgesetzes der Bundesrepublik Deutschland vom 9. September 1965 in der jeweils geltenden Fassung zulässig. Sie ist grundsätzlich vergütungspflichtig. Zuwiderhandlungen unterliegen den Strafbestimmungen des Urheberrechtsgesetzes.

© Springer-Verlag Berlin Heidelberg 1999

Die Wiedergabe von Gebrauchsnamen, Handelsnamen, Warenbezeichnungen usw. in diesem Werk berechtigt auch ohne besondere Kennzeichnung nicht zu der Annahme, daß solche Namen im Sinne der Warenzeichen- und Markenschutz-Gesetzgebung als frei zu betrachten wären und daher von jedermann benutzt werden dürften.

Produkthaftung: Für Angaben über Dosierungsanweisungen und Applikationsformen kann vom Verlag keine Gewährung übernommen werden. Derartige Angaben müssen vom jeweiligen Anwender im Einzelfall anhand anderer Literaturstellen auf ihre Richtigkeit überprüft werden.

Herstellung: PRO EDIT GmbH, D-69123 Heidelberg
Umschlaggestaltung: de'blik, Konzept & Gestaltung, D-10435 Berlin
Satzherstellung: Hagedorn Kommunikation, D-68519 Viernheim
Druck: Computer to Film; Triltsch GmbH, D-97016 Würzburg

SPIN: 10537944   23/3134-54 3 2 1 0 - Gedruckt auf säurefreiem Papier

Geleitwort

Die V. Medizinische Klinik für Nephrologie/Endokrinologie des Universitätsklinikums Mannheim hat sich seit vielen Jahren für die Schaffung von Weiterbildungsmöglichkeiten für das nephrologische Pflegepersonal eingesetzt.

1979 wurde aus der damals nephrologischen Abteilung der I. Medizinischen Klinik eine eigenständige Klinik unter der Leitung von Prof. Strauch, der noch im gleichen Jahr eine der ersten Weiterbildungsstätten für Dialyse und Transplantation in Deutschland gründete. Durch die in den sechziger und siebziger Jahren rasant verlaufende Entwicklung im Fachbereich Nephrologie und die daraus resultierende Vielzahl der Nierenersatztherapien wurde von Prof. Strauch und seinem Team die Notwendigkeit einer geeigneten Weiterbildungsmöglichkeit für Pflegepersonal erkannt.

Die bis zu diesem Zeitpunkt praktizierte Regelung, den Teilnehmern der Weiterbildung für Anästhesie und Intensivmedizin auf freiwilliger Basis einen kurzen Einsatz in der Dialyse zu ermöglichen, war in keiner Weise geeignet, qualifiziertes nephrologisches Pflegepersonal heranzubilden. Man war noch sehr weit entfernt von der heutigen hochtechnisierten und automatisierten Dialyse und brauchte viel Idealismus, um sich dauerhaft für die Arbeit in der Dialyse zu entscheiden.

Der Mangel an geeignetem Pflegepersonal war über viele Jahre ein großes Problem, zumindest für die Krankenhausdialysen. So begann 1979 Prof. Strauch in Zusammenarbeit mit seinem ersten Oberarzt Dr. Lutz Wagner, dem Cheftechniker W. Odenwälder und mir als leitender Abteilungsschwester den ersten, zunächst einjährigen Weiterbildungskurs, der mit einer internen Abschlußprüfung endete. Das Weiterbildungskonzept war angelehnt an die Richtlinien der Arbeitsgemeinschaft für klinische Nephrologie. Lehrbücher waren noch nicht vorhanden, und der Unterrichtsstoff mußte – auf die Belange des Pflegepersonals zugeschnitten – erarbeitet werden.

1982 wurde die nephrologische Weiterbildung auf zwei Jahre umgestellt, um die Kriterien für die angestrebte staatliche Anerkennung zu erfüllen. Unsere Geduld mußte harte Prüfungen überstehen, bis wir 1995 die staatliche Anerkennung für unsere Weiterbildungsstätte bekamen.

Das Team um Prof. Strauch hat mit Sicherheit eine Vorreiterrolle in der nephrologischen Weiterbildung in Deutschland eingenommen, die sich rückblickend gesehen in hohem Maße dadurch ausgezahlt hat, daß seither qualifiziertes Pflegepersonal ausreichend zur Verfügung steht. Sein Nachfolger als Leiter der nephrologischen Weiterbildung seit 1996, Prof. Dr. F. J. van der Woude, setzt sich mit gleichem Engagement für das nephrologische Fachpflegepersonal ein.

Eine bedeutende Rolle kommt auch Frau Jutta Balhorn, der früheren Vorsitzenden von EDTNA/ERCA (European Dialysis and Transplant Nurses Association/European Renal Care Association) Deutschland zu, die sich wie keine andere für die nephrologische Weiterbildung und deren staatliche Anerkennung eingesetzt hat.

Ein besonderer Dank gilt nun Dr. R. Nowack, Oberarzt der V. Med. Klinik für Nephrologie/Endokrinologie am Universitätsklinikum Mannheim, der es sich zur Aufgabe gemacht hat, dieses Lehrbuch für die nephrologische Weiterbildung gemeinsam mit Dr. R. Birck zu schreiben, ebenso allen beteiligten Autoren, die bereit waren, ihr nephrologisches Wissen und ihre fachliche Erfahrung einzubringen.

Allen künftigen Weiterbildungsteilnehmern wünsche ich, daß sie mit diesem Lehrbuch einen guten Begleiter finden, sich mit dem notwendigen Wissen auf eine qualifizierte nephrologische Pflege vorzubereiten.

Marianne Gramlich
Ehemalige leitende Abteilungsschwester der Dialyse

Vorwort

Dieses Buch richtet sich an die in Dialyseeinrichtungen tätigen Krankenschwestern und Krankenpfleger und ihre Kollegen in anderen Bereichen der Nephrologie. Es entstand aus Vorbereitungen für die nephrologische Weiterbildung für Krankenpflegerinnen und -pfleger an der V. Medizinische Klinik am Universitätsklinikum Mannheim.

Dialysekrankenschwestern und -krankenpfleger haben in den Klinik- und Praxisdialysen ein Aufgabenfeld, das sich mehr als in anderen medizinischen Bereichen nicht rein pflegerisch definiert, sondern durch enge Verzahnung und Überschneidung mit dem Aufgabenbereich der Ärzte und Techniker gekennzeichnet ist.

Der hohen Verantwortung und der Vielfalt der Anforderungen entspricht der Weiterbildungsgrad und das Weiterbildungsbedürfnis in dieser Fachgruppe. Einerseits ist eine hohe technische Kompetenz bei der Bedienung der Dialysegeräte notwendig und weitgehende Fachkenntnisse für die medizinische Erstversorgung bei den nicht seltenen Notfällen, andererseits erfordert die Langzeitbetreuung der über Jahre an die Dialyseeinrichtung gebundenen Patienten ein besonderes Maß an Einfühlvermögen in die individuellen Pflegeprobleme.

Die thematische Vielfalt in diesem Buch spiegelt diese Besonderheiten wider, genauso wie seine gegenüber anderen Krankenpflegebüchern abweichenden Schwerpunkte. Die Autoren fanden es nur folgerichtig, den technischen Grundlagen der Dialyseverfahren einen besonderen Stellenwert einzuräumen und daneben die medizinischen Langzeitkomplikationen der Dialysepatienten in einer Ausführlichkeit zu besprechen, die einem ärztlichen Lehrbuch entsprechen könnte. An diesem Themenkomplex haben wir während des Unterrichts immer wieder ein besonderes Interesse bemerkt.

Auch andere während des Unterrichts besonders lebhaft diskutierte Themen, wie z.B. der Säure-Basen-Haushalt bei Dialysepatienten, haben wir berücksichtigt und in Form von Exkursen aufgenommen. Das gleiche gilt für pflegerische Aspekte, die inhaltlich scheinbar abseits liegen wie die Fußpflege bei Diabetikern, die aber in der Praxis durch die vielen dialysepflichtigen Diabetiker für die angesprochene Fachgruppe hochaktuell sind.

In den zentralen Abschnitten zur Technik werden neuere Entwicklungen der Nierenersatztherapie (z.B. Onlineverfahren) ebenso berücksichtigt wie Rückblicke auf frühe technische Konzepte gegeben werden. Es ist erstaunlich, daß alte Techniken, wie das Beispiel der Tankniere zeigt, nach Jahren wieder aufgegriffen werden können.

Die Peritonealdialyse und die Hämodialyse werden gleichberechtigt behandelt. Ihrer Eigenständigkeit entsprechend wird die Peritonealdialyse in einem selbständigen, von den physikalischen Grundlagen bis hin zu den pflegerischen Besonderheiten reichenden Kapitel dargelegt, das unabhängig von den übrigen Kapiteln gelesen werden kann.

Das Buch möchte nicht nur theoretisches Hintergrundwissen, sondern darüber hinaus praxisgerechte Anleitungen für die pflegerischen Arbeitsabläufe bieten. Allerdings weist die Bedienung der Dialysemaschinen im Detail so viele produktspezifische Besonderheiten auf, daß die Praxisanleitungen allgemeiner bleiben müssen als wünschenswert wäre. Unsere Ausführungen können die Einweisung an den verschiedenen Gerätetypen nicht ersetzen, aber vermögen auf Grundsätzliches hinzuweisen.

Auch in der Dialyse findet derzeit die Standardisierung der pflegerischen Arbeitsabläufe statt. Europäische Standardformulierungen für die Nephrologie sind inzwischen von der EDTNA/ERCA vorgelegt worden und im Anhang in Auszügen abgedruckt. Jetzt steht ihre Umsetzung in die konkrete Pflegepraxis der einzelnen Abteilungen bevor.

Formal ist der Inhalt dieses Buchs eng an den Stoffplan der nephrologischen Weiterbildung in Mannheim angelehnt, der wiederum weitgehend identisch mit dem Kernlehrplan der europäischen Vereinigung der Dialysepflegekräfte (EDTNA/ERCA) ist.

Natürlich konnte dieses Buch nicht ohne das Studium hervorragender deutschsprachiger und internationaler Dialysebücher gelingen, die im Quellenverzeichnis mit aufgeführt sind und deren Lektüre empfohlen werden kann.

Die Vielzahl der Abbildungen wurde durch die freundliche Unterstützung folgender Personen möglich, die uns ihre Vorlagen zur Verfügung stellten: Dr. Ledezma-Sanchez (Boehringer Mannheim); Herr Fietzek (Fresenius Medical Care); Herrn G. Roesler (Gambro Medizintechnik); Frau Schulz-Lauterbach (Firma Achim Schulz-Lauterbach VMP), Dr. Back (Pathologisches Institut, Universitätsklinik Mannheim). Ihnen gilt unser herzlicher Dank.

Für weitere wichtige Hinweise danken wir Herrn Prof. Dr. N. Gretz, Zentrum für Medizinische Forschung am Universitätsklinikum Mannheim, sowie Frau Annette Fehr, derzeit Leiterin der nephrologischen Weiterbildung am Universitätsklinikum Mannheim. Frau W. Küntzle vom deutschen Zweig der EDTNA hat freundlicherweise Textabschnitte zur Stellenbeschreibung für das nephrologische Fachpflegepersonal und zu den Dialysestandards beigesteuert.

Beim Springer-Verlag gilt unser Dank Frau Renate Schulz von der Redaktion und ganz besonders Frau Barbara Wirt, die als Lektorin viel zum Gelingen des Buchs beigetragen hat.

Es war unser Ziel, ein gut lesbares Lehrbuch der Hämodialyse und Peritonealdialyse für das Fachpflegepersonal in der Dialyse zu verfassen, das umfassend ist und auch schwierige technische Zusammenhänge verständlich beschreibt und das außerdem mit Hilfe der Verzeichnisse und Übersichten ein kompetentes Nachschlagewerk für diese Fachgruppe darstellt. Wir würden uns freuen, wenn wir dieses Ziel erreicht hätten.

Mannheim, im Frühjahr 1999   Rainer Nowack, Rainer Birck

Mitarbeiterverzeichnis

Birck, Rainer, Dr. med.
V. Medizinische Klinik
Universitätsklinik Mannheim
Theodor-Kutzer-Ufer 1–3
68167 Mannheim

Braun, Claude, Dr. med.
V. Medizinische Klinik
Universitätsklinik Mannheim
Theodor-Kutzer-Ufer 1–3
68167 Mannheim

Magura, Maria
Diätküchenleiterin
Universitätsklinik Mannheim
Theodor-Kutzer-Ufer 1–3
68167 Mannheim

Mertes, Bernardo, Dr. med.
V. Medizinische Klinik
Universitätsklinik Mannheim
Theodor-Kutzer-Ufer 1–3
68167 Mannheim

Müller, Alexander, Dr. med.
V. Medizinische Klinik
Universitätsklinik Mannheim
Theodor-Kutzer-Ufer 1–3
68167 Mannheim

Nowack, Rainer, Dr. med.
V. Medizinische Klinik
Universitätsklinik Mannheim
Theodor-Kutzer-Ufer 1–3
68167 Mannheim

Odenwälder, Willi
Leitender Techniker
V. Medizinische Klinik
Universitätsklinik Mannheim
Theodor-Kutzer-Ufer 1–3
68167 Mannheim

Sobek, Hans
Fachpfleger für Dialyse,
Student der Medizin
Löwenstr. 1
67063 Ludwigshafen a. Rhein

Weinreich, Thomas, Dr. med.
Abteilung für Nephrologie
Universitätsspital Zürich
Rämistr. 100
CH-8091 Zürich

Inhaltsverzeichnis

1	**Einführung**	1
1.1	Möglichkeiten und Grenzen der Blutreinigungsverfahren	1
1.2	Grundzüge der nephrologischen Krankenpflege	5
2	**Grundlagen der Nierenfunktion**	11
2.1	Anatomie und Physiologie der Niere	12
2.2	Glomeruläre Filtrationsrate und Clearance-Meßverfahren	21
2.3	Endokrine Funktion der Niere	24
2.4	Physiologie der Körperflüssigkeiten	27
3	**Nierenerkrankungen**	35
3.1	Erbliche Nierenerkrankungen	36
3.2	Interstitielle Nierenerkrankungen	39
3.3	Glomeruläre Nierenerkrankungen	43
3.4	Benigne Nephrosklerose und Nierenarteriensklerose	54
3.5	Akutes Nierenversagen	55
3.6	Urämisches Syndrom	61
3.7	Interdisziplinäre Betreuung und pflegerische Aufgaben im prädialytischen Stadium	65
4	**Indikation zum Beginn der chronischen Nierenersatztherapie**	69
4.1	Rechtzeitiger Beginn	69
4.2	Mögliche Dialyseverfahren	72
5	**Gefäßzugänge für extrakorporale Blutreinigungsverfahren**	77
5.1	Akute Gefäßzugänge	78
5.2	Chronische Gefäßzugänge	85
5.3	Monitorisierung der Shuntfunktion	95
5.4	Technik der Shuntpunktion	97
5.5	Shuntpflege beim Abschließen von der Hämodialyse	101
5.6	Rezirkulationstest	103

6	**Antikoagulation bei extrakorporalen Blutreinigungsverfahren**	107
6.1	Erhöhte Thrombosierungsneigung	107
6.2	Einsatz von Heparin	108
6.3	Verfahren bei erhöhtem Blutungsrisiko	112
7	**Aufbau der Dialysatoren**	115
7.1	Membranmaterial und -aufbau	116
7.2	Architektur von Kapillar- und Plattendialysatoren	122
7.3	Leistungskriterien der Dialysatoren	124
8	**Zusammensetzung von Dialysat und Substitutionslösung**	131
8.1	Zusammensetzung des Dialysats	132
8.2	Zusammensetzung der Substitutionslösungen für Hämofiltration und Hämodiafiltration	140
8.3	Wasseraufbereitung für die Hämodialyse	144
9	**Technik der Dialysemaschinen: Aufbau des extrakorporalen Blut- und Dialysatkreislaufs und Aspekte der Gerätesicherheit**	157
9.1	Komponenten des extrakorporalen Blut- und Dialysatkreislaufs	158
9.2	Gefahrenquellen und Überwachungstechnik	159
9.3	Arterielles und venöses Schlauchsystem	164
9.4	Ultrafiltrationskontrolle	177
9.5	Dialysatkreislauf	188
9.6	Technik der Single-needle-Dialyse	194
10	**Durchführung der Hämodialysebehandlung**	199
10.1	Vorbereitung	200
10.2	Durchführung	206
10.3	Beendigung der Dialyse	218
11	**Akute Komplikationen während der Hämodialyse**	221
11.1	Blutdruckabfall	223
11.2	Muskelkrämpfe	228
11.3	Übelkeit und Erbrechen	229
11.4	Kopfschmerzen	230
11.5	Thoraxschmerzen	230
11.6	Juckreiz	231
11.7	Fieber und Schüttelfrost	231
11.8	Dysäquilibriumsyndrom	232
11.9	Hämolyse	234
11.10	Luftembolie	234
11.11	Hartwassersyndrom	236
11.12	Blutdruckanstieg	236
11.13	Bewußtlosigkeit	237
11.14	Krampfanfall	238
11.15	Herzrhythmusstörungen	239
11.16	Akute Unverträglichkeit gegenüber Dialysatoren/Schläuchen	240

12	**Modifikationen der Hämodialyse und besondere Dialyseindikationen** . . .	245
12.1	Blutreinigungsverfahren mit hohen Ultrafiltrationsraten zur Erhöhung des konvektiven Transports	246
12.2	Kontinuierliches Nierenersatzverfahren in der Intensivmedizin . .	256
12.3	Besondere Dialyseindikationen	271

13	**Peritonealdialyse**	275
13.1	Entwicklung der Peritonealdialyse	277
13.2	Anatomie und Physiologie der Peritonealmembran	277
13.3	Peritonealer Zugang: PD-Katheter und PD-Systeme	287
13.4	Peritonealdialyseregime und Verschreibung	300
13.5	Peritonealdialyselösungen und -systeme	305
13.6	Komplikationen	312
13.7	Indikationen und Kontraindikationen der Peritonealdialyse . .	321
13.8	Peritonealdialyse bei Diabetikern	323
13.9	Pflegerische Aspekte bei der Peritonealdialyse	326

14	**Dialysequalität**	329
14.1	Kriterien nicht ausreichender Dialyse	330
14.2	Aussagekraft von URR und Kt/V für die Dialysequalität	333
14.3	Verbesserung der Dialysequalität	333
14.4	Bestimmung des Kt/V-Werts	335
14.5	Dialysequalität und Ernährung	336

15	**Langzeitkomplikationen bei Hämodialysepatienten**	337
15.1	Renale Osteopathie	338
15.2	Infektionen	344
15.3	Anämie	350
15.4	Kardiovaskuläre Erkrankungen	351
15.5	Hauterkrankungen	355
15.6	Polyneuropathie	356
15.7	Dialyseassoziierte Amyloidose und Arthropathien	357
15.8	Malnutrition	359
15.9	Psychosoziale Probleme	361

16	**Hygiene und Übertragung von Virusinfektionskrankheiten bei Hämodialyse** .	371
16.1	Virushepatitiden	372
16.2	HIV (human immunodeficiency virus)	379
16.3	Sicherheit von Blutprodukten	380
16.4	Allgemeine Impfempfehlungen für Dialysepatienten	381
16.5	Allgemeine Hygienemaßnahmen in Dialyseeinheiten	382
16.6	Vorbeugung von Infektionen über das Dialysat: Reinigung und Desinfektion	384

17	**Ernährungsempfehlungen**	389
17.1	Kalium	390
17.2	Phosphat	392
17.3	Kalzium	394
17.4	Natrium	396
17.5	Wasser/Flüssigkeit	398
17.6	Eiweiß	399
17.7	Energie/Kalorien	400
17.8	Vitaminstatus bei Dialysepatienten	402
18	**Indikation und Durchführung der Plasmapherese**	405
18.1	Zentrifugen- und Membranplasmaseparation	406
18.2	Wirkungen	406
18.3	Eigenschaften der Plasmaseparationsmembran	407
18.4	Durchführung der Plasmaseparation	408
18.5	Nebenwirkungen der Plasmaseparation	414
18.6	Spezielle Indikationen zur Plasmaseparation	415
18.7	Extrakorporale Therapie bei Fettstoffwechselstörungen (Lipidapheresetherapie)	417
19	**Extrakorporale Verfahren bei Vergiftungen: Hämoperfusion**	421
19.1	Adsorptionsmedien	422
19.2	Durchführung der Hämoperfusion	424
19.3	Entscheidungskriterien für den Einsatz extrakorporaler Blutreinigungsverfahren bei Vergiftungen	427
19.4	Häufige Intoxikationen	429
20	**Nierentransplantation**	433
20.1	Immunologische Grundlagen	434
20.2	Abstoßungsreaktionen	437
20.3	Durchführung einer Nierentransplantation	443
20.4	Organspende und Rolle des Transplantationskoordinators	448
20.5	Pflegerische Aufgaben	452

Abkürzungsverzeichnis

AAMI	Association Advancement for Medical Instrumention
ACE	Angiotensinkonversionsenzym
ACT	aktivierte Gerinnungszeit („activated clotting time")
ADH	antidiuretisches Hormon
ADPKD	autosomal dominante polyzystische Erkrankung der Nieren („autosomal-dominant polycystic kidney disease")
AfnP	Arbeitsgruppe für nephrologische Pflege (in der EDTNA/ERCA)
AIN	akute interstitielle Nephritis
ANF	atrialer natriuretischer Faktor
ANV	akutes Nierenversagen
APD	automatische Peritonealdialyse
APTT	aktivierte partielle Thromboplastinzeit
ASS	Acetylsalicylsäure
CAPD	kontinuierliche ambulante Peritonealdialyse
CAVH	kontinuierliche arteriovenöse Hämofiltration
CAVHD	kontinuierliche arteriovenöse Hämodialyse
CCPD	kontinuierliche zyklische Peritonealdialyse
CE	Conformitée Européen (europäisches Prüfzertifikat)
CT	Computertomographie
CVVH	kontinuierliche venovenöse Hämofiltration
CVVHD	kontinuierliche venovenöse Hämodialyse
D/P-Quotient	Verhältnis von Dialysat- zu Plasmakonzentration, meist für Kreatinin, beim peritonealen Äquilibrationstest
DDAVP	Vasopressinderivat
DEAE	Diethylaminoethyl
DEHP	Di-2-ethylhexylphtalsäureester (Weichmacherzusatz, z. B. von Teflonschläuchen)
DNA	Desoxyribonucleinsäure (= DNS)
DOP	Dioktylphtalsäureester (Weichmacherzusatz, z. B. von Teflonschläuchen)
E-PTFE	expanded Polytetrafluorethylen (aufgeschäumtes Teflon für synth. Shunts)
EDTNA	European Dialysis and Transplant Nurses Association
EMG	Elektromyographie
ERBF	effektiver renaler Blutfluß (s. RPF)

ERCA	European Renal Care Association
ETO	Ethylenoxid
EZR	Extrazellulärraum
FF	Filtrationsfraktion, d. h. der Quotient aus GFR/RPF
FFP	gefrorenes Frischplasma („fresh frozen plasma")
FSH	follikelstimulierendes Hormon
GFR	glomeruläre Filtrationsrate
GKW	Gesamtkörperwasser
h	Stunde
HAV	Hepatitis-A-Virus
HBV	Hepatitis B
HBc-Ag	Hepatitis-B-Virus-core-Antigen
HCl	Salzsäure
HD	Hämodialyse
HDF	Hämodiafiltration
HIT	heparininduzierte Thrombozytopenie
HUS	hämolytisch-urämisches Syndrom
I.E.	internationale Einheit
Ig	Immunglobulin (mit Bezeichnung der Gruppen: A, E, G, M)
IZR	Intrazellulärraum
K	Harnstoffclearance des Filters (als Kt/V-Quotient mit Zeitfaktor t und Harnstoffverteilungsvolumen V)
K_{UF}	Ultrafiltrationskoeffizient
KBE	koloniebildende Einheit
kg	Kilogramm
KG	Körpergewicht
KoA	Massentransferkoeffizient
LDL	Lipoproteine geringer Dichte („low density lipoprotein")
LWCT	Lee-White-Vollblutgerinnungszeit
MedGV	Medizingeräteverordnung (seit Juni 1998 von MPG abgelöst)
MPG	Medizinproduktegesetz
NaCl	Natriumchlorid = Kochsalz (meist als physiologische 0,9%-Infusionslösung)
NaOH	Natronlauge
NCDS	National Cooperative Dialysis Study (amerikanische Studie zur Dialysequalität)
NIPD	nächtliche intermittierende Peritonealdialyse
NMH	niedermolekulares Heparin
NO	Stickstoffoxid
NSAID	nichtsteroidale Antiphlogistika (Entzündungshemmer)
PAH-Clearance	para-Aminohippursäure-Clearance (ERBF-Meßparameter)
PCR	1. Eiweißabbaurate („protein catabolic rate") 2. Polymerasekettenreaktion
PD	Peritonealdialyse
PEEP	positiver endexpiratonischer Druck („positiv endexpiratory expiration pressure")
PET	peritonealer Äquilibrationstest

PGI$_2$	Prostaglandin I$_2$
PKD	polzystische Nieren
PTH	Parathormon
PTT	partielle Thromboplastinzeit
Q$_B$	Blutfluß
RPF	renaler Plasmafluß
RPGN	rapid progrediente Glomerunephritis
S	Siemens (Einheit für elektr. Leitwert, in der Regel bezogen auf Länge: S/cm)
S-...	Serumkonzentration von ... (z. B. S-Kreatinin = Serumkreatinin)
SCUF	spontane langsame Ultrafiltration
SLE	Lupus erythematodes
t	Zeit
TMP	transmembranöser Druck/Druckdifferenz
TOTM	Tri-2-ethylhexyltrimellitsäureester (Weichmacherzusatz, z. B. von Teflonschläuchen)
TTP	thrombotisch-thrombozytopenische Purpura
UFR	Ultrafiltrationsrate
URR	Harnstoffreduktionsrate („urea reduction rate")
V	Harnstoffverteilungsvolumen
VLDL	Lipoproteine sehr geringer Dichte („very low density lipoproteins")

KAPITEL 1

Einführung 1

> **Inhaltsübersicht**
>
> 1.1 Möglichkeiten und Grenzen der Blutreinigungsverfahren 1
>
> 1.2 Grundzüge der nephrologischen Krankenpflege 5
> 1.2.1 Definitionen der nephrologischen Pflege 6
> – Einteilung der Tätigkeiten nach amerikanischem Vorbild 6
> – Definition der europäischen Verbände 7
> 1.2.2 Aufgabenbereiche nach den Stellenbeschreibungen der EDTNA/ERCA 8

1.1
Möglichkeiten und Grenzen der Blutreinigungsverfahren

Definition
Die Blutreinigungsverfahren kommen bei Versagen der Nierenfunktion zum Einsatz. Sie sollen die Funktion der Nieren möglichst weitgehend ersetzen. Dies bedeutet die Entfernung von aufgenommenen oder im Körper entstandenen Stoffen, die sonst überwiegend oder ausschließlich über die Niere erfolgt.

Im einzelnen muß beim Blutreinigungsverfahren

▶ die durch das Nierenversagen gestörte Ausscheidung von Elektrolyten und giftigen Stoffwechselprodukten übernommen werden;
▶ die Ausscheidung des aufgenommenen oder durch den Stoffwechsel im Körper entstandenen Wassers erfolgen.

In diesem Sinne werden die jeweiligen Blutreinigungsverfahren als *Nierenersatztherapie* eingesetzt und verhindern eine *innere Vergiftung* durch die sogenannten *Urämietoxine* und eine *gefährliche Überwässerung*. In der Praxis ist dies die häufigste Indikation für den Einsatz der Blutreinigungsverfahren.

Definition
Neben der Nierenersatztherapie kommen Blutreinigungsverfahren auch als Unterstützung der noch intakten Nierenfunktion zur Elimination von Toxinen oder Antikörpern bei externen Vergiftungen (z.B. durch Medikamente) oder besonderen immunologischen Erkrankungen (Autoimmunerkrankungen) zum Einsatz.

Zum Teil werden in diesen Fällen die gleichen Transportprozesse wie beim Ausfall der Nierenfunktion, zum Teil auch andere Prozesse, genutzt. Die betreffenden Verfahren sind in den Abschnitten Hämoperfusion und Plasmaseparation beschrieben.

> **Merke**
>
> **Das Ziel aller Blutreinigungsverfahren ist eine selektive Entfernung bestimmter giftiger Moleküle aus dem Blut bei weitgehender Bewahrung der unschädlichen und physiologisch wichtigen Moleküle.**

Die anatomischen und physiologischen Erkenntnisse über die Funktion der gesunden Niere haben deutlich gemacht, daß die Entgiftung im intakten Organ durch zwei hintereinandergeschaltete Prozesse geschieht:

▶ Zunächst erfolgt über eine halbdurchlässige Membran eine Filtration des Blutes bei der die großen Plasmaeiweiße im Blut zurückgehalten werden.
▶ Durch eine Vielzahl von Tansportprozessen werden dem Filtrat weitere, aus dem Blut entfernungsbedürftige Moleküle hinzugefügt, während andere, physiologisch wichtige Moleküle, z. B. Wasser, zurückgewonnen, d. h. dem Blutkreislauf wieder zugeführt werden.

> **Merke**
>
> **Diese Transportprozeßabfolge ermöglicht die Entfernung von toxischen Molekülen in hochkonzentrierter Form mit dem Urin ohne den Verlust physiologisch wichtiger Moleküle.**

Die Entwicklung der Nierenersatzverfahren (siehe nachfolgenden Exkurs) ist noch nicht abgeschlossen. Bisher hat man sich die natürlichen Transportprozesse von Wasser, Elektrolyten und Toxinen in der Niere modellhaft zunutze gemacht:

▶ Zur Toxinelimination können die physikalischen Phänomene der *Diffusion* und der *Konvektion* genutzt werden;
▶ die Wasserelimination geschieht durch *Ultrafiltration*.

Die Entwicklung von Blutreinigungsverfahren mit grobporigen Filtrationsmembranen (sog. High-Flux-Dialyse) oder die Einführung der Hämodiafiltration mit ihrem konvektiven Stofftransport zeigen, daß man weiter bemüht ist, den Filtrationsapparat der Niere möglichst genau nachzuahmen. So hofft man auf eine weitere Verbesserung der Entfernung sämtlicher, auch bisher unbekannter oder schlecht meßbarer Toxine.

Die einzelnen Blutreinigungsverfahren werden ausführlich in den entsprechenden Abschnitten dargestellt.

Die Blutreinigungsverfahren haben ihre *Grenzen*. Dies wird in späteren Abschnitten deutlich werden. Die Blutreinigungsverfahren können die Aufgaben der gesunden Niere, die auf physikalischen Transportprozessen beruhen, zwar zum Teil erfüllen. Die gesunde Niere hat jedoch weitere Aufgaben, z. B. ist sie auch ein hormonproduzierendes Organ mit Wirkung auf die Blutbildung und auf den Knochenstoffwechsel.

Zum besseren Verständnis wird die Funktion der gesunden Niere in Kap. 2 vorgestellt. Ausgehend von der normalen Nierenfunktion werden die pathologischen Vorgänge, die zum chronischen Nierenversagen (*Niereninsuffizienz*) führen, und das Endstadium der Urämie in Kap. 4 beschrieben. Über die wichtigsten Erkrankungen, die die chronische Niereninsuffizienz bedingen, gibt Kap. 3 einen Überblick.

Geschichtliche Entwicklung der Hämodialyse und verwandter Verfahren

1854 Erstmalige Verwendung der Bezeichnung „Dialyse" von *Thomas Graham*, Chemieprofessor in Glasgow. Er weist mit einer *halbdurchlässigen (semipermeablen) Membran* die Diffusion von Stoffen verschiedener Konzentrationen nach.

1913 Jahn Jakob Abel und seine Mitarbeiter Rowntree und Turner führen in Baltimore den ersten *Dialyseversuch* am lebenden Tier durch. Sie verwenden bereits Hirudin, eine aus Blutegeln gewonnene Substanz, um die Blutgerinnung zu verzögern. Als Dialysator wird eine Apparatur aus 16 Kollodiumröhrchen von 40 cm Länge verwendet, die von Blut durchströmt werden und außen von einer Spüllösung umgeben sind.

Ursprünglich war das Gerät zur Anreicherung und Untersuchung bestimmter Stoffwechselprodukte entwickelt worden. Die Verwendung bei der Urämie wurde erwogen, nachdem man die Eliminierung exogener Gifte wie Natriumsalizylat aus dem Blut mit dem System nachweisen konnte.

1914 Von Hess und Mc Guigan beobachten bei Versuchen mit der Abel-Apparatur, daß die Effektivität der Dialyse durch *Bewegung des Dialysats* gesteigert werden kann.

Nachdem die Blutgerinnung unter Kontrolle ist, stellt die *Membran* das nächste Problem dar: Die Kollodiumschläuche fallen in ihrer Stärke sehr ungleichmäßig aus, sind spröde und brüchig. Nach Versuchen mit Schilfschläuchen, Tierperitoneum und Papier, die fehlschlugen, kommt Georg Haas aus Gießen erneut auf das Kollodium zurück. Sein Dialyseapparat hat den Vorteil, daß sich die 1,2 m langen Kollodiumschläuche paarweise in einzelnen Kabinen befinden, so daß bei Brüchen einzelner Schläuche leicht eine Kabine ohne großen Blutverlust ausgewechselt werden kann.

1920 Versuche Loves in Chicago mit der Verwendung von Hühnerdärmen als Dialysemembran und van der Heydes und Morses mit Fischblasen. Heinrich Necheles aus Hamburg experimentiert etwa zur gleichen Zeit mit chemisch verändertem Kälberperitoneum.

1924 Georg Haas in Gießen führt mit seiner Dialyseapparatur und einem verbesserten Hirudinpräparat die *erste Dialysebehandlung* am Menschen durch. Die Behandlung dauert 15 Minuten und wird ohne Komplikationen beendet.

1926 Lim in Peking, Necheles in Hamburg und Haas in Gießen setzen erstmals *Heparin* bei Dialyseversuchen mit Hunden ein. Haas setzt Heparin später auch beim Menschen ein, da Hirudin für eine längere Behandlungsdauer zu toxisch und in seiner Wirksamkeit zu unzuverlässig ist. Heparin erweist sich als gut verträglich, seine Wirkung als konstant und gut kontrollierbar. Es erlaubt damit ausreichende Dialysezeiten.

Georg Haas schaltet als erster eine *Blutpumpe* zwischen Arterie und Dialysator. Der Gefäßanschluß wird von einem Chirurgen angelegt, der eine Glaskanüle in eine Vene und eine Arterie einlegt, an die ein Blutschlauchsystem angeschlossen wird. Dem Patienten werden jeweils 400–500 ml Blut entnommen und nach Dialyse wieder transfundiert. Durch den Einsatz der Blutpumpe beobachtet man neben der Verbesserung der Dialyseleistung aufgrund der Druckverhältnisse eine Abnahme des Volumens, dessen Ursache wir heute als Ultrafiltration kennen.

1938 William Thalhimer aus New York benutzt erstmals *Cellophan* als Dialysemembran. Er bereitet damit den Weg für die Entwicklung leistungsfähiger Dialysatoren.

1943 Willem Johann Kolff und Hendrik Berk stellen in Kampen/Niederlande einen für eine routinemäßige Anwendung ausreichend sicheren und wirksamen Dialysator vor, die „*rotierende Trommelniere*". Angeregt durch diese Erfolge folgen bald andere Konstruktionen nach.

1947 Alwall aus Schweden sowie Murray und Mitarbeiter aus Kanada beschreiben Dialysegeräte, bei denen der Cellophanschlauch um einen stehenden Zylinder gewickelt wird. Ein ähnliches Gerät stellt in Deutschland Curt Moeller aus Hamburg vor, Malinow und Korzon aus den USA bauen ein Gerät mit 20 parallelen Schlauchstücken.

1948 Skeggs und Leonards in Amerika bauen den ersten Plattendialysator, dessen System später in dem modifizierten Kiildialysator große Verbreitung finden wird.

1950 Curt Moeller in Hamburg nimmt mit seinem Dialysator die erste *klinisch effektive* Dialyse vor. Als wichtig für die weitere Entwicklung erweist sich außerdem die Idee von Garrelts, den blutführenden Schlauch mit einem Maschendraht aufzuwickeln und die Spüllösung mit einer Pumpe durch die so entstandene *Spule* zu pressen.

1956 Die Arbeitsgruppe um Kolff entwickelt in Anlehnung an ein ähnliches Modell von Inouye und Engelberg die „Zwillingsspulenniere", deren Dialysierspulen zum *Einmalgebrauch* für eine *Massenproduktion* geeignet waren. Durch dieses einfach zu handhabende Gerät wird nun die weltweite Verbreitung der Hämodialyse wesentlich beschleunigt.

1960 Vorstellung des *Kiil-Plattendialysators*, benannt nach dem Norweger Frederik Kiil. Das Gerät wird kontinuierlich weiterentwickelt und **1968** als Einmal-Plattendialysator nach Allwall angeboten.

Das Problem der adäquaten *Gefäßzugänge* am Patienten ist zu diesem Zeitpunkt noch nicht gelöst. Am **9. März 1960** legen Scribner und Mitarbeiter den ersten Shunt an – den sogenannten *Scribner–Shunt*. Dabei wird am Unterarm oder auch am Unterschenkel in eine Arterie und eine Vene ein Teflon-Adapter eingelegt und über der Haut mit einem Silicon-Zwischenstück kurzgeschlossen. In den 60er und Anfang der 70er Jahre benutzt man den Scribner-Shunt sowohl für Akutdialysen als auch für die chronische Hämodialyse. Problematisch sind die häufigen Thrombosierungen und die Infektionen an der Hautdurchtrittsstelle. Später wird der Scribner-Shunt für die Akutbehandlung durch die *Katheterisierung* der großen Gefäße verdrängt.

1964 Mion erprobt *Acetat* als Puffersubstanz im Dialysat. In Athen führt Dr. Yatzides mit Aktivkohle die erste *Hämoperfusion* durch.

1966 Brescia und Cimino, zwei Italo-Amerikaner, entwickeln eine subkutane AV-Fistel, die bis heute weltweit als Gefäßzugang für die chronische Hämodialyse eingesetzt wird.

Entwicklung der Hämofiltration durch Quellhorst und Mitarbeiter in Gießen.

1967 Durch den Einsatz von *Cuprophan* als Dialysemembran wird die Effektivität der Dialysatoren weiter verbessert. Cuprophanmembranen werden auch heute noch verwendet, werden jedoch mehr und mehr von synthetisch hergestellten Membranen wie Polysulfon, Polyacrylnitril ect. verdrängt.

1974 Einsatz der Hämofiltration als Nierenersatztherapie statt der Hämodialyse.

1978 Einführung der Hämodiafiltration durch Prof. Leber und Mitarbeiter in Giessen – das Zeitalter der Kurzzeitdialysen beginnt.

Die weiteren technischen Neuerungen, die in jüngerer Zeit stattfanden, werden in den Textabschnitten über High-flux-Dialyse dargestellt.

1.2
Grundzüge der nephrologischen Krankenpflege

Spezielle pflegerische Aufgaben bei Patienten mit Nierenversagen wurden erstmals 1915 von Gillespie beschrieben. Zum damaligen Zeitpunkt, als es noch keine Nierenersatzverfahren gab, bestanden diese Tätigkeiten beispielsweise darin, den urämischen Patienten ruhigzustellen und die Muskelaktivität zu reduzieren. Man stellte sich vor, dadurch die Produktion von Stoffwechselendprodukten möglichst gering zu halten und die urämische Symptomatik einzudämmen. Außerdem kontrollierte man sorgfältig die Ein- und Ausfuhr und achtete darauf, daß die damals in dieser Situation durchgeführte extrem eiweißarme Ernährung eingehalten wurde, und kontrollierte die Verdauungstätigkeit.

Diese aus vielen Meß- und Überwachungsmaßnahmen bestehende Tätigkeit, die sich mit den Aufgaben von Ärzten und Diätberatern ergänzte, spielt auch heute in der Pflege von Patienten mit Nierenversagen eine große Rolle.

Mit der Entwicklung der Nierenersatzverfahren und der Nierentransplantation erweiterte sich das Aufgabenfeld der nephrologischen Pflegekräfte. Das nephrologische Pflegepersonal nahm unmittelbar an der schnell fortschreitenden Entwicklung der Blutreinigungsverfahren und der Transplantation teil und mußte lernen, mit Dialysemaschinen und anderen technischen Systemen umzugehen.

> **Merke**
> Bei der Durchführung der Dialysen arbeiten Ärzte, Pflegepersonal und Dialysetechniker eng zusammen.

Seither gliedern sich die Aufgaben des nephrologischen Fachpflegepersonals in:

- *technische* Tätigkeiten, z. B. beim Aufbau und bei der Inbetriebnahme der „künstlichen Nieren" und der Reinigung und Sterilisation nach der Behandlung,
- die medizinische Überwachung und Pflege der Patienten.

1.2.1
Definitionen der nephrologischen Pflege

Einteilung der Tätigkeiten nach amerikanischem Vorbild

In den USA, später auch in europäischen Ländern, war man frühzeitig bemüht, das eigenständige Berufsbild der nephrologischen Krankenschwester und Krankenpfleger zu entwickeln, indem man die speziellen Aufgaben der Berufsgruppe und die hierfür erforderlichen Ausbildungsinhalte definierte. Die nephrologische Krankenpflege wird in Anlehnung an die Unterteilung der amerikanischen Gesellschaft für nephrologisches Pflegepersonal (ANNA) in 3 Bereiche unterteilt:

- primäre Krankenpflege,
- sekundäre Krankenpflege,
- tertiäre Krankenpflege.

Die primäre Krankenpflege umfaßt vor allem die Behandlung in der nephrologischen Ambulanz (s. Abschn. 3.7). Die Krankenpflegekräfte führen Beratungsgespräche durch, unterrichten den Patienten in der Handhabung der medikamentösen und diätetischen Therapie, geben Anleitung bezüglich der Bilanzierung und der Trinkmenge, sie kümmern sich außerdem um rehabilitative Belange, z. B. durch Vermittlung von Kontakten zu Gesundheitsbehörden und sozialen Einrichtungen.

Die sekundäre Krankenpflege schließt die präterminale Phase der Nierenerkrankung ein. Es gehört zu den speziellen Aufgaben der Pflegenden, den Nierenkranken und seine Familie mit den Möglichkeiten der Nierenersatztherapie vertraut zu machen, die Betreuung durch das multidisziplinäre Team zu koordinieren, auf die Vermeidung von Komplikationen zu achten und den Patienten bei der Bewältigung der Problematik der chronischen Erkrankung zu unterstützen.

Die tertiäre Krankenpflege betrifft die Patienten, die in Dialyse- bzw. Transplantationseinheiten behandelt werden. Die Aufgaben der Krankenpflegekräfte umfassen die Durchführung der Dialyseverfahren und der damit verbundenen pflegerischen Tätigkeiten, die Teilnahme an der Koordinierung der interdisziplinären Betreuung sowie die Unterstützung des Patienten und seiner Familie.

Definition der europäischen Verbände

In Europa gibt es inzwischen von der europäischen Arbeitsgemeinschaft von nephrologischen Pflegekräften, der EDTNA/ERCA, eine noch umfassendere und präzisere Definition der nephrologischen Pflege mit ausführlichen Stellenbeschreibungen für die nephrologische Pflegekraft im Bereich Hämodialyse und Peritonealdialyse.

Die European Dialysis and Transplant Nurses Association (EDTNA) wurde 1972 von Pflegekräften gegründet, die sich auf die nephrologische Pflege spezialisiert hatten. Die Organisation, der auch viele Dialysetechniker angehören, hat sich um die technische Weiterbildung der Pflegekräfte bemüht und in zunehmendem Maße auch um Qualitätssicherung in der nephrologischen Pflege.

Inzwischen hat dieser Verband neben einem europäischen Kernlehrplan für die nephrologische Pflege europäische Standards für die nephrologische Pflegepraxis herausgegeben, die zunächst noch sehr allgemein formuliert sind und die in einzelnen Kliniken weiterentwickelt und in die Praxis umgesetzt werden sollen. Der deutsche Zweig des Verbandes, der seit 1992 besteht, hat Stellenbeschreibungen und einen Weiterbildungslehrplan veröffentlicht sowie die europäischen Standards übersetzt und überarbeitet. Als Beispiel dieser Standards haben wir die Angaben zur Durchführung der Hämodialyse im Anhang aufgenommen (S. 465–468).

Definition
Die nephrologische Pflege umfaßt die Versorgung, Betreuung und Behandlung von Patienten mit akuten und chronischen Nierenfunktionsstörungen in den verschiedenen Stadien des Lebens mit den jeweils erforderlichen Behandlungsverfahren. In diesen Prozeß sind Patient, Angehörige und Behandler eng eingebunden.
Die Tätigkeiten des Pflegepersonals sind von einem hohen Maß an Eigenverantwortung und selbständigem Handeln geprägt. Das Aufgabengebiet umfaßt neben der fachkundigen Durchführung grund- und behandlungspflegerischer Maßnahmen auch Fähigkeiten und Fertigkeiten im Umgang mit chronisch nierenkranken Menschen sowie medizinische, technische, pädagogische und organisatorische Kenntnisse und Schlüsselqualifikationen im Bereich der Fach- und Sozialkompetenz. (Auszug eines Arbeitspapiers der Arbeitsgruppe „Nephrologische Pflege (AfnP) und der EDTNA/ERCA Deutscher Zweig")

Ziele der nephrologischen Pflege (nach EDTNA/ERCA und AfnP):

- Sicherstellung einer ganzheitlichen Prozeßpflege, unter Anwendung von aktuellen Pflegestandards mit dem Ziel einer kontinuierlichen Qualitätsverbesserung,
- Förderung der Unabhängigkeit und Selbständigkeit der Patienten,
- Erhaltung und kontinuierliche Verbesserung der Lebensqualität der Patienten,
- Verhütung von zusätzlichen akuten und chronischen Komplikationen.

1.2.2
Aufgabenbereiche nach den Stellenbeschreibungen der EDTNA/ERCA

Das Tätigkeitsfeld der nephrologischen Fachpflegekraft umfaßt ein breites Spektrum verschiedenster Aufgaben, das in einigen Teilen die Zusammenarbeit mit anderen Fachkräften erfordert, beispielsweise von Technikern oder Diätberatern. Die Koordination der Zusammenarbeit obliegt in der Regel der Pflegekraft, und sie trägt auch die Verantwortung für die Delegation bestimmter Aufgaben an angelernte Pflegehilfskräfte. Ebenso ist die nephrologische Fachpflegekraft für das Training und das Anlernen zur Mitarbeit des Patienten verantwortlich.

In den Stellenbeschreibungen der EDTNA/ERCA werden die Aufgabenbereiche wie folgt aufgeführt und kommentiert:

Durchführungsverantwortung. Die Fachpflegekraft führt die vom Arzt verordnete Dialysebehandlung selbständig und nach allgemeinen pflegerischen Standards durch. Sie muß in der Lage sein, inadäquate oder unzulängliche Behandlungen zu erkennen, um ein ärztliches Eingreifen zu ermöglichen.

Behebung von Komplikationen. Die Behebung von drohenden oder beginnenden Akutkomplikationen wird von Fachpflegekräften häufig selbständig auf der Grundlage eines gemeinsam mit dem verantwortlichen Arzt vereinbarten Standard-Behandlungsplanes durchgeführt. Die Maßnahme wird dokumentiert und der Arzt anschließend benachrichtigt. Dieser Standard-Behandlungsplan sollte in schriftlicher Form vorliegen und bei einzelnen Patienten individuell erweitert werden.

Auswertung der Patientenbeobachtung. Durch die selbständige Patientenbeobachtung entscheidet die Fachpflegekraft, wann die rechtzeitige Einschaltung des Arztes zu erfolgen hat. Sie entscheidet, ob und in welcher Form in der Zwischenzeit besondere therapeutische Maßnahmen erfolgen müssen, um eine weitere Gefährdung des Patienten zu verringern oder zu verhüten.

Auswertung von Befunden. Aufgrund ihrer Erfahrung ist die Fachpflegekraft in der Lage, Standard-Untersuchungsbefunde wie Serumkalium, Gerinnungsparameter ect. zu beurteilen und in Absprache mit dem Arzt Änderungen in der Behandlung vorzunehmen.

Pädagogische Aufgaben. Pädagogische Aufgaben stellen ein wichtiges Merkmal der Tätigkeiten nephrologischer Fachpflegekräfte dar. Die Einarbeitung neuer Pflegekräfte und anderer Mitarbeiter ist Aufgabe von Fachpflegekräften.

Da diese im spezifischen Bereich der Nierenersatztherapie wie auch in den anderen Bereichen (z. B. Intensivtherapie) recht umfangreich ist und sich in der Regel über einen längeren Zeitraum als in der allgemeinen Pflege erstreckt, sind umfangreiche Kenntnisse über Lernen und Lehren notwendig.

Anleitungskonzepte müssen für die jeweilige Qualifikation der Mitarbeiter erstellt und immer wieder überarbeitet werden.

Patientenschulung und -training sind originäre Aufgaben der Fachpflegekraft. Die Einbeziehung der Patienten in die Behandlung und somit eine Steigerung der Eigenverantwortung hat weitreichende Auswirkungen auf die Krankheitsbewältigung, Morbidität und Mortalität.

Instruktion und Beratung. Die Fachpflegekraft führt die für Patienten und Angehörige notwendige Sicherungsaufklärung und -beratung durch.

Diese dient der Erhaltung und Verbesserung der Lebensqualität der Patienten im Rahmen der Behandlung und auf die Behandlung bezogen, wie z. B. der Prävention von Komplikationen sowie der Rehabilitation und Steigerung der Selbständigkeit. Hierzu gehört auch die Weitergabe von Erkenntnissen aus Fortbildungen an Patienten und Angehörige.

Information, psychosoziale Betreuung. Patienten und Angehörige sollen zur Bewältigung der schwierigen Lebenssituation jede nur mögliche Unterstützung erhalten. Dies bedeutet, daß sie von Fachpflegekräften Information über mögliche Hilfen und Ansprechpartner erhalten sollen.

Qualitätskontrolle, Qualitätsentwicklung und Qualitätsmanagement. Fachpflegekräfte sind im Umgang mit Materialien und Geräten zur ständigen Qualitätskontrolle verpflichtet. In Zusammenarbeit mit den Herstellern sind sie an der Verbesserung von Materialien und Geräten beteiligt. Des weiteren ist eine ständige Qualitätssicherung und -verbesserung der pflegerischen Tätigkeiten erforderlich. Dies bedeutet, daß Pflegekräfte bereit sein müssen, ihr berufliches Wissen, Verhalten und Handeln immer wieder zu überprüfen, in Frage zu stellen und auf dem laufenden zu halten. Anerkannte Standards, regelmäßige Besprechungen, Austausch mit anderen Kollegen und Fortbildungen sind erforderlich, um die Pflegequalität zu halten bzw. kontinuierlich zu verbessern.

Dieser Liste von Aufgabenbereichen folgend, wurden von den Berufsverbänden detaillierte Stellenbeschreibungen für die Hämodialyse und für die Peritonealdialyse erstellt, die im Anhang (z. T. in Auszügen) wiedergegeben werden.

KAPITEL 2

Grundlagen der Nierenfunktion 2

Inhaltsübersicht

- 2.1 **Anatomie und Physiologie der Niere** 12
- 2.1.1 Lage der Nieren und makroskopischer Aufbau 12
  - Nierenhilus 13
  - Nierenparenchym 13
- 2.1.2 Mikroskopischer Aufbau der Nephrone 13
- 2.1.3 Funktionen der Tubulusabschnitte 17
  - Einzelne Tubulusabschnitte und ihre Aufgaben 18
  - Proximaler Tubulus 18
  - Henle-Schleife 19
  - Distaler Tubulus 19
  - Sammelrohr 19
  - Transport einzelner Stoffe in der Tubuli 19
  - Glukose 19
  - Aminosäuren 19
  - Proteine 20
  - Wasser 20
- 2.1.4 Nierendurchblutung 21

- 2.2 **Glomeruläre Filtrationsrate und Clearance-Meßverfahren** 21

- 2.3 **Endokrine Funktion der Niere** 24
- 2.3.1 Die wichtigsten renalen Hormone im Überblick 24
- 2.3.2 Entstehung einzelner Hormone und Wirkung auf die Niere 25
  - Antidiuretisches Hormon 25
  - Erythropoetin 26
  - Vitamin D 26
  - Renin-Angiotensin-Aldosteron-System 27

- 2.4 **Physiologie der Körperflüssigkeiten** 27
- 2.4.1 Verteilung der Körperflüssigkeiten 28
- 2.4.2 Bedeutung für die Dialyse 29
- 2.4.3 Zusammensetzung der Körperflüssigkeiten und Osmolalität 29
  - Extrazellulärraum 30
  - Intrazellulärraum 31
- 2.4.4 Flüssigkeitstransport zwischen den Räumen 31

2.1
Anatomie und Physiologie der Niere

2.1.1
Lage der Nieren und makroskopischer Aufbau

Die Nieren sind als paariges Organ angelegt. Sie liegen geschützt seitlich im Retroperitonealraum.

Die Nieren des Erwachsenen sind ca. 12 cm lang, 5–6 cm breit und wiegen etwa 150 g. Die linke Niere steht etwa 1,5 cm höher als die rechte Niere. Die Nieren sind eingebettet in eine bindegewebige Kapsel und eine Fettkapsel. Grob werden anatomisch zwei Hauptstrukturen unterschieden:

▶ Nierenhilus und
▶ Nierenparenchym (Abb. 2.1).

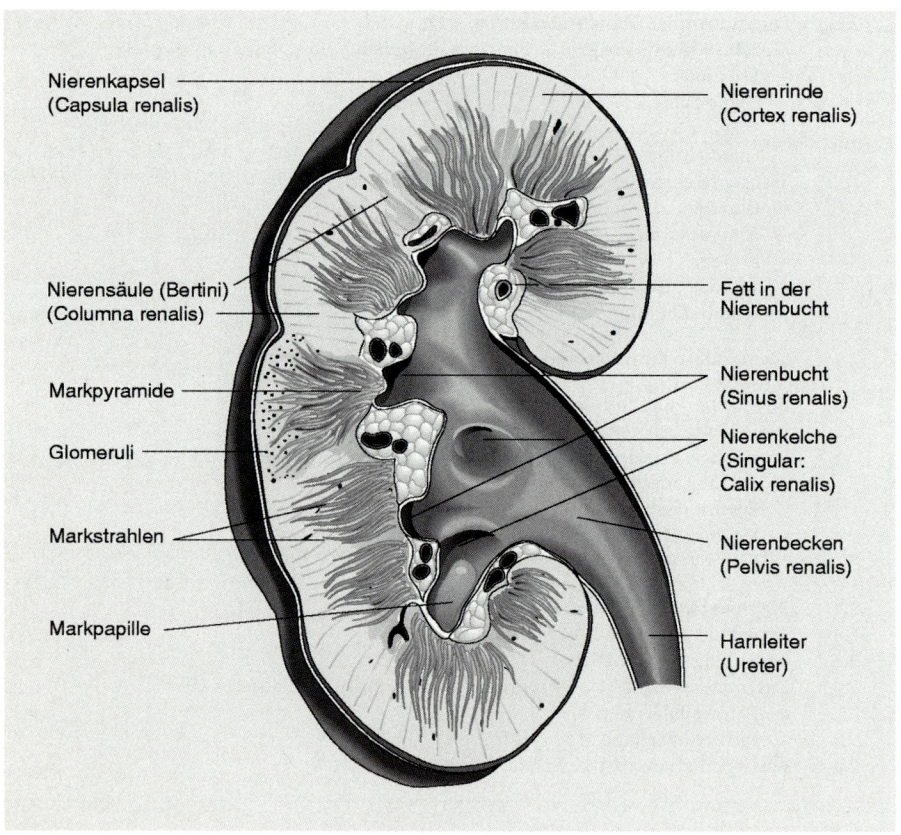

Abb. 2.1. Anatomische Strukturen der Niere. (Aus Spornitz 1996)

Nierenhilus
Der Nierenhilus bildet den Eingang zum sogenannten *Sinus renalis*, der innerhalb des Nierenparenchyms einen Hohlraum darstellt. Über den Nierenhilus treten die großen Gefäße *Arteria* und *Vena renalis* in die Niere ein, während der Harnleiter (*Ureter*) hier austritt. Er nimmt den im Nierenbeckenkelchsystem gesammelten Urin auf und transportiert ihn zur Blase.

Nierenparenchym
Das Nierenparenchym ist das eigentliche funktionelle Nierengewebe mit den *Nephronen*. Es wird unterteilt in:

▶ die 1–1,5 cm breite Rinde (*Cortex*), die peripher liegt, und
▶ das zentral liegende Mark (*Medulla*).

Rinde und Mark bilden keine gleichmäßige Grenze, sondern greifen wie Eierkartons ineinander. Die keilartigen Markparenchymzapfen werden auch als Markpyramiden bezeichnet. Ihre Basis zeigt in Richtung Peripherie, ihre Spitze wird als *Papilla renalis* bezeichnet und mündet in den *Sinus renalis*. Das zwischen die einzelnen Markpyramiden weiter nach zentral reichende Rindenparenchym trennt die Pyramiden durch die sogenannten *Columnae renales*.

Die Markpyramiden zeigen makroskopisch eine Streifung, die durch die hier gebündelten Sammelrohre (s. u.) entsteht. Der Urin in den Sammelrohren tritt durch die an der Papillenspitze gelegene poröse Siebplatte (*Area cribosa*) in die kleinen Kelche des Nierenbeckenkelchsystems ein und verläßt so das Nierenparenchym.

2.1.2
Mikroskopischer Aufbau der Nephrone

Die Urinbildung geschieht in der zusammenhängenden anatomischen Struktur des Nephrons (Abb. 2.2), die sich grob gliedern läßt in:

▶ Glomerulus und
▶ Tubulus.

Jede Niere enthält 1 bis 3 Millionen Nephrone. Jedes Nephron weist eingangs ein sogenanntes Nierenkörperchen (*Malpighi-Körperchen*) mit einem Durchmesser von etwa 0,2 mm auf. Das Malpighi-Körperchen besteht aus

▶ dem *Glomerulus* und
▶ der *Bowman-Kapsel.*

Man erkennt an der Bowman-Kapsel:

▶ einen Gefäßpol; hier tritt das Blut über die zuführende afferente Arteriole ein, verzweigt sich in ein knäuelartiges Kapillarnetz und wird schließlich über die efferente Arteriole wieder zurückgeführt,

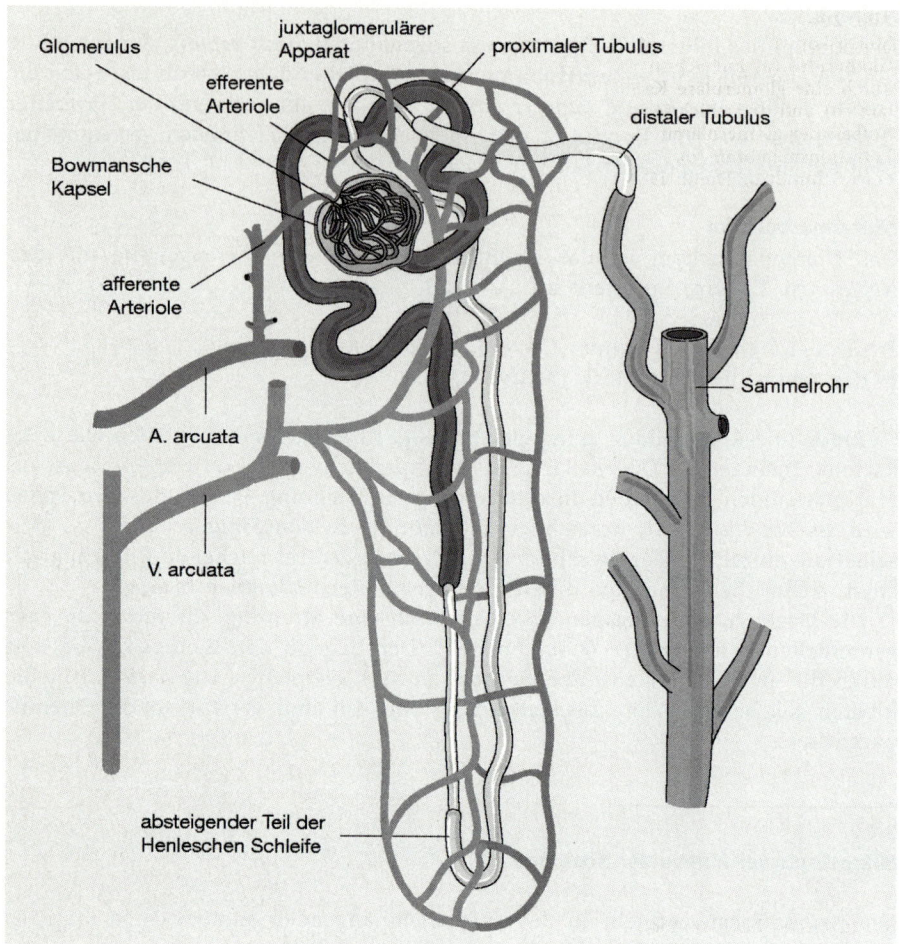

Abb. 2.2. Schematische Darstellung eines Nephrons vom Glomerulus bis zum Sammelrohr als funktionelle Einheit der Niere. (Aus Larsen 1994)

▶ einen Harnpol; hier geht die Bowman-Kapsel in den Tubulus über und leitet den entstandenen Primärharn ab.

Der Kapillarknoten des Glomerulus wird von den beiden Blättern der Bowman-Kapsel umgeben.

> **Merke**
> Im Glomulerus findet der Prozeß der Primärharnbildung über eine Filtrationsmembran (Abb. 2.3c) statt.

Abb. 2.3a-c.
Mikroskopischer Blick in das Glomerulus (**a**) mit Schnitt durch eine glomeruläre Kapillare (**b**) und dreischichtigem Aufbau der glomerulären Filtrationsmembran (**c**).
(Aus Schmidt u. Thews 1980)

1 Podozyt
2 Basalmembran
3 gefenstertes Kapillarendothel

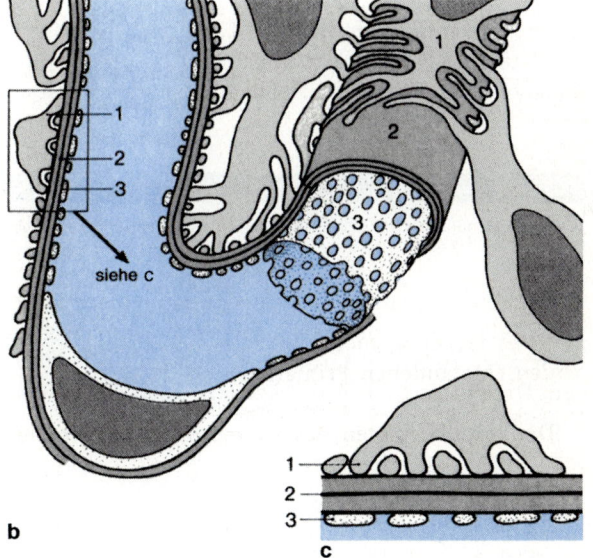

Das innere Blatt der Bowman-Kapsel trägt spezialisierte sternförmige Zellen, die sogenannten *Podozyten*, deren Ausläufer sich reißverschlußartig über die Kapillaren legen und damit Filtrationslücken bilden.

Die glomeruläre Filtrationsmembran setzt sich zusammen aus:

- dem Kapillarendothel;
- der glomerulären Basalmembran; die hier fixierten negativen Ladungen stellen eine wichtige Filtrationsbarriere dar, die in erster Linie das Zurückhalten der Plasmaeiweiße bedingt;
- den Filtrationslücken zwischen den Ausläufern der Podozyten.

Das Filtratvolumen hängt ab von:

- der Durchlässigkeit (*Permeabilität*) der Basalmembran,
- dem *hydrostatischen Druck* in den Kapillaren (der wiederum vom Blutdruck und den Widerständen der efferenten und afferenten Arteriolen abhängig ist) und
- dem entgegenwirkenden *onkotischen Druck* im Blut und
- dem Druck in der Bowman-Kapsel.

> **Merke**
> Unter normalen Bedingungen beträgt der wirksame (effektive) Filtrationsdruck an der Basalmembran 10 mm/Hg (hydrostatischer Druck von 45 mm/Hg minus onkotischer Druck von 25 mm/Hg minus Druck in der Bowman-Kapsel von 10 mm/Hg).

Die Filtrationsmembran ist als halbdurchlässige (semipermeable) Membran so beschaffen, daß sie neben den Erythrozyten und Blutplättchen wertvolle hochmolekulare Eiweiße zurückhält, ansonsten aber alle Bestandteile des Plasmas frei filtriert.

> **Merke**
> Der Primärharn ist dem Blutplasma also noch sehr ähnlich.

Zunächst gehen Elektrolyte, Puffer, kleinere Eiweiße und Energieträger wie die Glukose in den Primärharn verloren. Das nachgeschaltete Tubulussystem kann diese aber zum Teil zurückgewinnen und den Urin auch noch weiter modifizieren. Die Filtrierbarkeit der gelösten Moleküle sinkt mit steigender Molekülgröße (Tabelle 2.1).

Tabelle 2.1. Filtrierbarkeit unterschiedlich großer Moleküle über die Basalmembran

Substanz	Molekulargewicht	Molekülabmessungen (Radius ermittelt aus den Diffusionskoefizienten [nm])	Filtrierbarkeit (Konzentrationsverhältnis Filtrat/Plasma)
Wasser	18	0,10	1,0
Harnstoff	60	0,16	1,0
Glukose	180	0,36	1,0
Rohrzucker	342	0,44	1,0
Inulin	5 500	1,48	0,98
Myoglobin	16 000	1,95	0,75
Eieralbumin	43 500	2,85	0,22
Hämoglobin	64 500	3,25	0,03
Serumalbumin	69 000	3,55	< 0,01

2.1.3 Funktionen der Tubulusabschnitte

Am Harnpol des Glomerulus beginnt das Tubulussystem. Der Tubulus verläuft nach seinem Austritt aus dem Glomulerus nicht direkt zum Nierenbecken, sondern ändert mehrfach seine Richtung und auch seinen Durchmesser (Abb. 2.2). Auf diese Weise können verschiedene Tubulusabschnitte unterschieden werden, die jeweils spezifische Funktionen haben (Abb. 2.4).

▶ Die Zusammensetzung des Primärharns ist das Resultat einer *Filtration*.
▶ Die tubulären Veränderungen des Primärharns erfolgen entweder durch Zurückgewinnung von Stoffen aus dem Tubuluslumen in das Blut, der *Re(ab)sorption*.
▶ Oder im Tubulus werden Stoffe aus dem Blut in das Tubuluslumen ausgeschieden durch *Sekretion*.

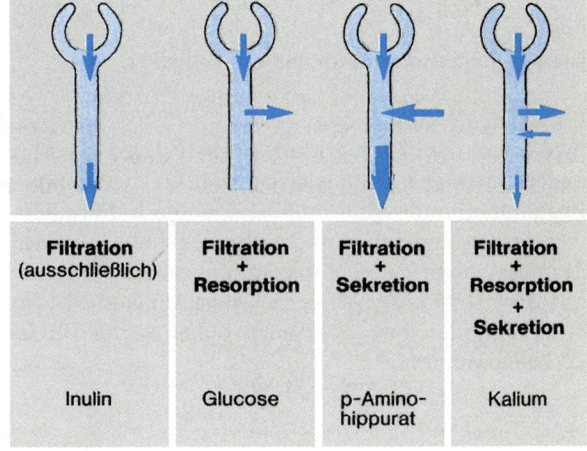

Abb. 2.4. Lokalisation und Funktion der tubulären Transportprozesse (*dünne Pfeile* zeigen geringere Transportmengen an) mit Beispielstoffen. (Aus Schmidt u. Thews 1980)

Stoffe können über einen der Mechanismen oder über mehrere ausgeschieden werden.

Für die verschiedenen Transportprozesse sind zahlreiche spezielle Kanäle im Epithel des Tubulus vorhanden, die entweder *aktiv* unter Energieverbrauch arbeiten oder den *passiven* Transport entlang eines bestehenden Konzentrationsgefälles erlauben. Bei vielen dieser Transportprozesse sind Sekretion und Resorption verschiedener Moleküle gekoppelt. *Hormone* beeinflussen die Transporte ebenfalls. So steht die Resorption von Natrium teilweise unter dem Einfluß von Angiotensin 2 und dem Nebennierenhormon Aldosteron; die Wasserresorption und damit die Urinkonzentration in den Sammelrohren ist abhängig vom ADH (antidiuretisches Hormon).

Die energieverbrauchenden Transportprozesse sind sehr empfindlich gegenüber Störungen und können durch Medikamente gezielt gehemmt werden. Die Wirkung der Diuretika beruht auf diesem Prinzip.

Die tubulären Transportprozesse spielen eine wichtige Rolle für:

▶ die Begrenzung des Verlustes von Glukose und kleineren, frei filtrierten Proteinen,
▶ die gezielte Entfernung überschüssiger Elektrolyte und Säuren,
▶ die Rückgewinnung von unverzichtbaren Elektrolyten und Puffern und
▶ die Wasserrückresorption.

Der Austausch zwischen dem im Tubuluslumen befindlichen Urin und dem Blut kann stattfinden, da sich die efferente Arteriole nach ihrem Austritt aus dem Glomerulum erneut in ein feines Kapillarnetz aufteilt, das die Tubuli umgibt.

> **Merke**
>
> Bei der Nierenersatztherapie durch die Dialyse werden die wesentlichen tubulären Funktionen durch die Wahl der Elektrolytzusammensetzung des Dialysats und durch den Pufferzusatz nachgeahmt.

Einzelne Tubulusabschnitte und ihre Aufgaben

Proximaler Tubus

In diesem, dem Glomerulum nächstgelegen Tubulusabschnitt erfolgen erste Veränderungen des Primärharns, z. B. die Rückgewinnung von *Bikarbonat*, von *Phosphaten* und von *Glukose*, kleineren *Eiweißen* und den *Aminosäuren*, die von der Basalmembran nicht zurückgehalten wurden. Bei einer Funktionsstörung des proximalen Tubulus werden die genannten Moleküle in pathologischer Menge mit dem Urin ausgeschieden (siehe Fanconi-Syndrom). Neben den aufgeführten Stoffen werden hier aber auch 60–80 % des filtrierten *Kochsalzes* und *Wassers* zurückgewonnen.

Henle-Schleife
Der zunächst in Richtung Nierenmark laufende Tubulus ändert seine Richtung im Bereich der sogenannten Henle-Schleife und kehrt in den Bereich der Nierenrinde zurück. In diesem Tubulusabschnitt werden v. a. *Natrium* und *Chlorid* zurückgewonnen. Die aktive Elektrolytrückresorption in der aufsteigenden Henle-Schleife kann durch Medikamente gehemmt werden und führt dann zu einer ausgeprägten Diurese und Ausscheidung von Elektrolyten (Natriurese und Chlorurese). Medikamente, die auf diese Weise wirken, sind die Schleifendiuretika, z. B. das Furosemid.

Distaler Tubulus
Im distalen Tubulus laufen *Wasser-* und *Kochsalzrückresorption* weitgehend unabhängig voneinander ab. Der Natriumchlorid-Transport kann in diesem Abschnitt durch die Thiaziddiuretika gehemmt werden. Sie führen so zu einer Mehrausscheidung von Kochsalz und Wasser, hemmen aber die Kalziumausscheidung. Am Ende des distalen Tubulus, kurz vor Einmündung in das Sammelrohr, steht die weitere Natriumrückresorption unter dem Einfluß des Nebennierenhormons Aldosteron.

Sammelrohre
Die distalen Tubuli münden in die Sammelrohre. Ein Sammelrohr nimmt den Urin zahlreicher Tubuli auf, und mehrere Sammelrohre werden kurz vor Einmündung in das Nierenbeckenkelchsystem zu den *Ductus papillares* zusammengeschlossen. In den Sammelrohren findet nochmals unter dem Einfluß von ADH eine weitere *Wasserrückresorption* und damit Urinkonzentrierung statt.

Transport einzelner Stoffe in den Tubuli

Glukose
Glukose wird glomerulär frei filtriert und tubulär normalerweise komplett rückresorbiert, so daß Glukose nicht im Urin erscheint. Dieser Rücktransport ist Na^+-gekoppelt. Er erfolgt zu 98 % im frühen proximalen Tubulus.

Das Transportmaximum für Glukose liegt bei etwa 300 (Frauen) – 375 (Männer) mg/min.

Wird die Transportkapazität überfordert, so tritt eine Glukosurie auf. Das ist z. B. der Fall, wenn der Blutzuckerwert 180 mg% übersteigt.

Aminosäuren
Auch die Rückresorption von Aminosäuren wird durch eine bestimmte Transportkapazität begrenzt. Die Transportkapazität liegt jedoch so hoch, daß Aminosäuren selten im Urin erscheinen. Man kennt 4 verschiedene Transportenzyme, die jeweils nur bestimmte Aminosäuren transportieren. Aminosäuren, die um das gleiche Transportsystem konkurrieren, können sich gegenseitig verdrängen, wenn eine einzelne Aminosäure im Überschuß vorliegt.

Folgende Gruppen von Aminosäuren werden jeweils über das gleiche Transportenzym resorbiert:

▶ basische Aminosäuren:
- Arginin,
- Lysin,
- Ornithin;
▶ saure Aminosäuren:
- Glutamin,
- Asparaginsäure;
▶ neutrale Amonosäuren:
- Glycin,
- Prolin,
- Hydroxyprolin;
▶ sonstige Aminosäuren.

Proteine

Im Primärharn ist eine kleine Menge Eiweiß, vor allem Albumin, enthalten. Es sind ca. 10–100 mg/l. Dieses Eiweiß wird resorbiert und in den Tubuluszellen abgebaut. Der Endharn ist praktisch proteinfrei.

▶ Schäden der glomerulären Basalmembran führen zur vermehrten Ausscheidung großmolekularer Eiweiße wie Albumin. Man spricht von der *glomerulären Proteinurie*.
▶ Die *tubuläre Proteinurie* entsteht durch eine verminderte Rückresorption von frei filtrierten, kleinmolekularen Eiweißen bei Störung der entsprechenden tubulären Transportsysteme. Durch Untersuchung der Eiweißzusammensetzung des Urins kann zwischen glomerulärer und tubulärer Proteinurie unterschieden werden.

Wasser

Zwischen 1 % und 15 % des Glomerulumfiltrats werden als Endharn ausgeschieden. Die Menge der Wasserausscheidung wird durch tubuläre Vorgänge gesteuert (Abb. 2.5). Damit hat die Niere wichtige Regulationsfunktionen:

▶ Bei geringer Wasserzufuhr begrenzt sie den Wasserverlust (*Antidiurese*).
▶ Bei hoher Zufuhr kann sie die Wasserausscheidung erhöhen (*Wasserdiurese*).

Bis zum distalen Tubulus ist die Resorption von Wasser relativ konstant und kann wenig variiert werden. Erst im distalen Tubulus und in den Sammelrohren besteht die Möglichkeit, unter dem Einfluß von ADH die resorbierte Wassermenge dem Hydratationszustand des Organismus anzupassen.

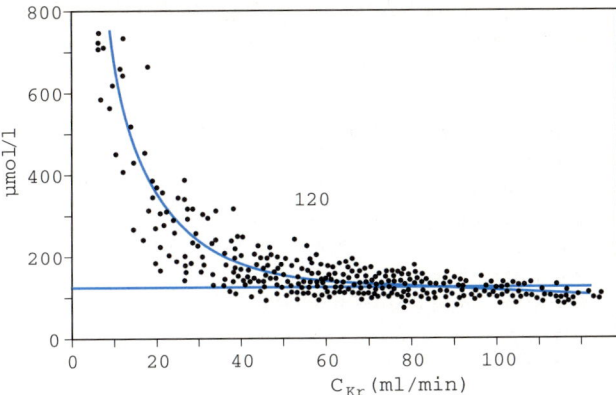

Abb. 2.5.
Zusammenhang von Kreatininclearance und Serumkreatinin bei verschiedenen Schweregraden der Niereninsuffizienz. Ein deutlicher Anstieg des Serumkreatinins erfolgt erst dann, wenn die Nierenfunktion, gemessen an der Kreatininclearance, bereits fast auf die Hälfte zurückgegangen ist. (Aus Hautmann u. Huland 1997)

2.1.4 Nierendurchblutung

Die Blutversorgung der Niere geschieht durch die *Arteria renalis*. Meist liegt eine Arterie vor, nicht selten ist auch ein zweites arterielles Gefäß angelegt. Die Arterie teilt sich in 5 *Segmentarterien* auf. Die Segmentarterien wiederum teilen sich erst in *Interlobärarterien*, dann in *Arteriae arcuatae* auf (Abb. 2.2). Es bestehen wenige Verbindungen, sog. *Anastomosen*, an der Oberfläche mit den Nierenkapselarterien. Diese Verbindungen können sich bei Drosselung der arteriellen Blutzufuhr, z. B. bei einer sich langsam entwickelnden Nierenarterienstenose vergrößern, und damit die Nierendurchblutung aufrechterhalten.

Die Niere ist ein sehr kapillarreiches Organ, und die Durchblutung beider Nieren macht ca. 25 % des Herzminutenvolumens aus.

> **Merke**
>
> Die Durchblutung der Nieren kann mit dem *renalen Plasmafluß* (RPF, engl. ERBF), gemessen als Paraminohippursäure(PAH)-Clearance, bestimmt werden.

2.2 Glomeruläre Filtrationsrate und Clearance-Meßverfahren

Bei der Beurteilung der Nierenfunktion ist in erster Linie die glomeruläre Filtrationsrate (GFR) von Interesse.

> **Merke**
>
> Die glomeruläre Filtrationsrate zeigt die Anzahl der funktionstüchtigen, also zur Filtration zur Verfügung stehenden Glomeruli an. Bei gesunden Nieren werden aufgrund der großen Anzahl der Glomeruli täglich 135–180 l Filtrat gebildet.

Diese ungeheuer große Filtrationsmenge führt nur deshalb nicht zur Austrocknung des Organismus, weil bis zu 95 % der Flüssigkeitsmenge im Tubulussystem wieder zurückgewonnen werden.

> **Merke**
>
> Ein Verlust von funktionstüchtigen Glomeruli führt zum Anstieg der harnpflichtigen, also glomerulär filtrierten Substanzen. Leicht meßbare harnpflichtige Substanzen im Serum sind das Kreatinin und der Harnstoff.

Zu einer groben Beurteilung der Nierenfunktion hat sich besonders das Serumkreatinin bewährt. Weniger brauchbar ist die Harnstoffkonzentration im Serum, da sie zu sehr von der Eiweißzufuhr, von der Eiweißabbaurate und von dem Bewässerungszustand des Körpers abhängig ist.

Aber auch die Bewertung der Serumkonzentration des Kreatinins (S-Kreatinin) als Maß der Nierenfunktion hat seine Besonderheiten, deren Kenntnis zur Vermeidung von Fehleinschätzungen wichtig ist (vgl. S. 71).

Das Kreatinin entsteht als Stoffwechselprodukt aus dem Kreatin der Muskulatur.

> **Merke**
>
> Bei normaler Nierenfunktion ist die Höhe des S-Kreatinins daher abhängig von der Muskelmasse. Der Normalwert liegt zwischen 0,9–1,3 mg/dl.

Bei einem Bodybuilder muß ein S-Kreatinin-Wert von 1,7 mg/dl keine Nierenfunktionsstörung anzeigen, sondern lediglich eine ungewöhnlich große Muskelmasse. Dagegen bedeutet der gleiche Wert bei einem mangelernährten, kleinen Mann mit zurückgebildeter Muskulatur eine bereits erheblich eingeschränkte Nierenfunktion.

> **!** Es sei nochmals betont, daß mit Nierenfunktion hier die glomeruläre Filtrationsrate gemeint ist, denn das Kreatinin wird aufgrund seiner geringen Molekülgröße komplett glomerulär filtriert und im nachfolgenden Tubulussystem weder wiederaufgenommen (Reabsorption) noch aktiv in das Filtrat ausgeschieden (Sekretion). Einschränkung: bei fortgeschrittener Niereninsuffizienz wird S-Kreatinin auch tubulär sezerniert sowie über den Darm ausgeschieden.

> **!** Ein Nachteil des S-Kreatinins als Maß der Nierenfunktion ist die Tatsache, daß der Wert erst dann ansteigt, wenn bereits ca. 50 % der Nierenfunktion verloren gegangen sind (Abb. 2.5). Damit ist der Wert speziell zur Überwachung einer leicht eingeschränkten Nierenfunktion nicht gut geeignet. Obwohl das S-Kreatinin bei diesen Patienten nicht meßbar ansteigt, geht die Reinigungsleistung der Nieren parallel zu dem Verlust an Glomeruli zurück.

2.2 Glomeruläre Filtrationsrate und Clearance-Meßverfahren

Erfaßt wird diese verminderte Reinigungsleistung im Falle des Kreatinins durch die Bestimmung der *Kreatininclearance*, die weitgehend der glomerulären Filtrationsrate (GFR) entspricht.

Definition
Die Clearance beschreibt die Reinigung eines Volumens Blut von einer bestimmten Substanz, d. h. die völlige Entfernung der Substanz aus diesem Volumen in einer bestimmten Zeit (s. S. 24 und Abschn. 7.3.1). Für die Kreatininclearance bedeutet ein Wert von 100 ml/min, daß von den Nieren in jeder Minute 100 ml Blut von Kreatinin gereinigt werden.

Auf diese Reinigungsleistung der Nieren kann geschlossen werden, wenn man die gesamte ausgeschiedene Kreatinintagesmenge (gemessen als Kreatininkonzentration im 24-h-Urin · Menge des Urins) durch die Anzahl der Minuten (1440) teilt. Hierzu ist eine korrekte Urinsammlung über 24 h notwendig.

Die Kreatininclearance wird mit folgender Formel errechnet:

$$C = \frac{U_{Krea} \cdot V \cdot 1{,}73\ m^2}{S_{Krea} \cdot t \cdot KO}$$

U_{Krea} Kreatininkonzentration im Urin in mg/dl
V Urinvolumen in ml
S_{Krea} Kreatininkonzentration im Serum zum Zeitpunkt der Urinsammlung in mg/dl
t Zeit in Minuten; bei 24-h-Urin also 1440 (24 h · 60 min = 1440 min)
KO Körperoberfläche, ermittelt aus einem Normogramm nach Gewicht und Größe

Um wieviel sensibler die Kreatininclearance gegenüber dem Serumkreatinin den Nierenfunktionsverlust, insbesondere bei leicht eingeschränkter Nierenfunktion, anzeigt, veranschaulicht Abb. 2.5.

> **Merke**
> Der Normalwert der Kreatininclearance beim Erwachsenen:
> Männer: 97–140 ml/min
> Frauen: 85–125 ml/min

Eine noch exaktere Bestimmung der GFR ist mit der Inulinclearance möglich. Inulin wird, im Gegensatz zum Kreatinin, ausschließlich glomerulär filtriert. Es ist ein pflanzlicher Zucker und muß dem Körper zur Messung der Inulinclearance als Infusion zugeführt werden. Für den klinischen Alltag spielt die Inulinclearance keine Rolle mehr, da sie zu aufwendig ist und eine ganz exakte Messung der GFR, abgesehen von wissenschaftlichen Fragestellungen, meist nicht benötigt wird.

Clearance (im allgemeinen)

Die Ausscheidung eines jeden Stoffes durch die Niere läßt sich durch die Clearance des Stoffes beschreiben.

Die Clearance gibt an, wieviel Milliliter Blut pro Minute von einem Stoff zu 100 % gereinigt werden. Da das Blut jedoch nie zu 100 % gereinigt wird, ist dieser Parameter nur dazu da, um die Ausscheidung verschiedener Stoffe mit einem einheitlichen Parameter vergleichen bzw. die Nierenfunktion (Kreatininclearance) abschätzen zu können.

Die Clearance eines Stoffes (S) berechnet sich wie folgt:

$$C_s = \frac{U_s \cdot V}{P_s} \text{ [ml/min]}$$

C_s Clearance des Stoffes S
U_s Urinkonzentration von S
P_s Plasmakonzentration von S
V Harnminutenvolumen

Die Clearance von Inulin (C_{Inulin}) entspricht der glomerulären Filtrationsrate:
C_{Inulin} = GFR
Das ermöglicht im Vergleich mit anderen Clearances folgende Aussage:
$C_S = C_{Inulin}$ S wird wie Inulin nur glomerulär filtriert.
$C_S > C_{Inulin}$ S wird glomerulär filtriert und zusätzlich überwiegend tubulär sezerniert.
$C_S < C_{Inulin}$ S wird glomerulär filtriert und zusätzlich überwiegend tubulär resorbiert.

Die Clearance von PAH wird dem renalen Plasmafluß gleichgesetzt und dient als Maß der Nierendurchblutung:
RPF = C_{PAH}
Die Filtrationsfraktion (FF), d.h. der Anteil des Plasmas, der als Glomerulusfiltrat den Primärharn bildet, beträgt etwa 20 % des renalen Plasmaflusses.
Eine genaue Berechnung erlaubt folgende Formel:

$$FF = \frac{C_{Inulin}}{C_{PAH}} = \frac{GFR}{RPF}$$

2.3
Endokrine Funktion der Niere

2.3.1
Die wichtigsten renalen Hormone im Überblick

Die Niere ist nicht nur ein Ausscheidungsorgan für überflüssige Stoffwechselprodukte, auch einige Hormone werden in der Niere synthetisiert und in die Blutzirkulation abgegeben.

- Viele der Hormone renaler Herkunft haben ihren Wirkort direkt in der Niere. Dies trifft auch für die Hormone des *Renin-Angiotensin-Systems* zu.
  Renin ist ein Hormon, das in der Niere gebildet wird und dazu führt, daß aus dem in der Leber gebildeten Angiotensinogen *Angiotensin 1* entsteht, das durch das in der Lunge lokalisierte Konversionsenzym zu *Angiotensin 2* umgewandelt wird. Dieses Hormon wirkt an der Niere in vielfältiger Art und Weise, u. a. verengt es die Gefäße, die das Glomerulum versorgen.
- Lokal in der Niere gebildete Hormone mit Wirkung auf die renale Mikrozirkulation sind daneben die *Prostaglandine*.
- Das *Erythropoetin* ist ein Hormon, das im Knochenmark die Blutbildung unterstützt („Erythropoese"). Es wird im Bindegewebe der Niere, also dem Interstitium, gebildet. Der Rückgang der Erythropoetin-Produktion ist die entscheidende Ursache für die Entwicklung einer renalen Anämie bei zunehmender Niereninsuffizienz.
- Das *Vitamin D* ist in seiner aktiven Form, dem Vitamin D3 oder 1,25 Cholecalciferol, ein Hormon mit vielfältiger Wirkung auf den Organismus. Der letzte Schritt der Synthese des aktiven Hormons findet in der Niere statt. Besonders wichtig ist die Wirkung auf den Knochenstoffwechsel.

2.3.2
Entstehung einzelner Hormone und Wirkung auf die Niere

Antidiuretisches Hormon

Definition
ADH, auch als Vasopressin *bezeichnet, bewirkt eine maximale Konzentrierung des Harns und führt zu einer Gefäßengstellung.*

Das antidiuretische Hormon (ADH) wird im Hypothalamus gebildet und in der Hypophyse gespeichert, wird also erst von dort freigesetzt. Stimulus für die Freisetzung ist eine Senkung des Natriumangebots im distalen Tubulus, die wiederum Folge eines verminderten Natriumangebots im Glomerulus ist.
Verliert der Körper vermehrt Flüssigkeit (Erbrechen, Durchfall, Schwitzen u. a.), so wird weniger Flüssigkeit im Glomerulus filtriert und damit auch weniger Natrium.

- Das ADH senkt die Durchblutung in der Nierenpapille, die Voraussetzung für eine hohe Konzentration des Urins ist.
- Zum anderen erhöht ADH die Natriumresorption im distalen Tubulus und Sammelrohr.
- Unter ADH-Einfluß steigt v.a. auch die Wasserdurchlässigkeit des Epithels im distalen Tubulus und im Sammelrohr. Gemeinsam haben die Angriffspunkte des ADH in der Niere zur Folge, daß maximal konzentrierter Urin ausgeschieden wird, um einen weiteren Flüssigkeitsverlust zu verhindern.

Ein Ausfall der zerebralen ADH-Produktion oder vermindertes Ansprechen am Wirkort führt zum Verlust der Harnkonzentrationsfähigkeit und damit zum *Diabetes insipidus*.

Erythropoetin

Definition
Erythropoetin ist ein Hormon, das die Blutbildung stimuliert.

Entstehungs- und Wirkungszusammenhänge des Erythropoetins zeigt Abb. 2.6: Erythropoetin entsteht aus einer Vorstufe, dem *Erythropoetinogen*. Das Erythropoetinogen wird in der Leber synthetisiert. Die Umwandlung zur Erythropoetin erfolgt durch *Erythrogenin*, das in der Niere gebildet wird. Eine Sauerstoffminderversorgung der Niere stellt den Stimulus für die Produktion des Erythrogenins in den Epithelzellen der Vasa afferentia dar. Ursache einer Sauerstoffminderversorgung können neben einer verminderten Sauerstoffaufnahme (Lungenerkrankung, Höhenaufenthalt) sowohl ein Hämogolobinmangel als auch eine Minderdurchblutung der Niere sein.

Ein Untergang von Nierengewebe führt zur verminderten Erythropoetin-Produktion und damit zur *renalen Anämie*.

Vitamin D

Definition
Vitamin D steigert die Kalziumaufnahme im Darm, die Kalziummobilisation aus den Knochen und senkt die Kalziumausscheidung durch die Niere.

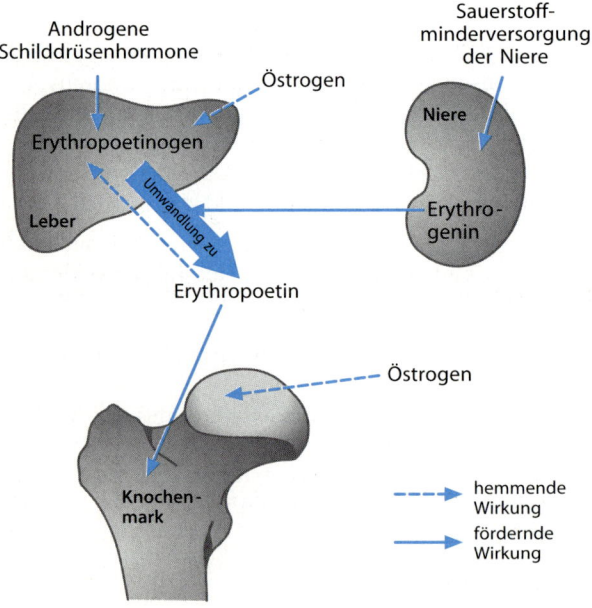

Abb. 2.6.
Produktion und Wirkung des Erythropoetins

Vitamin D ist kein Vitamin im eigentlichen Sinne, sondern mit den *Steroidhormonen* verwandt. Es wird aus einem Abbauprodukt des Cholesterins vom Körper selbst produziert. Aus dem in der Leber gebildeten Abbauprodukt des Cholesterins, dem 7-Dehydroxycholesterin, wird in der Haut unter Einfluß von UV-Licht Cholecalciferol. Das Cholecalciferol wird in der Leber biochemisch weiterverändert (das Kohlenstoffatom an der Position 25 des Moleküls wird hydroxyliert). Das so entstandene 25-OH-Cholecalciferol wird danach in der Niere in Position 1 hydroxyliert und zum wirksamen Vitamin D, dem *1,25-Dihydroxycholecalciferol*. Ein Absinken des Serumkalziums ist ein Stimulus zur Vitamin-D-Produktion.

Die Wirkungen des Vitamin D werden zum Teil gemeinsam mit dem Parathormon (PTH) der Nebenschilddrüsen vermittelt. Auf eine Hypokalzämie reagieren die Nebenschilddrüsen mit einer vermehrten Parathormonausschüttung. Das Parathormon wiederum stimuliert die Vitamin-D-Produktion, genauer gesagt die Hydroxylierung in der Niere. Hohe Kalziumspiegel unterdrücken die Parathormonbildung und -ausschüttung.

Renin-Angiotensin-Aldosteron-System

Definition
Renin ist ein Hormon, das in den iuxtaglomerulären Zellen der Niere gebildet wird und die Umwandlung von Angiotensinogen zu Angiotensin I stimuliert.

Angiotensin I wird mittels des Angiotensinkonversionsenzyms (ACE) zu Angiotensin II umgewandelt.

Definition
Angiotensin II ist eine der stärksten bekannten vasokonstriktorischen Wirkstoffe und steigert über diesen Mechanismus den Blutdruck.

Die mit einem intrarenalen Druckabfall verbundene Senkung der glomerulären Filtrationsrate (GFR) geht mit einer verminderten Natriumfiltration einher, was wiederum zu einem verringerten Natriumangebot im distalen Tubulus führt. Diese Minderung wird von Rezeptoren in der Macula densa des distalen Tubulus registriert und führt zur Reninfreisetzung, um den Filtrationsdruck wieder zu erhöhen.

Angiotensin II setzt außerdem *Aldosteron* aus der Nebenniere frei, wodurch die tubuläre Natriumrückresorption und damit auch die Flüssigkeitswiederaufnahme im Tubulus gesteigert wird.

2.4
Physiologie der Körperflüssigkeiten

Eine der Hauptaufgaben der Niere ist die Regulation des Wasser- und Elektrolythaushalts. Da extrakorporale Blutreinigungsverfahren zu beträchtlichen Veränderungen der Körperflüssigkeiten führen, sollen hier zum besseren Verständnis die physiologischen Grundlagen dargestellt werden.

2.4.1
Verteilung der Körperflüssigkeiten

> **Merke**
> Der menschliche Körper besteht ca. zu 60 % aus Wasser (Gesamtkörperwasser).

Der Wasseranteil am Körpergewicht wird wesentlich von der Menge des vorhandenen *Fettgewebes* und dem *Alter* bestimmt:

▶ Da Fettgewebe einen geringeren Wasseranteil hat, ist bei adipösen Menschen der Wasseranteil am Körpergewicht reduziert.
▶ Bei Neugeborenen beträgt der Anteil des Wasser am Körpergewicht ca. 75 % und nimmt dann mit zunehmendem Alter ab.

Das *Gesamtkörperwasser* (GKW) verteilt sich auf 2 Kompartimente, die durch Zellmembranen voneinander abgetrennt sind:

▶ dem Extrazellulärraum (EZR) mit $^1\!/_3$ des GKW,
▶ dem Intrazellulärraum (IZR) mit $^2\!/_3$ des GKW.

Der Extrazellulärraum kann weiter unterteilt werden in:

▶ die *interstitielle Flüssigkeit* (ISR) im Interstitium, welches die Zellen umgibt,
▶ das *Plasma* des Intravasalraums (IVR).

ISR und IVR werden durch die Kapillarwand voneinander getrennt. Die interstitielle Flüssigkeit macht ca. $^3\!/_4$ und das Plasma ca. $^1\!/_4$ des EZR aus. Die Verteilung der Körperflüssigkeiten zeigt Abb. 2.7.

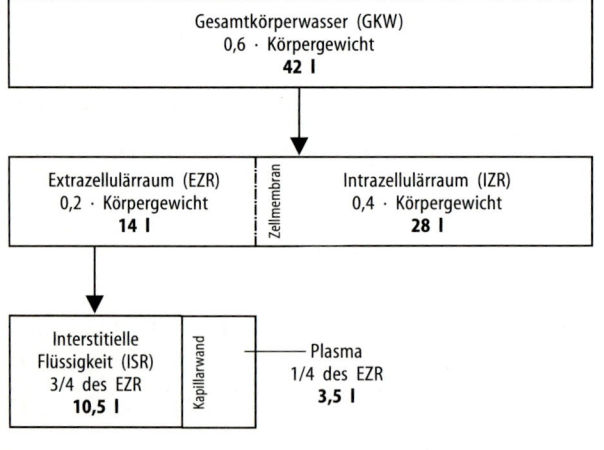

Abb. 2.7.
Volumenverteilung zwischen den Hauptflüssigkeitsräumen des Körpers, bezogen auf 70 kg Körpergewicht

Der *transzelluläre (dritte) Raum* (seröse Hohlräume wie Herzbeutel, Pleuraraum, Bauchfell, Darmlumen) spielt unter physiologischen Bedingungen keine Rolle, kann aber bei bestimmten Krankheitszuständen (Ileus, Pankreatitis) von großer Bedeutung sein, da dann große Mengen an Flüssigkeit in diese Räume verschoben werden.

2.4.2
Bedeutung für die Dialyse

Die Urämietoxine verteilen sich in erster Linie im extrazellulären Wasser, das als kleine Fraktion von 5 % als Plasmawasser intravasal vorliegt (Abb. 2.7). Hier erfolgt der Zugriff der extrakorporalen Blutreinigungsverfahren.

▶ Es wird also *primär* die Reinigung des kleinsten Flüssigkeitskompartiments (IVR) durchgeführt.
▶ Erst *sekundär* werden die größeren Flüssigkeitskompartimente in den Reinigungsprozeß miteinbezogen. Der Konzentrationsabfall der Toxine im Plasmawasser setzt sich allmählich auf das interstitielle und schließlich auf das intrazelluläre Wasserkompartiment fort. Auch das durch Filtration aus dem Intravasalraum entfernte Wasser strömt aus dem Interstitium nach.

Weil diese Rückverteilungsprozesse Zeit benötigen, muß die Dialyse entsprechend lange dauern. Bei zu kurzer Dialyse steigen die Toxinwerte im Blut um so rascher wieder durch Einstrom aus dem Interstitium an. Selbst bei langen Dialysezeiten von 4 bis 5 Stunden steigt der Harnstoff kurz nach der Dialyse bereits um 5–10 % wieder an.

2.4.3
Zusammensetzung der Körperflüssigkeiten und Osmolalität

Physiko-chemische Eigenschaften von Elektrolytlösungen

Molarität
Die Menge einer Substanz, die sich in einer Lösung verteilt befindet, wird als *Molarität* oder Stoffmengenkonzentration angegeben, bezogen auf das Molekulargewicht. Glukose besitzt beispielsweise ein Molekulargewicht von 180 g/mol. Wenn in 1 l Wasser 18 g Glukose gelöst sind, berechnet sich die Glukosemolarität dieser Lösung wie folgt:

$$18 g/l \div 180 g/l = 0,1 mol/l$$

Die Konzentration der in Körperflüssigkeiten gelösten Moleküle wird wegen der üblicherweise sehr niedrigen Konzentration in [mmol/l] angegeben. Dies ist die vorgeschriebene und in wissenschaftlichen Arbeiten bevorzugte SI (system of international units)-Einheit. Aus traditionellen Gründen wird jedoch in vielen

Laboratorien noch die Einheit [mg/dl] (mg pro Deziliter oder 100 ml) für verschiedene Parameter verwendet. Beide Einheiten können über Umrechnungsfaktoren problemlos ineinander überführt werden.

Osmotischer Druck, Osmolarität und Osmolalität

Die Antriebskraft für die osmotische Bewegung von Wasser über Membranen ist der *osmotische Druck* (s. a. Osmose). Der osmotische Druck wird alleine bestimmt durch die Anzahl der sich in Lösung befindlichen Teilchen und hängt nicht ab von der Masse oder den chemischen Eigenschaften der betreffenden Moleküle. Die SI-Einheit des osmotischen Druckes ist die Atmosphäre [atm]. Da diese für den täglichen klinischen Gebrauch unhandlich ist, wird der osmotische Druck in der Regel als Osmolarität/Osmolalität angegeben oder kann auch in [mmHg], Millimeter Quecksilbersäule, umgerechnet werden: 1 atm = 760 mmHg auf Meereshöhe. Eine Lösung, die 1 mmol/l gelöste Teilchen enthält, hat so einen osmotischen Druck von 1 mOsm/l (milliosmol/l). Dies gilt für Substanzen, die nicht dissozieren wie Glukose oder Harnstoff. Für Substanzen, die in Lösung zerfallen, wie beispielsweise das Natriumchlorid, hat eine Lösung mit 150 mmol/l NaCl einen osmotischen Druck von 300 mOsm/l, da das Molekül NaCl in Lösung zu gleichen Teilen in Na^+- und Cl^--Ionen dissoziiert.

Osmolarität und Osmolalität werden im allgemeinen klinischen Sprachgebrauch häufig inkorrekt verwendet.

▶ *Osmolarität* beschreibt die Anzahl gelöster Teilchen in 1 l Wasser.
▶ *Osmolalität* beschreibt die Anzahl der Partikel, bezogen auf 1 kg Wasser.

Für hochverdünnte Lösungen wie Körperflüssigkeiten sind die Unterschiede diesbezüglich zu vernachlässigen. Aus wissenschaftlichen Gründen sollte in biologischen Systemen der Begriff Osmolalität vorgezogen werden, da hier temperaturbedingte Volumenschwankungen des Lösungsmittels keine Rolle spielen. Die Einheit der Osmolalität ist [Osm/kg H_2O].

Onkotischer Druck (kolloidosmotischer Druck)

Als *onkotischen Druck* bezeichnet man den durch große Moleküle (meistens Proteine) in Lösung verursachten osmotischen Druck. Die Ursache hierfür ist nicht vollständig verstanden und hängt nur teilweise von der Anzahl gelöster Teilchen ab. Der durch Plasmaproteine bedingte onkotische Druck im Blut liegt bei ca. 1,4 mOsm/kg H_2O oder 28 mmHg und spielt eine wesentliche Rolle beim Flüssigkeitstransport über Kapillarwände.

Extrazellulärraum

▶ Natrium (Na+) ist das Hauptkation des EZR.
▶ Chlorid (Cl^-) und Bicarbonat (HCO_3^-) sind die Hauptanionen des EZR.

Die Ionenverteilung im Intravasalraum und in der interstitiellen Flüssigkeit sind fast identisch, da die Räume nur durch die Kapillarwand voneinander getrennt sind. Der wesentliche Unterschied besteht im höheren *Eiweißanteil* der interstitiellen Flüssigkeit.

Natrium bestimmt weger seiner Menge die Osmolalität des EZR. Mit folgender Formel kann eine grobe Schätzung der Osmolalität vorgenommen werden:

$$\text{Osmolalität}_{\text{Plasma}}[\text{Osmol/kgH}_2\text{O}] = 2(\text{Plasma-Na}^+)\ [\text{mmol/l}]$$

> **Merke**
>
> Der Wert von 290 mosm/kg H_2O ist eine gute Näherung für die Plasmaosmolalität gesunder Menschen.

Kommt es allerdings zur Anhäufung anderer osmotisch aktiver Moleküle im Plasma wie beispielsweise Glukose bei Diabetikern oder Harnstoff bei Niereninsuffizienz, müssen diese bei der Berechnung wie folgt berücksichtigt werden.

$$\text{Osmolalität}_{\text{Plasma}}[\text{Osmol/kgH}_2\text{O}] = 2(\text{Plasma-Na}^+)\ [\text{mmol/l}]$$
$$+ \text{Glukose [mg/dl] / 18} + \text{Harnstoff [mg/dl] / 6}$$

Intrazellulärraum

Das Hauption des IZR ist das Kalium (K^+), wohingegen die Natriumkonzentration sehr niedrig ist. Dies liegt an der fast überall vorkommenden zellmembranständigen Na^+-K^+-Pumpe, die energieabhängig Natrium im Austausch gegen Kalium aus dem intra- in den extrazellulären Raum befördert. Die wichtigsten Anionen des IZR sind Phosphate, organische Anionen und Proteine.

Tabelle 2.2. Konzentrationen der wichtigsten Ionen im EZR und IZR

	EZR [mmol/l]	IZR [mmol/l]
Na^+	145	12
K^+	4	150
Ca^{++}	2,5	0,0005
Cl^-	105	5
HCO_3^-	25	12
P_i	2	100
pH-Wert	7,4	7,1

2.4.4
Flüssigkeitstransport zwischen den Räumen

> **Merke**
>
> Der Flüssigkeitstransport zwischen IVR und ISR über die Kapillarwand wird bestimmt durch *hydraulische* und *kolloidosmotische* (onkotische) Drücke im Kapillarlumen beziehungsweise im Interstitium. Diese bezeichnet man auch als *Starling-Kräfte*.

▶ Die hydraulischen Drücke im IVR hängen weitgehend vom arteriellen Druck und der Lumenweite der Kapillaren ab.

▶ Die onkotischen Kräfte des IVR und ISR werden von der Konzentration der Eiweißmoleküle bestimmt.

> **Merke**
> *Osmotische* Druckunterschiede zwischen EZR und IZR sind verantwortlich für den Flüssigkeitsaustausch zwischen diesen beiden Kompartimenten.

Da die Zellmembranen für Wasser hochdurchlässig sind, führt jede Änderung der Osmolarität zu schnellen Wasserverschiebungen zwischen beiden Räumen, so daß sich der EZR und IZR normalerweise, abgesehen von kurzfristigen Änderungen, im osmotischen Gleichgewicht befinden. Die Prinzipien des Flüssigkeitsaustauschs durch eine semipermeable Membran werden in Kap. 7.3 erläutert.

Physiko-chemische Grundlagen extrakorporaler Blutreinigungsverfahren

In Analogie zur Nierenfunktion ist die Aufgabe aller extrakorporaler Blutreinigungsverfahren

▶ die Elimination exogener oder endogener Giftstoffe,
▶ die Aufrechterhaltung der Homöostase bezüglich der Elektrolytverhältnisse resp. des Säure-Basen-Haushalts und
▶ der Entzug überschüssiger Körperflüssigkeit.

Je nach Verfahren werden unterschiedliche physiko-chemische Transportmechanismen zur Stoffelimination eingesetzt, die sich an den physiologischen Transportmechanismen der menschlichen Niere zur Elimination harnpflichtiger Substanzen orientieren.

Physiologische Transportmechanismen

> **Merke**
> Kurz zusammengefaßt ist der entscheidende Transportmechanismus der Niere die Filtration von Blut über die als Filtrationsbarriere dienenden Glomeruluskapillaren.

Der hierfür erforderliche *hydrostatische Druck* wird durch die Pumpfunktion des Herzens aufgebracht. Die *Selektivität* der glomerulären Filtrationsbarriere wird im wesentlichen durch die Größe und die Ladungsverhältnisse der sie passierenden Moleküle bestimmt.

> **Merke**
> Der Cut-off der glomerulären Filtrationsmembran, d.h. die durch die Molekülgröße bestimmte Ausschlußgrenze für die Filtration liegt bei einem Molekulargewicht von ungefähr 65.000 und damit im Bereich des Albumins, d.h. alle Substanzen mit einem geringeren Molekulargewicht als Albumin können passieren, alle größeren Moleküle werden zurückgehalten.

Das abgepreßte Ultrafiltrat (180 l/Tag, das entspricht dem 60fachen Plasmavolumen!) ist frei von korpuskulären Elementen, entspricht im wesentlichen der Zusammensetzung des Blutplasmas und wird als Primärharn bezeichnet.

Der Primärharn wird im nachgeschalteten Tubulussystem durch **Sekretion** und **Resorption** weiter aufgearbeitet, so daß letztendlich ca. 1,5 bis 2 l Harn pro Tag ausgeschieden werden. Bei Sekretion und Resorption handelt es sich um biologische zellabhängige Mechanismen, die im Rahmen extrakorporaler Butreinigungsverfahren keine Rolle spielen.

Vergleicht man die Reinigungsleistung der Niere mit der der Hämodialyse anhand einer Harnstoff-Clearance wird deutlich:

Durch die Dialyse können nur ca. 20 % der physiologischen exkretorischen Nierenfunktion erreicht werden.

Mechanismen extrakorporaler Blutreinigungsverfahren

Neben der Filtration sind Diffusion und Osmose wichtige Transportmechanismen, die im Rahmen extrakorporaler Blutreinigungsverfahren zur Stofftrennung eingesetzt werden.

Filtration.

Definition
Als Filtration bezeichnet man das Trennen gelöster bzw. ungelöster Stoffe aus Flüssigkeiten über einen Filter unter Zuhilfenahme eines hydrostatischen Druckgefälles (Abb. 2.8).

Über den abgepreßten Flüssigkeitsstrom erfolgt die Elimination sowohl von Volumen als auch von gelösten Substanzen, die mitgerissen werden („solvent drag"). Dieser Transportmechanismus wird Konvektion genannt.

Merke
Die Konvektion kommt bei der Hämofiltration zum Einsatz.

Diffusion.

Definition
Unter Diffusion versteht man die Ausbreitung eines gelösten Stoffes entlang eines Konzentrationsgefälles, die schließlich zum Konzentrationsausgleich führt (Abb. 2.9).

Ursache für diesen Ausgleich ist die Brown-Molekularbewegung. Die Wanderung der Teilchen erfolgt hierbei vom Ort höherer zum Ort niedrigerer Konzentration. Sind verschiedene Flüssigkeitskompartimente mit Teilchen in unterschiedlicher Konzentration durch eine semipermeable Membran voneinander getrennt, erfolgt der Konzentrationsausgleich nur für Moleküle, die die Membran passieren können.

> **Merke**
>
> Die Diffusion ist der wesentliche Transportmechanismus der klassischen Hämodialyse mit Low-flux-Membranen.

Osmose.

Definition
Als Osmose bezeichnet man die Diffusion von Flüssigkeit durch eine semipermeable Membran, die zwei Flüssigkeitskompartimente mit unterschiedlicher Konzentration trennt (Abb. 2.10).

Der Flüssigkeitsstrom erfolgt hierbei vom Ort der niedrigeren zum Ort der höheren Konzentration. Ursache ist die Differenz der osmotischen Drücke zwischen den Flüssigkeitskompartimenten, die wiederum vom Dissoziationsgrad der betreffenden Teilchen abhängt.

> **Merke**
>
> Osmotische Vorgänge spielen eine Rolle bei der Wasseraufbereitung für das Dialysat (Umkehrosmose, s. S. 150 ff) und bei der Peritonealdialyse (osmotische Filtration, s. Abschn. 13.2.3).

Adsorption.

Definition
Mit dem Begriff Adsorption wird die Anreicherung von Stoffen im Bereich von Phasengrenzgebieten, also beispielsweise zwischen „fest" und „flüssig" verstanden.

Ursächlich für diesen Prozeß sind chemische, physikalische und elektrostatische Kräfte.

> **Merke**
>
> Die Adsorption wird v. a. bei der Hämoperfusion eingesetzt.

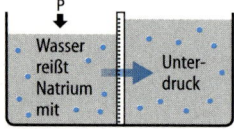
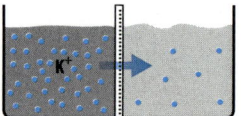
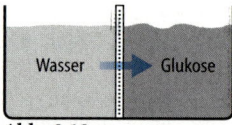

Abb. 2.8.
Filtration. Übertritt von Flüssigkeit über die semipermable Membran aus der linken in die rechte Kammer aufgrund des hydrostatischen Drucks (p). Mitnahme der gelösten Teilchen, sofern sie die Membran passieren können (Konvektion). (Aus Hautmann u. Huland 1997)

Abb. 2.9.
Diffusion. Übertritt von gelösten Substanzen aus der linken Kammer mit höherer Konzentration über die semipermeable Membran in die rechte Kammer mit niedrigerer Konzentration über die semipermeable Membran mit dem Resultat der Konzentrationsangleichung. (Aus Hautmann u. Huland 1997)

Abb. 2.10.
Osmose. Übertritt von Flüssigkeit von der linken Kammer über die semipermeable Membran in die rechte Kammer, die aufgrund einer hohen Glukosekonzentration einen starken osmotischen Sog ausübt. Der Prozeß läuft bis zum Ausgleich der Konzentration und damit der Osmolarität. (Aus Hautmann u. Huland 1997)

Kapitel 3

Nierenerkrankungen 3

Inhaltsübersicht

3.1 Erbliche Nierenerkrankungen *36*
3.1.1 Erbliche Zystennieren *36*
   Autosomal dominante polyzystische Nieren *36*
   Autosomal rezessive polyzystische Nieren *38*
3.1.2 Alport-Syndrom *38*

3.2 Interstitielle Nierenerkrankungen *39*
3.2.1 Akute interstitielle Nephritis (AIN) *39*
3.2.2 Chronische interstitielle Nephritis *40*
   Ursachen *40*
   Analgetikanephropathie *40*
   Chronische Pyelonephritis *41*
3.2.3 Tubuläre Syndrome *42*
   Nephrogener Diabetes insipidus *42*
   Renal tubuläre Azidose *42*

3.3 Glomeruläre Nierenerkrankungen *43*
3.3.1 Einteilung glomerulärer Erkrankungen nach klinischen Kriterien *44*
   Nephritisches Syndrom *44*
   Nephrotisches Syndrom *45*
   Rapid progrediente Glomerulonephritis (RPGN) *46*
   Chronische Glomerulonephritis *47*
3.3.2 Glomerulonephritiden nach pathologischen Kriterien *47*
   Immunkomplexnephritis *48*
   Antibasalmembrannephritis *48*
   Pauci-immune Glomerulonephritis *49*
   Lichtmikroskopische Befunde *49*
   Glomerulonephritiden bei Systemerkrankungen
   und immunsuppresive Therapie *51*
3.3.3 Diabetische Nephropathie *51*
   Ursachen *51*
   Diagnose *52*
   Dialyse *52*

3.4 Benigne Nephrosklerose und Nierenarteriensklerose *54*

3.5 Akutes Nierenversagen *55*
3.5.1 Einteilung *55*
   Prärenales Nierenversagen *55*

	Renales (intrinsisches) ANV 56
	Postrenales Nierenversagen 56
3.5.2	Klinik 57
	Symptome und Diagnostik 57
	Komplikationen 58
	– Hyperkaliämie 58
	– Hypervolämie 59
	– Infektiöse Komplikationen 59
	– Urämie 60
	Therapie 60
	Prognose 61
3.6	**Urämisches Syndrom** 61
3.6.1	Allgemeine Symptomatik 62
3.6.2	Gestörte Organfunktionen 63
	– Renale Anämie 63
	– Urämische Blutungsneigung 63
	– Urämische Herzbeutelentzündung (Perikarditis) 64
	– Urämische Enzephalopathie und Polyneuropathie 64
	– Gastrointestinale Komplikationen 64
3.7	**Interdisziplinäre Betreuung und pflegerische Aufgaben im prädialytischen Stadium** 65
3.7.1	Kurzanamnese, Abfragen von Symptomen 66
3.7.2	Überwachung der Patienten und Anleitung zur Selbstkontrolle 66
3.7.3	Bestimmung von Blut- und Urinwerten 67
3.7.4	Vorbereitung auf das Dialyseverfahren 68
3.7.5	Organisationsarbeit 68

3.1
Erbliche Nierenerkrankungen

3.1.1
Erbliche Zystennieren

Unter den erblichen Nierenerkrankungen, die zum chronischen Nierenversagen führen können, sind die Zystennieren in Mitteleuropa am bedeutendsten.

Autosomal dominante polyzystische Nieren

> **Merke**
>
> Die autosomal dominante polyzystische Erkrankung der Nieren (ADPKD) ist in Europa bei 10 % der Dialysepflichtigen die Ursache des Nierenversagens. Sie ist eine der häufigsten erblichen Erkrankungen. Bei etwa 50 % der Patienten mit ADPKD führt die Erkrankung vor dem 60. Lebensjahr zur terminalen Niereninsuffizienz und damit zur Dialysepflichtigkeit.

3.1 Erbliche Nierenerkrankungen

Abb. 3.1.
Längsschnitt durch Operationspräparat: Autosomal-dominanten Zystennieren mit großen und kleinen Zysten, die die Nierenkontur völlig zerstören. (Mit freundlicher Genehmigung von Herrn Dr. Back, Pathologisches Institut, Universitätsklinikum Mannheim)

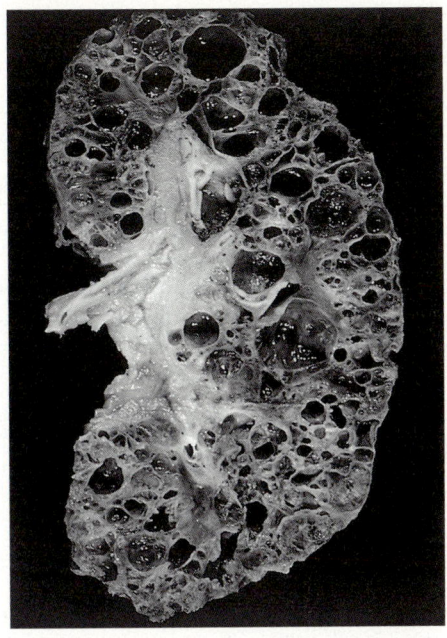

Die Erkrankung wird autosomal-dominant vererbt, d. h. es liegt bei 90 % der Betroffenen eine Mutation auf dem Chromosom 16 vor, deren Weitergabe bei 50 % der Kinder eines Betroffenen zur Erkrankung führt.

Die Zystennierenerkrankung betrifft immer beide Nieren. Die Zysten durchsetzen das gesamte Nierengewebe und schädigen durch Verdrängung das funktionsfähige Nierengewebe (Abb. 3.1).

Wie im einzelnen die Zysten in den Nieren entstehen, ist unklar. Die tubulären Strukturen und die Bowman-Kapsel weiten sich allmählich auf und werden zu Zysten, die mit einer urinähnlichen Flüssigkeit gefüllt sind. In der Regel bilden sich die Zysten zwischen dem 30. und 50. Lebensjahr. Bei den Patienten tritt frühzeitig eine schwere Hypertonie auf. Bei sehr großen Zysten füllen die Nieren einen großen Teil des Bauchraums aus und sind von außen gut zu tasten. Es können eine Reihe von Komplikationen auftreten:

▶ Durch stumpfe Verletzungen von außen sind die Zysten rupturgefährdet.
▶ Eine weitere spezifische Problematik sind infizierte Zysten, die durch aufsteigende Harnwegsinfekte entstehen können und den Patienten schwer erkranken lassen.
▶ Bei Patienten mit polyzystischer Nierenerkrankung treten Zysten häufig auch in der Leber und in der Bauchspeicheldrüse auf.
▶ Pathologische Aufweitungen von arteriellen Gefäßen, sogenannte Aneurysmen, treten bei den betroffenen Patienten ebenfalls gehäuft auf und können im Bereich des Gehirns zu Schlaganfällen durch Blutungen führen.

Das Voranschreiten der polyzystischen Nierenerkrankung läßt sich therapeutisch nicht aufhalten.

▶ Wichtig ist die Vermeidung von Harnwegsinfekten und eine möglichst gute Senkung des Bluthochdrucks zur Vermeidung einer allzu frühzeitigen Dialysepflichtigkeit.
▶ Da große Zystennieren sehr raumfordernd sind, ist vor einer geplanten Transplantation häufig die Entfernung einer Niere erforderlich, um für das Transplantat Platz zu schaffen.
▶ Wichtig ist die Unterscheidung der polyzystischen Nierenerkrankung von einzelnen Nierenzysten, die mit zunehmendem Alter häufiger als sonographische Zufallsbefunde entdeckt werden. Diese einzelnen oder auch zu mehreren auftretenden Zysten führen nicht zur Nierensuffizienz und sind meist nicht behandlungsbedürftig.
▶ Die Diagnose von Zystennieren kann sehr gut durch bildgebende Verfahren gesichert werden. Besonders geeignet ist die Ultraschalluntersuchung.

Autosomal rezessive polyzystische Nieren

Die autosomal rezessive polyzystische Erkrankung ist durch eine Mutation auf Chromosom 6 bedingt. Sie führt zum frühzeitigen, meist bereits intrauterinen Auftreten von Zysten und nicht selten zum Abort.

▶ Die Erkrankung tritt nur auf, wenn das mütterliche *und* väterliche Chromosom diese Mutation aufweisen.

3.1.2
Alport-Syndrom

Definition
Beim Alport-Syndrom liegt eine vorwiegend x-chromosomal vererbte qualitative Störung der Kollagen-Synthese vor. Dies führt zu Schäden an den Nieren, den Ohren und den Augen.

▶ An der Niere kommt es wegen einer Schädigung der glomerulären Basalmembran zum Auftreten einer mikroskopischen *Hämaturie* mit dysmorphen Erythrozyten und Erythrozytenzylindern sowie einer *Proteinurie*. Bei Männern schreitet die Erkrankung unaufhaltsam in Richtung terminale Niereninsuffizienz fort, bei heterozygoten Frauen sind die Krankheitsausprägungen milder, ungefähr 20 % werden terminal niereninsuffizient.
▶ Viele Patienten leiden zudem an einer Innenohrschwerhörigkeit, seltener kommt es auch zu einer Beteiligung der Augen.
▶ Eine kausale Therapie ist nicht bekannt.

3.2
Interstitielle Nierenerkrankungen

Nierenerkrankungen können an 2 Bereichen auftreten:

▶ im Bindegewebe (Interstitium) zwischen den Glomeruli und den Tubuli oder
▶ hauptsächlich die Glomeruli betreffend.

Diese durch den Pathologen anhand der feingeweblichen Untersuchung eines Nierenbiopsats durchgeführten Einteilung der entzündlichen Nierenerkrankungen in zwei große Gruppen gilt nur für die Anfangsstadien der Erkrankung. Bei fortgeschrittenen Stadien werden sämtliche Strukturen von pathologischen Veränderungen betroffen.

Definition
Erkrankungen im Nierenbindegewebe nennt man interstitielle Nierenerkrankungen im Gegensatz zu den glomerulären Nierenerkrankungen wie der Glomerulonephritis.

Bei einer entzündlichen Erkrankung des Interstitiums, einer interstitiellen Nephritis gibt es zwei Erkrankungsformen:

▶ Sie kann **akut** auftreten und zu einer raschen Nierenfunktionsverschlechterung führen.
▶ Sie kann **chronisch** verlaufen.

Die Nachbarschaft des Bindegewebes zu den tubulären Strukturen führt bei interstitiellen Nierenerkrankungen neben der akuten oder chronischen Nierenfunktionseinschränkung zu Transportfunktionsstörungen der Tubuli. Diese Störungen werden als sogenanne *tubuläre Syndrome* zusammengefaßt und äußern sich in Störungen der Rückresorption von Elektrolyten, Puffern, Aminosäuren und Glukose.

3.2.1
Akute interstitielle Nephritis (AIN)

Definition
Die akute interstitielle Nephritis ist die plötzliche Entzündung des Interstitiums der Nieren, die zu einem pathologischen Urinsediment führt und meist auch zur akuten Nierenfunktionsverschlechterung.

▶ Eine AIN kann verschiedene Ursachen haben. Auslösende Faktoren können sein:
- medikamentös-toxisch (Antibiotika, NSAID, Diuretika)
- infektiös (systemische Infektionen, Pyelonephritis),
- immunologisch (SLE),
- idiopathisch (unklar).

Die beiden ersten Gruppen spielen klinisch die größte Rolle.

▶ Die AIN kann wegen ihrer prinzipiell allergischen Auslösung von *Hautausschlägen*, *Fieber* oder *Gelenkbeschwerden* begleitet werden. Das klinische Spektrum reicht von leichter Nierenfunktionseinschränkung bis hin zur dialysepflichtigen Niereninsuffizienz.
▶ Die Therapie besteht in der Vermeidung der auslösenden Ursache. Darüber hinaus können Kortikoide eingesetzt werden.

3.2.2
Chronische interstitielle Nephritis

Definition
Unter dem Begriff „chronisch interstitielle Nephritis" werden chronische Entzündungen des Niereninterstitiums verschiedener Ursachen zusammengefaßt.

Ursachen

▶ Auslösende Faktoren können auch hier wie bei der akuten Form sein:
- medikamentös-toxisch (Analgetika, Kontrastmittel, Rheumamedikamente, Antibiotika) oder
- chemisch (Blei, Cadmium, Lithium).

▶ Bei einigen speziellen Formen der chronischen interstitiellen Nephritiden wie der *Balkan-Nephropathie* wird eine Pilzintoxikontamination der Nahrung als Ursache vermutet. Die Toxine und ihre Herkunft sind aber nicht genau bekannt, so daß im Falle der Balkan-Nephropathie, die im Bereich des Dambe-Flusses auf dem Balkan endemisch vorkommt, keine wirksame Prophylaxe empfohlen werden kann.

Analgetikanephropathie

Die Analgetikanephropathie spielt unter den chronischen interstitiellen Nierenerkrankungen eine wichtige Rolle.

Definition
Die Analgetikanephropathie wird durch die regelmäßige Einnahme hoher Mengen von Schmerzmitteln verursacht und führt nicht selten zur chronischen Niereninsuffizienz.

▶ Insbesondere die Einnahme des Analgetikums Phenacitin in kumulativen Dosen von 1–3 kg hat in der Vergangenheit zur Analgetika-Nephropathie geführt, und die Erkrankung wurde daher auch *Phenacetin-Niere* genannt. Die kumulative Dosis bezeichnet die über den Einnahmezeitraum addierte Gesamtmenge des konsumierten Phenacetins. Das Phenacetin war früher ein häufiger Bestandteil von Mischanalgetika, denen z. T. auch aufputschende Substanzen zugesetzt wurden. Die Substanz ist heute aus solchen Schmerzmitteln verschwunden.

> ⚠ Die heute noch zum Einsatz kommenden Analgetika und entzündungshemmenden Substanzen (nicht-steroidale Antiphlogistika wie Indomethacin oder Diclofenac) besitzen ebenfalls ein toxisches Potential und sollten insbesondere dann mit Vorsicht eingenommen werden, wenn die Nieren bereits durch andere Erkrankungen vorgeschädigt sind.

▶ Die Pathophysiologie der Analgetikanephropathie ist nicht vollständig geklärt. Man vermutet, daß die Abbauprodukte der Analgetika sich im Nierenmark anreichern und zu einer lokalen Minderdurchblutung und Sauerstoffunterversorgung führen. Das Resultat ist ein Absterben des Gewebes. Charakteristisch sind vor allem die *Papillennekrosen*. Durch Gewebseinziehungen führen sie zu einer unregelmäßigen Schrumpfung der Nieren.
▶ Die nekrotischen Papillen verkalken häufig. Diese morphologischen Veränderungen sind sonographisch und durch Röntgenuntersuchungen der Niere erkennbar.
▶ Abgestoßene, nekrotische Papillen können ähnliche Probleme wie Nierensteine bereiten und zu kolikartigen Schmerzen führen, wenn sie im Nierenbeckenhohlsystem oder im Harnleiter steckenbleiben. Eine weitere Komplikation der Analgetika-Einnahme ist das gehäufte Auftreten von Urothelkarzinomen im Bereich der ableitenden Harnwege.

Chronische Pyelonephritis

Die chronische Pyelonephritis oder *Refluxnephropathie* führt ebenfalls zur chronischen interstitiellen Nephritis. Die chronische Erkrankung ist häufig die Ursache einer terminalen Niereninsuffizienz, während die akute Pyelonephritis unter antibiotischer Therapie in der Regel komplikationslos ausheilt.

Definition
Die chronische Pyelonephritis tritt bei anatomischen Abnormalitäten der ableitenden Harnwege auf, z.B. Verstopfungen durch Steine oder durch einen pathologischen Rückfluß des Urins aus der Blase in die Niere während der Miktion (sog. vesikoureteraler Reflux).

Reflux bedeutet, daß die Druckerhöhung in der Blase zum Auspressen des Urins durch die Harnröhre auch zum Zurückpressen des Urins in die Ureteren in Richtung Nierenbecken führt, da der Verschluß der Ureteren innerhalb der Blasenwand nicht vollständig ist. Durch den Reflux wird der (meist infizierte) Urin in das Nierenbecken und schließlich bis in das Nierenparenchym zurückgepreßt. Dieser Mechanismus führt zur tubulo-interstitiellen Schädigung und schließlich zur Narbenbildung.

▶ Der unvollständige Ureterenschluß in der Phase der Druckerhöhung in der Blase ist durch einen zu kurzen intramuralen Ureterverlauf in der Harnblasenwand bedingt. Das Lumen des Harnleiters kann während der Miktion nicht komplett verschlossen werden.

▶ In der Regel kommt es im Alter von ca. 6 Jahren zur Rückbildung des Refluxes. Die bis dahin entstandenen Nierenschäden in Form von Gewebsnarben sind aber nicht mehr rückgängig zu machen und häufig für eine spätere Niereninsuffizienz verantwortlich.
▶ Wird der Reflux bei den Kindern rechtzeitig entdeckt, so ist eine antibakterielle Therapie der Harnwegsinfekte vorrangig, um die chronische bakterielle Infektion des Nierengewebes zu verhindern. In schweren Fällen muß auch die Indikation zur korrigierenden Operation gestellt werden, z. B. bei sehr massivem intrarenalem Reflux mit Ureterdilatation oder großen Nierenbeckenkelchsteinen.

3.2.3
Tubuläre Syndrome

Definition
Interstitielle Nierenerkrankungen ziehen häufig Schäden der Tubulusstrukturen nach sich, die zum Teil zu charakteristischen Tubulustransportstörungen, den tubulären Syndromen, führen.

Die tubulären Syndrome können auch aufgrund anderer Erkrankungen auftreten, z. B. als vererbte Transportstörung ohne weitere Erkrankungsmanifestationen. Wichtige tubuläre Syndrome sind:

▶ nephrogener Diabetes insipidus,
▶ renal tubuläre Azidose.

Nephrogener Diabetes insipidus

Definition
Durch Erkrankung des distalen Tubulus kann das Hormon ADH (s. Kap. 2.3.2) an seinem Wirkort nicht die Wasserrückresorption steuern. Die Folgen sind übermäßige Produktion eines wenig konzentrierten Urins (Polyurie) und damit ein extremer Wasserverlust.

Die Erkrankung tritt als erbliche Erkrankung mit X-chromosomal-gebundener Vererbung auf oder als Folge anderer Störungen des distalen Tubulus, z. B. bei chronischer Hypokaliämie, Hyperkalzämie oder immunologischen Erkrankungen wie dem Sjögren-Syndrom.

Renal tubuläre Azidose

Definition
Durch Störung der tubulären Säureausscheidung kommt es zur renal tubulären Azidose.

Im Gegensatz zur Azidose bei fortgeschrittener Niereninsuffizienz liegt nur eine isolierte Störung der tubulären Säureausscheidung vor, während die übrigen Funktionen der Niere noch ungestört sind. Man unterscheidet 2 Formen:

- distal tubuläre Azidose und
- proximal tubuläre Azidose.

Der distalen Form der Erkrankung liegt eine Störung der aktiven Säuresekretion in das Tubuluslumen zugrunde.

Die proximale Form der renal tubulären Azidose entsteht durch mangelhafte tubuläre Bicarbonatwiederaufnahme und wird häufig als ein Symptom des sogenannten *Fanconi-Syndroms* gefunden. In diesem Fall sind mehrere proximal tubuläre Transportprozesse gemeinsam gestört und führen neben der Azidose zu einer vermehrten Ausscheidung von Aminosäuren, Phosphat und Glukose. Das Fanconi-Syndrom wird häufig als Indikator eines Nierenschadens bei chronischer Schwermetallbelastung, z. B. durch Blei, gefunden.

3.3 Glomeruläre Nierenerkrankungen

Die Glomeruli mit ihren Kapillarschlingen und der speziellen Basalmembran sind besonders empfindliche Strukturen, die einer Vielzahl von Schädigungen ausgesetzt sein können.

> **Merke**
>
> Glomeruläre Nierenerkrankungen spielen als Ursache des chronischen Nierenversagens quantitativ die größte Rolle.

Wenn die Integrität der glomerulären Basalmembran gestört ist, so führt dies zu veränderten Filtereigenschaften, die an der Zusammensetzung des Urins erkennbar sind. Pathologische Veränderungen der Basalmembran können verschiedene Ursachen haben:

- immunologisch bedingte Entzündungen wie bei den Glomerulonephritiden,
- physikalische Schäden wie bei schwerem Hochdruck,
- Stoffwechselveränderungen wie beim Diabetes,
- seltener genetisch bedingte Veränderungen der Basalmembran wie beim Alport-Syndrom (s. unten).

Die Klassifizierung der glomerulären Erkrankungen ist verwirrend, da häufig verschiedene Einteilungskriterien gemeinsam benutzt werden. Gerade im Falle der Glomerulonephritiden sollte man sich, um Ordnung hineinzubringen, immer wieder überlegen:

- Spricht man von *klinischen Syndromen*, die für die Praxis häufig am bedeutsamsten sind?
- Handelt es sich um die Einteilungskriterien des Pathologen?

3.3.1
Einteilung glomerulärer Erkrankungen nach klinischen Kriterien

Besonders häufig werden als Bezeichnungen glomerulärer Erkrankungen die Begriffe benutzt:

- nephrotisches Syndrom,
- nephritisches Syndrom,
- rapid progrediente Glomerulonephritis und
- chronische Glomerulonephritis.

Diese Begriffe beruhen auf klinischen Kriterien, die mit der Anamnese und der körperlichen Untersuchung des Patienten erfaßbar sind, sowie einigen Laborwerten in Blut und Urin. Sie fassen damit häufige, immer wieder auftretende Verlaufsformen glomerulärer Nierenerkrankungen zusammen, die mit bestimmten histologisch typischen Veränderungen in den Glomeruli assoziiert sind.

> **Merke**
> Eine Erkrankung im engeren Sinne wird durch diese Begriffe nicht bezeichnet, denn jedem dieser Syndrome können verschiedene glomeruläre Nierenerkrankungen zugrunde liegen. Eine einzelne Nierenerkrankung, z. B. eine IgA-Glomerulonephritis, kann auf der anderen Seite zu verschiedenen klinischen Symptomen führen, die zeitlich versetzt unter Umständen sogar bei ein und demselben Patienten beobachtet werden können.

Im folgenden werden die klassischen klinischen Verlaufsformen mit den typischen zugrundeliegenden Glomerulonephritiden besprochen.

Nephritisches Syndrom

Definition
Das nephritische Syndrom tritt meist plötzlich mit einer akuten pathologischen Ausscheidung von Erythrozyten im Urin, der sogenannten Hämaturie, Bluthochdruck (Hypertonie), einer variablen Proteinurie und Wassereinlagerung im Gewebe (Ödeme) auf.

- Diagnostisch besonders wichtig ist der mikroskopische Nachweis von Erythrozytenzylindern (Abb. 3.2) und abnorm geformten, sogenannten dysmorphen Erythrozyten im Urin. Das Auftreten von dysmorphen Erythrozyten und Erythrozytenzylindern nennt man auch *nephritisches Sediment*. Es weist auf einen glomerulären, beziehungsweise renalen Ursprung der Erythrozyten hin. Eine Hämaturie, deren Ursache in den ableitenden Harnwegen liegt, führt nicht zu dysmorphen Erythrozyten und Erythrozytenzylindern.
- Die Nierenfunktion kann beim akuten nephritischen Syndrom normal oder eingeschränkt sein.

Das nephritische Syndrom kann von verschiedenen Formen der Glomerulonephritis verursacht werden. Besonders charakteristisch ist das nephritische Syn-

3.3 Glomeruläre Nierenerkrankungen

Abb. 3.2.
Erythrozytenzylinder im Urin eines Patienten mit akuter Glomerulonephritis

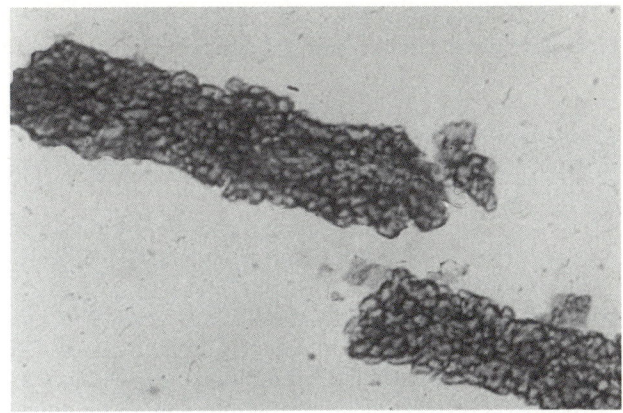

drom für die *Poststreptokokken-Glomerulonephritis*, eine glomeruläre Nierenentzündung nach einem bakteriellen Infekt des Rachens oder der Haut mit Streptokokken.

Nephrotisches Syndrom

Definition
Als nephrotisches Syndrom bezeichnet man das gemeinsame Auftreten einer großen Proteinurie von mehr als 3,5 g/Tag/1,73 m² Körperoberfläche, Ödemen (Abb. 3.3), erniedrigtem Albuminspiegel im Serum (Hypalbuminämie) und erhöhten Blutfettwerten (Hyperlipidämie).

Abb. 3.3.
Unterschenkelödeme bei nephrotischem Syndrom; der Druck mit dem Finger hinterläßt eine Delle

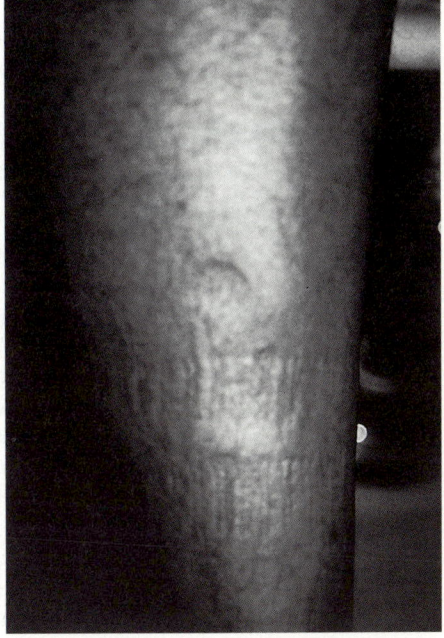

Die Erkrankungen, die zum nephrotischen Syndrom führen, stören in erster Linie die Rückhaltefähigkeit der glomerulären Filtrationsbarriere (Abb. 2.3.c).

▶ Als Folge des erheblichen Eiweißverlustes mit dem Urin kommt es zu:
- einem Abfall des Albumins im Blut,
- einer verstärkten Produktion von fetttransportierenden Eiweißen, den Lipoproteinen,
- einer erhöhten Infektneigung durch den Verlust von Immunglobulinen,
- einer erhöhten Thromboseneigung durch den Verlust von Eiweißen, die antithrombotisch wirksam sind.

▶ Das nephrotische Syndrom kann u. a. entstehen durch:
- primäre Glomerulonephritiden (Minimal-change-GN, membranöse GN) oder
- sekundäre glomeruläre Erkrankungen im Rahmen von Systemerkrankungen (Lupus erythematodes), Einnahme von Medikamenten (Gold, NSAID), Stoffwechselerkrankungen (diabetische Nephropathie) oder durch Toxine wie Sublimat (Quecksilberchlorid).

Rapid progrediente Glomerulonephritis (RPGN)

Definition
Die rapid progrediente Glomerulonephritis ist durch einen rasch fortschreitenden Nierenfunktionsverlust innerhalb von wenigen Wochen bis Monaten charakterisiert. Eine Glomerulonephritis als Ursache des raschen Nierenfunktionsverlusts wird durch ein entsprechendes nephritisches Urinsediment wahrscheinlich.

▶ Differentialdiagnostisch kommen alle Ursachen für ein akutes Nierenversagen in Betracht.
▶ Die RPGN tritt häufig im Rahmen einer Systemerkrankung wie dem Lupus erythematodes oder einer systemischen Vaskulitis auf (s. S. 51).

> **Merke**
>
> Eine RPGN stellt einen nephrologischen Notfall dar und sollte in jedem Fall so rasch wie möglich durch eine *Nierenbiopsie* (s. S. 53 f) abgeklärt werden, da die feingewebliche Untersuchung in der Regel die Diagnose einer speziellen Nierenerkrankung zuläßt und die weitere Therapie bestimmt.

▶ In der histologischen Untersuchung werden die für eine RPGN typischen Halbmonde nachgewiesen (s. Abb. 3.4). Es handelt sich hierbei um Zellen und bindegewebige Grundsubstanz (Matrix), die halbmondförmig an einem Pol des Glomerulus zwischen den Kapillarschlingen und der Bowman-Kapsel abgelagert werden. Diese Gewebsreaktion zeigt die Heftigkeit der Entzündung an und wie sehr die Barrierefunktion der Basalmembran gestört ist.
▶ Eine histologisch nachgewiesene RPGN muß besonders aggressiv therapiert werden, sonst führt sie zum irreversiblen Nierenfunktionsverlust. Im einzelnen gibt es verschiedene Therapiestrategien, die abhängig von der speziellen Nierenerkrankung sind, die histologisch diagnostiziert wurde. Klassisch ist das Beispiel der RPGN bei Goodpasture-Syndrom (s. S. 51), einer Erkrankung,

Abb. 3.4.
Glomerulus bei rapid-progredienter Glomerulonephritis mit Halbmondbildung in der Bowman-Kapsel (*Pfeil*). (Mit freundlicher Genehmigung von Herrn Dr. Back, Pathologisches Institut, Universitätsklinikum Mannheim)

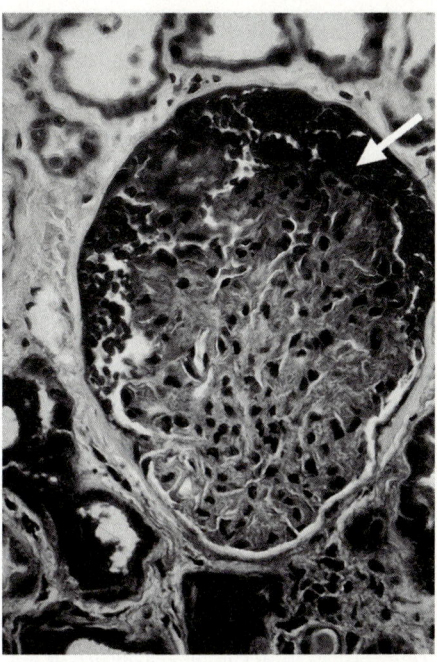

die am effizientesten mit zytotoxischen Substanzen, Kortisonpräparaten und Plasmaseparation therapiert wird.

Chronische Glomerulonephritis

Definition
Die chronische Glomerulonephritis kann das chronische Stadium aller bekannten Glomerulonephritisformen sein. Es kommt meist zu einer Persistenz der entsprechenden Symptome wie Proteinurie oder Hämaturie.

Die Nierenfunktion kann über Jahre stabil sein oder unaufhaltsam in Richtung Dialysepflichtigkeit abnehmen. Häufig sind die Patienten asymptomatisch, und die Nierenerkrankung wird nicht selten erst bei einer Routineurinuntersuchung oder beim Auftreten erster Urämiesymptome beim Hausarzt festgestellt.

3.3.2
Glomerulonephritiden nach pathologischen Kriterien

Eine Darstellung sämtlicher Glomerulonephritiden kann in diesem Rahmen nicht erfolgen, wir beschränken uns daher auf eine allgemeine Einführung.

> **Merke**
> Die klinische Diagnose der einzelnen Krankheitsformen ist ohne histologische Beurteilung eines Nierenbiopsats nicht möglich.

Über die Ursache und Entstehung der Glomerulonephritiden ist wenig Genaues bekannt. Prinzipiell lassen sich drei Grundmuster unterscheiden:

- Immunkomplexnephritiden,
- Antibasalmembrannephritiden,
- Pauci-immune Glomerulonephritis.

> **Merke**
> Spricht man nun von einer Immunkomplex- oder einer Antibasalmembrannephritis, so bezieht sich diese Bezeichnung innerhalb der komplexen Terminologie der Glomerulonephritiden lediglich auf den immunhistologischen Befund.

Immunkomplexnephritis

Definition
Immunkomplexnephritiden sind Glomerulonephritiden, bei denen in der Inmmunfluoreszenz Antikörper in Form von Immunkomplexen mit granulärem, d. h. körnchenartigem Muster nachgewiesen werden. Die Antikörper sind nicht direkt gegen Nierenstrukturen gerichtet.

Eine wichtige Waffe des Immunsystems gegen Krankheitserreger sind erregerspezifische Antikörper, die gegen Antigene auf der Oberfläche der Krankheitserreger gerichtet sind. Im Blut zirkulierende Komplexe aus Antigenen und Antikörpern nennt man *Immunkomplexe*. Derartige Immunkomplexe lassen sich im Nierengewebe von Patienten mit Glomerulonephritis häufig nachweisen. Sie sind in der Lage, entzündliche Gewebsveränderungen hervorzurufen, und führen u. a. zur Aktivierung des sogenannten Komplementsystems, deren einzelne Bestandteile das Gewebe weiter attackieren. Der Nachweis dieser Immunkomplexe gelingt heute mit dem Verfahren der Immunfluoreszenz, d. h. sie werden durch einen Farbstoff im Gewebe markiert. Sie zeigen ein *granuläres Muster* (Abb. 3.5).

Ein Beispiel für eine durch Immunkomplexe ausgelöste Glomerulonephritis ist die *Poststreptokokkenglomerulonephritis*, die einige Zeit nach einer Halsentzündung mit Streptokokken zu einer Nierenentzündung mit nephritischem Syndrom führt. Es ist sehr wahrscheinlich, daß die Antigene innerhalb der Immunkomplexe Bestandteile der Streptokokken sind, die sich entweder bereits im Blut mit den Antikörpern binden, oder erst im Nierengewebe, nachdem sie dort zuvor abgelagert wurden.

Antibasalmembrannephritis

Definition
Bei der Antibasalmembrannephritis werden in der Immunfluoreszenz Antikörper gegen die Basalmembran nachgewiesen, die ein durchgehendes, lineares Muster zeigen.

3.3 Glomeruläre Nierenerkrankungen

Abb. 3.5.
Glomerulus bei Immunkomplex-Glomerulonephritis mit Nachweis von Immunkomplexen entlang der Basalmembran als Leuchtpunkte durch Anfärben mit einem durch Grün-Fluoreszenz markierten Antikörper. (Mit freundlicher Genehmigung von Herrn Dr. Back, Pathologisches Institut, Universitätsklinikum Mannheim)

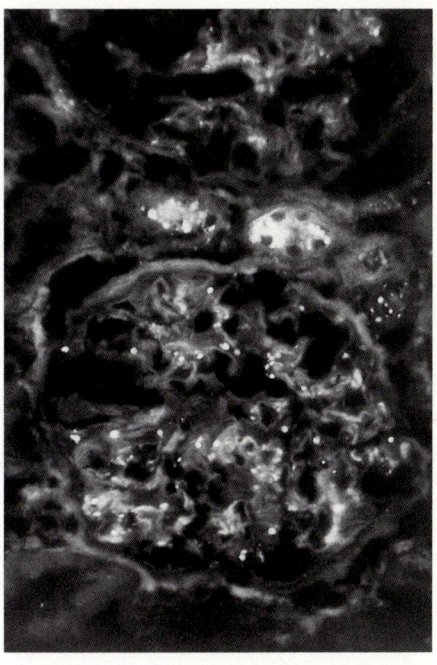

Auch Antikörper gegen Strukturen der Basalmembran können, wie beim Goodpasture-Syndrom, zur Glomerulonephritis führen. Durch das *lineare Muster* der Ablagerung in der Immunfluoreszenz können diese Antikörper von Immunkomplexen unterschieden werden.

Pauci-immune Glomerulonephritis

Definition
Bei einem Teil der Glomerulonephritiden können weder Immunkomplexe noch Antikörper nachgewiesen werden. Diese Form bezeichnet man als pauci-immune Glomerulonephritiden.

Glomerulonephritiden ohne Antikörper oder Immunkomplexe sind besonders häufig bei Systemerkrankungen wie der Wegener-Granulomatose anzutreffen.

Lichtmikroskopische Befunde

Die durch Antikörper oder durch Immunkomplexe entstandene Entzündung des Glomerulus führt zu mikroskopisch nachweisbaren Veränderungen, z. B. zur entzündlichen Zellvermehrung in den Kapillaren oder im Mesangium oder zu einer Verdickung der Basalmembran. Auf diese Veränderungen bezieht sich eine weitere wichtige Terminologie der Glomerulonephritiden.

Definition
Entzündungen mit Zellvermehrung im Mesangium des Glomerulums werden mesangioproliferative Glomerulonephritiden genannt.

▶ Wird dies nur in wenigen durch die Biopsie erfaßten Glomeruli gefunden, so spricht man von *fokalen* Veränderungen.
▶ Ist jedoch die überwiegende Anzahl betroffen, so handelt es sich um eine *diffuse* Glomerulonephritis.
▶ Sind innerhalb eines Glomerulums nur umschriebene Areale betroffen, spricht man von einer *segmentalen* Glomerulonephritis.

Die aktive Entzündung kann später in ein narbiges Stadium übergehen.

Definition
Narbig verödete Kapillarschlingen des Glomerulum bezeichnet man als Glomerulosklerose.

Es kann auch sein, daß mit der herkömmlichen Lichtmikroskopie fast keine Veränderungen im Glomerulum erkennbar sind, wie häufig beim nephrotischen Syndrom.

Definition
Ohne den lichtmikroskopischen Nachweis einer Entzündung spricht man von einer Minimal-change-Glomerulonephritis.

Liegen halbmondförmige Zell- und Matrixablagerungen zwischen dem Kapillarbündel und der Bowman-Kapsel, so handelt es sich um eine Extrakapillärproliferation, die klinisch in der Regel einer RPGN entspricht (Abb. 3.4).

Zwischen der an der Lichtmikroskopie orientierten Terminologie und den klinischen Syndromen besteht häufig ein enger Zusammenhang:

▶ Die Minimal-change-Glomerulonephritis führt in der Regel zum nephrotischen Syndrom.
▶ Halbmonde sind bei der RPGN nachweisbar.

Nur selten orientiert sich die allgemein übliche Bezeichnung einer speziellen Glomerulonephritis an der Immunhistologie wie im Falle der häufigsten Glomerulonephritis überhaupt, der *IgA-Glomerulonephritis*.

> **Merke**
>
> **Die auf dem Nachweis glomerulärer IgA-Immunkomplexe beruhende Diagnose IgA–Glomerulonephritis bedeutet, daß verschiedenartige lichtmikroskopische Veränderungen vorliegen können und das gesamte Spektrum klinischer Syndrome vom nephritischen Syndrom bis zur RPGN möglich ist.**

Glomerulonephritiden bei Systemerkrankungen und immunseppressive Therapie

> **Merke**
>
> Glomerulonephritiden werden häufig bei Systemerkrankungen wie dem systemischen Lupus erythematodes (SLE) oder Vaskulitiden wie Morbus Wegener nachgewiesen.

Diese Erkrankungen sind allgemein durch eine Überaktivität und Fehlsteuerung des Immunsystems gekennzeichnet, die zu einem Angriff des Immunsystems auf körpereigene Strukturen führt. Man spricht daher von *Auto-Immunerkrankungen*. Sie manifestieren sich häufig an zahlreichen Organen (Systemerkrankungen), typisch ist ein Befall der Gelenke und der Haut sowie Entzündungen der Gefäße. Die Nierenbeteiligung in Form einer Glomerulonephritis ist häufig ein Zeichen erhöhter generalisierter Krankheitsaktivität und führt unbehandelt nicht selten zum *terminalen Nierenversagen*.

> **Merke**
>
> Die wichtigste Therapiestrategie bei Glomerulonephritiden, bei denen Immunkomplexe oder Auto-Antikörper nachgewiesen werden, also auch bei Systemerkrankungen, ist eine gezielte Schwächung des Immunsystems: eine *immunsuppressive Therapie*.

Die Intensität der immunsuppressiven Therapie wird möglichst so eingestellt sein, daß eine ausreichende Unterdrückung der Krankheitsaktivität erreicht wird, ohne den Körper zu sehr in seiner Abwehrfähigkeit gegenüber Infekten zu schwächen. Wichtige Medikamente zur immunsuppressiven Therapie sind Kortisonpräparate und zelltoxische Medikamente (Cyclophosphamid, Chlorambucil), die auch in der Tumortherapie eingesetzt werden.

3.3.3
Diabetische Nephropathie

> **Merke**
>
> Die diabetische Nephropathie ist zur wichtigsten Ursache der terminalen Niereninsuffizienz im höheren Alter geworden. Patienten beider Diabetes-mellitus-Typen sind gleichermaßen betroffen. Etwa die Hälfte der Diabetiker entwickelt eine diabetische Nephropathie. Ca. 30 % dieser Patienten werden dialysepflichtig.

Ursachen

Die Ursachen für die diabetische Nephropathie sind vielschichtig:

▶ Sicher sind die mit der ständigen Erhöhung der Blutzuckerwerte zusammenhängenden Stoffwechselveränderungen für Gefäßveränderungen der Nierengefäße und Veränderungen der glomerulären Basalmembran verantwortlich.

Dafür spricht, daß eine gute Stoffwechseleinstellung das Risiko für die Nephropathie reduziert. Auf der anderen Seite gibt es Patienten, die trotz sehr schlechter Stoffwechselkontrolle anscheinend vor der Nephropathie geschützt sind. Dies ließ vermuten, daß andere, zum Teil noch unbekannte Risikofaktoren für die diabetische Nephropathie eine Rolle spielen.
▶ Vieles spricht dafür, daß es ein genetisches Risiko für die Entwicklung der Nephropathie gibt.
▶ Von überragender Bedeutung ist die Blutdruckeinstellung der Patienten. Eine schwere Hypertonie begünstigt und beschleunigt die Entwicklung einer diabetischen Nephropathie.

Diagnose

Sonographisch ist die diabetische Nephropathie meist durch *große Nieren* gekennzeichnet. Viele andere Nierenerkrankungen führen dagegen zu Schrumpfnieren.

Die Entwicklung der diabetischen Nephropathie durchläuft einige charakteristische Stadien:

▶ Zunächst sind noch keinerlei pathologische Blut- oder Urinwerte meßbar. Mit der Clearance-Technik kann aber eine erhöhte GFR festgestellt werden. Man spricht von der *Hyperfiltration*. Dieser Befund verwirrte zunächst, da eine Erhöhung der GFR nicht ungünstig zu sein schien. In der Tat scheint dieser Effekt aber zu einer Überbeanspruchung der Nephrone zu führen und später zum manifesten Gewebsschaden und Rückgang der GFR auf erniedrigte Werte.
▶ Im weiteren Verlauf tritt eine leicht erhöhte Ausscheidung von Albumin auf, die sog. *Mikroalbuminurie* (30–200 mg/24 h).
▶ Erst später kommt es zur großen *Proteinurie* und langsamen *Nierenfunktionsverschlechterung*.

Parallel zur Entwicklung der diabetischen Nephropathie treten meist andere Organschäden des Diabetes auf. Besonders charakteristisch sind:

▶ diabetische Augenhintergrundsveränderungen (*diabetische Retinopathie*), die zur Erblindung führen können,
▶ die arterielle Verschlußkrankheit,
▶ die koronare Herzkrankheit und
▶ eine diabetische Schädigung des peripheren Nervensystems, die Polyneuropathie.

Dialyse

Die Dialyse wird bei Diabetikern möglichst früher als bei Patienten mit anderen Ursachen der terminalen Niereninsuffizienz begonnen. Orientiert sich der Arzt an der Kreatinin-Clearance, sollte bei einem Abfall unter 15 ml/min die Dialyse indiziert sein. Erfahrungsgemäß können bei Diabetikern in diesem Stadium bereits urämische Symptome auftreten, und die Kontrolle der Hypertonie kann schwierig werden.

Die Prognose der Patienten mit diabetischer Nephropathie ist innherhalb der Gruppe der terminal Niereninsuffizienten besonders ungünstig, unabhängig davon, ob die Hämodialyse oder eine Form der Peritonealdialyse als Nierenersatzverfahren durchgeführt wird.

Nierenbiopsie

Außer bei den Zystennieren kann die Sonographie bei einer Vielzahl von Nierenerkrankungen diagnostisch nicht weiterhelfen. Auch die Laboruntersuchungen des Bluts und des Urins lassen häufig nur eine grobe Einordnung der Nierenerkrankung zu. Die Diagnostik der speziellen Nierenerkrankung wird oft erst durch die feingewebliche (histologische) Untersuchung einer Gewebeprobe aus einer der beiden Nieren möglich. Hierzu ist eine Gewebeprobeentnahme, eine Nierenbiopsie, notwendig.

In der Vergangenheit wurde die Biopsie „offen" durchgeführt, d. h. es wurde operativ in Vollnarkose ein Zugang zur Niere geschaffen und dann chirurgisch ein Gewebepräparat entnommen. Durch die Entwicklung neuer Punktionstechniken und durch die Möglichkeit, die Niere entweder durch Röntgenuntersuchung mit Kontrastmitteln oder mit Ultraschall zu lokalisieren, ist heute die geschlossene, perkutane Biopsie möglich.

Meist wird die Biopsie unter Ultraschallkontrolle durchgeführt. Da die Niere retroperitoneal nahe der Wirbelsäule liegt, erfolgt die Punktion am günstigsten in Bauchlage des Patienten (Abb. 3.6). Die Niere wird mit Ultraschall lokalisiert, es erfolgt eine Lokalanästhesie und schließlich wird die Punktionskanüle bis an die Niere herangeführt und der Punktionsmechanismus betätigt.

Die wichtigste Komplikation bei der Nierenpunktion ist die Blutung, die entweder als Hämatom im Bereich des Nierengewebes oder der Nierenkapsel ent-

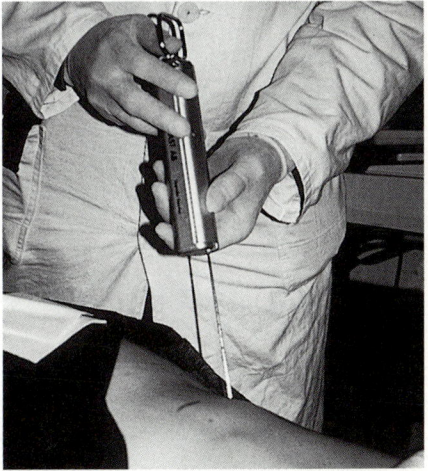

Abb. 3.6.
Nierenbiopsie: Lage des Patienten in Bauchlage zur Biopsie, Lokalisation der Einstichregion mit Ultraschall und Führung der Biopsienadel durch den Untersucher

steht oder die bei direktem Zugang zum Nierenbeckenkelchsystem zur Makrohämaturie führt. In Ausnahmefällen kann es zum Verlust des punktierten Organs kommen. Dieses Komplikationsrisiko bedeutet, daß man die Indikation zur Nierenbiopsie sorgfältig stellen muß. Es muß klar sein, daß durch die histologische Diagnostik eine wesentliche therapeutische oder prognostische Information für den Patienten zu gewinnen ist. Eine wichtige Indikation, die die Biopsie rechtfertigt, ist zum Beispiel eine RPGN oder ein nephrotisches Syndrom unklarer Ursache.

Die Gefahr einer Blutungskomplikation steigt, wenn der Patient zum Biopsiezeitpunkt einen schlecht eingestellten Blutdruck hat und wenn Störungen der Blutgerinnung vorliegen. In diesem Zusammenhang ist auch von besonderer Bedeutung, darauf zu achten, daß der Patient zuvor keine Medikamente mit blutgerinnungsverschlechternden Eigenschaften eingenommen hat wie z. B. Markumar oder Aspirin.

3.4
Benigne Nephrosklerose und Nierenarterienstenose

Definition
Langjährig bestehende und unzureichend behandelte arterielle Hypertonie führt häufig zum chronischen Nierenversagen. Die Niereninsuffizienz entsteht durch eine Schädigung der kleinen Nierengefäße, man spricht von der benignen Nephroangiosklerose.

Schlecht eingestellter Bluthochdruck erhöht neben anderen Faktoren das Risiko einer Arteriosklerose der großen Gefäße. Davon können auch die großen Nierenarterien betroffen werden. Es entstehen arteriosklerotische Verengungen der Nierenarterien, sogenannte Nierenarterienstenosen (Abb. 3.7).

▶ Treten sie beidseits auf, so kann daraus eine chronische Niereninsuffizienz entstehen.

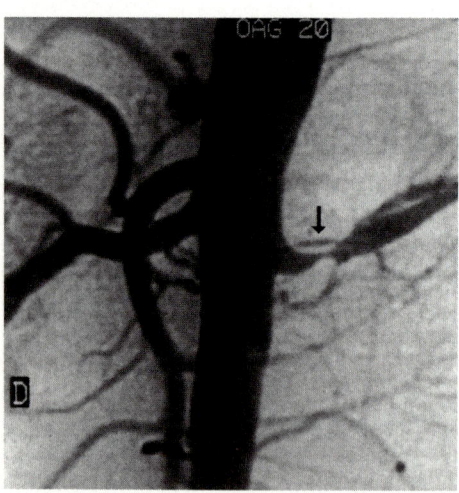

Abb. 3.7.
Röntgenbild mit Verengung der linken Nierenarterie (*Pfeil*) eines Patienten mit schwerem Bluthochdruck. Nach Aufdehnung der Engstelle war der Bluthochdruck geheilt (Aus Hautmann u. Huland 1997)

▶ Eine einseitige Nierenarterienstenose führt dagegen zur Hypertonie über eine Aktivierung des Renin-Angiotensin-Systems (Abschn. 2.3.2).

3.5 Akutes Nierenversagen

Definition
Als akutes Nierenversagen bezeichnet man den plötzlichen und prinzipiell reversiblen Ausfall der exkretorischen Nierenfunktion.

3.5.1 Einteilung

Das Syndrom eines akuten Nierenversagens (ANV) kann nach klinischen Gesichtspunkten klassifiziert werden in:

▶ prärenales Nierenversagen,
▶ renales (intrinsisches ANV),
▶ postrenales Nierenversagen.

Prärenales Nierenversagen

Definition
Als prärenales Nierenversagen bezeichnet man eine funktionelle Einschränkung der Nierenfunktion, die nach Beseitigung der Ursache sofort reversibel ist.

Alle Faktoren, die zu einer Verminderung der renalen Durchblutung führen, können Ursache eines prärenalen ANV sein.

> Häufigste Ursache eines prärenalen ANV
>
> ▶ Verminderte Herzleistung:
> • Herzvitien
> • Herzinsuffizienz
> • Arrythmien
> ▶ Vermindertes intravasales Volumen:
> • Dehydratation
> • Hämorrhagie
> • Verschiebung von Flüssigkeit in „dritte Räume" (z. B. Pankreatitis, Ileus)

Im Unterschied zum eigentlichen, „intrinsischen" Nierenversagen bleibt der Tubulusapparat zunächst morphologisch völlig intakt.

> **Merke**
> Das prärenale ANV als funktionelle Veränderung ist nach Beseitigung der auslösenden Ursache sofort reversibel. Geschieht dies nicht rechtzeitig, so kann das prärenale Nierenversagen zu einem intrinsischen ANV ohne sofortige Reversibilität mit histologisch faßbaren Schäden werden.

Renales (intrinsisches) ANV

Definition
Das intrinsische ANV ist im Gegensatz zum prärenalen ANV nach Beseitigung der Ursache nicht unmittelbar reversibel und verläuft häufig phasenhaft mit einer gewissen Gesetzmäßigkeit ab. Es kann mit Schäden am tubulären Apparat einhergehen.

Die Pathophysiologie des ANV ist letztendlich unklar. Übereinkunft besteht in der Annahme, daß ein multifaktorielles Geschehen mit tubulären und vaskulären Komponenten vorliegt, wobei die Gewichtung der beteiligten Faktoren von der auslösenden Ursache (ischämisch, nephrotoxisch) und dem Zeitverlauf (Initial-, Erhaltungs-, Erholungsphase) abhängt.

> Einteilung des intrinsischen ANV nach den häufigsten Ursachen
>
> ▶ Akutes Nierenversagen im engeren Sinn (intrinsisches ANV):
> - ischämische Schädigung wegen *renaler Hypofusion* bei hypovolämischen Zuständen jeder Art;
> - Schädigung durch exogene oder endogene nephrotoxische Substanzen (Hämoglobin, Myoglobin, Harnsäure).
> ▶ Primäre und sekundäre renoparenchymatöse oder renovaskuläre Erkrankungen:
> - Glomerulonephritiden,
> - interstitielle Nephritiden,
> - Vaskulitiden.
> ▶ Makrovaskuläre Erkrankungen:
> - Nierenarterienverschluß,
> - Nierenvenenverschluß.

Postrenales Nierenversagen

Definition
Das postrenale ANV ist gekennzeichnet durch eine Abflußstörung des Harns in den harnableitenden Wegen.

Einteilung nach Lage des Abflußhindernisses

▶ Obstruktion in Nierenbecken und Harnleitern durch:
• Steine,
• Koagel,
• Papillennekrosen;
▶ Kompression der Harnleiter von außen, z. B. bei:
• Schwangerschaft,
• Retroperitonealfibrose,
• gastointestinale Entzündungen:
– M. Crohn,
– Divertikulitis,
• Tumoren,
• Aneurysma der Aorta abdominalis;
▶ Obstruktion der unteren Harnwege durch:
• Steine,
• Blasentamponade,
• benigne Protatahyperplasie (BPH),
• Harnröhrenstrikturen.

3.5.2 Klinik

Symptome und Diagnostik

Beim akuten Nierenversagen sind die folgenden Symptome zu beobachten und Parameter zu kontrollieren:

▶ Sistieren der Urinproduktion (*Oligurie* < 500 ml/Tag, *Anurie* < 100 ml/Tag); es sind aber auch *nichtoligurische Formen* mit normaler Urinausscheidung möglich!
▶ Anstieg der Retentionswerte:
• Das *Serum-Kreatinin* steigt erst an, wenn die Nierenfunktion bereits zu ca. 50 % reduziert ist. Trotzdem läßt sich mit dem Serumkreatinin ungefähr die verbleibende Nierenfunktion abschätzen.
• *Harnstoff* ist ein eher ungenauer Parameter, da der Wert von vielen Störgrößen abhängig ist (Ernährung, Hydratationszustand, Katabolismus, Medikamente etc.). Er kann, mit gewissen Einschränkungen, als Maß der Urämie dienen.

Im allgemeinen gilt:

Merke
Kreatinin korreliert gut mit einer Nierenfunktionseinschränkung, Harnstoff dient als Maß der Urämie.

Tabelle 3.1. Stadien des akuten Nierenversagens

Stadium	Dauer	Symptome	Komplikationen
Initialphase	Stunden bis Tage	Oligurie bis Normurie, Azotämie	
Erhaltungsphase	7 Tage bis ca. 10 Wochen	Oligurie	Überwässerung, Hyperkaliämie, metabolische Azidose, Medikamentenakkumulation, Urämie
Erholungsphase	Tage bis Wochen	Polyurie	Dehydratation, Elektrolytverluste

Das intrinsische Nierenversagen läuft häufig mit einer gewissen Gesetzmäßigkeit ab. Die unterschiedlichen Stadien zeigt Tabelle 3.1.

Komplikationen

Im Rahmen eines ANV treten nicht selten gefährliche Komplikationen auf.

Hyperkaliämie

Die Hyperkaliämie ist mit die gefährlichste Komplikation des ANV, da ohne Vorwarnung lebensbedrohliche Herzrhythmusstörungen auftreten können. Da diese nicht absehbar sind, sollten bereits bei Werten um 6 mmol/l kaliumsenkende Maßnahmen eingeleitet werden. Zwingend notwendig sind diese bei EKG-Veränderungen und Symptomatik (Parästhesien, aufsteigende Muskelschwäche, Rhythmustörungen). Folgende Faktoren außer dem ANV können zudem zur Akkumulation von Kalium im Intravasalraum beitragen:

▶ metabolische Azidose,
▶ Katabolismus,
▶ Polytrauma,
▶ Rhabdomyolyse.

Folgende Maßnahmen können zur Behandlung der Hyperkaliämie durchgeführt werden (Tabelle 3.2):

▶ Kaliumglukonat: Kalzium antagonisiert direkt die Kaliumwirkung an den Herzmuskelzellen, was zu einer sofortigen Reaktion führt. Kalzium sollte nur bei einer hämodynamisch relevanten Herzrhythmusstörung eingesetzt werden. Es darf nicht bei digitalisierten Patienten eingesetzt werden, da es die Digitalistoxizität verstärkt.
▶ β_2-Mimetika: β_2-Mimetika führen über eine Aktivierung der Na^+/K^+-ATPase zu einer Verschiebung des Kaliums von extra- nach intrazellulär.
▶ Insulin und Glukose: Insulin führt ebenfalls über eine Aktivierung der Na^+/K^+-ATPase zu einer Verschiebung des Kaliums von extra- nach intrazellulär.

3.5 Akutes Nierenversagen

Tabelle 3.2. Behandlung der Hyperkaliämie

Schwere-grad	Serum-kalium [mmol/l]	Behandlung der Hyperkaliämie	Wirkungseintritt
perakut	> 8	• Kalziumglukonat 10 % 10 ml i.v. (Cave Digitalis!) • Dialyse	sofort, ggf. wiederholen
akut	> 7	• β$_2$-Mimetika (Spray oder Vernebler) • Glukose 20 % 200 ml + Alt-Insulin 20 IE über 20 min • NaHCO$_3$ 8,4 % 100 ml (Cave Volumenbelastung) • Dialyse	30–60 min
subakut	> 6	• Kationentauscher (Resonium A) oral oder rektal • Dialyse	nach Stunden

Die begleitende Glukose wird zur Vermeidung einer Hypoglykämie verabreicht.

▶ Natriumbicarbonat: Über einen Ausgleich der die Hyperkaliämie häufig begleitenden metabolischen Azidose durch alkalische Äquivalente kann versucht werden, ebenfalls Kalium von extra- nach intrazellulär zu verschieben. Das Ansprechen auf diese Maßnahme ist sehr variabel und führt nicht immer zum Erfolg.

▶ Kationentauscher: Diese binden Kalium im Darm, so daß keine Resorption stattfinden kann. Diese Maßnahme eignet sich nicht zur Notfalltherapie, da der Effekt erst nach mehreren Stunden eintritt.

> **Merke**
>
> *Wichtig*: Abgesehen von den Kationentauschern führen diese Maßnahmen nur zu einer Umverteilung des Kaliums von extra- nach intrazellulär und vermindern nicht den Kaliumpool des Körpers. Dies kann nur erreicht werden, wenn Kalium entweder via naturalis über die Urinausscheidung des Patienten oder sicherer durch eine Hämodialyse aus dem Körper entfernt wird.

Hypervolämie
Eine Flüssigkeitsüberlastung bei ANV läßt sich entweder durch Gabe von Schleifendiuretika oder bei deren Versagen durch den Einsatz extrakorporaler Blutreinigungsverfahren behandeln. Je nach klinischem Gesamtbild kommen entweder intermittierende oder kontinuierliche Hämodialyse/Hämofiltrationsverfahren zum Einsatz.

Infektiöse Komplikationen
Das Immunsystem von Patienten mit ANV ist durch die in der Regel vorliegende Urämie geschwächt. Darüber hinaus wird durch Blasenkatheter und zentralvenöse Zugänge die Keiminvasion begünstigt. Dies führt zu einer gesteigerten Infektanfälligkeit. Die Therapie besteht im allgemeinen in der Beseitigung der Eintrittspforte und der Gabe von Antibiotika.

Urämie
Die Anhäufung toxischer Stoffwechselprodukte beim ANV führt zu einer endogenen Vergiftung, deren Auswirkungen sich auf alle Organsysteme erstrecken. Besonders betroffen sind:

- das Gehirn (Vigilanzstörung, Krampfanfälle, Koma),
- der Magen-Darm-Trakt (Durchfälle, Übelkeit, Erbrechen),
- die Blutgerinnung (Blutungen im Magen-Darm-Trakt, gesteigertes Blutungsrisiko nach Punktionen und Operationen).

Die Behandlung erfolgt durch die Einleitung einer Nierenersatztherapie, was meistens die Durchführung einer Hämodialyse bedeutet (vergl. Kap. 4).

Therapie

- Die Therapie des *prärenalen* ANV umfaßt die Beseitigung der auslösenden Ursache oder den Ersatz des meistens vorhandenen Flüssigkeitsdefizits. Bei dem rein funktionellen Syndrom nimmt die Niere danach sofort ihre Funktion wieder auf, weitere Maßnahmen sind in der Regel nicht erforderlich.
- Die Behandlung des *postrenalen* ANV besteht in der Mehrzahl der Fälle in einer Wiederherstellung des Harnabflusses über Kathetereinlagen oder Nephrostomien und gehört damit vorwiegend in urologische Hände. Typischerweise tritt nach Entlastung der Harnwege eine Polyurie auf, so daß engmaschig der Volumenstatus und die Elektrolyte des betroffenen Patienten überwacht werden müsssen.
- Bis heute gibt es keine kausale Therapie des *intrinsischen* ANV. Der Schwerpunkt der Behandlung liegt in der Vermeidung von Komplikationen, bedingt durch den Ausfall der Nierenfunktion. Folgende Maßnahmen sollten vor allem ergriffen werden:
- Tägliche Bilanzierung mit Kontrolle von Ein- und Ausfuhr und Gewicht sowie tägliche körperliche Untersuchung und Inspektion möglicher Eintrittsstellen von Infektionen.
- Bei persistierender Oligurie trotz Korrektur prärenaler Faktoren oder Hypervolämie Gabe von Schleifendiuretika wie Furosemid (2-5-10-15-20 mg/kg KG, maximal 2 g/Tag). Umstritten ist die Gabe von Dopamin in Nierendosis (0,5-3,0 µg/kg KG/min). Sie kann heute nicht mehr generell empfohlen werden, da bei ungesichertem Nutzen die Nebenwirkungen nicht zu rechtfertigen sind. Durch den Einsatz von Diuretika gelingt in der Regel die Überführung des oligurischen in ein normourisches ANV durch Steigerung des tubulären Urinflußes. Die glomeruläre Filtrationsrate und damit die Clearanceleistung der Niere bleibt jedoch unbeeinflußt. Der Vorteil liegt in dem einfacheren Volumen- und Elektrolytmanagement des Patienten.
- Anpassung der Flüssigkeitszufuhr an Flüssigkeitsverlust und -bedarf: Hierzu muß berücksichtigt werden:
  - Perspiratio insensibilis (Wasserverlust über Atemwege und Haut): ca. 1 l/Tag (hiervon können ca. 500 ml endogene Wasserproduktion durch den Stoffwechsel abgezogen werden),

- renale Ausscheidung,
- extrarenale Verluste (Erbrechen, Durchfall, Magensaft, etc.).

> **Merke**
>
> **In praxi: Extrarenale Verluste + Ausscheidung + 500 ml Flüssigkeit (vorzugsweise keine kaliumhaltigen Lösungen) = tägliche Flüssigkeitszufuhr.**

- Korrektur der Elektrolyte und des Säure-Basen-Haushalts, insbesondere Therapie der Hyperkaliämie (s. o.).
- Anpassung der Medikamentendosierung.
- Dialysebehandlung bei konservativ nicht beherrschbarer Hyperkaliämie, Hypervolämie oder Urämie. Einsatz kontinuierlicher Verfahren (CVVHF, CVVHD etc.) bei instabilen Kreislaufverhältnissen, ansonsten intermittierende Hämodialyse.

Prognose

Die Letalität des ANV liegt insgesamt zwischen 30 und 50 %. Hierbei ist festzuhalten, daß nicht das ANV an sich das ausschlaggebende Moment für die Prognose darstellt, sondern die begleitenden Grunderkrankungen (respiratorische Insuffizienz mit maschineller Beatmung, katecholaminpflichtige Kreislaufinsuffizhienz, Sepsis). So erreicht die Letalität auf Intensivstationen 80 %. Wird das ANV überlebt, so kommt es in ca. 90 % aller Fälle zu einer kompletten Erholung der Nierenfunktion.

3.6 Urämisches Syndrom

Definition
Die Urämie als Endzustand einer hochgradigen Niereninsuffizienz ist Folge des Ausfalls der exkretorischen und endokrinen Funktion der Nieren. Die Urämie ist ein Syndrom, das die wichtigsten Symptome der terminalen Niereninsuffizienz zusammenfaßt.

▶ Durch Abnahme der glomerulären Filtrationsrate kommt es zur Anhäufung harnpflichtiger toxischer Stoffwechselprodukte, und die gestörte tubuläre Funktion führt zu Entgleisungen im Elektrolyt-, Wasser- und Säure-Basen-Haushalt.
▶ Darüber hinaus kommt es durch die verminderte Synthese von Erythropoetin und $1,25(OH_2)D_3$ zur renalen Anämie bzw. renalen Osteopathie.

Die Urämie kann als endogene Vergiftung angesehen werden, die sich mit Störungen an Herz, Magen-Darm-Trakt, Gehirn und Nerven, Blutbildung und Immunsystem manifestiert. Welche Substanzen für das Bild der Urämie verantwortlich sind, ist weitgehend unklar. Daß die Symptome der Urämie durch Eiweißrestriktion oder durch Dialyse kurzfristig gebessert werden können, spricht dafür, daß dialysierbare Metaboliten des Eiweißstoffwechsels eine Rolle spielen. Der Harnstoff selbst ist bei den bei chronischer Niereninsuffizienz auftretenden Konzentrationen nicht toxisch.

Definition
Zu unterscheiden von der Urämie ist der Begriff Azotämie. Hierunter versteht man erhöhte Retentionwerte im Blut ohne klinische Zeichen der Urämie.

Wichtige Urämietoxine und pathophysiologische Größen zeigt die folgende Übersicht.

Pathogenese des urämischen Syndroms

▶ Urämietoxine (in Klammern Angabe des Molekulargewichts in Dalton)
- Klassische „kleine" Moleküle:
  - Harnstoff (60,1)
  - Kreatinin (113,1)
  - Guanidine (175,1)
  - Myoinositol (180,2)
  - Spurenelemente
- Klassische „Mittelmoleküle":
  - β_2-Mikroglobulin (11818)
  - Parathormon (9424,7)
  - atrialer natriuretischer Faktor, ANF (3080,5)

▶ Hormonelle Veränderungen
- Mangel:
  - Erythropoetin
  - 1,25-$(OH)_2$-Vitamin D_3
  - Testosteron
  - follikelstimulierendes Hormon (FSH)
  - Insulin
- Überschuß:
  - Parathormon
  - Prolactin
  - Wachstumshormon (GH)

▶ Störungen im Extrazellulärraum
- metabolische Aziodose
- Hyperkaliämie
- Hyperphosphatämie
- Hypokalzämie

3.6.1
Allgemeine Symptomatik

Bei leicht bis mittelgradig eingeschränkter Nierenfunktion bestehen häufig keine Symptome. Beim Fortschreiten der Nierenerkrankung treten dann Müdigkeit und Leistungsschwäche auf. Schließlich kommt es zu einer Reihe zunehmend schwerer Symptome:

▶ Appetitlosigkeit,
▶ Konzentrationsschwäche,
▶ Juckreiz,
▶ gastrointestinale Beschwerden wie Übelkeit und Erbrechen,

▶ erhöhter Blutdruck,
▶ ein schmutzig-braunes Hautkolorit,
▶ Lid- und Unterschenkelödeme.

Bei sehr hohen Harnstoffkonzentrationen kommt es zum *Foetor uremicus*, d. h. die Patienten riechen nach Urin, und es kann zum Ausschwitzen von Harnstoffkristallen, dem sogenannten *„urämischen Frost"* kommen.

Prinzipiell unterscheiden sich die Urämiesymptome akuter nicht von denen chronischer hochgradiger Nierenfunktionseinschränkungen.

Beim *akuten* Nierenversagen treten allerdings eher die durch den Ausfall der exkretorischen Nierenfunktion bedingten Komplikationen in den Vordergrund:

▶ hepatische Enzephalopathie,
▶ urämische Perikarditis,
▶ Hypervolämie,
▶ Hyperkaliämie u. a.

Es zeigen sich beim ANV weniger die Komplikationen durch Störung der endokrinen Funktion wie Anämie und Osteopathie.

3.6.2
Gestörte Organfunktionen

Prinzipiell beeinflußt die Urämie jedes Organ bzw. jede Organfunktion. Am häufigsten kommt es zu kardialen, gastrointestinalen, hämatologischen und neurologischen Beschwerden.

Renale Anämie

> **Merke**
>
> Fast alle Patienten mit fortgeschrittener Niereninsuffizienz entwickeln eine Anämie, im wesentlichen als Folge des *Erythropetinmangels*.

Allerdings tragen auch eine verkürzte Überlebenszeit der Erythrozyten im urämischen Milieu sowie gesteigerte interne (Magen-Darm-Trakt) oder externe (Hämodialyse) Blutverluste durch die abnorme urämische Blutungsneigung hierzu bei. Therapie der Wahl ist die Gabe von Erythropoetin.

Urämische Blutungsneigung

> **Merke**
>
> Die Urämie ist gekennzeichnet durch eine verlängerte Blutungszeit.

Die erhöhte Blutungsneigung manifestiert sich klinisch in Form von Hautblutungen, Nasenbluten oder Blutungen im Urogenital- oder Gastrointestinaltrakt.

Seltener treten retroperitoneale Blutungen oder intrakranielle Hämatome auf. Ursächlich hier sind eine gestörte Thrombozytenfunktion sowie die renale Anämie. Als Therapie kommt die Gabe des Vasopressinderivats DDAVP, konjugierte Östrogene und v. a. die Anhebung des Hämatokrits durch Gabe von Erythropoetin und/oder Gabe von Blutkonserven in Betracht.

Urämische Herzbeutelentzündung (Perikarditis)

> **Merke**
>
> Die urämische Perikarditis ist eine gefürchtete Komplikation bei fortgeschrittener Niereninsuffizienz.

Der entzündliche Reizzustand des Perikards, der sich durch thorakale Schmerzen und ein charakteristisches Geräusch bei der Auskultation des Herzens äußert, kann plötzlich durch eine *Einblutung in den Herzbeutel* kompliziert werden. Dies führt zu einem konservativ nicht beherrschbaren Rechtsherzversagen mit der Notfallindikation zur *Herzbeutelpunktion*.

 Patienten mit Verdacht auf Perikarditis müssen deshalb heparinfrei dialysiert werden.

Urämische Enzephalopathie und Polyneuropathie

> **Merke**
>
> Störungen der Gehirn- und Nervenfunktionen gehören zu den häufigsten Folgen einer Niereninsuffizienz.

Schlaflosigkeit, Tremor, epileptische Anfälle, Schläfrigkeit bis hin zum Koma können bei fortgeschrittener Niereninsuffizienz auftreten. Darüber hinaus kann es zum Verlust der Sehnenreflexe, des Vibrationsempfindens sowie zu Störungen im vegetativen Nervensystem kommen.

Gastrointestinale Komplikationen

> **Merke**
>
> Gastrointestinale Beschwerden sind bei Nierenfunktionseinschränkung sehr häufig. Appetitlosigkeit, Übelkeit und Erbrechen stehen im Vordergrund.

Die Schleimhäute können von der Mundhöhle (*Stomatitis*) bis zum Enddarm (*Proktitis*) entzündlich verändert sein. Klinisch am gefährlichsten sind Blutungen aus dem oberen Gastrointestinaltrakt, die aus Schleimhauterosionen oder -ulzerationen entstehen können und durch die urämische Blutungsneigung begünstigt werden.

3.7
Interdisziplinäre Betreuung und pflegerische Aufgaben im prädialytischen Stadium

Obwohl die Erkrankungen, die zum chronischen Nierenversagen führen, verschiedene Ursachen haben und zum Teil unterschiedlich therapiert werden müssen, sind viele pflegerische Aufgaben für alle niereninsuffizienten Patienten gemeinsam gültig. Wie wir oben gesehen haben, ist das Fortschreiten der Niereninsuffizienz bei einigen Erkrankungen nur wenig zu beeinflussen (Beispiel: erbliche Zystennieren), und die ärztliche und pflegerische Betreuung des Patienten beschränkt sich auf die sorgfältige Überwachung und Komplikationsverhütung.

> **Merke**
>
> Wichtig ist die interdisziplinäre Zusammenarbeit von Ärzten, Pflegepersonal, Diätberatern, Sozialarbeitern und Krankengymnasten, um den Patienten solange wie möglich bei gutem Allgemeinzustand bis zum Stadium der terminalen Niereninsuffizienz zu bewahren.

Im Falle der Diabetiker, die heute einen großen Anteil der Patienten mit chronischer Niereninsuffizienz ausmachen, kommen die speziellen pflegerischen Probleme dieser Patientengruppe hinzu. Nicht selten werden diese Probleme in der Phase der präterminalen und später der terminalen Niereninsuffizienz akut und müssen daher auch von dem Pflegepersonal in der Nephrologie bewältigt werden.

Die Behandlung und Betreuung der chronisch niereninsuffizienten Patienten erfolgt in der Regel in Facharztpraxen oder den nephrologischen Ambulanzen der Krankenhäuser. Ziele der interdisziplinären Betreuung im prädialytischen Stadium sind:

- Therapie der Grunderkrankung, sofern möglich und noch sinnvoll (z. B. immunsuppressive Therapie bei bestimmten Glomerulonephritiden oder intensivierte Insulintherapie bei diabetischer Nephropathie);
- Überwachung der Nierenfunktion und Vermeidung des Fortschreitens der Niereninsuffizienz durch Komplikationen wie Bluthochdruckkrisen oder Harnwegsinfekte;
- Erkennung und Vermeidung von Akutkomplikationen durch die bereits eingeschränkte Nierenfunktion, dies sind zum Beispiel Überwässerung und gefährliche Elektrolytstörungen oder Symptome durch ausgeprägte renale Anämie; Erkennen von urämischen Symptomen;
- frühzeitige Erkennung und Prophylaxe der sich in diesem Stadium bereits anbahnenden Langzeitkomplikationen der terminalen Niereninsuffizienz wie renale Osteopathie, Hautveränderungen, Mangelernährung usw.;
- Vorbereitung der Patienten auf die Nierenersatztherapie durch Beratung über die verschiedenen Möglichkeiten und bereits einsetzende Schulung und praktische Anleitung des Patienten und gegebenenfalls seiner Familie;
- psychologische und soziale Hilfen zur Absicherung des Patienten.

Aus diesem Aufgabenspektrum ergeben sich die pflegerischen Tätigkeiten bei chronisch niereninsuffizienten Patienten, die sich häufig mit den Aufgaben der anderen beteiligten Berufsgruppen überschneiden.

3.7.1
Kurzanamnese, Abfragen von Symptomen

Bei Ambulanzbesuchen der Patienten sollten in einer Kurzanamnese die spezifischen Komplikationen bei chronischer Niereninsuffizienz orientierend auch vom Pflegepersonal abgefragt und klinische Zeichen beachtet werden:

- **Urämie:** morgendliche Übelkeit, Erbrechen, Thoraxschmerzen (Perikarditis), urämischer Fötor;
- **Überwässerung:** Gewichtszunahme, Atemnot, besonders nachts beim Liegen, Wassereinlagerung (Ödeme), z. B. an den Unterschenkeln oder Augenlidern;
- **Anämie:** nachlassende körperliche Leistungsfähigkeit, ungewöhnliches Schlafbedürfnis, Erschöpfbarkeit, Blässe.

Daneben werden abgefragt:

- Komplikationen: Blutdruckkrisen, Symptome von Harnwegsinfekten wie Brennen beim Wasserlassen, Fieber, Flankenschmerzen u. a.;
- Sorgfalt und Probleme bei der Medikamenteneinnahme (Überprüfung der Compliance).

3.7.2
Überwachung der Patienten und Anleitung zur Selbstkontrolle

- Der Patient wird beim Ambulanzbesuch gewogen. Zusätzlich zur Gewichtskontrolle ist es außerdem wichtig, auf Zeichen der Mangelernährung zu achten. Patienten mit chronischer Niereninsuffizienz haben oft eine gestörten Geschmacks- und Geruchsinn und nehmen weniger lustbetont Nahrung zu sich. Neben Laborwerten wie dem Serumalbumin geben Messungen der Unterhautdicke Auskunft über das Ausmaß der Mangelernährung. Diese Untersuchungen werden meist von Ärzten durchgeführt.
- Das Selbstwiegeprotokoll wird mit dem Patienten besprochen, und er wird angeleitet, sich morgens ohne Kleidung zu wiegen und dieses Gewicht zu protokollieren. Die Trinkmenge muß mit dem Patienten besprochen werden, und er muß zur Protokollierung angehalten werden. Bei weit fortgeschrittener Niereninsuffizienz kann die Beschränkung der Trinkmenge sinnvoll sein. Sie orientiert sich an der Urinmenge des Vortags. Zusätzlich zu diesem Volumen dürfen noch etwa 500–700 ml Wasser getrunken werden. Auf verstecktes Wasser in vielen Nahrungsmitteln muß hingewiesen werden.

- Beim Ambulanztermin erfolgt eine Blutdruckmessung, gegebenenfalls wird eine 24-h-Blutdruckmessung angelegt und mit dem Patienten besprochen. Die Blutdruckwerte werden besprochen, ebenso die Bedeutung einer sehr strengen Blutdruckeinstellung (Zielwerte < 140/90 mm Hg). Dem Patienten ist die Technik der Blutdruckmessung beizubringen (s. Hinweise zur Blutdruckmessung, S. 227 f). Der Patient wird angeleitet, ein Blutdruckprotokoll zu führen.
- Probleme mit der Medikamenteneinnahme werden besprochen. Bei Unplausibilität der klinischen Befunde, z. B. katastrophale Blutdruckwerte bei sehr vielen blutdrucksenkenden Medikamenten, ist auch Nichteinnahme der Medikamente (Incompliance) zu bedenken. Dies kann ggf. überprüft werden durch die Anzahl ausgestellter Rezepte oder Zählen des Tablettenschachtelinhalts. Nachfragen nach Unverträglichkeit der Tabletten sollten ebenfalls zu der Anamnese gehören.
- Austrocknung der Haut kann bereits im prädialytischen Stadium ein Problem sein und sollte durch Hautpflege mit Waser-Öl-Immersionen verhindert werden. Zur Vermeidung eines ausgeprägten urämischen Fötors sollte der Patient zu sorgfältiger Mundpflege angehalten und eventuell angeleitet werden.

3.7.3
Bestimmung von Blut- und Urinwerten

- Für die Überwachung der Patienten und die medikamentöse Therapieeinstellung sind Blut- und Urinuntersuchungen von großer Bedeutung.
- Besonders bei Therapie mit Diuretika müssen die Elektrolyte und die Blutgase bestimmt werden sowie natürlich die Nierenwerte Kreatinin und Harnstoff und das Blutbild. Da die Nierenfunktion zuverlässiger als durch den Serumwert des Kreatinins durch die Kreatininclearance abgeschätzt werden kann (s. S. 22 f), muß in regelmäßigen Abständen die Sammlung des Urins über 24 Stunden erfolgen. Hierfür muß der Patient ein geeignetes Sammelgefäß erhalten und instruiert werden, den Urin wirklich komplett zu sammeln. Morgens vor Beginn der Sammlung muß die Blase noch einmal entleert werden, danach beginnt die Sammlung, die mit der morgendlichen Blasenentleerung in das Sammelgefäß am nächsten Morgen endet.
- Für die Urinuntersuchung bei Verdacht auf Harnwegsinfekte ist die Untersuchung von Mittelstrahlurin, unter Umständen mit direkter Hilfe des Pflegepersonals notwendig. Zur Vermeidung von Keimkontamination müssen die Glans penis bei Mann und die Vulva bei der Frau gründlich mit seifegetränkten Tupfern gereinigt werden.
- Bei der Blutabnahme ist frühzeitige Schonung der Venen an den Unterarmen geboten. Diese Venen werden eventuell später für die Shuntanlage benötigt. Die Punktionen für die Blutentnahme sollten bevorzugt am Handrücken erfolgen.

3.7.4
Vorbereitung auf das Dialyseverfahren

▶ Die Dialyseverfahren sollten dem Patienten aus Sicht des Arztes und des Pflegepersonals frühzeitig dargestellt werden.
▶ Wenn ein Heimdialyseverfahren (Heimhämodialyse oder CAPD) gewählt werden soll, ist es sinnvoll, mit dem Patienten in seiner Wohnung die Durchführbarkeit des Verfahrens zu diskutieren und ihn zu beraten, welche Veränderungen eventuell vorgenommen werden müssen.
▶ Wichtig ist ein frühzeitiges Training der Patienten, die Peritonealdialyse durchführen wollen.

3.7.5
Organisationsarbeit

▶ Das Pflegepersonal ist auch mit der Koordination von Konsiliararztbesuchen, medizinischen Untersuchungen im Rahmen der Transplantationsvorbereitung u. ä. befaßt.
▶ Wichtige Fragen für die soziale Absicherung des Patienten wie Arbeitsplatzgarantie, Berentung, Schwerbehindertenausweis sollten in Zusammenarbeit mit Sozialarbeitern gelöst werden.
▶ Auch im Prädialysestadium ist die Beratung durch einen engagierten Diätberater wichtig, um die Senkung der Phosphat- oder Kaliumzufuhr und die Flüssigkeitsrestriktion zu besprechen.

KAPITEL 4

Indikation zum Beginn der chronischen Nierenersatztherapie 4

> **Inhaltsübersicht**
>
> 4.1 **Rechtzeitiger Beginn** 69
> – Zeichen der Urämie 69
> – Vorurämisches Stadium 70
> – Kriterien 71
> – Fehlerquellen 71
>
> 4.2 **Mögliche Dialyseverfahren** 72
> 4.2.1 Entscheidung für die Peritonealdialyse 72
> 4.2.2 Entscheidung für ein Hämodialyseverfahren 74
> – Kontinuierliche Nierenersatzverfahren 76

4.1 Rechtzeitiger Beginn

Die Entscheidung zum Beginn einer chronischen Nierenersatztherapie bei einem Patienten mit präterminaler chronischer Niereninsuffizienz muß sich am klinischen Zustand des Patienten und an einigen Laborwerten orientieren.

Zeichen der Urämie

> **Merke**
>
> Indikationen zum sofortigen Dialysebeginn sind die Symptome der Urämie, da sonst vital gefährdende Komplikationen auftreten.

Zeichen der Urämie sind:

▶ die urämische Herzbeutelentzündung (Perikarditis),
▶ schwerwiegende, durch Diuretika nicht mehr steuerbare Volumenüberladung und drohendes Lungenödem,
▶ medikamentös nicht beherrschbarer arterieller Hypertonus,
▶ klinisch bedeutsame urämische Blutungsneigungen,
▶ Übelkeit, Erbrechen sowie Vigilanzstörungen.

Nicht notfallmäßig, aber dennoch ohne lange Verzögerung, sollte auch bei fortgeschrittenen Einschränkungen der Lebensqualität, d.h. bei Gewichts- und Appetitverlust, Schwäche, Juckreiz sowie Einschränkung der kognitiven Fähigkeiten, mit der chronischen Dialyse begonnen werden.

Wichtige absolute und relative Dialyseindikationen

▶ *Absolute Indikationen*
- urämische Perikarditis
- fortgeschrittene urämische Symptomatik (Übelkeit, Verwirrung, etc.)
- Hypervolämie mit pulmonaler Stauung
- Hyperkaliämie
- Malnutrition
- konservativ schlecht eingestellter Bluthochdruck
- urämische Blutungsneigung
- Kreatinin > 12mg/dl oder Harnstoff > 200 mg/dl

▶ *Relative Indikationen*
- leichte urämische Symptomatik
- periphere diuretikaresistente Ödeme
- hartnäckiger Juckreiz
- Anämie mit schlechtem Ansprechen auf Erythropoetin

Vorurämisches Stadium

Merke

Eine Dialysebehandlung sollte bereits rechtzeitig weit vor dem Stadium der Urämie beginnen.

Ein in ärztlicher Betreuung befindlicher Patient sollte natürlich erst gar nicht in die Urämie gelangen, sondern viel früher von seinen Betreuern davon überzeugt werden, daß es jetzt Zeit für den Dialysebeginn ist.

Große Untersuchungen haben gezeigt, daß der Dialysebeginn regional sehr uneinheitlich bei unterschiedlichen Stadien der Niereninsuffizienz erfolgt. In einigen Zentren liegt das durchschnittliche Serumkreatinin bei 8 mg/dl, in anderen Zentren bei fast 15 mg/dl. Ein Vergleich der Entwicklung dieser Patienten konnte neuerdings zeigen, daß man eher früher als später mit der Dialyse beginnen sollte.

Merke

Je höher das Serumkreatinin und je geringer die Kreatininclearance der Patienten bei Dialysebeginn ist, desto kürzer ist die Lebenserwartung und desto häufiger erkranken sie.

Darüber hinaus verschlechtert sich der Ernährungszustand der Patienten bereits frühzeitig, subjektiv aber fast unbemerkt, durch mangelnde Eiweißaufnahme. Die daraus entstehende Mangelernährung beeinträchtigt ebenfalls die Prognose der Patienten.

> **Merke**
>
> Die Mortalität der Patienten ist umso höher, je geringer das Serumalbumin bei Dialysebeginn ist.

Kriterien
▶ Derzeit gilt die Auffassung, daß bei einer Kreatininclearance von 10–20 ml/min mit der chronischen Dialyse begonnen werden sollte.
▶ Vor allem bei Diabetikern sollte die Dialyse eher frühzeitig im Bereich von 20 ml/min erfolgen, da bei diesen Patienten noch früher mit urämischen Komplikationen zu rechnen ist.
▶ Der Ernährungszustand kann am besten und praktikabelsten am Serumalbumin abgeschätzt werden. Bei Abwesenheit von Lebererkrankungen oder eines nephrotischen Syndromes sollte ein Serumalbumin < 4.0 g/dl zu einer engmaschigen Überwachung des präterminalen Patienten führen und gegebenenfalls eine Dialysebehandlung begonnen werden, bevor sich potentiell irreversible Zeichen der Mangelernährung einstellen.

Fehlerquellen
Natürlich sollte man auch bedenken, daß ein Teil der Urämiesymptome in Wirklichkeit Anämiesymptome sind, denen durch eine angemessene Erythropoetintherapie begegnet werden kann. Darüber hinaus können manche der Urämiezeichen (Übelkeit, Verwirrung) durch Medikamente vorgetäuscht werden.
Auch die Kreatininclearance als Ausdruck der glomerulären Filtrationsrate und damit als Maß für die exkretorische Nierenfunktion hat ihre methodischen Schwächen:

▶ Es ist bekannt, daß die Kreatininclearance gerade bei fortgeschrittener Niereninsuffizienz das Ausmaß der Nierenrestfunktion bis zu 100 % überschätzt. Der Grund hierfür liegt in der Tatsache, daß Kreatinin bei eingeschränkter Nierenfunktion im zunehmenden Maße nicht nur glomerulär filtriert, sondern auch tubulär sezerniert wird und damit als Marker der glomerulären Filtrationsleistung ungenau wird (s. a. Kap. 2.2).
▶ Das Serumkreatinin ist nicht nur abhängig von der Nierenfunktion, sondern auch Ausdruck der Muskelmasse des betreffenden Patienten. Man kann davon ausgehen, daß große muskelstarke Männer hochnormale Kreatininwerte aufweisen, wohingegen anorektische präterminal niereninsuffiziente Patienten niedrignormale Werte zeigen. Damit wird bei diesen Patienten die Nierenfunktion eher überschätzt.

Diese Einschränkungen der Aussagekraft der Kreatininclearance sprechen auch dafür, eher früher als später mit der Dialysetherapie zu beginnen. Nicht vergessen werden darf natürlich die rechtzeitige Anlage eines Gefäßzuganges oder eines Periduralkatheters (PD-Katheters).

4.2
Mögliche Dialyseverfahren

Wenn bei einem Patienten mit der Dialyse begonnen werden muß, legt das Dialyseteam gemeinsam mit dem Patienten ein bestimmtes Blutreinigungsverfahren fest.

Bei Patienten mit chronischer Niereninsuffizienz sollte diese Entscheidung bereits weit vor der Dialysepflichtigkeit fallen und die für das entsprechende Verfahren notwendigen Vorbereitungen getroffen werden.

> **Merke**
>
> Grundsätzlich kann zwischen einem Peritonealdialyseverfahren und der Hämodialyse oder ihren Modifikationen gewählt werden.

Bei korrekter Durchführung dieser Verfahren und Eignung der Patienten für das jeweilige Verfahren sind Peritonealdialyse und Hämodialyse bezüglich der Dialysequalität gleichwertig. Das nicht selten geäußerte Vorurteil, daß Patienten mit Peritonealdialyse schlechter dialysiert seien und auch eine höhere Sterblichkeit hätten, trifft nicht zu.

Das Dialyseteam sollte die Patienten möglichst objektiv über die Vor- und Nachteile beider Verfahren informieren. Es gibt allerdings einige medizinische Gesichtspunkte, die bei dem einzelnen Patienten mehr für das eine oder andere Verfahren sprechen.

Neben den grundlegenden Techniken wird unterschieden zwischen kontinuierlicher und intermittierender Durchführung (s. Kap. 12):

Definition
Beim kontinuierlichen Nierenersatzverfahren wird ununterbrochen über einen Zeitraum von 24 h und länger behandelt.
Beim intermittierenden Verfahren dagegen werden Behandlungen von nur wenigen Stunden Dauer durchgeführt mit anschließenden längeren Unterbrechungen.

4.2.1
Entscheidung für die Peritonealdialyse

Definition
Der Stoffaustausch und Volumenentzug findet bei der Peritonealdialyse über das Bauchfell statt. Über einen Kunststoffschlauch, den Peritonealdialysekatheter, gelangt das in Plastikbeuteln verfügbare Dialysat in die Bauchhöhle und nimmt während der Verweilzeit in der Bauchhöhle Urämietoxine und Elektrolyte auf. Durch osmotischen Sog, durch eine hohe Glukosekonzentration im Dialysat erreicht, wird dem Patienten Volumen entzogen. Nach der vorgesehenen Verweilzeit läßt man das Dialysat aus der Bauchhöhle abfließen. Es ist dann mit Urämietoxinen angereichert und um das Ultrafiltrationsvolumen vermehrt.

Es gibt verschiedene Möglichkeiten, die Bauchfelldialyse durchzuführen.

Am häufigsten wird die *CAPD* gewählt. Bei diesem Verfahren wird die Bauchhöhle mit 2–3 l Dialysat gefüllt und dieses Dialysat 4 mal am Tag gewechselt.

▶ Für die CAPD sind keine Maschinen notwendig, und alle Handgriffe können vom Patienten selbst zu Hause durchgeführt werden. Damit ist die CAPD ein Heimdialyseverfahren mit den Vorteilen der Selbständigkeit und Unabhängigkeit. Auch auf Reisen kann die CAPD durchgeführt werden. Voraussetzung ist ein gründliches Training der Patienten durch das Dialyseteam. Eine über das normale Maß hinausgehende technische Fertigkeit der Patienten ist nicht erforderlich.
▶ Ein weiterer Vorteil ist die kontinuierliche Blutreinigung und der kontinuierliche Volumenentzug, der große Schwankungen vermeidet und damit den Kreislauf der Patienten relativ wenig belastet.
▶ Eine diätetische Beschränkung der Kaliumzufuhr ist bei den meisten CAPD-Patienten ebenfalls nicht notwendig.
▶ Die Kosten für die Durchführung der CAPD liegen derzeit deutlich unter den Kosten für Hämodialyse, ein in jüngster Zeit immer wichtiger werdender Gesichtspunkt.

Nachteile der Peritonealdialyse hängen überwiegend mit dem PD-Katheter zusammen, der z. T. als kosmetisch störend empfunden wird und der durch den Zugang zur Bauchhöhle das Risiko der Peritonitis mit sich bringt. Bei hygienischem Arbeiten mit dem System kann die Peritonitisrate heute aber sehr niedrig gehalten werden.

Medizinische Gegenanzeigen zur Durchführung einer Bauchfelldialyse können neben anderen ausgedehnte Voroperationen im Bauchraum oder Darmerkrankungen sein. Aus medizinischer Sicht zu bevorzugen ist die Peritonealdialyse, wenn ein Gefäßzugang für die Hämodialyse bei schlechten Gefäßverhältnissen kaum herstellbar ist oder wenn der Patient aufgrund von Herzerkrankungen einen sehr instabilen Kreislauf hat.

Bei einem Teil der Patienten ist die CAPD mit 4 täglichen Beutelwechseln langfristig für eine gute Dialysequalität nicht ausreichend. Dies liegt oft an schlechter werdenden Transporteigenschaften des Bauchfells. In diesen Fällen muß die Peritonealdialyse nicht verlassen werden, sondern der Dialysatumsatz muß gesteigert werden, z. B. durch größere Dialysatvolumina oder häufigere Wechsel.

Cycler Eine weitere Möglichkeit, den Dialysatumsatz zu erhöhen, allerdings bei kürzeren Kontaktzeiten in der Bauchhöhle, ist der Einsatz eines Cyclers, der automatisch die Beutelwechsel durchführt. Wegen der kürzeren Verweilzeiten des Dialysats in der Bauchhöhle ist insgesamt ein höheres Dialysatvolumen erforderlich.

IPD Eine Besonderheit ist die intermittierende Peritonealdialyse (IPD), die in einem Dialysezentrum 3mal wöchentlich mit einem Cycler durchgeführt wird. Diese Therapie ist in der Regel für Patienten mit guter Prognose und Rehabilitationschance nicht zu wählen, da die Dialysequalität längerfristig unzureichend ist. Zum Einsatz kommen kann die IPD aber z. B. bei Patienten, bei denen andere Dialyseverfahren nicht durchführbar sind (z. B. Kreislaufinstabilität, Gefäßzugang nicht möglich) und bei denen die Prognose auch aufgrund anderer Organerkrankungen ungünstig ist.

Insgesamt sind die Peritonealdialyseverfahren in Deutschland mit einem Anteil von 5–7 % an allen Dialyseverfahren völlig zu Unrecht unterrepräsentiert und sollten ähnlich wie in anderen Ländern mehr eingesetzt werden.

Auf alle Einzelheiten zur Peritonealdialyse geht Kap. 13 ein.

4.2.2
Entscheidung für ein Hämodialyseverfahren

Definition
Bei der Hämodialyse findet der Stoffaustausch durch Diffusion und Konvektion und der Volumenentzug außerhalb des Körpers im Dialysator statt. Der Dialysator ist die Schnittstelle von Blut- und Dialysatkreislauf, die im Gegenstrom aneinander vorbeilaufen, um möglichst hohe Effizienz zu erzielen.

Das zu reinigende Blut wird dem Patienten an einem Gefäßzugang entnommen, fließt pumpengesteuert über die Dialysemaschine zum Dialysator und wird nach der Reinigung über das Schlauchsystem zum Gefäßzugang zurückgeführt. Man spricht vom *extrakorporalen Kreislauf*. Um eine Blutgerinnung im extrakorporalen Kreislauf zu verhindern, ist eine *Antikoagulation* mit Heparin notwendig (s. Kap. 6).

Zur Durchführung der Hämodialyse ist eine große technische Ausstattung notwendig:

▶ Sie besteht zunächst aus dem *Dialysegerät* mit präzise arbeitenden Blut- und Dialysatpumpen, einem sicheren Bilanzierungssystem und zahlreichen Überwachungseinheiten zum sicheren Ablauf des Verfahrens.
▶ Daneben werden *Einmalartikel* wie das Schlauchsystem, Punktionskanülen und natürlich der Dialysator benötigt.

Eine weitere unabdingbare Voraussetzung für die Hämodialyse ist ein geeigneter *Gefäßzugang*, entweder in Form eines Katheters oder eines operativ hergestellten Shunts.

> **Merke**
> **Im Gegensatz zur kontinuierlichen Peritonealdialyse wird die Hämodialyse *intermittierend* durchgeführt, d. h. in der Regel 3mal in der Woche für 4–5 Stunden.**

Problematisch ist, daß sich im Zeitraum zwischen den Dialysen Wasser und Elektrolyte wie Kalium und Phosphat ansammeln, die während eines verhältnismäßig kurzen Zeitraums an der Dialyse entzogen werden müssen. Man erreicht zwar eine ausreichende Dialysequalität, aber der Flüssigkeitsentzug und die plötzlichen Toxin- und Elektrolytverschiebungen können zum Teil zu erheblichen Belastungen der Patienten führen. Um diese Nachteile zu mildern, muß der Patient im Zeitraum zwischen den Dialysen eine *Trinkmengenbeschränkung* und eine diätetische Beschränkung der *Kaliumzufuhr* beachten.

Zentrumsdialyse Die Hämodialyse wird meist in einem Dialysezentrum unter Betreuung von Schwestern und Ärzten durchgeführt. Die gute medizinische Überwachung ist ein Vorteil der Zentrumsdialyse, der notwendige Aufenthalt außerhalb der eigenen Wohnung und die Anfahrt zum Zentrum sind ein Nachteil.

Heimhämodialyse Patienten, die komplikationsarm dialysieren, können das Verfahren gemeinsam mit einem eingewiesenen Partner zu Hause durchführen. Für diese Heimhämodialyse sind außer dem Training von Patient und Partner gewisse technische Voraussetzungen in der Wohnung für die Installation des Dialysegerätes notwendig.

Von der Hämodialyse abgeleitete Verfahren

Bei der klassischen Hämodialyse erfolgt die Blutreinigung überwiegend über Diffusion in Hämodialysatoren mit relativ kleinen Poren der Dialysemembran. Größere Urämietoxine, deren Entfernung zunehmend als wichtiger erkannt wird, lassen sich besser durch *Filtration* über Dialysemembranen mit großen Poren entfernen.

> **Merke**
>
> Bei der *Hämofiltration* werden große Mengen Filtrat (bis zu 50 l in 4 h) über einen großporigen Hämofilter abfiltriert und damit Urämietoxine entfernt, ohne daß eine Dialyse stattfindet.

Flüssigkeits- und Elektroytverluste werden parallel durch die Infusion einer Substitutionslösung ausgeglichen. Das Verfahren zeichnet sich durch besonders gute Kreislaufstabilität auch von kritischen Patienten aus.

> **Merke**
>
> Bei der *Hämodiafiltration* kombiniert man die Hämofiltration mit der Dialyse und erreicht eine gute Blutreinigung bezüglich kleinmolekularer und mittelmolekularer Toxine.

Wie bei der Hämofiltration muß bei der Hämodiafiltration eine pufferhaltige Substitutionslösung infundiert werden. Die Substitutionslösungen sind bisher ein Nachteil der beiden Verfahren. Sie sind teuer und bislang arbeitsaufwendig in der Handhabung. Dialysegeräte der neuesten Generation allerdings können die Substitutionlösung im Gerät „online" aufbereiten und den Arbeitsprozeß deutlich vereinfachen.

Kontinuierliche Nierenersatzverfahren

> **Merke**
>
> **Die kontinuierliche Hämofiltration, Hämodialyse und Hämodiafiltration sind Blutreinigungsverfahren, die bei bettlägerigen Patienten auf der Intensivstation zum Einsatz kommen.**

Die Patienten sind rund um die Uhr an ein extrakorporales System angeschlossen, das im Prinzip aufgebaut ist wie bei den intermittierenden Verfahren. Die kontinuierlichen Verfahren arbeiten allerdings mit langsamerem Blut- und Dialysatfluß und niedrigeren Filtrationsraten als die intermittierenden und führen so zu einer schonenden konstanten Bilanzierung und Toxinentfernung.

Einzelheiten zu den Modifikationen der Hämodialyse und zu besonderen Dialyseindikationen werden in Kap. 12 besprochen.

Kapitel 5

Gefäßzugänge
für extrakorporale Blutreinigungsverfahren

Inhaltsübersicht

- **5.1 Akute Gefäßzugänge** 78
- 5.1.1 Scribner-Shunt 79
- 5.1.2 Shaldon-Katheter 79
  - Plazierung von Shaldon-Kathetern 80
    - Vena femoralis 80
    - Vena subclavia 81
    - Vena jugularis interna 82
  - Verbandswechsel 83
- 5.1.3 Komplikationen beim Legen der akuten Gefäßzugänge 84
  - Herzrhythmusstörungen 84
  - Arterienverletzungen 85
  - Luftembolien 85
  - Perforationen 85

- **5.2 Chronische Gefäßzugänge** 85
- 5.2.1 Native arteriovenöse Fistel (Brescia-Cimino-Fistel) 86
- 5.2.2 Synthetische Shunts 87
- 5.2.3 Permanente Venenkatheter (Vorhofkatheter) 88
- 5.2.4 Komplikationen der chronischen Gefäßzugänge 92
  - Stenosen und Thrombosen 92
  - Infektionen 93
  - Kardiale Komplikationen 94
  - Distale Ischämien 94
  - Aneurysmen und Pseudoaneurysmen 94

- **5.3 Monitorisierung der Shuntfunktion** 95

- **5.4 Technik der Shuntpunktion** 97
- 5.4.1 Vorbereitung 97
- 5.4.2 Durchführung 98
- 5.4.3 Punktionstechniken 100
  - Arealpunktion 101
  - Strickleiterpunktion 101
  - Knopflochpunktion 101

- **5.5 Shuntpflege beim Abschließen von der Hämodialyse** 101

- **5.6 Rezirkulationstest** 103
- 5.6.1 Messung und Berechnung 104
- 5.6.2 Modifikation 105

> **Merke**
> Ohne einen Gefäßzugang sind extrakorporale Blutreinigungsverfahren nicht durchführbar.

An den Gefäßzugang werden besondere Ansprüche gestellt, die über die sonst in Kliniken üblichen Anforderungen, z. B. zur Blutabnahme oder Infusion, hinausgehen:

- Der Gefäßzugang muß einen *großen Blutfluß* erlauben, es sollte sich also um ein Gefäß mit großem Kaliber handeln.
- Bei chronischen Dialysepatienten ist es darüber hinaus wichtig, daß der Gefäßzugang von *Dauer* und von großer *Belastbarkeit* ist.

> **Merke**
> Der Funktion des Gefäßzugangs kommt eine zentrale Rolle im Leben des chronisch Dialysepflichtigen zu, er bestimmt maßgeblich die Dialyse- und damit die zukünftige Lebensqualität des Betroffenen.

Komplikationen im Bereich des Gefäßzuganges sind für bis zu 25 % der stationären Krankenhausaufenthalte dialysepflichtiger Patienten verantwortlich. Die zunehmende Zahl von Problemen mit Gefäßzugängen in den Dialyseabteilungen sind besonders zurückzuführen auf:

- das allgemein immer höhere Alter der Dialysepatienten und
- den ansteigenden Anteil von Diabetikern mit relativ schlechten Gefäßverhältnissen.

5.1
Akute Gefäßzugänge

Definition
Der akute Gefäßzugang ermöglicht die rasche, nicht längerfristig geplante Dialyse, z. B. bei Patienten mit akutem Nierenversagen oder nicht erkanntem chronischen Nierenversagen.

Der akute Gefäßzugang kann nur zeitlich begrenzt verwendet werden und muß gegebenenfalls durch einen chronischen Gefäßzugang abgelöst werden. Ein akuter Gefäßzugang wird auch für die *Hämoperfusion* und *Plasmapherese* benötigt.

5.1.1
Scribner-Shunt

Der erste brauchbare Gefäßzugang in Form einer externen arteriovenösen Fistel wurde 1960 von Scribner und Quinton beschrieben. Es handelt sich hierbei um Teflonschläuche, die in distalen Arterien und Venen plaziert werden (Abb. 5.1). Über diesen Scribner-Shunt können hohe Blutflüsse erzielt werden, und er ist auch als chronischer Gefäßzugang geeignet. Viele *Nachteile* lassen ihn heute aber kaum noch als chronischen Gefäßzugang zum Einsatz kommen:

▶ Die Schläuche sind schwierig zu plazieren.
▶ Bei Dislokation können erhebliche Blutungen auftreten.
▶ Es kommt häufig zu Thrombosen und Infektionen.

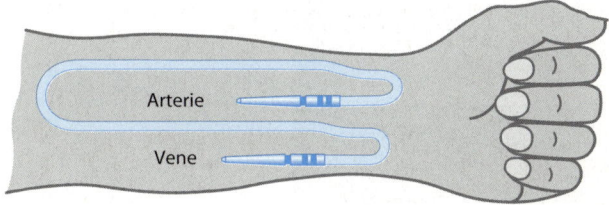

Abb. 5.1.
Schematische Darstellung eines externen arteriovenösen Shunts (Scribner-Shunt)

5.1.2
Shaldon-Katheter

> **Merke**
>
> Der großlumige Shaldon-Katheter stellt den verbreitetsten akuten Gefäßzugang für die Dialyse dar.

Gegenüber den sonst üblichen zentralen Kathetern ist der Shaldon-Katheter relativ fest und starr und ist damit den Anforderungen für einen hohen, pumpengesteuerten Blutfluß gewachsen.

Es gibt Shaldon-Katheter aus verschiedenen Materialien, z. B. Silicon oder Polyurethan. Siliconkatheter sind etwas weicher und daher bei Fehlplazierungen weniger traumatisierend. Mit Siliconkathetern soll auch die Thromboserate geringer sein.

Es gibt ein- und doppellumige Shaldon-Katheter (Abb. 5.2):

▶ In der einfachsten Ausführung sind die Katheter *einlumig* und ermöglichen nur eine Single-needle-Dialyse.
▶ Bei *doppellumigen* Kathetern erfolgt die Trennung des venösen und „arteriellen" Blutstroms mit entsprechend geringerer Rezirkulation (Abb. 5.3a,b). Die Katheter werden über einen Führungsdraht (Seldinger-Technik) in das gewünschte Gefäß eingeführt.

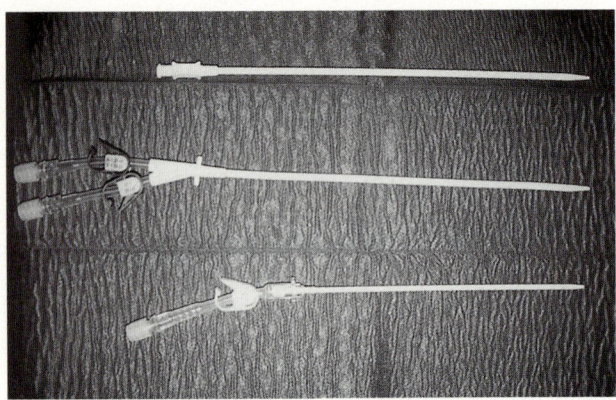

Abb. 5.2.
Ein- und doppellumiger zentralvenöser Katheter zur Durchführung extrakorporaler Blutreinigungsverfahren (Shaldon-Katheter) sowie Dilatator (*oben*) (Siehe auch Abb. 5.8b)

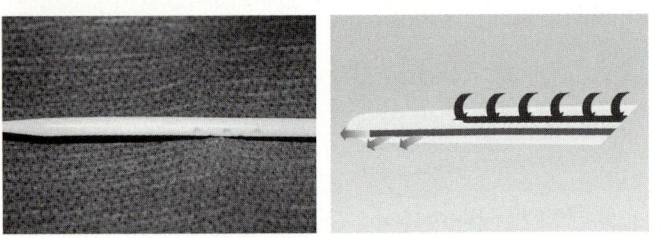

a   b

Abb. 5.3a,b. Spitze eines doppellumigen Shaldon-Katheters. (a) Im Foto sind die seitlichen Öffnungen des Bluteinlasses für den arteriellen Schenkel erkennbar. (b) Die Schemazeichnung zeigt die getrennten Öffnungen für Bluteinlaß und -auslaß: Über die seitlichen Öffnungen wird das Blut in den arteriellen Schenkel angesaugt, über den venösen Schenkel wird das Blut über die seitliche und die Spitzenöffnung in das Gefäßsystem zurückgegeben. (Mit freundlicher Genehmigung von Fresenius Medical Care)

Plazierung von Shaldon-Kathetern

Man wählt vornehmlich zwischen 3 Möglichkeiten zur Plazierung von Shaldon-Kathetern (Abb. 5.4):

▶ Vena femoralis,
▶ Vena subclavia,
▶ Vena jugularis interna.

Im allgemeinen werden die Katheter venös gelegt, im Bereich der Leiste kann aber durchaus eine arterielle Lokalisation gewählt werden. Diese ist für die spontanen chronischen Nierenersatzverfahren unerläßlich, da der Filtrationsdruck im Filter auf dem arteriellen Blutdruck beruht.

Vena femoralis

Die Punktion der Leistenvene (Vena femoralis) für die Anlage eines Dialysekatheters ist technisch einfach und schnell durchführbar. Eine Kontrolle der Katheterlage durch Röntgenaufnahmen ist nicht erforderlich. Bei Blutungen läßt sich diese Region leicht komprimieren.

Abb. 5.4.
Wichtige Punktionsstellen großer Venen bei perkutaner Implantation zentralvenöser Katheter. (Nach Franz u. Hörl 1997)

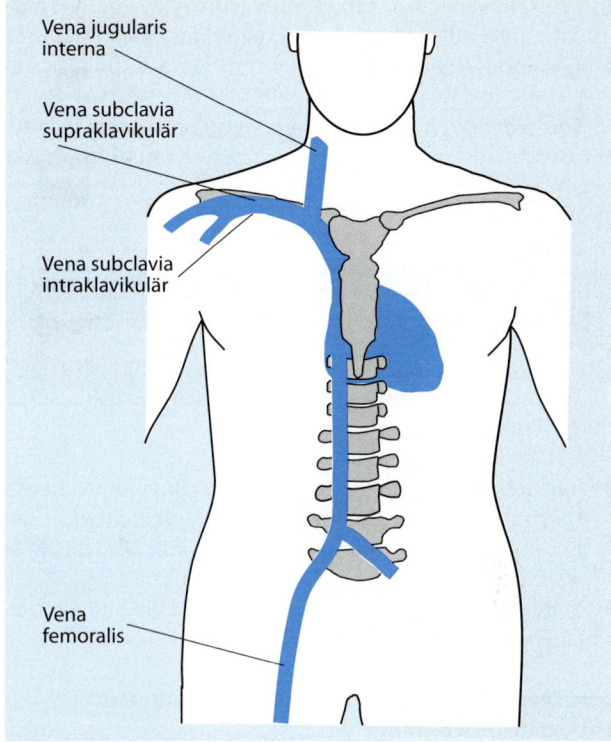

> **Merke**
>
> Der Femoralis-Shaldon-Katheter wird für alle Dialysen bevorzugt, die besonders schnell begonnen werden müssen (z. B. schwere Hyperkaliämie oder Lungenödem) oder bei denen ein erhöhtes Blutungsrisiko besteht.

Anders als bei den Gefäßpunktionen in der oberen Körperhälfte ist *keine* Kopftieflage des Patienten (*Trendelenburg-Lagerung*) notwendig, was bei überwässerten Patienten von Vorteil ist. Nachteilig sind beim Leistenkatheter:

- die höhere Infektionsrate,
- die Thrombosehäufigkeit,
- die schlechte Beweglichkeit des Patienten mit liegendem Katheter.

Vena subclavia

> **Merke**
>
> Die Punktion der Vena subclavia ist technisch schwieriger und risikoreicher. Bei guter Punktionsmöglichkeit der Vena jugularis wird daher die Vena subclavia meist gemieden. Es gibt allerdings auch Verfechter einer primären Subclaviapunktion, die diese Technik sehr sicher beherrschen.

- Typische Akutkomplikationen sind v. a. die Verletzung der anotomisch sehr nahe liegenden Lunge mit Entstehung eines Pneumothorax und Hämatothorax.
- Thrombosehäufigkeit ist bei Subclavia-Kathetern relativ hoch.

Von Vorteil ist die lange Verwendbarkeit eines Katheters an dieser Stelle bei entsprechend sorgfältiger pflegerischer Infektprophylaxe.

Vena jugularis interna

> **Merke**
> Die Vena jugularis interna ist inzwischen das Standardgefäß für den akuten Gefäßzugang.

Technisch ist dieser Zugang der schwierigste, aber er kann nach Anleitung doch sicher beherrscht werden.

- Für diesen Zugang sprechen die geringe akute Komplikationsrate in Kombination mit einer langen möglichen Verweildauer.
- Eine typische Akutkomplikation ist v. a. die versehentliche Punktion der Arteria carotis.
- Venenthrombosen treten weniger häufig auf als bei Kathetern in der V. subclavia.

Assistenz beim Legen eines Shaldon-Katheters
Patientenvorbereitung:
Den Patienten situationsgerecht miteinbeziehen und aufklären.
Der Patient wird in leichte Kopftieflage gebracht (außer Femoralis-Shaldon-Katheter). Der Kopf soll leicht überstreckt und in die dem gewählten Gefäß entgegengesetzte Richtung gedreht sein.

Benötigte Materialien
Auf einem sterilen Arbeitsplatz sind griffbereit anzuordnen:
- Mundschutz, Haube, steriler Kittel
- Desinfektionsspray
- sterile Kompressen
- 5- und 10-ml-Spritzen
- Kanülen (z. B. Nr. 2 lang)
- Lokalanästetikum (z. B. Scandicain 1 %)
- NaCl 0,9 %
- Seldinger-Kanüle
- Seldinger-Führungsdraht
- Dilatator
- Shaldon-Katheter
- Skalpell
- chirurgischer Faden
- Nahtset (Pinzette, Nadelhalter, Schere)
- Verschlußkappe
- Stretchpflaster

Ausreichende Desinfektion (Einwirkzeit beachten).
Einbringen des Lokalanästhetikums.
Nochmalige Desinfektion.
Punktion des Gefäßes mit der Seldinger-Kanüle.
Aspiration und Spülen mit NaCl zur Lagekontrolle.

Einführen des Führungsdrahtes über die Kanüle.
Entfernen der Kanüle.
Evtl. kleiner Hautschnitt.
Gefäß dilatieren.
Shaldon-Katheter über den Führungsdraht ziehen und Führungsdraht entfernen.
Shaldon-Katheter mit NaCl spülen und annähen.
Sterilen Verband anlegen.

Verbandswechsel

Der Verbandswechsel sollte täglich erfolgen. Ausnahme sind die transparenten Pflaster, durch die eine optische Kontrolle der Katheteraustrittsstelle möglich ist; hier erfolgt der Verbandswechsel alle 2–3 Tage oder bei Bedarf. Katheteraustrittsstelle kontrollieren auf:

▶ Rötung, Blutungen, Schwellung,
▶ Austreten von Exsudat,
▶ lokal erhöhte Hauttemperatur.

Bei Unauffälligkeit wird die Haut von Pflasterresten gereinigt und desinfiziert.

> ❗ Bei Enzündungszeichen ist ein Abstrich von der Katheteraustrittsstelle und die Entfernung des Katheters indiziert. Die Behandlung erfolgt mit Antibiotika nach ärztlicher Anordnung.

Der Verband erfolgt wahlweise durch:

▶ transparentes Pflaster,
▶ spezielles Pflaster für Gefäßkatheter,
▶ sterile Kompresse, mit Stretchpflaster fixiert.

Anschließen zur Hämodialyse bei Shaldon-Katheter
Bei einlumigen Kathetern erfolgt vor dem Anschließen die Vorbereitung des Y-Adapters. Dieser muß unbedingt mit NaCl 0,9 % vorgefüllt sein! (Gefahr der Luftembolie)

Patientenvorbereitung:
Zur Vermeidung einer Luftembolie ist der Patient in Kopftieflage zu bringen.

Benötigte Materialien:
▶ sterile Kompresse (zur Ablage des Katheters)
▶ NaCl 0,9 %
▶ Sprühdesinfektionsmittel
▶ Spritze zur Thrombenaspiration

Händedesinfektion.
Katheter mit einer Hand öffnungsfern und nach unten gerichtet halten.
Verschlußstopfen entfernen und mit Desinfektionsmittel absprühen (Einwirkzeit beachten!).
Aspiration von Thromben mit einer Spritze.
Spülen des Katheters mit NaCl-Lösung zur Funktionskontrolle.
Anschluß der Blutschlauchsysteme (bei einlumigem Katheter NaCl 0,9% vorgefüllter Y-Adapter).
Zugentlastetes Fixieren.

Abschließen von der Hämodialyse bei Shaldon-Katheter
Patientenvorbereitung:
Nach Rückgabe des Blutes Patienten in Kopftieflage bringen.

Benötigte Materialien:
- NaCL 0,9%
- Heparin
- Sprühdesinfektionsmittel
- IN-Stopfen

Blutschlauchsystem vom Shaldon-Katheter diskonnektieren.
Spülen des Katheters mit NaCl 0,9%.
Blockade des Katheters mit Heparin.
Durchführung der Sprühdesinfektion (s. Anschließen zur Hämodialyse).
Verschluß des Shaldon-Katheters mit einem IN-Stopfen.

5.1.3
Komplikationen beim Legen der akuten Gefäßzugänge

> **Merke**
> Die Häufigkeit der Akutkomplikationen von Gefäßzugängen ist in erster Linie von der Erfahrung und dem Geschick des punktierenden Arztes abhängig.

Erschwert wird die Katheteranlage durch:

- geringe Füllung der zentralen Venen bei Exsikkose, die zum Kollaps der Gefäße (Ausnahme V. subclavia) führen kann,
- eine gestörte Blutgerinnung, z.B. durch bestehende medikamentöse Antikoagulation oder durch krankheitsbedingte Thrombozytopenien oder plasmatische Gerinnungsstörungen.

Herzrhythmusstörungen
Dadurch, daß man bei der Katheteranlage mit der Spitze des Drahts in Herznähe gelangt, kommt es in bis zu 40% der Fälle zu Vorhofrhythmusstörungen und in bis zu 10% zu ventrikulären Arrhythmien. Schwerere, behandlungsbedürftige Rhythmusstörungen treten aber bei weniger als 1% auf.

Arterienverletzungen

Die versehentliche arterielle Punktion kann bei allen genannten Punktionslokalisationen auftreten. Die A. femoralis und mit Vorbehalt die A. carotis interna können leicht komprimiert werden, und die Blutung wird damit gestoppt. Die A. subclavia ist nicht von außen komprimierbar, und es können schwere Blutungen auftreten, wenn sie auch meist spontan zum Stillstand kommen.

Luftembolien

Seltener sind die gefährlichen Luftembolien, die bei Punktionen im Bereich der V. jugularis interna oder V. subclavia auftreten können. Luft kann durch die Atembewegungen des Patienten mit Entstehung eines Unterdrucks im Brustkorb angesaugt werden, wenn eine offene Verbindung von den zentralen Venen nach außen besteht.

Perforationen

Als weitere Komplikationen sind versehentliche Gefäß- und Herzperforationen möglich. Dies kann beim Einführen der Seldinger-Drähte geschehen. Derartige Perforationen sind bei geübten Punkteuren sehr selten. Eine Perforation kann sehr gut vermieden werden, wenn das Vorschieben der Seldinger-Drähte und des Katheters unter Durchleuchtungskontrolle erfolgt.

Allgemeine Richtlinien für den Umgang mit Gefäßkathetern

- Bei Manipulation an Gefäßkathetern sorgfältigster Umgang unter Beachtung der hygienischen Richtlinien.
- Vor jeder Manipulation an Gefäßkathetern hygienische Händedesinfektion.
- Beim Umgang mit Shaldon-Kathetern sterile Handschuhe zum eigenen Schutz anziehen, bei Vorhofkathetern grundsätzlich sterile Handschuhe. Katheter immer öffnungsfern halten.
- Infusionen steril vorbereiten und anschließen.
  CAVE: Vorhofkatheter zur Infusionstherapie!
- Abklemmen der Gefäßkatheter nur mit der integrierten Klemme.
  CAVE: Abklemmen mit Pean- oder Kocher-Klemme (Beschädigung des Materials)!

5.2 Chronische Gefäßzugänge

Definition
Der chronische Gefäßzugang wird notwendig, wenn der Patient terminal niereninsuffizient ist, also nicht nur vorübergehend dialysiert werden muß.

Bei Patienten mit chronischer Niereninsuffizienz sollte ein chronischer Gefäßzugang bereits frühzeitig angelegt werden. Auf diese Weise vermeidet man die akuten Gefäßzugänge mit ihrem nicht geringen Komplikationspotential.

5.2.1
Native arteriovenöse Fistel (Brescia-Cimino-Fistel)

Definition
Die 1966 von Brescio und Cimino beschriebene Fistel (Abb. 5.5) entsteht durch eine chirurgisch hergestellte Verbindung (Anastomose) zwischen Arteria radialis und Vena cephalica am Unterarm in Seit-zu-Seit- oder End-zu-Seit-Technik (Abb. 5.6).

Als *Fistel* wird der von der Anastomose körperwärts laufende Venenabschnitt bezeichnet, der sich unter den veränderten Blutdruck und -flußverhältnissen durch das abgezweigte arterielle Blut *aufweitet* und *wandstärker* wird. Genau diese Veränderungen erlauben die einfache und vielfache Punktion mit großen Kanülen, die diese Fistel zum Standardgefäßzugang der Dialysepatienten werden ließ. Es können damit hohe Blutflüsse bei einer niedrigen Infektions- und Thrombosierungsrate erzielt werden. Der Blutfluß liegt anfangs bei 200–300 ml/min und nimmt bei zunehmender venöser Dilatation bis auf Werte um 800 ml/min zu.

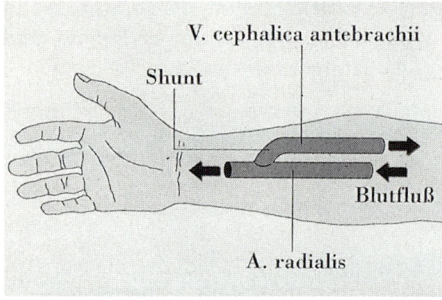

Abb. 5.5.
Schema einer Brescia-Cimino-Fistel. (Nach P. Thon, mit freundlicher Genehmigung der Fa. Boehringer, Mannheim)

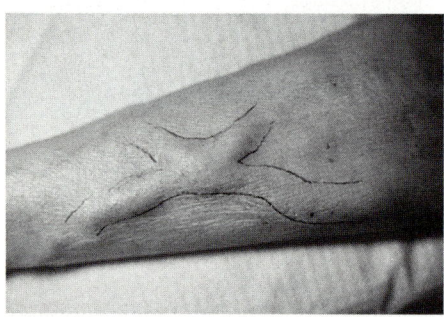

Abb. 5.6.
Brescia-Cimino-Fistel in typischer Seit-zu-Seit-Anastomose an üblicher Stelle zwischen A. radialis und V. cephalica

> **Merke**
> Eine frisch angelegte Fistel sollte eine Reifungszeit von ca. 3 bis 8 Wochen vor der Erstpunktion durchlaufen. Zu frühzeitige Punktionen können die Fistel dauerhaft schädigen, zu Verengungen führen und damit langfristig keine ausreichenden Blutflüsse erlauben.

Entscheidend für den Erfolg einer nativen Fistel sind ausreichende Gefäßverhältnisse, die die Konstruktion erlauben. Probleme können auftreten, wenn bereits erhebliche Verkalkungen der Arterien vorliegen oder wenn die Venen am Unterarm durch Punktionen und Infusionen narbig geschädigt wurden.

> ! Bei Patienten, denen eine Dialysepflichtigkeit bevorsteht, sollten daher unbedingt Punktionen am Unterarm vermieden werden. Blutabnahmen sollten z. B. am Handrücken erfolgen.

Üblicherweise wird für die Fistelanlage der nichtdominante Arm gewählt. Eine Vorbereitung des venösen Gefäßes kann durch Venentraining erreicht werden:

▶ Hierzu kann eine rhythmische Handkompression mit einem Trainingsschwamm dienen.
▶ Eine andere Möglichkeit ist das regelmäßige Anlegen einer venösen Staubinde (bis etwa 60 mm Hg) für Zeiträume von etwa 10 min.

5.2.2 Synthetische Shunts

Definition
Synthetische Shunts, bei denen zwischen der Vene und Arterie eine aus Kunststoff bestehende Gefäßprothese eingefügt wird, kommen erst dann zum Einsatz, wenn eine native Fistel nicht mehr konstruierbar ist.

Diese Situation ist gegeben bei:

▶ Gefäßverbrauch für bereits zuvor angelegte und inzwischen funktionsuntüchtige native Fisteln,
▶ primär schlechten Gefäßverhältnissen; besonders häufig also bei Patienten mit Diabetes mellitus oder arterieller Verschlußkrankheit.

Als Material für synthetische Shunts wird in der Regel das als Teflon bekannte Material in weicher ausgeschäumter Form verwandt (genauer: E-PTFE = „expanded" Polytetrafluorethylen).

Die Gefäßprothese wird der Arzt möglichst distal an der nicht dominanten oberen Extremität anlegen. Erst bei Verbrauch der Gefäße der körperfernen Regionen sollte weiter proximal anastomosiert werden. Im Bereich der unteren Extremitäten ist die Gefahr von Infektionen und Thrombosierungen deutlich höher.

Grundsätzlich können die Gefäßprothesen verschiedene Formen aufweisen (Abb. 5.7):

▶ gerade als „straight shunt" oder „straight graft",
▶ als „loop", der eine besonders lange Punktionsstrecke erlaubt.

Im Gegensatz zur nativen Fistel ist eine Shuntpunktion sofort möglich, besser sollte man aber 1–2 Wochen warten, bis die Prothese gut in das umgebende Gewebe eingeheilt ist.

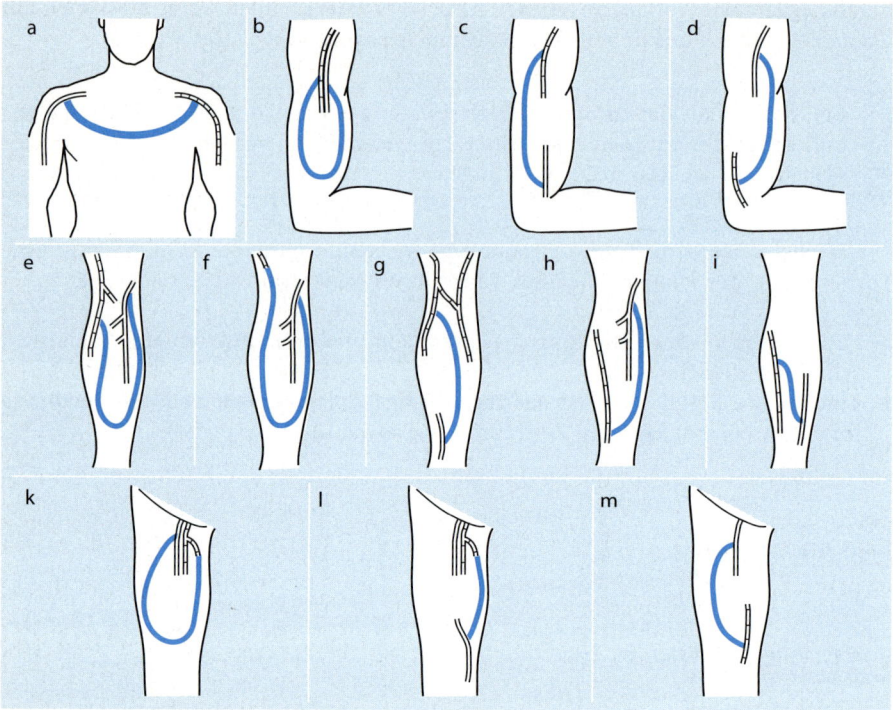

Abb. 5.7a–m. Verschiedene Lokalisationen zur Implantation synthetischer Shunts, je nach Lage entweder als „straigt graft" (**a, c, d, g–i, l, m**) oder „loop" (**b, e, f, k**). (Nach Franz u. Hörl 1997)

> **!** An synthetischen Shunts sollte keine Arealpunktion, sondern strikt die Strickleiterpunktion durchgeführt werden (s. Abschn. 5.4.3).

Synthetische Gefäßprothesen haben eine höhere Inzidenz an Infektionen und Thrombosen als native Fisteln. Verengungen treten besonders häufig im Bereich des Anschlusses der Prothese an die Vene auf. Die Funktionsdauer ist geringer als bei der Brescia-Cimino-Fistel.

Die Technik der Shuntpunktion wird ausführlich in Abschn. 5.4 besprochen.

5.2.3
Permanente Venenkatheter (Vorhofkatheter)

> **Merke**
>
> Permanente Venenkatheter (Abb. 5.8a) werden bei Patienten gelegt, die längerfristig über einen solchen Zugang dialysiert werden müssen.

5.2 Chronische Gefäßugänge

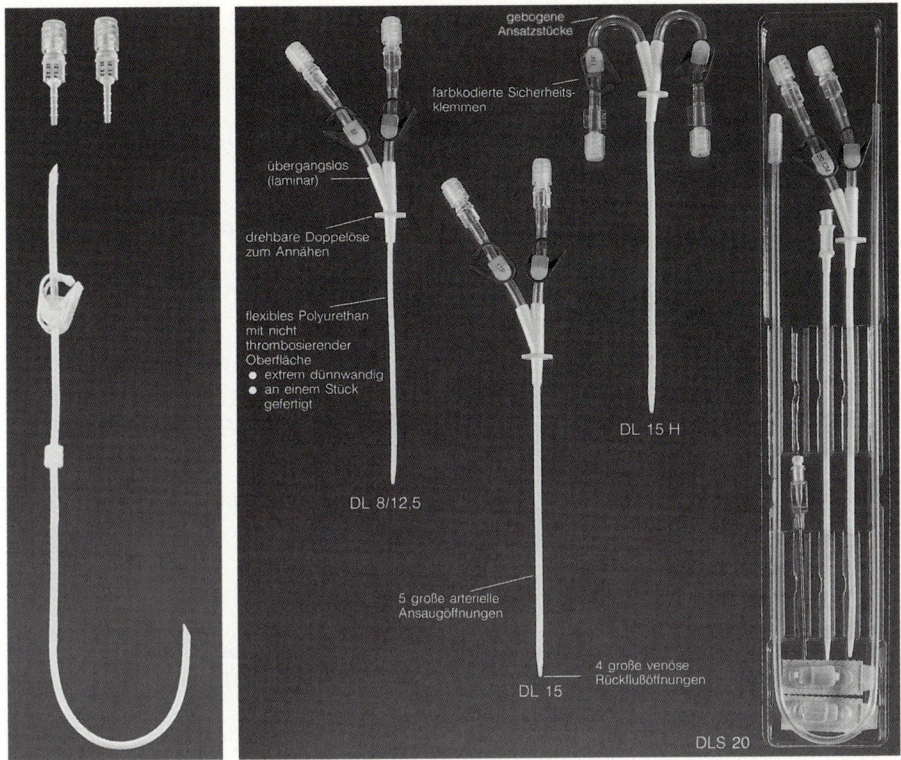

Abb. 5.8a,b. Einlumiger (a) Gefäßkatheter zur permanenten Implantation mit Dacron-Muffen zur Fixierung im Gewebe (b) Doppellumige Shaldon-Katheter mit dem zur Anlage notwendigen Einführungsset. (Mit freundlicher Genehmigung der Firma VMP/A. Schulz-Lauterbach)

In der Regel sind es Patienten, bei denen die Gefäßverhältnisse die Anlage eines peripheren Dialyseshunts nicht mehr zulassen, oder Patienten, bei denen ein Zeitraum bis zur Punktionsfähigkeit der Fistel überbrückt werden muß und die nach Hause entlassen werden sollen.

> **Merke**
>
> Permanente Katheter können auch bei nichturämischen Patienten zum Einsatz kommen, wenn sie längerfristig einen großlumigen Gefäßzugang benötigen, z. B. für Plasmaseparationen.

Native Fisteln sind bei nichturämischen Patienten mit einer deutlich höheren Thrombosierungsrate behaftet, die häufig eine zusätzliche Antikoagulation, z. B. mit Markumar, erforderlich macht.

Der Gefäßzugang für die permanente Katheter erfolgt über die Vena jugularis wie beim Shaldon-Katheter, die Katheterspritze sollte im Bereich der Einmündung der oberen Hohlvene in den rechten Vorhof zu liegen kommen.

Die wichtigsten Unterschiede zum Shaldon-Katheter, die die Länge der Verweildauer begründen, bestehen in:

- dem getunnelten Katheterverlauf und
- den zusätzlichen *Dacron-Muffen* (Abb. 5.8a) im Verlauf, die eine Keimeinwanderung entlang des Katheters erschweren.

Als permanente Venenkatheter stehen einlumige und doppellumige Modelle zur Verfügung.
Die Implantation kann in Lokalanästhesie erfolgen und dauert etwa 15–20 min.

> Nach Gebrauch des Katheters sollte zur Vermeidung einer Thrombosierung ähnlich wie beim Shaldon-Katheter eine Plombierung der Schenkel mit heparinhaltiger Kochsalzlösung erfolgen (1000 IE Heparin/ml).

Langzeitkomplikationen sind v. a. thrombotische Verschlüsse, die mechanisch mit speziellen Drähten oder durch eine fibrinolytische Therapie z. B. mit Urokinase behandelt werden können.

Anschließen zur Hämodialyse bei einlumigem Vorhof-Katheter
Um sterile Bedingungen zu gewährleisten, sollten immer 2 Personen tätig sein:

- 1 sterile Pflegekraft
- 1 unsterile Pflegekraft

Patientenvorbereitung:
Patienten situationsgerecht aufklären und miteinbeziehen.
Patienten in Kopftieflage bringen (Gefahr einer Luftembolie).

Benötigte Materialien:
Auf einem sterilen Arbeitsplatz sind griffbereit anzuordnen:
- steriles Abdecktuch
- Mundschutz
- sterile Handschuhe
- Desinfektionsmittel
- PVP-Jodlösung, z. B. Betaisodona®
- sterile Kompressen
- NaCl 0,9 %
- SN-Adapter
- Stretchpflaster
- Pflaster (Rolle)

5.2 Chronische Gefäßzugänge

Unsterile Person:	**Sterile Person:**
Mundschutz anlegen.	Mundschutz anlegen.
Hygienische Händedesinfektion	Hygienische Händedesinfektion. Sterile Handschuhe anziehen.
Abdecktuch steril anreichen.	Steriles Abdecktuch so am Patienten befestigen bzw. kleben, daß das Ansatzstück des Katheters später auf dem Abdecktuch zu liegen kommt.
Abwerfen von sterilen Kompressen auf das Abdecktuch und Durchtränkung mit Betaisodona®.	
Verband entfernen und Ansatzstück öffnungsfern halten.	Umwickeln des Ansatzstückes mit den in Betaisodona® getränkten Kompressen und Ablage auf dem sterilen Abdecktuch. Einwirkzeit beachten (mindestens 2 min.)!
Verband von der Hautaustrittsstelle entfernen und Umgebung mit Desinfektionsspray einsprühen. Achtung: Nur bei intakter und reizloser Haut!	
Haut von evtl. Pflasterresten reinigen und neuen Verband anlegen (s. „Verbandswechsel").	
Abwerfen von zwei 10-ml-Spritzen auf das Abdecktuch.	Betaisodona®-Kompressen entfernen, Aufsetzen einer 10-ml-Spritze und Aspiration des Heparins und evtl. Thromben.
Anreichen von Kochsalz zum sterilen Aufziehen.	Kochsalz aufziehen, nochmals kurz aspirieren (bei Thromben) und spülen.
SN-Adapter mit NaCl-Lösung vorfüllen und auf den Konnektor drehen.	Konnektor halten.

Abschließen von der Hämodialyse bei einlumigem Katheter
Zwei Pflegekräfte wie beim Anschließen.
Patientenvorbereitung wie beim Anschließen.

Benötigte Materialien wie beim Anschließen, jedoch zusätzlich:
▶ Heparin
▶ IN-Stopfen

Unsterile Person:	**Sterile Person:**
Mundschutz anlegen.	Mundschutz anlegen.
Hygienische Händedesinfektion.	Hygienische Händedesinfektion.
Handschuhe zum eigenen Schutz.	Sterile Handschuhe anziehen.
Rückgabe des Blutes.	
Abdecktuch steril anreichen.	Steriles Abdecktuch so am Patienten befestigen bzw. kleben, daß das Ansatzstück des Katheters später auf dem Abdecktuch zu liegen kommt.
Abwerfen von einer 10-ml-Spritzen auf das Abdecktuch.	
Anreichen von Kochsalz zum sterilen Aufziehen.	Kochsalz aufziehen, Katheter spülen.
Abwerfen von einer 2-ml-Spritze und einer Kanüle.	
Anreichen von Heparin zum sterilen Aufziehen.	2 ml (= 10.000 IE) Heparin aufziehen und Katheter blocken.
Abwerfen von sterilen Kompressen auf das Abdecktuch und Durchtränkung mit Betaisodona®.	Umwickeln des Ansatzstückes mit den in Betaisodona® getränkten Kompressen und Ablage auf dem sterilen Abdecktuch. Einwirkzeit beachten (mindestens 2 min.)!
	Verschluß des Katheters mit einem IN-Stopfen.

An- und Abschließen bei doppellumigem Katheter
Durchführung analog, jedoch beziehen sich die Angaben auf die beiden Katheterschenkel. (Ein SN-Adapter wird hier nicht benötigt.)

5.2.4
Komplikationen der chronischen Gefäßzugänge

Stenosen und Thrombosen
Die häufigste Komplikation des Shunts ist die Thrombose. Sie entsteht durch einen reduzierten Blutfluß, gleich welcher Genese. Man schätzt die Inzidenz der Shuntthrombose auf 0,5–0,8 Episoden pro Patientenjahr an der Dialyse.
 Die häufigste Störung ist die Behinderung des venösen Rückstroms. Stenosen im venösen Abfluß lassen sich in 75 % der Shuntthrombosen nachweisen. Weitere Ursachen sind:

▶ exzessive Shunt-Kompression nach Beendigung der Dialyse,
▶ Hypotension,
▶ erniedrigtes Herzzeitvolumen,

▶ lagerungsbedingte Kompression des Shuntgefäßes beispielsweise während des Schlafes,
▶ arterielle Stenosen.

Weiterhin können alle Faktoren, die zu einer verstärkten Gerinnungsbereitschaft (Hyperkoaguabilität) des Blutes führen, eine Thrombosierung des Shuntes begünstigen.

> **Merke**
> Die Häufigkeit von Thrombosen ist bei synthetischen Shuntmaterialien deutlich höher als bei den nativen Fisteln.

Als *Therapie* von venösen Stenosen stehen die Ballondilatation bzw. perkutane transluminale Angioplastie und chirurgische Interventionen zur Verfügung.

▶ Die klassische therapeutische Intervention bei Shuntthrombose ist die chirurgische Thrombektomie mittels Fogarty-Katheter (Ballonkatheter). Dieser Eingriff ist am aussichtsreichsten, wenn er während der ersten 48 h durchgeführt wird.
▶ Prinzipiell ist auch eine thrombolytische Therapie möglich, wobei hier die Ergebnisse dem chirurgischen Eingriff deutlich unterlegen sind.

Wird eine venöse Abflußbehinderung nicht beseitigt, muß man mit einer hohen Rezidivrate rechnen. Aus diesem Grunde sollte nach jeder Thrombose eine *Fistulographie* erfolgen, um eine eventuelle Stenosierung im venösen Abflußgebiet zu lokalisieren und zu behandeln.

Infektionen

> **Merke**
> Die Shuntinfektion ist die zweitfäufigste Ursache für Shuntrevisionen und macht ca. 20 % aller Shuntkomplikationen aus.

Bakteriämien bei Dialysepatienten sind in ihrer Mehrzahl durch Shuntinfektionen bedingt. Bei 80 % dieser Infektionen liegen grampositive Erreger vor, hier v. a. Staphylococcus aureus und Staphylococcus epidermidis. Gramnegative Keime sind bei 15 % der Infektionen beteiligt.

Die Häufigkeit der Shuntinfektionen hängt eindeutig mit dem technischen Geschick bei der Punktion zusammen (s. Abschn. 5.4). Eine einwandfreie Punktion und steriles Arbeiten sind wesentliche Voraussetzungen einer korrekt durchgeführten Dialysebehandlung.

▶ Synthetische Gefäßmaterialien haben eine höhere Infektionsrate.
▶ Ebenso sind Shunts im Bereich der unteren Extremitäten infektionsgefährdeter.

Als *Therapie* genügt bei nativen Fisteln häufig ein Antibiotikum, das den grampositiven Bereich abdeckt (penicillinasefeste Penicilline, Vancomycin). Bei synthetischen Materialien muß häufig neben einer medikamentösen Therapie chirurgisch interveniert werden, was bis zum kompletten Shuntersatz führen kann.

Kardiale Komplikationen

> **Merke**
>
> Patienten mit einer Beeinträchtigung ihrer kardialen Auswurfleistung können sich nach einer Shuntanlage hämodynamisch verschlechtern.

Ursache dafür ist, daß ein hoher Anteil des Auswurfvolumens durch den Shunt zirkuliert, ohne zur Sauerstoffversorgung der Peripherie beizutragen. Folgen sind:

▶ Blutdruckabfall,
▶ Herzversagen (High-output-failure des Herzens).

Therapeutisch kann man versuchen, den Blutfluß im Shunt durch Verengung zu reduzieren. Häufig muß der Shunt unterbunden und neu angelegt werden.

Distale Ischämien

> **Merke**
>
> Bei sehr hohem Shuntvolumen, das an der Peripherie vorbei direkt zum Herzen zurückgeleitet wird, kann das nachgeschaltete Gewebe mangelversorgt sein.

Der Patient spürt dies durch die typischen Symptome einer Durchblutungsstörung mit Kribbeln und Taubheitsgefühl, auch Schmerzen und Funktionsstörung. Häufig betrifft die Symptomatik die Hand des betreffenden Shunt-Arms.

Ist die Symptomatik gravierend, so muß eine operative Revision erfolgen. Häufig bildet sich die Symptomatik aber innerhalb von Wochen nach der Shunt-Anlage zurück.

Aneurysmen und Pseudoaneurysmen

> **Merke**
>
> Vielfachpunktion und gehäufte Fehlpunktionen in einem umschriebenen Areal (Arealpunktionen) können zur Ausbildung von erheblichen Gefäßaufweitungen durch Schädigung der Fistelwand, d.h. zu Aneurysmen führen (Abb. 5.9).

Aneurysmen entstehen meist bei nativen Fisteln im Bereich der Vielfachpunktion oder im Bereich der Anastomose. Sie sind:

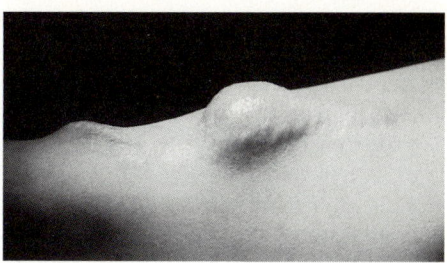

Abb. 5.9.
Shuntaneuryma. (Nach P. Thon, mit freundlicher Genehmigung der Fa. Boehringer, Mannheim)

▶ thrombosegefährdet,
▶ infektionsgefährdet,
▶ mitunter ein kosmetisches Problem.

Große Aneurymen sind außerdem rupturgefährdet und sollten chirurgisch abgetragen werden.

> **Merke**
>
> **Bei synthetischen Shunts entstehen meist Pseudoaneurysmen, deren Wand im Gegensatz zu den echten Aneurysmen nicht die ursprüngliche Gefäßwand ist, sondern sekundär im umliegenden Gewebe entstanden ist.**

Auch diese Pseudoaneurysmen sollten bei Rupturgefahr chirurgisch abgetragen werden.

5.3
Monitorisierung der Shuntfunktion

Venöse Stenosen sind die Hauptursache einer eingeschränkten Shuntfunktion und der Shuntthrombose. Stenosen der zentralen Venen treten gehäuft nach zentralen Venenkathetern auf. Aber auch ohne diese Eingriffe steigt die Häufigkeit zentraler Stenosen nach einer Shuntanlage an. Geänderte Strömungsbedingungen werden für dieses Phänomen verantwortlich gemacht. Im Bereich des eigentlichen Shuntes können durch die wiederholten Punktionen Stenosen durch Gewebereaktionen innerhalb des Shunts induziert werden.

▶ Ungefähr die Hälfte der Stenosen entwickelt sich bei der nativen Fistel an der arteriovenösen Anastomose.
▶ Bei synthetischen Shunts werden die meisten Stenosen im Bereich des Anschlusses der Gefäßprothese an die Vene beobachtet (venöse Anastomose).

Der Shunt sollte sorgfältig überwacht werden, um frühzeitig Stenosen zu erkennen. Die Monitorisierung der Shuntfunktion erfordert keinen wesentlichen Zusatzaufwand innerhalb der täglichen Dialysearbeit:

- Der Venendruck wird auf dem Dialyseprotokoll bei einem standardisierten Blutfluß von 200 ml/min zu Beginn der Dialyse eingetragen.
- Bei den meisten Patienten wird der Blutdruck danach weiter hochgedreht.
- Zur Beurteilung von Veränderungen des Venendrucks müssen die Protokolle größerer Zeitabschnitte verglichen werden.

Eine schlechte Shuntfunktion senkt längerfristig die Dialysequalität des Patienten und sollte gezielt verbessert werden.

Venöser Rücklaufdruck. Abflußhindernisse im venösen Schenkel des Shunts gehen mit einer Erhöhung des venösen Rücklaufdrucks einher.

> **Merke**
> Drücke über 150 mmHg sprechen bei einem Blutfluß von ca. 200 ml/min bei wiederholten Messungen für eine Stenose.

Natürlich ist der venöse Rücklaufdruck von vielen Faktoren abhängig, z. B. vom Blutfluß, von der Shunt-Anatomie, der Lage der Nadel usw. und muß daher unter Berücksichtigung dieser Faktoren beurteilt werden.

> **Merke**
> Bei synthetischen Shunts liegt der Druck grundsätzlich höher als bei nativen Fisteln.

Nützlich ist auf jeden Fall das Überwachen des venösen Drucks bei standardisiertem Blutfluß im Zeitverlauf.

Harnstoffrezirkulation.

> **Merke**
> Ein pathologischer Rezirkulationstest (s. Abschn. 5.6) ist ein wichtiger Hinweis auf eine Shuntfehlfunktion und weist meist auf eine Stenose hin.

Der Test ist aber nicht geeignet, frühzeitig Stenosen aufzudecken. Hierzu stehen bessere Methoden zur Verfügung, z. B. die Messung des Blutflusses im Shunt mit Doppler-Sonographie.

Fistulographie.

> **Merke**
> Die Fistulographie, also die Darstellung des Shunts und des proximal hierzu gelegenen Venensystems mittels Kontrastmittel, ist die Methode der Wahl zur Diagnose venöser Stenosen.

Eine Fistulographie sollte bei folgenden klinischen Zeichen in Betracht gezogen werden:

▶ venöser Rücklaufdruck mehrmals über 150 bei Blutfluß Q_B 200 ml/min,
▶ Rezirkulation über 15–20 %,
▶ Auftreten einer Shuntthrombose,
▶ verstärkte Gerinnung im Filter mit Zunahme der Heparindosis,
▶ verlängerte Kompressionszeit nach Dialyse,
▶ Ödem am Shuntarm,
▶ schwierige Shuntpunktion.

5.4
Technik der Shuntpunktion

5.4.1
Vorbereitung

▶ Der Patient wird dazu angehalten, den Shuntarm vor jeder Punktion gründlich mit Wasser und Seife zu waschen, wobei auf Hilfsmittel wie z. B. Bürsten aufgrund möglicher mechanischer Verletzungen mit konsekutiver Infektion verzichtet werden sollte.
▶ Vor jeder Dialysebehandlung sollte auch auf eine bequeme und funktionsgerechte Lagerung geachtet werden, die aber noch eine Teilmobilität des Patienten zuläßt. Die Lagerung kann ggf. auch durch Einsatz von Lagerungshilfen optimiert werden. Weiterhin wird dem Arm zusätzlich ein keimarmes Tuch untergelegt.
▶ Bei der Erstpunktion eines unbekannten Shunts sollten soweit möglich Besonderheiten (Gefäßverlauf, Anzahl, Art und Punktionsrichtung der Nadel, etc.) und Komplikationen früherer Punktionen erfragt werden.
▶ Anschließend erfolgt die Inspektion des Shuntarmes. Hierbei ist besonders auf Zeichen einer Infektion oder Gewebeeinblutung wie auch auf bestehende Aneurysmata zu achten.
▶ Die Art, die ordnungsgemäße Funktion und der genaue Verlauf des Gefäßzugangs müssen vor jeder Punktion palpatorisch *und* auskultatorisch gesichert werden. Weiterhin muß die Flußrichtung des Shunts (besonders bei Kunststoffprothesen) vor jeder Punktion feststehen.
▶ Bei schmerzempfindlichen Patienten und bei Kindern sollte auf eine möglichst schmerzfreie Punktion Wert gelegt werden. Dies kann z. B. mittels subkutaner Infiltration mit Lokalanästhetika oder kutan aufzutragender Creme gewährleistet werden.
▶ Die Desinfektion des Shuntarmes erfolgt durch großflächiges Aufsprühen von Hautdesinfektionsmittel und anschließender Wischdesinfektion mit sterilen Kompressen. Hierbei darf jede Kompresse nur einmal verwendet werden, wobei von dem geplanten Punktionsfeld weggewischt wird. Anschließend erfolgt eine nochmalige Sprühdesinfektion unter Beachtung der Einwirkzeit.
▶ Zum eigenen Schutz ist das Tragen von Einmalhandschuhen zu empfehlen.

> **Folgende Materialien sind zur Shuntpunktion griffbereit vorzubereiten:**
>
> | | |
> |---|---|
> | Stauschlauchmanschette | Kanülen s. c. |
> | Desinfektionsspray | Dialysekanülen (arterielle und venöse Nadel) |
> | sterile Kompressen | Pflaster |
> | 2-ml- u. 10-ml-Spritzen | Lokalanästhetikum (Emla® Creme, Scandicain® 1 %) |
> | NaCl 0,9 % | Einmalhandschuhe |

5.4.2
Durchführung

Bei der Durchführung der Shuntpunktion können verschiedene Punktionstechniken praktiziert werden (s. u.). Die Punktionstechniken werden in den einzelnen Dialysezentren unterschiedlich gehandhabt, sollten aber in aller Regel von dem jeweiligen Shunt abhängig gemacht werden. Die Wahl der zu verwendenden Dialysenadel hängt vom Shunt und dessen Zustand ab.

> **Merke**
>
> Meistens werden beim chronischen Hämodialysepatienten Stahlnadeln mit einer Kanülenstärke zwischen 15 und 17 Gauge (dies entspricht einem Außendurchmesser zwischen 1,8 und 1,5 cm) und einer Schlauchlänge von 15 cm verwendet.

Arterielle und venöse Stahlnadel unterscheiden sich darin, daß die arterielle Stahlnadel über eine zusätzliche Öffnung am Kanülenschaft verfügt (Abb. 5.10a–c). Diese augenförmige Öffnung verringert die Gefahr des Ansaugens der Nadel an der Gefäßwand. Sollte die Nadel sich dennoch mit der Spitze an der Gefäßwand ansaugen und das Lumen der Nadel verlegen, kann ein weiterer Blutfluß über die zusätzliche Öffnung garantiert werden.
Hierauf ist bei der Shuntpunktion zu achten:

▶ Bei der Wahl der Punktionsstellen ist unbedingt zu berücksichtigen, daß die arterielle und venöse Nadel nach deren Plazierung nicht zu nahe beieinander liegen. Es kann sonst zu Rezirkulationen kommen (Rezirkulationstest s. Abschn. 5.6) mit der Folge einer ineffektiven Dialyse und einem erhöhten Risiko der Shuntthrombose.
▶ Von der arteriovenösen Anastomose muß ein Abstand von 5 cm eingehalten werden, um dort keine Verletzungen zu setzen.
▶ Punktiert wird in Richtung des Blutflusses, wobei die venöse Nadel proximal zur arteriellen Nadel zu liegen kommt.
▶ Die Punktionsrichtung hat jedoch keine Auswirkung auf die Lebensdauer eines Shunts.

Abb. 5.10.
a Arterielle und venöse Dialysekanülen mit Farbkodierung der Klemmen (*oben* arteriell, *unten* venös).
b Schemadarstellung der abreißbaren Drehflügel an der Dialysekanüle. Der schwarze Punkt markiert die Anschliffseite, auf der Rückseite befindet sich ein roter Punkt.
c Detailschema der Kanülenspitzen: Bei der arteriellen Kanüle (rechts) verhindert die schlitzförmige Seitenöffnung das Ansaugen der Kanüle an der Gefäßwand. (Abb. 5.10 b und c mit freundlicher Genehmigung von Fresenius Medical Care)

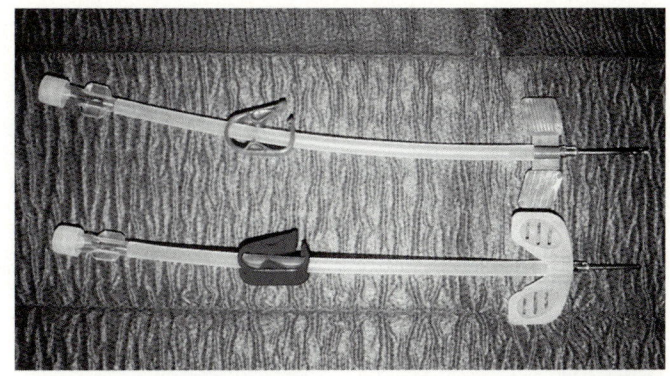
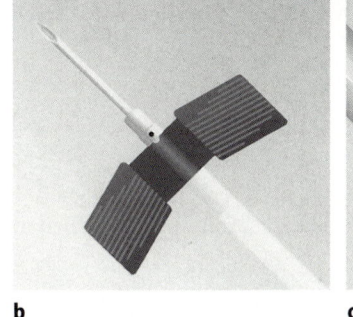
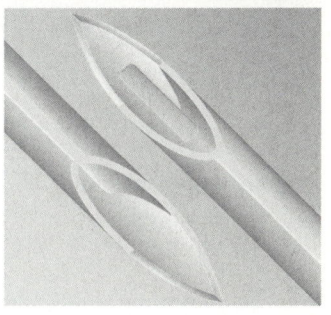

▸ Eine schmerzarme Punktion kann dadurch erreicht werden, daß die Haut über dem Gefäß gespannt und die Kanüle in einem Arbeitsgang in das Lumen des Gefäßes vorgeschoben wird.

▸ Empfehlenswert ist es, bei der Punktion den Nadelschliff nach unten zu halten. Dadurch können Gewebetraumatisierungen, Blutungen und die Gefahr der Punktion der gegenüberliegenden Gefäßwand verringert werden.

▸ Der Punktionswinkel bei *nativen Shunts* sollten 20–30° betragen. Bei *Gefäßprothesen* sollte in einem Winkel von 45° punktiert werden. Hierdurch kommt es zu relativ kleinen Substanzdefekten des Gefäßes, die sich durch den Gewebedruck leicht verschließen und zu einer Verkleinerung des Punktionslochs führen.

Die Kanülen werden in ihrer gesamten Länge unter vorsichtigem Vorschieben in das Gefäßlumen eingeführt (Abb. 5.11a) und deren freie Lage im Lumen kontrolliert. Die ist meist durch freie Beweglichkeit der Nadel im Gefäß leicht zu kontrollieren. Anschließend erfolgt die Fixierung der Nadel mit Pflaster (Abb. 5.11b). Auf einen festen Sitz und eine Zugentlastung der Nadel muß geachtet werden, da es aufgrund der Teilmobilität der Patienten zu starken Beanspruchungen an dieser Stelle kommen kann.

Die korrekte Lage der Dialysekanüle und deren Durchgängigkeit wird abschließend durch Spülen der Kanüle mit 10 ml NaCl 0,9 % überprüft. Das Spülen verhindert auch die mögliche Teilthrombosierung des Kanülenlumens und

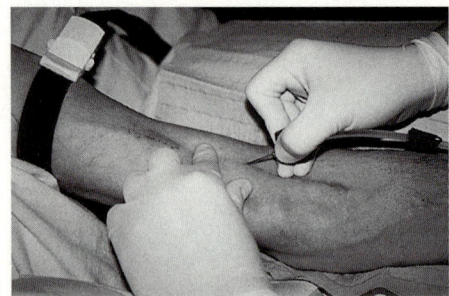 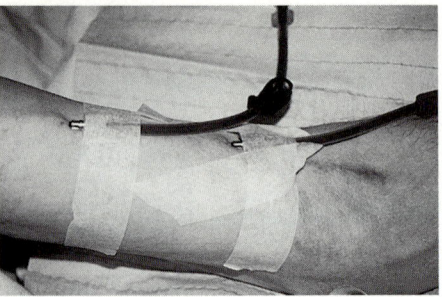

Abb. 5.11a,b. a Vorgehen bei der Punktion, **b** Fixierung der Dialysekanülen

gewährleistet somit den notwendigen Blutfluß zur Durchführung einer Hämodialyse.

5.4.3
Punktionstechniken

Bei der Shuntpunktion werden 3 Techniken unterschieden (Abb. 5.12):

▶ Arealpunktion,
▶ Strickleiterpunktion,
▶ Knopflochpunktion.

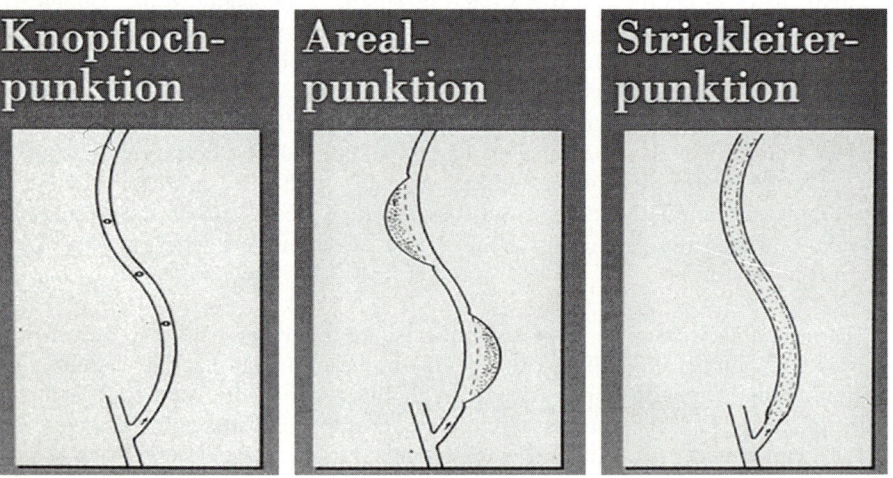

Abb. 5.12. Schema von Knopfloch-, Areal- und Strickleiterpunktion. (Nach P. Thon, mit freundlicher Genehmigung der Fa. Boehringer, Mannheim)

Arealpunktion

Bei der Arealpunktion wird ein 2–3 cm langer Bereich des Shunts – ohne Ausnutzung der gesamten Punktionsstrecke – im zeitlichen Intervall wiederholt benutzt. Häufig muß diese Art der Punktionstechnik gewählt werden, da die Anatomie der Shuntverhältnisse oft keine andere Punktionsweise zuläßt: Entweder liegen große Abschnitte des Gefäßes zu tief im Gewebe und können dadurch nicht punktiert werden, oder das Lumen der Shuntvene hat sich streckenweise zu gering ausgebildet.

Ein Problem der Arealpunktion besteht aus gefäßchirurgischer Sicht in der Bildung von umschriebenen Gefäßdilatationen der punktierten Vene. Längerfristig entstehen in diesem Gebiet bei nativen Gefäßverhältnissen Aneurysmata. Bei Kunststoffprothesen kommt es zur Ausbildung von Pseudoaneurysmata und Austritt von Blutbestandteilen ins umliegende Gewebe. Durch die entzündliche Gewebsreaktion werden an der Gefäßprothese Shuntinfektionen und Shuntthrombosen gefördert.

Strickleiterpunktion

Bei der Strickleitertechnik wird die gesamte Länge des Shunts zur Punktion genutzt. Der Shunt wird von distal beginnend zur Körpermitte hin auspunktiert. Jede neue Punktionsstelle befindet sich wenige Millimeter proximal zur letzten Punktionsstelle und horizontal versetzt.

Diese Technik der Shuntpunktion reduziert die Traumatisierung und Narbenbildung auf ein Minimum. Durch das Auspunktieren des Gefäßes entwickelt sich meist ein gleichmäßiger, gut punktierbarer Shunt.

> **Merke**
>
> **Obwohl die Strickleitertechnik anfangs mit mehr Schmerzen bei der Punktion einhergeht, sollte diese Punktionstechnik als Standard angesehen werden. Bei der Punktion von Kunststoffprothesen ist sie unerläßlich.**

Knopflochpunktion

Die Knopflochpunktion verwendet bei jeder erneuten Punktion des Gefäßzugangs den alten Stichkanal. Aus schon oben beschriebenen Gründen der hohen Komplikatiosraten findet diese Punktionstechnik in der Praxis heute keine Anwendung mehr. Nur in Ausnahmefällen sollte diese Technik zur chronischen Hämodialysebehandlung verwendet werden.

5.5
Shuntpflege beim Abschließen von der Hämodialyse

Nach Beendigung der Dialysebehandlung werden die Kanülen nacheinander entfernt, und jede Punktionsstelle wird einzeln abgedrückt.

> **!** Die venöse Nadel wird zuerst entfernt und der Stichkanal komprimiert, um eine spätere Rekanalisierung zu vermeiden. Wird diese Reihenfolge nicht eingehalten, kommt es durch den Kompressionsdruck auf den Shunt auch zu einer Druckerhöhung im Gefäß. Die bereits geschlossene arterielle Punktionsstelle könnte sich durch den Druck wieder öffnen und müßte nochmals abgedrückt werden.

Komprimiert wird die Einstichstelle mit einem sterilen Kugeltupfer oder einem sterilen Handschuh in Stichkanalrichtung (Abb. 5.13). Der Kompressionsdruck sollte so gewählt werden, daß die Stichkanalblutung zum Stillstand kommt, der Shunt jedoch nicht in seinem ganzen Lumen abgedrückt wird. Eine Shuntthrombose wäre die Folge.

> **Merke**
> Bei der Kompression wird nicht der Shunt abgedrückt, sondern der Punktionskanal!

Zur Kontrolle des Kompressionsdrucks wird ein Stethoskop proximal zur Punktionsstelle auf den Shunt gelegt und das Shuntgeräusch beobachtet:

▶ Bei zu starkem Druck auf den Stichkanal verschwindet oder ändert sich das Strömungsgeräusch des Shunts.
▶ Bei zu geringem Druck blutet es aus der Punktionsstelle.

Jeder Dialysepatient sollte sich diese Technik aneignen, um eine lange Funktionsdauer des Shunts zu gewährleisten. Dem Patienten wird so von Anfang an das entsprechende Feingefühl für die Kompressionstechnik vermittelt, und er kann diese Technik jederzeit zur Selbstkontrolle heranziehen.

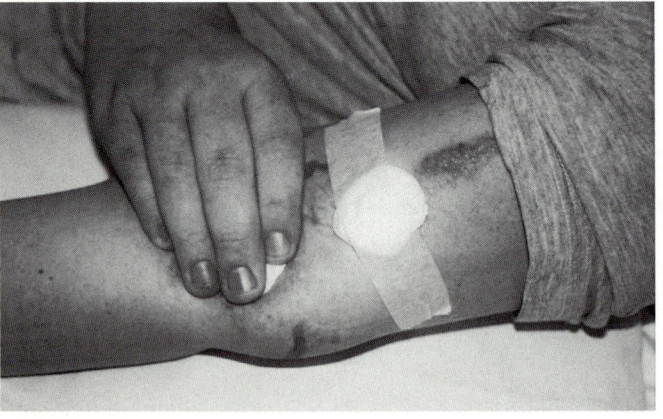

Abb. 5.13. Kompression mit Kugeltupfer durch Patienten

Wichtig ist das Einhalten der richtigen Kompressionszeiten.

Empfohlene Kompressionszeiten:

- Unter- und Oberarmfisteln (z. B. Brescia-Cimius-Fistel): ca. 20 min
- Kunststoffprothesen am Arm (z. B. Gore-Loop): ca. 45 min
- Oberschenkelshunts: ca. 60 min

Nach Beendigung der Kompressionszeit werden die Punktionsstellen mit einer sterilen Kompresse abgedeckt und mit einer elastischen Binde in Kornährentechnik verbunden. Der Ansatz der Binde muß hierbei die Anastomose mit einschließen, um die Ausbildung von Aneurysmata in diesem Bereich zu vermeiden. Der Verband wird am folgenden Tag vom Patienten selbständig abgenommen und die Haut des Shuntarms mit einer fettenden Creme gepflegt.

5.6 Rezirkulationstest

Definition
Rezirkulation bei der Hämodialyse ist die wiederholte Reinigung bereits dialysierten Bluts und kann zu einer erheblichen Reduktion der Dialyseeffizienz führen. Rezirkulation tritt in schlecht funktionierenden Shunts auf, sie kann aber auch innerhalb des Schlauchsystems auftreten, z. B. bei der Einzelnadeldialyse im Klick-Klack-Verfahren (s. Abschn. 9.6.1).

Rezirkulation im Shunt bedeutet, daß das durch die venöse Nadel zurückgegebene Blut zum Teil nicht in das Venensystem abfließt, sondern zur arteriellen Nadel zurückfließt und dort wieder angesaugt wird (Abb. 5.14). Die Rezirkulation tritt entweder auf, weil die Rückflußkapazität der Vene bei einer Verengung (Stenose) überschritten wird oder weil der arterielle Zufluß für den eingestellten Blutfluß nicht ergiebig genug ist und Blut aus arterienfernen Shuntanteilen zusätzlich angesaugt wird.

Auch wenn eine venöse Abflußstenose vorliegt, wird die Rezirkulation um so größer, je höher der Blutfluß eingestellt wird.

Risiken für Shuntrezirkulation:

- zu geringes arterielles Blutangebot,
- Punktionsnadeln haben die verkehrte Richtung oder liegen zu nahe beieinander,
- hoher venöser Rückflußdruck in Kombination mit hohen Blutflüssen.

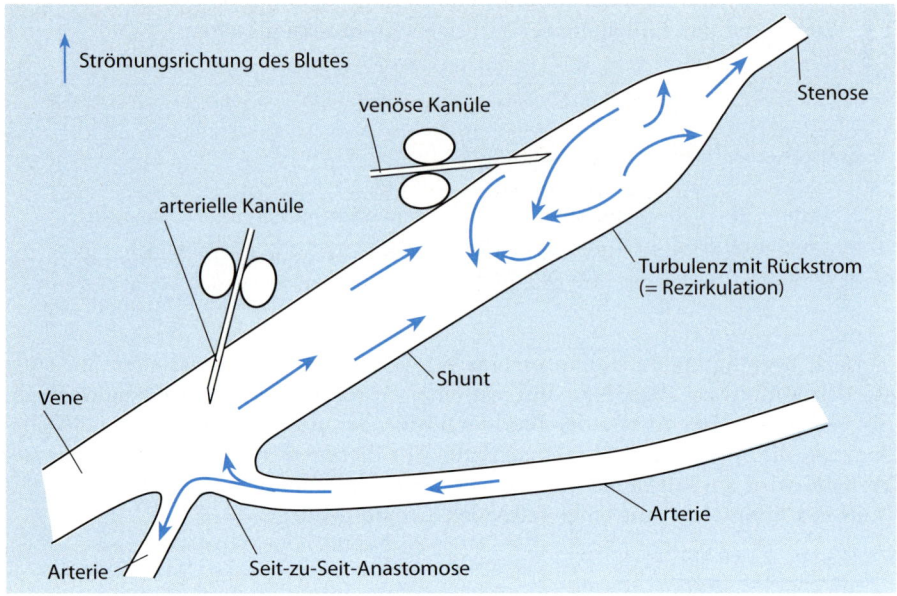

Abb. 5.14. Schematische Darstellung der Rezirkulation im Shunt

5.6.1
Messung und Berechnung

Zur Rezirkulationsmessung sind 3 Blutproben notwendig, und zwar:

▶ aus der arteriellen Nadel,
▶ aus der venösen Nadel,
▶ sytemisch (z. B. aus dem Gegenarm).

Die Blutentnahmen sollen während der ersten 30 min der Dialyse bei einem Standardblutfluß und bei vorübergehender Pause der Ultrafiltration erfolgen. Ein standardisierter Blutfluß ist für die Interpretation des Rezirkulationstests deshalb so wichtig, weil die Gefahr der Rezirkulation mit dem Blutfluß steigt.
Die Harnstoffkonzentrationen der 3 Blutproben werden verglichen und nach folgenden Gesichtspunkten bewertet:

▶ Während der laufenden Dialyse sollten Blutproben aus der *arteriellen* Nadel etwa die systemische Harnstoffkonzentration enthalten, also mit dem Harnstoffwert einer peripheren Blutprobe z. B. vom Gegenarm vergleichbar sein.

▶ Die Blutprobe aus der *venösen* Nadel dagegen weist eine durch Dialyse deutlich reduzierte Harnstoffkonzentration gegenüber der arteriellen und der systemischen Harnstoffkonzentration auf.
▶ Liegt der während der Dialyse gemessene Harnstoffwert aus der arteriellen Nadel niedriger als der systemische Harnstoffwert, so bedeutet dies, daß das dort angesaugte Blut mit bereits gereinigtem Blut aus der venösen Nadel verdünnt wurde, daß also Rezirkulation stattfindet.

Mit der unten angegebenen Formel wird die Rezirkulation während der laufenden Dialyse errechnet. Das Ausmaß der Rezirkulation wird in % ausgedrückt.

Merke
Eine Rezirkulation von mehr als 15–20 % gilt als pathologisch.

$$R\,[\%] = \frac{C_s - C_a}{C_s - C_v} \cdot 100$$

C_s Harnstoffkonzentration in Blutprobe des Gegenarms
C_a Harnstoffkonzentration aus Blutprobe des arteriellen Schenkels vor dem Dialysator
C_v Harnstoffkonzentration aus Blutprobe des venösen Schenkels nach dem Dialysator

Beispiel:
Blutfluß 300 ml/min
C_s = 90 mg/dl
C_a = 70 mg/dl
C_v = 25 mg/dl
R = 90–25 · 100 = 31 %

In diesem Beispiel liegt bei dem eingestellten Blutfluß eine pathologische Rezirkulation von 31 % vor.

5.6.2 Modifikation

Heute wird häufig eine Modifikation des Rezirkulationstests angewandt. Hierzu wird die gleiche Formel wie oben angewandt. Die systemische Blutprobe wird anders als bei den klassischen Tests – aus dem arteriellen Schlauchsystem entnommen, nachdem der Blutfluß auf 50 ml/min reduziert wurde. Man vermeidet so die venöse Punktion für die systemische Blutprobe und erfaßt die Shuntrezirkulation außerdem noch direkter.
Man hat erkannt, daß die Harnstoffkonzentration in den peripheren Venen nicht sehr gut mit der Harnstoffkonzentration des Blutes übereinstimmt, das den Shunt versorgt. Die wahre Harnstoffkonzentration dieses Blutes kann

durch eine Blutprobe aus der arteriellen Kanüle erfaßt werden, wenn die Strömungsverhältnisse im Shunt eine Rezirkulation sicher ausschließen. Dies ist dann der Fall, wenn man den Blutfluß so weit reduziert, daß keine Rezirkulation harnstoffärmeren Blutes mehr auftritt, so daß die Blutprobe also nicht verfälscht wird.

Protokoll für den Rezirkulationstest ohne zusätzliche venöse Punktion:

▶ Durchführung etwa 30 min nach Dialysebeginn; vorübergehender Ultrafiltrationsstopp.
▶ Bei Standardblutfluß Entnahme der venösen und arteriellen Blutprobe.
▶ Reduktion des Blutflusses auf 50 ml/min.
▶ Entnahme einer Blutprobe etwa 20–30 Sekunden nach dem Herunterdrehen des Blutflusses aus dem arteriellen Schlauchsystem.

KAPITEL 6

Antikoagulation bei extrakorporalen Blutreinigungsverfahren 6

Inhaltsübersicht

6.1 Erhöhte Thrombosierungsneigung 107

6.2 Einsatz von Heparin 108
- Wirkweise 108
- Beginn und Dauer der Heparinwirkung 108
- Nebenwirkungen 108
- Heparinzufuhr und Dosierung 109
- Kontrolle der Heparindosierung 110
- Niedermolekulares Heparin (NMH) 111

6.3 Verfahren bei erhöhtem Blutungsrisiko 112
- Heparinfreie Dialyse 113
- Regionale Heparinisierung 113
- Regionale Antikoagulation mit Citrat 113
- Einsatz von Prostacyclin 114

6.1
Erhöhte Thrombosierungsneigung

Bei extrakorporalen Blutreinigungverfahren kommt das Blut in Kontakt mit unphysiologischen Fremdoberflächen wie den Dialyseschläuchen oder der Dialysemembran. Dies führt über eine Aktivierung der plasmatischen Blutgerinnung und der Thrombozyten zu einer vermehrten Gerinnbarkeit des Blutes, also einer hohen Thrombosierungsneigung innerhalb des extrakorporalen Kreislaufs.

Definition
Die Vermeidung der Blutgerinnung wird als Antikoagulation bezeichnet.

Die Antikoagulation kann mit verschiedenen Substanzen erreicht werden, die die Abläufe der normalen Blutgerinnung behindern.

6.2 Einsatz von Heparin

> **Merke**
>
> Die Antikoagulation des Blutes mit Heparin ist die Standardmethode, um die oben angesprochene Thrombosierung des extrakorporalen Kreislaufs während der Durchführung einer Hämodialysebehandlung oder verwandter Verfahren zu verhindern.

Heparin wurde 1922 von Howell entdeckt und verdankt seinen Namen seinem reichhaltigen Vorkommen in der Leber (lat. *hepar*).

Wirkweise

Bei Heparin handelt es sich um ein komplex aufgebautes Molekül mit einem Molekülgewicht von ca. 60.000 bis 100.000 Dalton. Aufgrund seiner stark negativen (anionischen) Ladung bildet es mit bestimmten Proteinen im Blut Komplexe und verändert dadurch deren biologische Aktivität.

Das Zielprotein im Blut ist vornehmlich das Antithrombin III. Dieses Protein wird in der Leber synthetisiert und wirkt hemmend auf Bestandteile des plasmatischen Gerinnungssystems, konkret auf die Gerinnungsfaktoren XII_a, XI_a, IX_a, X_a und II_a (Thrombin). Die Bindung an Heparin verstärkt den antikoagulatorischen Effekt des Antithrombin III um ein vielfaches.

Beginn und Dauer der Heparinwirkung

Nach intravenöser Applikation tritt die antikoagulatorische Wirkung des Heparins sofort ein.

> **Merke**
>
> Die Halbwertszeit ist abhängig von der verabreichten Dosis und liegt für die bei Hämodialyse üblichen Menge zwischen 30 und 120 min.

Heparin wird vornehmlich im sogenannten retikuloendothelialen System des Körpers abgebaut, in geringer Menge jedoch auch über die Nieren ausgeschieden. Bei Niereninsuffizienz kommt es daher zu einer verlängerten Wirksamkeit.

Nebenwirkungen

▶ Die wichtigste akute Nebenwirkung des Heparins ist die *Blutung* (gefährlich v. a. im Magen-Darm-Trakt, in den ableitenden Harnwegen, im weiblichen Genitaltrakt).
▶ Darüber hinaus kann es zum Abfall der Zahl der Blutplättchen kommen, zur sog. *Thrombozytopenie*. Es gibt verschiedene Formen von Thrombozytopenie.

> **Merke**
>
> Bei der immunologisch vermittelten und klinisch besonders bedeutsamen heparininduzierten *Thrombozytopenie (HIT) Typ 2* kommt es neben einem Abfall der Blutplättchen zum Auftreten venöser und arterieller Thrombosen.

Die Letalität liegt bei ca. 20%. Bei Nachweis einer HIT Typ 2 muß Heparin abgesetzt werden und die Antikoagulation entweder mit dem Heparinoid Orgaran (bis zu 20% Kreuzreaktion) oder mit Hirudin (Polypeptid des Blutegels) durchgeführt werden. Auch ein Spülen des extrakorporalen Kreislaufs mit heparinhaltigen Lösungen zur Dialyse muß vermieden werden.

▶ Als weitere mögliche Nebenwirkungen des Heparins sind beschrieben worden:
- Osteoporose,
- Haarausfall,
- gelegentliche Hyperkaliämien,
- allergische Reaktionen.

Heparinzufuhr und Dosierung

Heparin wird entweder durch wiederholte Einzelgaben (*Boli*) oder durch eine kontinuierliche Infusion verabreicht. Grundsätzlich wird bei Beginn der Dialyse eine vergleichsweise hohe Einzeldosis Heparin in das System injiziert. In manchen Fällen ist eine solche Einzeldosis bereits ausreichend, um eine Blutgerinnung innerhalb des Systems zu vermeiden (*Single-shot-Antikoagulation*).

> **Merke**
>
> *Intermittierende Gabe von Einzeldosen, sogenannte Bolusgabe:*
> Hier werden nach einer initialen Bolusgabe von 2.500 bis 7.500 I.E. Heparin in bestimmten Zeitabständen weitere Einzelgaben verabreicht.
>
> *Kontinuierliche Gabe:*
> Es wird initial ein Bolus von ca. 2.500 I.E. Heparin gegeben, daran anschließend eine kontinuierliche Infusion mit 250 bis 2.000 I.E./h.

Die kontinuierliche Zufuhr des Heparins erfolgt an den Dialysegeräten in der Regel über eine mit einer Pumpe betriebene Perfusorspritze mit Zufuhr im arteriellen Schenkel des Schlauchsystems vor dem Dialysator. Für die Einstellung der Pumpengeschwindigkeit [ml/h] muß die Konzentration der verwandten Heparinlösung natürlich bekannt sein. Günstig ist es, wenn man in jedem Zentrum eine standardisierte Mischung benutzt.

> **Merke**
>
> Für eine Erstdialyse bei einem Patienten ohne erhöhtes Blutungsrisiko kann man als *Standard* 2.500-5.000 I.E. als Einzeldosis geben und danach 15-20 I.E./kgKG/h als kontinuierliche Infusion.

Die Antikoagulation mit Heparin sollte einige Zeit vor Beendigung der Dialyse gestoppt werden, um ein unnötiges Nachbluten aus den Stichkanälen des Shunts zu vermeiden.

> **Merke**
>
> Übliche Abstellzeiten der Heparinpumpe sind 20-30 min vor Dialyseende.

Eine andere Möglichkeit, dies zu erreichen, ist eine Reduktion der Heparinzufuhr in der zweiten Hälfte der Dialysesitzung.

Kontrolle der Heparindosierung

Die Wirkung des Heparins auf das Blutgerinnungssystem muß kontrolliert werden, damit sie einerseits für die Antikoagulation ausreichend ist, andererseits eine Blutungsgefahr vermieden wird. Hierzu wurden einfache *Bed-side-Tests* entwickelt, die vom Pflegepersonal während der Dialyse durchgeführt werden können. Grundsätzlich sind aber auch einige der von den klinischen Labors angebotenen Gerinnungstests für die Kontrolle geeignet, z.B. der Test zur partiellen Thromboplastinzeit (*PTT*). Diese Möglichkeit ist besonders bei kontinuierlichen Blutreinigungsverfahren auf der Intensivstation von Bedeutung (s. Kap. 12).

> **Merke**
>
> Das Blut zur Monitorisierung der Gerinnungsfunktion wird vor dem zum Heparineintritt aus dem arteriellen Schenkel des extrakorporalen Kreislaufs abgenommen, um eine verläßliche Aussage über den Gerinnungszustand des Patienten treffen zu können.

Bei Routinedialysen ist eine Kontrolle der Gerinnung normalerweise nicht notwendig. Bei besonders blutungsgefährdeten Patienten bieten sich zur Überwachung der Heparinwirkung zwei Testkriterien zur Auswahl an, die beide ohne großen Zeitaufwand engmaschig während der Dialyse geprüft werden können:

▶ die partielle Thromboplastinzeit (PTT),
▶ die aktivierte Gerinnungszeit (ACT).

> **Merke**
>
> Für Routinedialysen ist eine Verlängerung der Gerinnungsnormwerte um ca. 50–100% ausreichend, um bei einem minimalen Blutungsrisiko die Thrombosierung des extrakorporalen Kreislaufs zu verhindern.

Der früher übliche Test der *Vollblutgerinnungszeit* nach Lee-White (LWCT) ist heute wegen des hohen Zeitaufwands nicht mehr gebräuchlich. Bei dieser Methode wird die Gerinnung einer geringen abgenommenen Blutmenge durch Nachweis eines sichtbaren Blutgerinnsels unter Inkubieren und Kippen eines Proberöhrchens bei 37 °C im Wasserbad geprüft. Bereits der Normalwert ist mit 6–12 min sehr lang.

Eine Übersicht über die geeigneten Gerinnungstests gibt Tabelle 6.1.

Tabelle 6.1. Gerinnungstests zur Kontrolle der Heparinisierung

Test	Normwert (nach Sekunden) [s]	Während Dialyse
ACT	120–150	+80% (200–250 s)
PTT	18– 40	1,5–2faches des Ausgangswertes (60–80 s)
LWCT	240–480	20–30 min

Nicht nur außerhalb des gewünschten Bereichs liegende Gerinnungszeiten geben zu einer Änderung der Heparindosis Anlaß.

> **Merke**
> Anzeichen für eine *Thrombenbildung* innerhalb des extrakorporalen Systems sollten sorgfältig beachtet werden, um noch während der laufenden Dialyse durch verbesserte Antikoagulation der Thrombosierung des Dialysators entgegenwirken zu können.

Zu den Anzeichen gehören:

▶ venöser Durckanstieg,
▶ sehr dunkles Blut im venösen Schlauchsystem.

Nach der Dialyse sollte durch Betrachtung des Dialysators geprüft werden, wie gut er von Blut freigespült werden konnte. Gegebenenfalls können durch Thromben verschlossene Kapillaren durch Messung des Residualvolumens festgestellt werden. Dies ist vor allem für die Wiederbenutzung von Dialysatoren von Belang.

> **Merke**
> Erhöhte Gefahr der Thrombosierung besteht bei:
> • niedrigem Blutfluß
> • hoher UF-Rate,
> • hohem Hämatokritwert,
> • Transfusionen oder Lipidinfusionen während der Dialyse.

Niedermolekulares Heparin (NMH)

Das in der Natur vorkommende Heparin stellt ein Gemisch aus Heparinschwefelsäureestern unterschiedlicher Molekülgröße dar. Die zur Therapie verwendeten Standardheparine werden aus tierischen Organen gewonnen und weisen ebenfalls eine große Heterogenität auf. Jüngere Untersuchungen konnten zeigen, daß verschiedene Eigenschaften des Heparins mit bestimmten Molekülgrößen des Polysaccharids zusammenhängen.

Faktor X nimmt in der aktivierten Gerinnungskaskade eine zentrale Stellung ein, da über ihn sowohl eine Aktivierung des intrinsischen als auch des extrinsischen Anteils der plasmatischen Blutgerinnung zur Umwandlung von Prothrombin in Thrombin vermittelt wird. Daraus ergibt sich:

> **Merke**
> Die niedrigmolekularen Anteile des Heparins hemmen u. a. selektiv den Gerinnungsfaktor X_a und führen zur Beeinflussung der Thrombozytenfunktion im Vergleich zu den Standardheparini. Aufgrund des selektiven Wirkmechanismus der niedrigmolekularen Heparine soll eine geringere Blutungsgefahr als bei Standardheparine bestehen.

Tatsächlich findet man unter einer Therapie mit NMH nur bei Überdosierung eine Verlängerung der Gerinnungszeiten PTT und ACT.

> **Merke**
> Zur Monitorisierung steht der Anti-Faktor-X_a-Spiegel zur Verfügung.

Auch für das niedermolekulare Heparin stehen zwei Applikationsformen zur Auswahl (die Mengenangaben erfolgen als Einheiten von Anti-Faktor-X_a-Wirkung):

▶ Kontinuierliche Gabe: Initial 30 I.E. Anti-Faktor-X_a/kgKG gefolgt von 10 I.E. Anti-Faktor-X_a stündlich als Erhaltungsdosis. Hierbei ist zu bedenken, daß aufgrund der deutlich längeren (etwa doppelt so langen) Wirkungsdauer des NMH gegenüber dem konventionellen Heparin die Abstellzeit der Pumpe früher zu wählen ist, etwa 60 min vor Dialyseende.
▶ Bolusgabe: 80–90 I.E. Anti-Faktor-X_a/kgKG einmalig zu Beginn der Dialyse. Da niedermolekulares Heparin eine doppelt so lange Halbwertszeit wie Heparin besitzt, kommt man bei 3- bis 4stündigen Dialysen häufig mit einer Gabe aus.

Die Gabe von NMH bietet sich bei Komplikationen der Standardheparintherapie an (Haarausfall, Osteoporose etc.), da sie eventuell zu einer geringeren Nebenwirkungsrate führt. Gesicherte Daten liegen diesbezüglich allerdings nicht vor.

Wie auch das Standardheparin, ist NMH bei der HIT Typ 2 wegen der möglichen Kreuzallergie kontraindiziert.

Bei routinemäßiger Anwendung von NMH bei der Dialyse sind die derzeit noch deutlich höheren Kosten im Vergleich zum Standardheparin zu bedenken.

> **Merke**
> Als Faustregel für die Umstellung eines Patienten von Heparin auf NMH kann man davon ausgehen, daß für das NMH etwa 2/3 der Dosis des Standardheparins benötigt werden.

6.3
Verfahren bei erhöhtem Blutungsrisiko

> **Merke**
> Bei Dialysepatienten mit erhöhter Blutungsgefährdung kann Heparin nur mit Vorsicht eingesetzt werden.

Ein erhöhtes Blutungsrisiko besteht zum Beispiel im Zusammenhang mit einer Operation oder bei invasiven diagnostischen Eingriffen (Biopsien, Angiographien, etc.). Die urämische Herzbeutelentzündung (Perikarditis) stellt wegen der Gefahr einer Einblutung in den Raum zwischen dem Herzbeutel und dem

Herzmuskel mit nachfolgender lebensbedrohlicher Behinderung der Herzmuskelkontraktionen (Herzbeutelamponade) ebenfalls eine Kontrainikation zur Heparinisierung dar.

Folgende Möglichkeiten bieten sich bei erhöhter Blutungsgefährung an:

▶ heparinfreie Dialyse,
▶ regionale Heparinisierung,
▶ regionale Antikoagulation mit Citrat,
▶ Einsatz von Prostacyclin.

Heparinfreie Dialyse

Definition
Unter heparinfreier Dialyse versteht man die Durchführung einer Dialyse ohne antikoagulatorisch wirksame Substanz.

Voraussetzungen hierfür sind:

▶ ein hoher Blutfluß (>250 ml/min),
▶ das intermittierende Spülen des extrakorporalen Kreislaufs mit physiologischer Kochsalzlösung (250 ml alle 20 min).

Häufig muß das komplette System während einer Behandlung mehrfach ausgetauscht werden. Nachteil dieses Verfahrens ist daher der hohe materielle und personelle Aufwand.

Regionale Heparinisierung

> **Merke**
>
> **Bei der regionalen Heparinisierung wird Heparin vor dem Dialysator in den extrakorporalen Kreislauf infundiert und nach dem Dialysator Protamin appliziert, um die Heparinwirkung wieder aufzuheben.**

Dieses Verfahren ist schwierig zu steuern, darüber hinaus wirkt Protamin selbst bei Überdosierung gerinnungshemmend und kann zu anaphylaktoiden Reaktionen führen.

Regionale Antikoagulation mit Citrat

> **Merke**
>
> **Vor dem Dialysator wird Natriumcitrat in den extrakorporalen Kreislauf infundiert, um über eine Bindung des ionisierten Kalziums die Blutgerinnung zu hemmen. Hinter dem Dialysator wird Kalziumchlorid infundiert.**

Voraussetzung für dieses Verfahren ist ein kalziumfreies Dialysat. Das Serumkalzium und der Säure-Basen-Haushalt des Patienten müssen engmaschig kontrolliert werden, um Alkalosen oder Störungen des Kalziumspiegels rechtzeitig zu erkennen.

Einsatz von Prostacyclin

> **Merke**
>
> **Prostacyclin wird vor dem Dialysator infundiert und darüber die Thrombozytenaggregation gehemmt.**

Aufgrund der kurzen Halbwertszeit muß die Infusion kontinuierlich während der gesamten Dialyse erfolgen. An Nebenwirkungen kann es zu einer Flushsymptomatik, Kopfschmerzen und Blutdruckabfällen kommen.

Kapitel 7

Aufbau der Dialysatoren 7

Inhaltsübersicht

7.1 Membranmaterial und -aufbau *116*
7.1.1 Membranen verschiedener Materialtypen *117*
– Regenerierte Zellulosemembranen: Cellophan und Cuprophan *117*
– Substituierte Zellulosemembranen *118*
– Synthetische Membranen *118*
7.1.2 Membrangeometrie *119*
7.1.3 Biokompatibilität von Hämodialysemembranen *120*
Blut-Membran-Interaktionen bei Hämodialyse *120*
– Humorale Mediatorsysteme *120*
– Zelluläre Mediatorsysteme *121*
Klinische Relevanz der Biokompatibilität *122*
– Akutes Nierenversagen *122*
– Chronisches Nierenversagen *122*

7.2 Architektur von Kapillar- und Plattendialysatoren *122*
7.2.1 Hohlfaserdialysator (Kapillardialysator) *123*
7.2.2 Plattendialysator *124*

7.3 Leistungskriterien der Dialysatoren *124*
7.3.1 Dialysance bzw. Clearance als Maß des Stofftransports *125*
7.3.2 KoA, Meßgröße für Massentransfer über Membranen *126*
7.3.3 Clearance für Markermoleküle *127*
7.3.4 Clearance bei unterschiedlichen Blutreinigungsverfahren *127*
– Clearance bei Hämodialyse *127*
– Clearance bei Hämofiltration *128*
– Clearance bei Hämodiafiltration *128*
7.3.5 Ultrafiltrationskoeffizient als Maß für den Wassertransport *128*

7.1
Membranmaterial und -aufbau

> **Merke**
>
> Für die Blutreinigungsverfahren werden künstlich hergestellte, semipermeable Membranen zum Zwecke der Stofftrennung eingesetzt.

An diesen Membranen finden die Transportprozesse (s. Abschn. 2.1.3 und Kap. 5) statt.
Man unterscheidet:

- biologische Membranen und
- synthetische Membranen.

Biologische Membranen basieren auf dem natürlichen Polymer Baumwollzellulose. Durch Unterschiede in der Herstellung können verschiedene Derivate dieses Polysaccharids gewonnen werden, z. B.:

- Cuprophan,
- Hemophan,
- Zellulosetriacetat.

Vollsynthetische Membranen bestehen aus polymeren Kunststoffen wie:

- Polyacrilnitril,
- Polysulfon,
- Polyamid oder
- Polycarbonat.

Die verschiedenen zur Membranherstellung verwendeten Materialien zeigt Abb. 5.1.

> **Merke**
>
> Ein wesentliches Merkmal der Membranen ist ihre Durchlässigkeit für verschieden große Moleküle.

Man unterscheidet aufgrund dieser Eigenschaft:

- Low-flux-Membranen (Permeabilität bis zu einem Molekulargewicht von ca. 5.000 Dalton),
- High-flux-Membranen (Permeabilität bis zu einem Molekulargewicht von 50.000 Dalton).

Aus technischen Gründen ist es nicht möglich, Membranen mit durchgehend gleichgroßen Poren herzustellen. Die Verteilung der Größe der Poren folgt einer Gauss-Normalverteilung. Aus diesem Grunde ist die Angabe, bis zu welcher Größe Moleküle durchgelassen werden, der sogenannte *Cut-off*, nicht absolut zu verstehen. Es kommt vereinzelt auch zur Passage von größeren Molekülen.

7.1.1
Membranen verschiedener Materialtypen (Abb. 7.1)

Regenerierte Zellulosemembranen: Cellophan und Cuprophan
1937 wurde von Thalhimer das Cellophan und damit regenerierte Baumwollzellulose als Membranmaterial eingeführt. Zellulose ist ein aus vielen Glukosemolekülen verknüpftes Polymer.

Eine Weiterentwicklung semipermeabler Membranen auf Zellulosebasis war der Cuprammoniumprozeß. Bei diesem technischen Prozeß werden Zellulosemoleküle in einem Kupferammoniumbad in Lösung gebracht und als Membran aus-

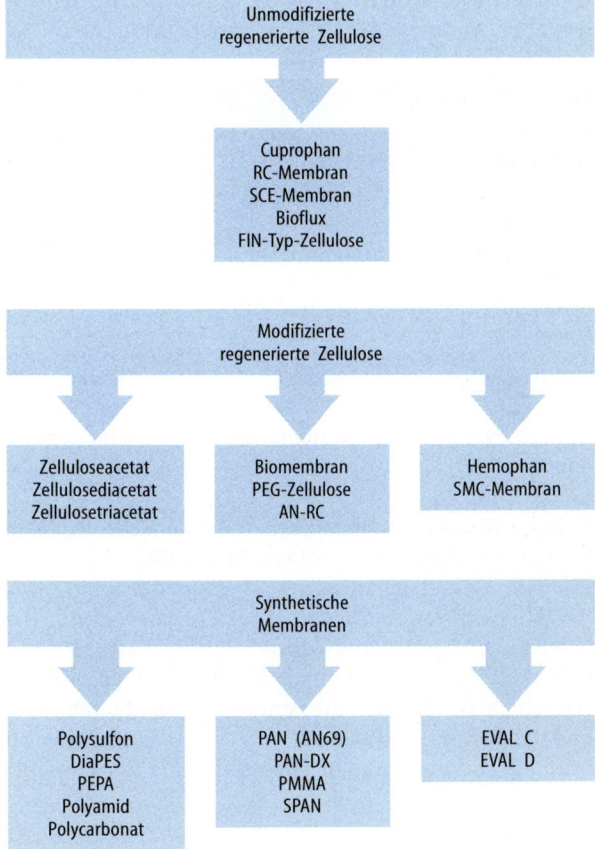

Abb. 7.1.
Stammbaum der biologischen, auf Zellulose basierenden und der synthetischen Dialysemembranen

gefällt. Das Endprodukt dieses Prozesses ist das Cuprophan®, eine auch heute noch viel benutzte Dialysemembran.

▶ Um die *Haltbarkeit* von Zellulosemembranen zu erhöhen, wird den Membranen Glyzerin zugesetzt.
▶ Der durchschnittliche *Porenradius* beträgt 1,72 nm.
▶ Der *Cut-off* dieser Membranen liegt bei einem Molekulargewicht von 500–1.000, d. h. größere Moleküle werden von diesen Membranen zurückgehalten. Für die Praxis bedeutet dies, daß unter Verwendung einer derartigen Dialysemembran keine Mittelmolekül-Clearance erfolgt.

Substituierte Zellulosemembranen

Eine Fortentwicklung der Zellulosemembran stellen die substituierten Zelluloseacetatmembranen dar. Jedes Glukosemolekül besitzt freie Hydroxylgruppen, die mit verschiedenen Liganden (Partner chemischer Verbindungen) verknüpft werden können. Je nach dem verwendeten Liganden unterscheidet man Membranen mit speziellen Eigenschaften.

Ein Vertreter dieser Gruppe ist das *Hemophan®*. Bei dieser Membran handelt es sich um modifizierte Zellulose, wobei ein Teil der Glukosemoleküle mit dem tertiären Amin DEAE (Diethylaminoethyl) ersetzt werden.

> **Merke**
>
> Mit der Zellulosetriacetatmembran wurde eine Membran synthetisiert, die zwar auf Zellulose basiert, aber auch typische Eigenschaften von High-flux-Membranen auf synthetischer Basis aufweist.

Synthetische Membranen

Definition
Synthetische Membranen enthalten keine Zellulose, sondern bestehen aus unterschiedlichen Polymeren wie beispielsweise Polyacrilnitril (AN69) oder Polysulfon. Aus synthetischen Materialien können Membranen für jedes Einsatzgebiet gefertigt werden.

Synthetische Membranen zeichnen sich gegenüber den biologischen aus durch:

▶ hohe Wasserdurchlässigkeit (hydraulische Permeabilität) und
▶ Durchlässigkeit für größere Moleküle.

Die Membranoberfläche ist wasserabweisend (hydrophob), und sie vermag Proteine zu binden (adsorptive Eigenschaft). Da diese Eigenschaften besonders hohe Ultrafiltrationsraten und den damit verbundenen, konvektiven Transport ermöglichen, werden die synthetischen Membranen bevorzugt für Hämofilter und High-flux-Dialysatoren eingesetzt. Es werden aber auch weniger permeable synthetische Membranen hergestellt, die als Low-flux-Filter eingesetzt werden.

7.1.2
Membrangeometrie

Nach ihrem Aufbau unterscheidet man:

▶ symmetrische Membranen und
▶ asymmetrische Membranen.

Symmetrische Membranen (Abb. 7.2a) besitzen über die gesamte Membrandicke einen homogenen Aufbau, die Größe der Poren auf der Innen- oder Außenseite ist gleich. Die Membranen aus Zellulose und ihren Derivaten sind symmetrisch aufgebaut.

▶ Ihr Vorteil liegt in einer hohen mechanischen Stabilität bei gleichzeitiger Dünnwandigkeit. Sie haben dadurch eine hohe Permeabilität für kleine Moleküle. Im Bereich der Mittelmoleküle nimmt die Permeabilität allerdings stark ab.
▶ Der wichtigste Transportmodus dieser Membranen ist die Diffusion.
▶ Die hydraulische Permeabilität ist sehr gering (kleiner Ultrafiltrationskoeffizient, Low-flux-Membranen).

> **Merke**
> **Das Einsatzgebiet dieser Membranen ist die klassische Hämodialyse.**

Asymmetrische Membranen (Abb. 7.2b) haben einen inhomogenen Aufbau. Sie bestehen aus einer dünnen inneren Porenschicht, an die sich eine großporige Außenlage anschließt. Die Innenschicht, die die Grenzschicht zum Blutkompartiment bildet, ist für die eigentliche Stofftrennung verantwortlich, während die Außenschicht vorwiegend der mechanischen Stabilisierung dient.

▶ Asymmetrische Membranen werden überwiegend aus synthetischen Materialien hergestellt.
▶ Aus Stabilitätsgründen sind diese Membranen wesentlich dicker als symmetrische Membranen.

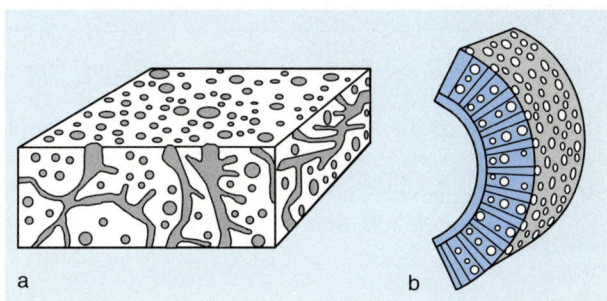

Abb. 7.2a,b.
Querschnitt durch eine (a) symmetrische Membran mit homogener Struktur und eine (b) asymmetrische Membran mit Trennung in die Innen- und Außenschicht. (Nach Franz u. Hörl, 1997)

- Die Dünnwandigkeit der Innenschicht bedingt die ausgezeichnete hydraulische Permeabilität und begünstigt konvektive Transportprozesse zur Stofftrennung.
- Die Breite der Gesamtmembran behindert allerdings die Diffusion.

> **Merke**
> Diese Membranen werden zur Herstellung von Hämofiltern und von High-flux-Dialysatoren benutzt.

7.1.3
Biokompatibilität von Hämodialysemembranen

Der Kontakt des Blutes mit den auf Zellulose basierenden Membranen führt zur Aktivierung verschiedener humeraler und zellulärer Entzündungsmediatoren.

Im Gegensatz hierzu zeichnen sich die synthetischen Membranen durch eine wesentlich geringere Aktivierung der oben erwähnten Blutbestandteile aus.

Die im folgenden beschriebenen Wechselwirkungen zwischen Membran und Blutbestandteilen sind stark vereinfacht. In der Realität existieren zahlreiche weitere Verbindungen zwischen den einzelnen Komponenten, die sich in ihrer Aktivierung und Wirkung gegenseitig beeinflussen.

Blut-Membran-Interaktionen bei Hämodialyse

Humorale Mediatorsysteme

Das Komplementsystem besteht aus einer Reihe von Plasmaproteinen, die eine wichtige Rolle im Immunsystem des menschlichen Körpers spielen. Aktiviert wird dieses System auf „klassische" oder auf alternative Weise. Zellulosemembranen führen über eine Aktivierung des alternativen Wegs zu einer ausgeprägten Aktivierung des Komplementsystems.

> **Merke**
> Die maximale Komplementaktivierung tritt 15 min nach Beginn einer Hämodialyse auf und hält bis zu 90 min an. Synthetische Membranen führen entweder nicht oder nur in viel geringerem Ausmaß als organische Membranen zu einer Aktivierung des Komplementsystems.

Gerinnungs- und Kallikrein-Kininogen-Kinin-System. Im Verlauf einer Hämodialysebehandlung kommt es zu einer Aktivierung des plasmatischen Anteils des Gerinnungssystems, was letztendlich zur Blutgerinnung und Thrombenbildung führt. Daher besteht die Notwendigkeit zur Heparinisierung der Patienten während der Durchführung extrakorporaler Blutreinigungsverfahren.

> **Merke**
> Die einzelnen Membranmaterialien unterscheiden sich bezüglich der Gerinnungsaktivierung nur geringfügig.

Die eigentlich effektiven Mediatoren des Kallikrein-Kinin-Systems sind das Bradykinin und Kallidin. Diese Peptide fungieren als Gewebshormone, die maßgeblich an entzündlichen Prozessen beteiligt sind. Sie verursachen u. a.

▶ Schmerz,
▶ Bronchokonstriktion,
▶ Vasodilation und
▶ erhöhte Gefäßpermeabilität.

Auslösend für die gesteigerete Synthese von Bradykinin im Rahmen der Hämodialyse ist unter anderem die Aktivierung des Hageman-Faktors, eines Bestandteils der Gerinnungskaskade (Hageman-Faktor = Gerinnungsfaktor VII). Dieser wiederum wird durch Kontakt mit unphysiologischen Fremdoberflächen aktiviert.

> **Merke**
> Es konnte gezeigt werden, daß v. a. die PAN/AN69-Membran zu einer Aktivierung des Hageman-Faktors und damit zu einer gesteigerten Synthese von Bradykinin führt.

Zelluläre Mediatorsysteme

Neutrophile Granulozyten.

> **Merke**
> Während einer Hämodialyse kommt es innerhalb von 15 min zu einem vorübergehenden Abfall der neutrophilen Granulozyten.

Dieses Phänomen wird über eine Komplementaktivierung vermittelt und tritt vornehmlich bei Einsatz von Zellulosemembranen auf. Weiterhin kommt es zu einer Aktivierung dieser Zellen und einer Freisetzung von Sauerstoffradikalen, die eine schädigende Wirkung auf das Gewebe haben.

Monozyten. Auf ähnliche Weise erfolgt eine komplementvermittelte Aktivierung von Monozyten, die kurzfristig zu Fieber führen kann und langfristig die Ablagerung von β_2-Mikroglobulin begünstigt.

Definition
Bioinkompatibel bedeutet, daß eine Membran zu einer deutlichen Aktivierung der beschriebenen Entzündungsvorgänge führt. Dies trifft im Regelfall auf biologische Membranen zu.
Biokompatible Membranen führen nicht oder in geringem Ausmaß zur Entzündungsaktivierung. Es handelt sich hierbei vornehmlich um synthetische Membranen.

Klinische Relevanz der Biokompatibilität

Wenn durch Blutreinigungsverfahren mit bioinkompatiblen Membranen regelmäßig eine Aktivierung der oben beschriebenen Entzündungsvorgänge stattfindet, so wirkt sich das langfristig vermutlich negativ auf den Patienten aus. Viele Untersuchungen hierzu legen daher den vorwiegenden Einsatz von neueren synthetischen Membranen nahe, auch wenn diese Einschätzung noch nicht endgültig sein kann. Folgende Beispiele aus der klinischen Praxis sollen das illustrieren.

Akutes Nierenversagen
Es gibt gute Hinweise dafür, daß Patienten mit einem dialysepflichtigen akuten Nierenversagen sich unter Einsatz synthetischer Membranen (PAN/AN69 und PMMA) bezüglich ihrer Nierenfunktion schneller erholten und eine geringere Mortalität hatten als Patienten, die mit Cuprophanmembranen dialysiert wurden. Allerdings sind weitere Studien notwendig, um diese Ergebnisse zu bestätigen.

Chronisches Nierenversagen
Jüngste Ergebnisse weisen darauf hin, daß das β_2-Mikroglobulin, welches unter anderem für das gehäufte Auftreten des Karpaltunnelsyndroms bei Langzeitdialysepatienten (s. Abschn. 15.7.1) verantwortlich ist, unter dem Einsatz synthetischer High-flux-Membranen vermindert im Gewebe abgelagert wird.

7.2
Architektur von Kapillar- und Plattendialysatoren

Dialysatoren bestehen aus einem Blut- und einem Dialysatkompartiment, die von einer semipermeablen Membran getrennt werden.

> **Merke**
> Der Transport über die Membran des Dialysators kann nur dann in nennenswerter Quantität erfolgen, wenn der Kontakt zwischen Dialysat- und Blutkompartiment zu jedem Zeitpunkt auf einer möglichst großen Fläche erfolgt.

Der spezielle Aufbau der Dialysatoren soll dies ermöglichen. Nach der Architektur der Kompartimente unterscheidet man:

▶ Hohlfaserdialysatoren,
▶ Plattendialysatoren.

Beide Dialysatortypen werden in der Klinik eingesetzt und sind grundsätzlich als gleichwertig anzusehen.

7.2.1
Hohlfaserdialysator (Kapillardialysator)

Kapillardialysatoren bestehen aus bis zu 20.000 engparallel angeordneten Hohlfasern, den Kapillaren (Abb. 7.3a,b). Der Durchmesser einer Kapillare beträgt 200 μm, die Wandstärke 5–40 μm.

▶ Die Kapillaren stellen das Blutkompartiment dar.
▶ Der die Kapillaren umgebende und vom Gehäuse begrenzte Hohlraum stellt das Dialysatkompartiment dar.

Der Vorteil dieser Geometrie liegt in dem geringen Füllvolumen für Blut, im Durchschnitt etwa 70 ml. Gleichzeitig kommt es bei Blutlecks in einzelnen Kapillaren häufig nur zu kleinen, umschriebenen Blutungen.

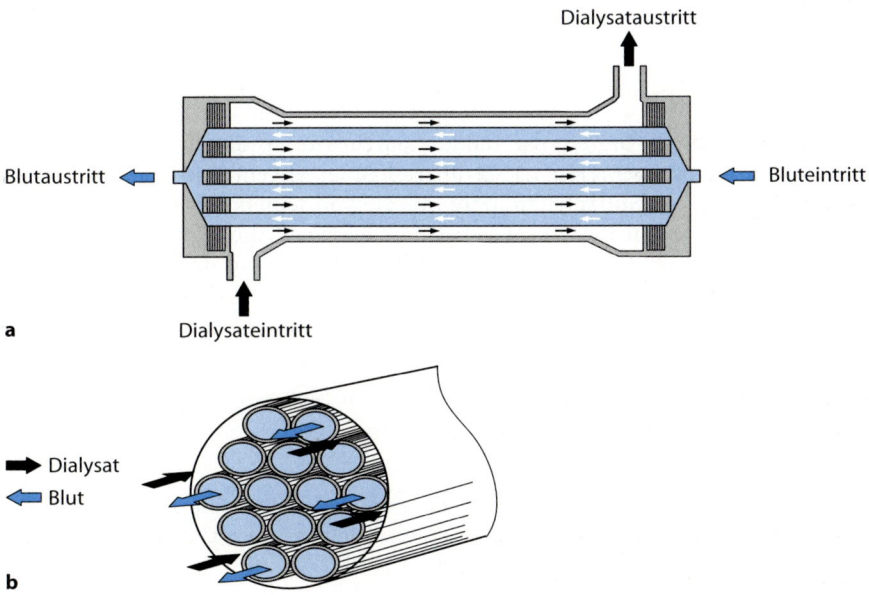

Abb. 7.3a,b. (a) Kapillardialysator mit Blutanschlüssen und seitlichen Anschlüssen für das Dialysat. (b) Aufgeschnittener Kapillardialysator mit erkennbaren Einzelkapillaren. (Nach Franz u. Hörl, 1997)

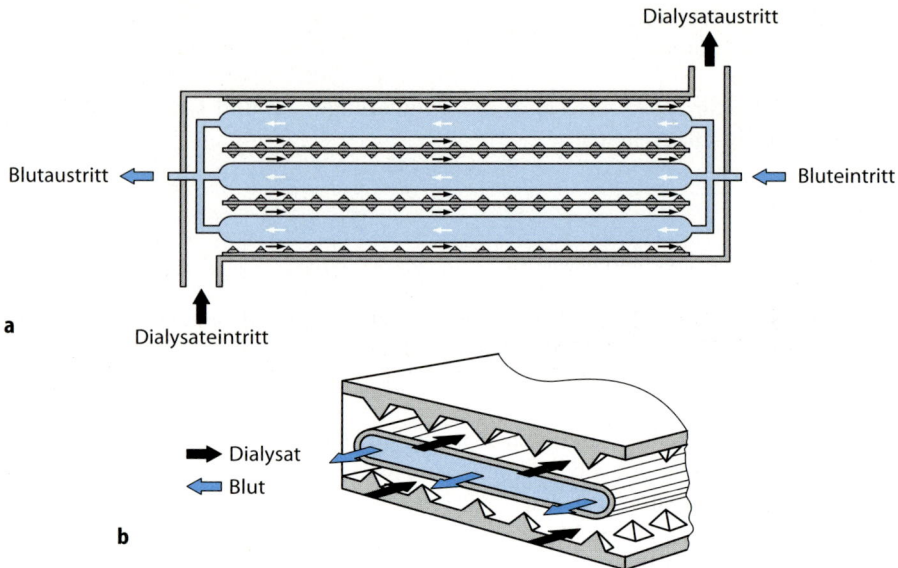

Abb. 7.4a,b. (a) Plattendialysator mit Blutanschlüssen und seitlichen Anschlüssen für das Dialysat. (b) Schema des Aufbaus. (Nach Franz u. Hörl, 1997)

7.2.2
Plattendialysator

Bei Plattendialysatoren besteht das Blutkompartiment aus einem breiten, instabilen Schlauch, der in mehreren Lagen übereinander angebracht ist. Diese Membranlagen werden von Stützplatten getrennt, die von feinen Mikrokanälen durchzogen sind, welche vom Dialysat durchströmt werden (Abb. 7.4a,b).

Wegen der leichten Verformbarkeit des Schlauches nimmt das Blutfüllvolumen in Abhängigkeit vom transmembranösen Druck zu, zudem werden im allgemeinen höhere Blutvolumina als bei Kapillardialysaten zur Füllung benötigt.

7.3
Leistungskriterien der Dialysatoren

Heute stehen eine Vielzahl von Dialysatoren und Hämofiltern verschiedener Anbieter mit speziellen Leistungsmerkmalen zur Verfügung. Zur Auswahl des richtigen Dialysators ist ausschlaggebend:

▶ das Dialyseziel bei dem jeweiligen Patienten und
▶ die Leistung des Dialysators bezüglich des Stoff- und Wassertransports; die Angaben über diese Leistungen des Dialysators werden vom Hersteller gemacht und finden sich z. B. in den Beipackzetteln der Dialysatoren.

7.3.1 Dialysance bzw. Clearance als Maß des Stofftransports

Der Stofftransport kann mit der Clearance gemessen werden. Die Clearance für bestimmte Substanzen wird in Analogie zur Nierenphysiologie bestimmt (zur Clearancebestimmung beim Menschen s. Abschn. 2.2, S. 24). Hierbei ist das physikalische Prinzip unbedeutend, auf dem die Elimination der Substanz beruht, also Diffusion, Konvektion oder eine Kombination der beiden.

> **Merke**
> Die Clearance einer Substanz wird ausgedrückt als das Blutvolumen, das in einer Minute komplett von der betreffenden Substanz befreit wird.

$$K\ [ml/min] = \frac{C_a - C_v}{C_a} \cdot Q_b$$

C_a Konzentration vor dem Dialysator.
C_v Konzentration hinter dem Dialysator.
Q_b Blutfluß.

Da sich die Clearance auf das gereinigte Blut- und nicht auf das Plasmavolumen bezieht, wird sie im Englischen auch als *whole-blood-Clearance* bezeichnet, obwohl die korpuskulären Elemente nicht direkt am Stoffaustausch teilnehmen. Der errechnete Wert überschätzt die Blutclearance, und zwar um so mehr, je höher der Hämatokrit liegt.

Definition
Genaugenommen ist die Clearance (C) ein Sonderfall der Dialysance (D):
Man spricht nur dann von Clearance, wenn die Konzentration der betreffenden Substanz im Dialysat, wohin die Substanz verschoben wird, 0 ist. Dies trifft für Harnstoff, Kreatinin und Urämietoxine natürlich zu, bei Elektrolyten wie dem Kalium oder Kalzium muß man dagegen korrekterweise von Dialysance sprechen.

Im Prinzip handelt es sich um den gleichen Prozeß; wir verwenden daher einfachheitshalber weiter den Begriff Clearance.

Die Clearance wird von den Transporteigenschaften des Dialysators und vom Blut- und Dialysatfluß bestimmt. Daher wird die Clearance zur Vergleichbarkeit verschiedener Dialysatoren unter standardisierten Bedingungen gemessen, d. h. bei Dialysatoren bei einem Blutfluß von 200 ml/min und einem Dialysatfluß von 500 ml/min und ohne Ultrafiltration. Die durchschnittlichen Harnstoffclearances der Dialysatoren liegen zwischen 150 und 175 ml/min, d. h. bei einem Blutfluß von 200 ml/min werden in 1 min zwischen 150 und 175 ml Blut völlig vom Harnstoff gereinigt.

7.3.2
KoA, Meßgröße für Massentransfer über Membranen

Mit der Clearance des Dialysators für eine bestimmte Substanz mißt man indirekt die Transporteigenschaften der Membran für die betreffende Substanz.

Definition
Für jede Substanz hat die Membran eine charakteristische Durchlässigkeit, die als Massen-Transfer-Koeffizient Ko gemessen werden kann.

Im Einzelnen gehen in diese Konstante z. B. für einen Stoff, der überwiegend durch Diffusion entfernt wird, die Diffusionsstrecke und die Diffusionswiderstände entlang dieser Strecke ein.

Außer vom Ko hängt die im Dialysator transportierte Menge des Stoffes von der Membranoberfläche (A) ab.

> **Merke**
>
> **Der gesamte Massentransfer des Stoffes kann schließlich als das Produkt *KoA* (ml/min) angegeben werden.**

KoA ist eine häufig für Dialysatoren angegebene Größe, die sich gut zum Vergleich von Dialysatoren eignet: Ein hoher KoA kennzeichnet, vereinfacht gesagt, den betreffenden Dialysator durch gute Membrantransporteigenschaften und eine große Oberfläche. Der Begriff der High-efficiency-Dialyse wird über den KoA für Harnstoff definiert (s. u.).

Innerhalb einer Dialysatorenfamilie mit der gleichen Membran (also gleichem Ko) steigt der KoA der Dialysatoren mit Zunahme der Oberfläche an.

Definition
Von Großflächendialysatoren spricht man bei einer Oberfläche von mehr als 1,6 qm.

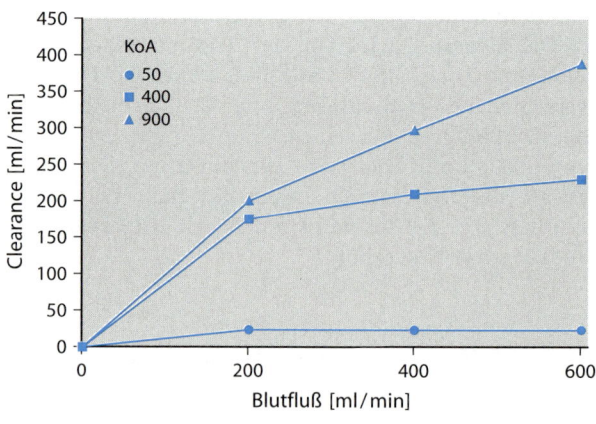

Abb. 7.5.
Abhängigkeit der Clearance für Harnstoff vom Blutfluß bei Dialysatoren mit verschiedenen KoA. Man erkennt die Zunahme der Clearance mit dem Blutfluß und Erhöhung der Dialysance mit hoherem KoA, die die Kurve nach oben verschiebt. Der niedrige KoA begrenzt die Clearance auf niedrigere Werte, auch wenn der Blutfluß weiter gesteigert wird

Der KoA wird immer für einen bestimmten Stoff angegeben. Die Bedeutung dieser Information in der Praxis zeigt das folgende Beispiel:

KoA für Harnstoff. Bei einem Patienten soll beispielsweise die Harnstoffclearance gesteigert und gleichzeitig die Dialysezeit verkürzt werden. Hierzu erhöht man den Blutfluß von 200 ml/min auf 400 ml/ml. Der verwandte Dialysator hat aber nur einen KoA-Wert für Harnstoff von 150 ml/min. Die Blutflußsteigerung macht daher zumindest für die Harnstoffclearance keinen Sinn. Umgekehrt nutzt man die hohen KoA-Werte von High-efficiency- und High-flux-Dialysatoren erst dann optimal aus, wenn man einen hohen Blutfluß einstellt, sofern dies die Shuntfunktion zuläßt.

Die Abhängigkeit der Dialysance vom Blutfluß bei verschiedenem KoA zeigt Abb. 7.5.

7.3.3
Clearance für Markermoleküle

Um die Clearanceleistung eines Dialysators im Bereich verschiedener Molekülgrößen zu erfassen, wird die Clearance von Molekülen mit bekanntem Molekulargewicht gemessen, z. B. von Harnstoff (60) und Kreatinin (113) für kleinmolekulare Moleküle, von Vitamin B_{12} und Inulin mit einem Molekulargewicht von 1.355 bzw. 3.500–5.000 als Surrogatmarker für Mittelmoleküle.

Definition
Der Begriff Surrogatmarker bedeutet, daß diese Moleküle keine Urämietoxine sind, aber als bekannte, gut meßbare Moleküle stellvertretend für die in diesem Molekulargewichtsbereich liegenden (nicht näher bekannten) Urämietoxine untersucht werden.

7.3.4
Clearance bei unterschiedlichen Blutreinigungsverfahren

Definition
Die Gesamtclearance der Blutreinigungsverfahren setzt sich aus dem Clearanceanteil durch Diffusion und der Teilclearance durch Konvektion zusammen.

▶ Die Clearance bei Hämodialyse beruht vorwiegend auf Diffusion.
▶ Bei Hämofiltration beruht sie auf Konvektion.
▶ Bei der Hämodiafiltration ist sie die Summe von diffusivem und konvektivem Transport.

Clearance bei Hämodialyse
Die auf S. 125 angegebene Formel beschreibt die Clearance bei rein diffusivem Transport ohne Flüssigkeitsverlust durch Ultrafiltration.

Im einfachsten Fall wird das komplette Blutvolumen im Dialysator von der betreffenden Substanz befreit, d. h. nach Passage des Dialysators ist die Substanz am Dialysatorausstrom nicht nachweisbar.

- ▶ Die Clearance der Substanz steigt anfangs linear mit Erhöhung des *Blutflusses* an. Bei einem Blutfluß von 100 ml/min beträgt die Clearance einer niedrigmolekularen Substanz wie dem Kreatinin daher ebenfalls 100 ml/min.
- ▶ Bei höherem Blutfluß verläuft die Beziehung zunehmend abgeflacht, so daß eine Erhöhung des Blutflusses auf über 300 ml/min die Clearance nur noch unwesentlich erhöht. Die Clearance kann dann nur noch erhöht werden, wenn ein Dialysator mit höherem KoA eingesetzt wird (s. Abb. 7.5).
- ▶ Zwischen der Clearance und dem Dialysatfluß besteht ebenfalls eine kurvilineare Beziehung. Ab einem Dialysatfluß von 500 ml/min läßt sich durch weitere Flußsteigerung die Clearance nicht mehr verbessern.

Höhermolekulare Substanzen wie Vitamin B_{12} können Low-flux-Dialysemembranen schlecht passieren, da die Molekülgröße oberhalb der Porengröße der Membran liegt. Eine Blutflußerhöhung bewirkt daher eine zu vernachlässigende Steigerung der Clearance dieser Substanzen im Dialysator. Möchte man sie gezielt entfernen, muß ein hochpermeabler Filter (high-flux) zum Einsatz kommen, der zudem bei entsprechend hohem Blut- und Dialysatfluß betrieben werden muß.

> **Merke**
>
> Blut- und Dialysatfluß müssen grundsätzlich in einem sinnvollen Verhältnis zueinander stehen. Der Dialysatfluß sollte 2- bis 3mal so groß wie der Blutfluß sein.

Clearance bei Hämofiltration

Die Hämofiltration stellt den Prototyp eines auf Konvektion beruhenden Blutreinigungsverfahren dar. Die grobporige, dünne Trennmembran läßt die Passage höhermolekularer Moleküle zu. Der Cut-off der verwendeten Membranen liegt bei einem Molekulargewicht von 40.000 bis 60.000, so daß das Plasmaalbumin zurückgehalten wird.

> **Merke**
>
> Die Clearance einer Substanz bei Hämofiltration ist proportional zum Filtratfluß und der im Filtrat vorhandenen Konzentration dieser Substanz.

Clearance bei Hämodiafiltration

Die Gesamtclearance setzt sich hier aus der Summe der konvektiven und der diffusiven Clearance zusammen.

7.3.5
Ultrafiltrationskoeffizient als Maß für den Wassertransport

Das zweite wichtige Leistungsmerkmal eines Dialysators neben den Stofftransporteigenschaften ist die Durchlässigkeit der Membran für Wasser, seine hydraulische Permeabilität.

Definition
Die Elimination von Körperwasser bei Dialyse erfolgt durch Ultrafiltration unter Ausnutzung eines hydrostatischen Druckgefälles zwischen Blut- und Dialysatseite. Diesen Druckunterschied bezeichnet man als transmembranöse Druckdifferenz (TMP).

Der Druck auf der Blutseite ist normalerweise positiv, auf der Dialysatseite kann er negativ oder positiv sein. Der TMP liegt in der Regel bei 50–100 mmHg, bei sehr hohem Blutfluß steigt er auf bis zu 250 mmHg an. Bei einem TMP von 500 mmHg droht die Ruptur der Dialysemembran.

Definition
Das Flüssigkeitsvolumen, das pro Minute aus dem Blut in Richtung Dialysatseite fließt, ist die Ultrafiltrationsrate (UFR).

Die Ultrafiltrationsrate ist abhängig vom TMP und vom Ultrafiltrationskoeffizienten, der die Wasserdurchlässigkeit der Dialysemembran angibt (s. u.). Die UFR kann wie folgt berechnet werden:

$$UFR = K_{UF}(TMP_m - P_{onk})$$

UFR Ultrafiltrationsrate
K_{UF} Ultrafiltrationkoeffizient (s. u.)
TMP_m mittlerer TMP
P_{onk} onkotischer Druck

Definition
Als onkotischen Druck bezeichnet man eine der Filtration entgegengerichtete Kraft, die durch die Eiweißbestandteile des Blutes erzeugt und deshalb auch als kolloidosmotischer Druck bezeichnet wird.

Damit es zu einer Filtration von Flüssigkeit von der Blut- zur Dialysatseite kommt, muß der transmembranöse Druck größer als der onkotische Druck sein.

Definition
Der Ultrafiltrationskoeffizient (K_{UF}) ist ein Maß für die Wasserdurchlässigkeit der Membran und gibt an, wieviel Flüssigkeit in ml/h bei einer transmembranösen Druckdifferenz von 1 mmHg innerhalb einer Stunde filtriert werden kann.

Die Ultrafiltrationsleistung einer verwendeten Membran hängt also entscheidend von dem K_{UF} und dem TMP ab (s. auch Abschn. 12.1.1). Heutige Dialysegeräte stellen den transmembranösen Druck entsprechend der gewählten Ultrafiltrationsrate selbständig ein. Der notwendige TMP kann jedoch bei bekanntem Ultrafiltrationsziel und angegebenen K_{UF} des verwandten Dialysators auch aus der UFR-Formel errechnet werden. Bei Dialysegeräten älterer Bauart mußte aufgrund dieser Berechnung die Einstellung der Druckverhältnisse am Gerät erfolgen.

Berechnungsbeispiel: Bei einer 4stündigen Dialyse sollen 2.400 ml Wasser entzogen werden. Dies macht eine stündliche Ultrafiltration von 600 ml/h notwendig. Wenn ein Dialysator mit einem K_{UF} von 6 ml/mmHg·h benutzt wird, beträgt der einzustellende TMP-Wert 600:6 = 100 mmHg.

Einzelheiten der Ultrafiltrationskontrolle durch das Dialysegerät werden im Abschn. 9.3 dargestellt.

KAPITEL 8

Zusammensetzung von Dialysat und Substitutionslösung 8

Inhaltsübersicht

8.1 Zusammensetzung des Dialysats *132*
8.1.1 Natrium *133*
8.1.2 Kalium *134*
8.1.3 Kalzium *136*
8.1.4 Magnesium *137*
8.1.5 Chlorid *137*
8.1.6 Puffersubstanzen *137*
– Acetat und Bicarbonat *137*
– Laktat *139*
– Pufferfreies Dialysat *139*
8.1.7 Glukose *139*

8.2 Zusammensetzung der Substitutionslösungen für Hämofiltration und Hämodiafiltration *140*

8.3 Wasseraufbereitung für die Hämodialyse *144*
8.3.1 Allgemeines zur Wasserqualität *144*
8.3.2 Elektrische Leitfähigkeit *145*
8.3.3 Anforderungen an die Qualität des Wassers für die Dialyse *146*
– Grenzwerte *146*
– Hartwassersyndrom *147*
– Vollentsalzungsanlagen *147*
– Pyrogene *148*
– Einsatz hochreinen Wassers in der Nierenersatztherapie *149*
8.3.4 Moderne Wasseraufbereitungsverfahren *150*
Umkehrosmose *150*
Praktische Anwendung *155*

8.1
Zusammensetzung des Dialysats

> **Merke**
>
> Bei der Dialyse findet *diffusiver Transport* zwischen dem Blut des Patienten und dem Dialysat statt.

Das Dialysat wird auch häufig als Spülflüssigkeit bezeichnet, obwohl dieser Begriff die Rolle des Dialysats im Dialysator nicht gut kennzeichnet. Bedeutsam ist der diffusive Transport (s. auch Kap. 2, S. 33) vor allem für:

- kleinmolekulare Urämietoxine, die in Abhängigkeit von ihrer Konzentration im Blut in das toxinfreie Dialysat diffundieren,
- Elektrolyte und Puffersubstanzen, die entweder aus dem Blut entfernt werden müssen (Kalium, Phosphat) oder dem Blut hinzugefügt werden müssen (Kalzium, Puffer).

Dialysat ist eine wäßrige Lösung von Elektrolyten, Puffern und Glukose. Die Höhe der Konzentration der einzelnen Elektrolyte und Puffer im Dialysat bestimmt die Geschwindigkeit und die Richtung der Diffusion durch die Dialysemembran.

Das Beispiel des Kaliums (s. u.) zeigt, daß es klinisch wünschenswert sein kann, die Diffusion entgegen der meist üblichen Richtung ablaufen zu lassen.

Konzentrationsgefälle. Die Diffusion findet mit beträchtlicher Geschwindigkeit statt, und es kommt für die Konzentration einiger Elektrolyte während der mehrstündigen Dialyse frühzeitig zu einem Ausgleich zwischen Dialysat und Blut. Um den Abfall der Konzentration dieser Elektrolyte von pathologisch hohen auf pathologisch niedrige Werte zu verhindern, muß die betreffende Elektrolytkonzentration des Dialysats nahe des normalen Serumwertes eingestellt werden. Das ist der Grund für die Ähnlichkeit der Zusammensetzung von Dialysat und Serum (Tabelle 8.1).

Tabelle 8.1. Zusammensetzung des Dialysats bei Acetat- und Bicarbonatdialyse im Vergleich zu den Normalwerten im Serum

Bestandteil [mmol/l]	Acetatdialyse	Bicarbonatdialyse	Norm-Werte im Serum
Natrium (Na^+)	132–145	137–144	135–145
Kalium (K^+)	0–3	0–4	3,5–5,0
Kalzium (Ca^{++})	1,5–2,0	1,25–2,0	2,2–2,4
Magnesium (Mg^{++})	0,75	0,25–0,75	0,75
Chlorid (Cl^-)	99–110	98–112	99–103
Acetat (CH_3HCOO^-)	31–45	2,5–10	–
Bicarbonat (HCO_3)	–	27–35	24
Glukose ($C_6H_{12}O_6$)	0–5,5	0–5,5	3,6–5,6

Während der gesamten Dialysezeit bleibt ein Diffusionsgradient für Urämietoxine in das toxinfreie Dialysat bestehen. Auch für Elektrolyte, die entfernt werden müssen, ist das Aufrechterhalten eines Konzentrationsgradienten sinnvoll, da die Elektrolyte im Serum mit dem einströmenden Gewebewasser (interstitielles Wasser), das die Volumenverluste durch Ultrafiltration ausgleicht, nachgeliefert werden.

Menge. Dialysat wird in großer Menge benötigt. Bei einem Dialysatfluß von 500 ml/min beträgt die Dialysatmenge bei einer 4- bis 5stündigen Dialysebehandlung ca. 120 bis 150 l, d.h. bei 3 Dialysebehandlungen pro Woche bis zu 450 l. Dialysat wird heute meist durch Verdünnung von Dialysatkonzentrat mit gereinigtem Osmosewasser produziert. Die Wasseraufbereitung wird im Abschnitt 8.3 besprochen, die Proportionierung in Kapitel 9 (S. 190 f.). Im folgenden geht es um die Elektrolyte, Puffer und Glukose als Bestandteile des Dialysats.

Die Möglichkeit zur Variation der Dialysatzusammensetzung durch gezielte Zumischung einzelner Bestandteile erlaubt heutzutage eine Dialysebehandlung, die auf die Bedürfnisse des individuellen Patienten zugeschnitten ist.

8.1.1
Natrium

> **Merke**
>
> Die Serumnatriumkonzentration ist entscheidend für die Serumosmolalität und damit für die Verteilung des Körperwassers: Steigt die Natriumkonzentration im Blut, so führt sie durch osmotischen Sog zum Einstrom von Wasser aus dem Gewebe. Damit nimmt das Volumen im Gefäßsystem zu und erhöht auf diese Weise den Blutdruck.

Bei Patienten mit Nierenversagen kann Natrium nicht mehr über den Urin aus dem Körper entfernt werden, und es kommt zur Erhöhung der Gesamtnatriummenge im Körper. Diese positive Natriumbilanz ist einer der Gründe für den Bluthochdruck der Dialysepatienten und für die Empfehlung zur kochsalzarmen Diät.

Niedrige Konzentration. Um überschüssiges Natrium aus dem Körper zu entfernen und so den erhöhten Blutdruck bei Dialysepatienten zu senken, hat man in den 70er Jahren mit einer relativ niedrigen Natriumkonzentration von 130 mmol/l im Dialysat dialysiert.

▶ Der Vorteil dieser Dialysen war geringer Durst und relativ geringe Gewichtszunahmen im dialysefreien Intervall. Allerdings trat bei einem kleinen Teil der Dialysepatienten ein paradoxer Blutdruckanstieg auf.
▶ Ein wichtiger Nachteil war aber, daß die niedrige Natriumkonzentration im Dialysat während der Dialysen überproportional häufig zu Krämpfen und Blutdruckabfällen führte (Abschn. 11.8). Vermutlich kam es durch Rückgang der osmotisch- wirksamen Kräfte im Serum bei niedrigem Dialysatnatrium zu vermehrtem Einstrom von Wasser in die Zellen und damit zu einer Unterfüllung des Gefäßsystems.

Höhere Konzentration. Wegen dieser Problematik ging man später dazu über, die Natriumkonzentration im Dialysat auf Werte um 135–145 mmol/l zu erhöhen. Tatsächlich konnte man damit ein stabileres Blutdruckverhalten während der Dialyse und eine bessere Verträglichkeit erreichen. Allerdings hat man nun wieder mit gesteigertem Durst der Patienten und größeren Gewichtszunahmen zwischen den Dialysen zu tun.

Natriumprofile. In der Zukunft stellen vielleicht die an manchen Maschinen bereits einstellbaren Natriumprofile eine Lösung des Problems dar. Durch elektronisch gesteuerte phasenweise Variation der Dialysatnatriumkonzentration kann in zeitlicher Kopplung mit Ultrafiltrationsphasen ein hohes Dialysatnatrium eingestellt werden, während das durchschnittliche Dialysatnatrium niedriger bleibt. Die Veränderungen in den verschiedenen Flüssigkeitskompartimenten mit niedrigem und hohem Dialysatnatrium zeigt Abb. 8.1.

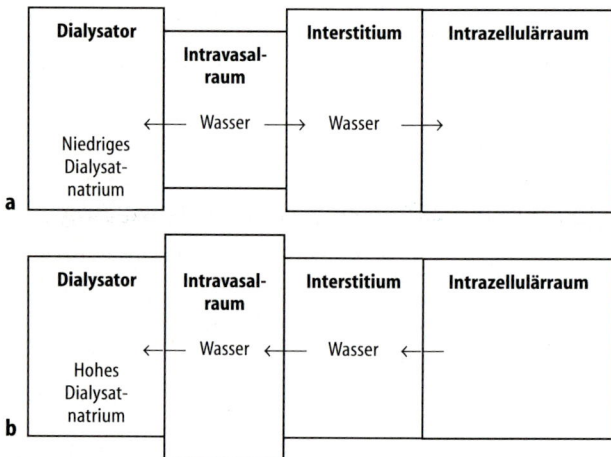

Abb. 8.1a,b. Veränderungen des Volumens in den verschiedenen Flüssigkeitskompartimenten bei Dialyse mit niedrigem Dialysatnatrium (a) im Vergleich zur Dialyse mit hohem Dialysatnatrium. (b) Bei niedrigem Dialysatnatrium strömt vermehrt Flüssigkeit in das Gewebe ab, der Volumenentzug wird erschwert, bei hohem Dialysatnatrium füllt sich der Intravasalraum, der Blutdruck stabilisiert sich

8.1.2 Kalium

Die meisten Patienten mit chronischem und akutem Nierenversagen gehen mit einer erhöhten Kaliumkonzentration im Serum an die Dialyse.

> **Merke**
>
> Sehr hohe Kaliumwerte können zu lebensgefährlichen Herzrhythmusstörungen führen. Bei der Dialyse darf die Serumkaliumkonzentration aber nicht zu schnell und nicht überschießend gesenkt werden, denn eine durch die Dialyse herbeigeführte Hypokaliämie kann ebenfalls Herzrhythmusstörungen auslösen, insbesondere bei herzkranken Patienten, die mit Digitalispräparaten behandelt werden.

Die Menge der Kaliumelimination bei Hämodialyse wird individuell durch die Höhe des Dialysatkaliums festgelegt. Sie bestimmt den Konzentrationsgradienten zwischen Blut und Dialysat. Häufig sind hierzu Veränderungen der vom Hersteller vorgesehenen Kaliumkonzentration im Dialysat durch Zumischung von Kaliumchlorid zum Konzentrat notwendig.

Die Beurteilung des Serumkaliumwertes hat seine Tücken. Man muß den Säure-Basen-Status des Patienten mitberücksichtigen (s. S. 141–144). In der Regel liegt bei den Dialysepatienten eine metabolische Azidose vor. Sie führt zu einer Verteilungsstörung des Kaliums, die eine Bilanzstörung vortäuscht. Folgender Mechanismus liegt dem Phänomen zugrunde:

▶ Die bei der Azidose im Überschuß anfallenden positiv geladenen Wasserstoffionen werden teilweise in die Zellen verschoben.
▶ Das dadurch entstehende Zuviel an positiven Ladungen in den Zellen gleicht der Körper aus, indem es die ebenfalls positiv geladenen Kaliumionen aus der Zelle entfernt.
▶ Die extrazellulär erscheinenden Kaliumionen erhöhen die Konzentration des Serumkaliums, auch wenn in der Bilanz kein Kaliumüberschuß des Organismus vorliegt.

Umgekehrt führt eine Alkalose zu Hypokaliämie. Leider reicht die Verschiebung des Kaliums nach intravasal schon aus, um den Patienten zu gefährden. Besonders für die Wirkungen des Kaliums am Herzen ist die Höhe des Serumkaliums ausschlaggebend.

> **Merke**
>
> **Der Zusammenhang von Kalium und Säure-Basen-Haushalt erlaubt in gewissem Umfang die Therapie der Kaliumstörung durch Korrektur der Säure-Basen-Störung.**

Wenn eine Hyperkaliämie bei Azidose besteht, so kann durch Azidosekorrektur mit Puffern, d. h. durch allmähliches Anheben des ph-Wertes von erniedrigten Werten zum normalen ph-Wert von 7,4, auch eine Normalisierung des Kaliums erreicht werden. Als Schätzwert kann man erwarten, daß eine Anhebung des ph-Werts um 0,1 zu einem Absinken des Serumkaliums um 0,5 mmol/l führt.

Im Dialysealltag liegt bei den meisten Patienten eine Mischsituation vor:

▶ Mit der Nahrung aufgenommenes Kalium zwischen den Dialysen hat zu einem Kaliumüberschuß geführt.
▶ Zusätzlich liegt eine verteilungsbedinge Erhöhung des Serumkaliums durch die metabolische Azidose vor.

Führt man vor der Dialyse eine Bestimmung der Blutgase und der Elektrolytkonzentrationen durch, so hilft dies für die Festlegung des Dialysatkaliums weiter.

Beispiel. Eine nur leichte Erhöhung des Serumkaliums auf 5,6 mmol/l bei sehr ausgeprägter Azidose bedeutet in der Regel, daß der rasch erfolgende Azidoseausgleich bei der Dialyse schon zur Normalisierung des Serumkaliums ausreicht. Da keine weitere Bilanzstörung des Kaliums besteht, kann das Dialysatkalium auf dem Niveau normaler Serumkonzentrationen, z. B. auf 4 mmol/l, eingestellt werden.

Bei Patienten mit *gut erhaltener Restausscheidung* mit oder ohne Diuretikatherapie wird Kalium häufig noch sehr effektiv aus dem Körper entfernt, so daß ein Dialysatkalium in der Höhe normaler Serumkonzentration gewählt werden sollte.

Die meisten Dialysepatienten lassen sich mit einem Standarddialysatkalium von 2 mmol/l ohne Probleme dialysieren. In speziellen Situationen wie oben angesprochen kann das Dialysatkalium bedarfsweise bis auf Werte um 4 mmol/l angehoben werden.

> **Merke**
>
> **Man sollte sich gemeinsam mit dem Patienten bemühen, daß die prädialytischen Kaliumwerte nicht höher als 6,0 mmol/l liegen und das Serumkalium am Ende der Dialyse nicht unter 3,5 mmol/l abfällt.**

Die prädialytischen Werte hängen überwiegend von der Einhaltung von Diätvorschriften durch den Patienten und der vorhandenen Restausscheidung ab.

8.1.3
Kalzium

> **Merke**
>
> **Der Serumkalziumwert ist bei Dialysepatienten meist erniedrigt, d. h. es besteht eine Hypokalzämie. Bei der Dialyse sollte daher die Kalziumbilanz des Patienten durch die Wahl eines relativ hohen Dialysatkalziums positiv beeinflußt werden. Gängige Kalziumkonzentrationen der Dialysate liegen im Bereich von 1,25–1,75 mmol/l.**

Liegt die vom Hersteller vorgegebene Konzentration zu niedrig, so kann sie gezielt durch Addition von Kalziumsalzen erhöht werden. In den letzten Jahren hat es einen Trend zu höheren Kalziumkonzentrationen im Dialysat gegeben, weil man glaubt, daß der gestörte Knochenstoffwechsel der Dialysepatienten damit positiv beeinflußt werden kann.

Bei der Festlegung des Dialysatkalziums müssen alle Medikamente des Patienten mit Einfluß auf den Kalziumhaushalt mit ins Kalkül gezogen werden (kalziumhaltige Phosphatbinder, Vitamin-D-Derivate, Kalziumsubstitutionspräparate). Bei Bestimmung des Serumkalziums mit einer der in vielen Dialyseabteilungen vorhandenen Blutgasanalysatoren „Astrup" muß beachtet werden, daß hier meist die Höhe des ionisierten Kalziums, also das freie, ungebundene Kalzium im Serum erfaßt wird. Der Wert ist etwa halb so hoch wie das sonst im Rahmen von Routineblutuntersuchungen bestimmte Gesamtkalzium im Serum.

Ungewollt hohe Kalziumkonzentrationen im Dialysat können Folge von nichtentmineralisiertem Wasser zur Verdünnung von Dialysekonzentrat sein und zum gefährlichen Hartwassersyndrom führen (Abschn. 11.11).

8.1.4 Magnesium

Die klinische Bedeutung des Dialysatmagnesiums ist weitgehend unklar. Die Serumkonzentration von Magnesium liegt bei Dialysepatienten meist im Normbereich. Da Magnesium über die Niere ausgeschieben wird, sollte eine positive Bilanz bei Dialysepatienten zu erwarten sein. Tatsächlich nehmen Dialysepatienten aber auch weniger Magnesium mit der Nahrung auf als Gesunde.

8.1.5 Chlorid

Chlorid wird dem Dialysat aus Gründen der elektrischen Neutralität beigefügt, um ein Gleichgewicht zwischen den positiv geladenen und negativ geladenen Ionen zu erreichen.

8.1.6 Puffersubstanzen

Die chronische metabolische Azidose der Dialysepatienten kann während der Dialyse nicht durch Entfernung von Säuren über Diffusion oder Konvektion korrigiert werden. Auch wenn diese Transporte in gewissem Umfang ablaufen, spielen sie quantitativ zur Azidosekorrektur nur eine geringe Rolle.

> **Merke**
> Entscheidend ist die Zufuhr von Puffersubstanzen während der Dialyse, die das bestehende Basendefizit ausgleichen.

Die Funktion von Puffern wird in dem Exkurs zum Säure-Basen-Haushalt (S. 141 ff.) erklärt. Als Puffer für das Dialysat und für die Substitutionslösung eignen sich:

- Bicarbonat,
- Acetat und
- Laktat.

Acetat und Bicarbonat

Bei den ersten Dialysen von Kolff Anfang der 40er Jahre wurde Bicarbonat als Puffer im Dialysat in einer Konzentration von 27 mmol/l benutzt.

Technische und hygienische Probleme mit Bicarbonat als Puffer führten zur Ablösung durch das 1964 von Mion eingeführte Acetat. Als nachteilig hatte sich bei der Bicarbonatdialyse erwiesen:

▶ Bei Zusammenmischung aller Komponenten des bicarbonathaltigen Dialysats kommt es zur Ausfällung von Kalziumcarbonat.
▶ Das Dialysat bietet gute Wachstumsbedingungen für Bakterien und neigt zur Verkeimung.

Acetat war nach seiner Einführung für über 20 Jahre die Standardpuffersubstanz bei der Hämodialyse. Das Dialysat ist chemisch haltbar und mikrobiologisch unbedenklich. Mit der Zeit wurden aber auch Nachteile des Acetats als Puffer deutlich:

▶ Im Gegensatz zu dem phyiologischen Puffer Bicarbonat muß Acetat als indirekte Puffersubstanz erst zu Bicarbonat verstoffwechselt werden. Bei der Entstehung von Bicarbonat wird pro Molekül Acetat ein Wasserstoffion verbraucht.
▶ Diese metabolische Umwandlung von Acetat zu Bicarbonat benötigt eine gewisse Zeit, in der es vorübergehend zu einer Zunahme der metabolischen Azidose kommt. Mit der Einführung hocheffizienter Dialysemodalitäten mit Verkürzung der Dialysezeit wurde dies als Nachteil der Acetatdialyse deutlich. Die hohen Blut- und Dialysatflüsse führten zu einer ausgeprägten Acetatbeladung des Patienten, die die Verstoffwechslungskapazität überschritt und noch höhere Acetatspiegel im Blut bedingte.
▶ Bei hohen Ultrafiltrationsraten traten bei Acetatdialyse häufig Blutdruckabfälle auf, während ähnliche UF-Raten unter einer Bicarbonatdialyse besser vertragen wurden. Acetat wirkt direkt gefäßerweiternd und führt so zum Blutdruckabfall.
▶ Im Gegensatz zur Acetatdialyse findet bei der Bicarbonatdialyse darüber hinaus ein rascherer Rückstrom von Gewebewasser in das Gefäßsystem statt, der einer Unterfüllung des Gefäßsystems verhindert.

> **Merke**
> Bei Acetatdialysen kommt es im Vergleich zu Bicarbonatdialysen häufiger zu Blutdruckabfällen, Übelkeit und Krämpfen, vor allem wenn hocheffiziente oder High-flux-Dialyseverfahren eingesetzt werden.

Die wachsende Problematik mit der Acetatdialyse führte in Verbindung mit Fortschritten bei der Proportionierung von Bicarbonatdialysat zur Renaissance der Bicarbonatdialyse.

Zur Vermeidung des Ausfällens von Bicarbonat mit Kalzium- und Magnesiumionen zu unlöslichem Kalzium- bzw. Magnesiumcarbonat im alkalischen Bereich werden das herkömmliche Dialysatkonzentrat (Säurekonzentrat) und das bicarbonathaltige Konzentrat (Basenkonzentrat) getrennt voneinander aufbewahrt und erst bei der Proportionierung zur Dialyse zusammengeführt. Damit es nicht zur Ausfällung der beiden Salze im Moment der Mischung der Konzentrate kommt, wird dem Säurekonzentrat zusätzlich Acetat (3–5 mmol/l) zugesetzt. Während der Mischung der Konzentrate entsteht CO_2, das wiederum das saure Milieu zur Vermeidung der Carbonatpräzipitation herstellt. Dadurch entsteht im Dialysat eine höhere CO_2-Konzentration als im Blut, und CO_2 diffundiert ins Blut, aus dem es ohne Probleme in der Lunge abgeatmet werden kann.

Das getrennt abgefüllte, hochkonzentrierte (0,5- bis 1molare) Natriumbicarbonat ist nicht völlig stabil. Abhängig von Luftdurchlässigkeit und Lagerungsdauer des Konzentratkanisters entweicht ständig CO_2 und führt zur Abnahme des Bicarbonats. Deshalb sollten angebrochene Bicarbonatlösungen nicht länger als 12 Stunden verwendet werden.

Laktat
Laktat, das wie das Acetat erst zu Bicarbonat verstoffwechselt werden muß, bevor es als Puffer wirkt, wird nicht im Dialysat eingesetzt. Es ist aber eine wichtige Puffersubstanz der Substitutionslösungen für die Hämofiltration und Hämodiafiltration und bei der Peritonealdialyse.

Pufferfreies Dialysat
Auch pufferfreies Dialysat kommt bei bestimmten Modifikationen der Dialyse zum Einsatz. Da diese Patienten dennoch Puffer zum Ausgleich der Azidose benötigen, werden diese an anderer Stelle zugeführt. Die Trennung des Dialysevorgangs von der Pufferzufuhr soll Vorteile für die Kreislaufstabilität bringen. Exemplarisch wird mit der acetatfreien Biofiltration ein solches Verfahren vorgestellt (s. S. 141).

8.1.7
Glukose

Bereits die ersten Dialysebehandlungen wurden mit Glukose im Dialysat durchgeführt, um über ihre osmotische Wirkung eine Ultrafiltration zu erreichen. Dieses Prinzip findet heute noch bei der Peritonealdialyse Anwendung (s. Kap 13.2).

> **Merke**
> **Die Ultrafiltration bei der Hämodialyse wird dagegen durch eine hydrostatische Druckdifferenz erzielt. Daher kann grundsätzlich auf den Glukosezusatz im Dialysat verzichtet werden.**

Aspekte des Zusatzes von Glukose im Dialysat sind:

▶ Bei Dialysepatienten mit Diabetes mellitus hat ein Glukosezusatz im Dialysat in Höhe der normalen Serumnüchternwerte eine wichtige Funktion zur Vermeidung von Hypoglykämien.
▶ Höhere Glukosezusätze werden gerne zur Vermeidung von Dysäquilibriumszuständen bei Erstdialysen eingesetzt.

▶ Der während der Dialyse stattfindende schnelle Abfall der hohen Serumosmolarität bei hohen Harnstoffspiegeln kann durch gleichzeitiges Auffüllen mit der osmotisch wirksamen Glukose aufgefangen werden. Hierzu muß die Glucose-Konzentration im Dialysat allerdings deutlich angehoben (200–400 mg/dl und der Blutzuckerspiegel des Patienten überwacht werden.

8.2
Zusammensetzung der Substitutionslösungen für Hämofiltration und Hämodiafiltration

> **Merke**
>
> Zur Durchführung aller Blutreinigungsverfahren mit hohen Ultrafiltrationsmengen müssen verlorengegangene Flüssigkeit, Elektrolyte und Puffer ersetzt (substituiert) werden.

Dies betrifft im wesentlichen die Verfahren Hämofiltration, Hämodiafiltration und die kontinuierlichen Blutreinigungsverfahren auf der Intensivstation (s. Kap. 12). Wenn diese Verfahren effizient durchgeführt werden, benötigt man sehr große Mengen des Substituats, von bis zu 70 l pro Behandlungstag. Auch bei der gewöhnlichen Hämofiltration mit Substitution im Postdilutionsverfahren kommen bei angestrebten Austauschvolumen von etwa 1/3 des Körpergewichts des Patienten beträchtliche Substitutionsvolumina zustande.

> **Merke**
>
> Die Substitutionslösung muß anders als das Dialysat steril und pyrogenfrei vorliegen, da es direkt in das Blut des Patienten geleitet wird, entweder vor dem Dialysator (Prädilution) oder dahinter (Postdilution).

Bisher wurde das Substituat in der Regel als 4,5-l-Beutel geliefert, und für eine Behandlung wurden mehrere dieser Beutel hintereinander infundiert. Das Substituat enthält die gleichen Bestandteile wie das Dialysat in vergleichbarer Konzentration. Ein entscheidender Unterschied besteht aber hinsichtlich der Puffer.

> **Merke**
>
> Statt Bicarbonat oder Acetat enthalten die meisten kommerziell erhältlichen Substitutionslösungen Laktat in der Konzentration von 33–55 mmol/l als Puffersubstanz.

Im klinischen Alltag scheint der indirekte Puffer Laktat zu keinerlei erkennbaren Nachteilen gegenüber dem Bicarbonat zu führen. Dennoch ist man bemüht, bicarbonathaltiges Substituat auf den Markt zu bringen. Das Problem liegt bei dem oben schon geschilderten Ausfällen von Kalzium- und Magnesiumsalzen im alkalischen Bereich. Zur Selbstherstellung von bicarbonathaltigem Substiuat unmittelbar vor der Behandlung aus zwei Komponenten gibt es entsprechende Sets auf dem Markt.

Durch die sterile Substitutionslösung in Beuteln, die gewechselt werden müssen, waren die Hämofiltration und verwandte Verfahren bisher teuer und arbeits-

intensiv. Inzwischen besteht an modernen Dialysegeräten die Möglichkeit zur
Onlineproduktion von Substituat. Bei dieser neuen Technik wird Dialysat aus
dem Dialysatkreislauf abgezweigt und über Sterilfilter in den hochgereinigten
Zustand gebracht, der die Verwendung als Substitutionslösung erlaubt. Die Online-
produktion schränkt die Verwendung großer, für die Prädilution benötigter Substitutionsmengen nicht mehr ein (s. Abschn. 12.1.2).

Acetatfreie Biofiltration als pufferfreies Dialyseverfahren

▶ Prinzip
Die acetatfreie Biofiltration ist ein Hämodiafiltrationsverfahren unter Verwendung
eines pufferfreien Dialysats. Zum Azidoseausgleich wird während der Dialyse als
Postdilution eine isotonische Bicarbonatlösung infundiert. Um eine ausgeglichene
Flüssigkeitsbilanz zu erreichen, wird die dem zugeführten Bicarbonatlösungs-
volumen entsprechende Flüssigkeitsmenge über die Dialysatormembran ultra-
filtriert. Menge der erforderlichen Natriumbicarbonatlösung: 4–5 l/Dialyse.
▶ Dialysegerät
  Dialysegerät mit 2 Pumpen (arteriell und venös); über die venöse Pumpe
  erfolgt die Infusion der Bicarbonatlösung.
▶ Dialysatkonzentrat
  Dialysatkonzentrat der üblichen Zusammensetzung, jedoch ohne jegliche
  Puffersubstanzen.
▶ Infusionslösung
  Sterile, pyrogenfreie Natriumbicarbonatlösung (145 oder 167 mmol/l).
▶ Vorteile der acetatfreien Biofiltration:
• seltener Blutdruckabfälle (eventl. wegen völliger Acetatfreiheit);
• exaktere Kontrolle des Säure-Basen-Haushaltes: Festlegung der Menge an
  Alkaliäquivalenten, Vermeidung überschießender Alkalosen;
• keine Verkalkungen im Dialysegerät
▶ Nachteile
• Relativ hoher apparativer Aufwand.

Physiologie des Säure-Basen-Haushalts und seine Störungen
Im Körper liegt ein genau geregeltes Gleichgewicht zwischen Säuren und Basen
vor. Das quantitative Verhältnis zwischen Säuren und Basen kann mit dem pH-
Wert beschrieben werden.

Der pH-Wert einer Flüssigkeit hängt von der Säuremenge, genauer von der
Wasserstoffionenkonzentration (H^+) ab. Der pH-Wert ist der negative Zehner-
logarithmus der H^+-Konzentration und steht damit in einem reziproken Verhältnis zur Wasserstoffionenkonzentration, d.h. mit steigender Konzentration fällt der
pH-Wert und umgekehrt.

Wenn genauso viele Säuren wie Basen vorliegen, so ist die Flüssigkeit neutral.
Eine neutrale Flüssigkeit hat einen pH-Wert von 7.

Je höher der Säureanteil und damit die Wasserstoffionenkonzentration wird,
desto niedriger wird der pH-Wert.
Säuren haben einen pH-Wert von weniger als 7.

Basen haben einen pH-Wert von 7 bis 14.

Die Stoffwechselvorgänge im Körper benötigen einen konstanten pH-Wert. In den Zellen liegt er bei 6,9, außerhalb der Zellen bei 7,4 (7,36–7,44). Wie engmaschig der pH-Wert reguliert werden muß, wird dadurch deutlich, daß Abweichungen des pH-Werts unter 6,8 und über 7,7 zum Tod führen.

Abweichungen: pH-Wert unter 7,36: Azidose.
pH-Wert über 7,44: Alkalose.

Durch den Stoffwechsel fallen im Körper ständig Säuren an (etwa 80 mmol/Tag). Die bedeutendste Menge Säuren entsteht aus dem Abbau schwefelhaltiger Aminosäuren. Der Körper ist also ständig von der Azidose bedroht.

Zur Konstanthaltung des pH-Werts müssen die anfallenden Säuren aus dem Körper eliminiert werden. Die Säureelimination wird im wesentlichen von 2 Organen geleistet:

Lunge,
Niere.

Anfallende Säuren:
Fixe (nichtflüchtige) Säuren: Bicarbonat, Phosphat, Ammoniumchlorid u. a.
Flüchtige Kohlensäure: wird als CO_2 abgeatmet.

Fixe Säuren können nur über die Niere eliminiert werden. Fixe und flüchtige Säuren korrespondieren über das CO_2-Bicarbonat-System miteinander und können sich teilweise ersetzen (Kompensationsmechanismen). Die Reaktionsformel zeigt die Umwandlungsschritte über die Kohlensäure:

$$CO_2 + H_2O \leftrightarrow H_2CO_3 \leftrightarrow H^+ + HCO_3^-$$
$$\text{(Kohlensäure)}$$

Der pH-Wert des Blutes wird im wesentlichen durch das Verhältnis Bicarbonat: Kohlendioxid bestimmt. Mit ihren Konzentrationen kann der aktuelle pH-Wert des Blutes berechnet werden:

Henderson-Hasselbalch-Gleichung:

$$pH = 6{,}1 + \log \frac{HCO_3^-}{CO_2}$$

In der Praxis werden für die Blutgasanalyse der pH-Wert und der Partialdruck des CO_2 in der Blutprobe direkt mit Glaselektroden gemessen, das Bicarbonat wird indirekt errechnet. Die Blutprobe entspricht bei der Dialyse meist in etwa einer arteriellen Blutprobe, da sie aus dem Shunt entnommen wird. Bei der Blutgasanalyse venösen Bluts gelten andere Normwerte.

Der pCO_2 liegt normalerweise bei 40 mmHg. Es handelt sich um das physikalisch im Blut gelöste CO_2, dessen Wert vom CO_2-Anfall im Stoffwechsel und seiner Elimination über die Lunge bestimmt wird.

Da das aktuelle Bicarbonat von der Abatmung des CO_2 abhängt, ermitteln die Blutgasanalysegeräte automatisch das Standardbicarbonat.

Bedingungen für Standardbicarbonat: 37 °C; pCO_2 40mmHg.

pH-Wert, pCO_2 und Standardbicarbonat erlauben eine Differenzierung zwischen respiratorischen und metabolischen Störungen des Säure-Basen-Haushalts.

Respiratorische Störung: primär pCO_2 verändert.
Metabolische Störung: primär Standardbicarbonat verändert.

Da das Bicarbonat mit dem Kohlendioxid korrespondiert (s. o.), kann es bei länger bestehender Störung zu Kompensationsmechanismen kommen. Sie haben die Normalisierung des pH-Wertes zum Ziel.

Normalwertbereiche für Blutgasanalyse aus dem Shunt:
pH-Wert: 7,35–7,45
pCO_2: 35–45 mmHg
pO_2: 70–100 mmHg
Standardbicarbonat: 20–25 mmol/l

▶ **Metabolische Azidose**
Dialysepatienten haben in der Regel eine metabolische Azidose:
- pH-Wert erniedrigt,
- pCO_2 primär normal, kompensatorisch erniedrigt,
- Standardbicarbonat unter 20 mmol/l.

Die Ursache ist die mangelnde Rückgewinnung von Basen und fehlende Ausscheidung von Säuren über die Niere. Der Körper wird versuchen, den Ausfall der Nieren durch vermehrte Abatmung von CO_2 in der Lunge zu kompensieren. Geschieht dies mit Erfolg, so steigt der pH-Wert wieder an, der pCO_2 fällt. Meist gelingt die Kompensation nicht völlig, da der Verlust der Säureausscheidung der Nieren quantitativ zu bedeutsam ist. Es kommt dann zur Teilkompensation mit nicht ganz normalisiertem pH-Wert.

▶ **Respiratorische Azidose**
Schwere Lungenerkrankungen führen zum Verlust der Gasaustauschfähigkeit der Lungen, verminderte Aufnahme von Sauerstoff und verminderte Abatmung von CO_2 sind die Folge:
- pCO_2 im Blut steigt,
- Standardbicarbonat primär normal, kompensatorisch erhöht.

Erst wenn nach einiger Zeit eine metabolische Kompensation durch Reduktion des Basenverlusts in der Niere auftritt, steigt das Standardbicarbonat, und der pH-Wert normalisiert sich.

▶ **Metabolische Alkalose**
Die metabolische Alkalose ist meist Folge des Verlusts von Säuren, z. B. bei schwerem Erbrechen (Verlust von Salzsäure des Magens) oder Nebenwirkung einer medikamentösen Therapie (z. B. mit Diuretika):
- pH-Wert steigt,
- Standardbicarbonat primär erhöht,
- pCO_2 normal, kompensatorisch erhöht.

Bei der Dialyse kann eine metabolische Alkalose durch überschießende Puffersubstitution entstehen.

▶ **Respiratorische Alkalose**
Die häufigste Ursache für die respiratorische Alkalose ist die Hyperventilation, d. h. unwillkürliches schnelles und vertieftes Atmen. Auf diese Weise wird sehr viel CO_2 abgeatmet:
- pCO_2 sinkt,
- der pH-Wert steigt,
- Standardbicarbonat normal.

Die respiratorische Alkalose bei Hyperventilation dauert meist nur kurz an. Bei länger dauernden Störungen kann eine metabolische Kompensation durch vermehrte renale Ausscheidung von Bikarbonat erfolgen.

Die Rolle der physiologischen Puffer im Säure-Basen-Haushalt
Die physiologischen Puffersysteme im Blut haben die Aufgabe, die ständig anfallenden Säuren primär zu binden (abzupuffern), bis die Säureäquivalente entweder über die Niere oder die Atmung entfernt werden. Die Puffer haben damit eine wichtige Funktion zur Konstanthaltung des pH-Wertes im Organismus.
Wichtige Puffer im Blut:

▶ Bicarbonat,
▶ Phosphat,
▶ Hämoglobin,
▶ Plasmaeiweiß.

Bei der terminalen Niereninsuffizienz ist die Kapazität der physiologischen Puffer überfordert, den Anfall der Säuren aufzufangen, und die Möglichkeit der Elimination der Säuren über die Niere fällt weg.
Therapiemöglichkeiten:

▶ pharmakologisch z. B. Ersatz durch orales oder parenterales Bicarbonat,
▶ bei Dialyse Übertritt von Pufferbasen aus dem Dialysat in das Blut durch Diffusion oder die Addition der Puffer mit der Substitutionslösung.

8.3
Wasseraufbereitung für die Hämodialyse

8.3.1
Allgemeines zur Wasserqualität

Ein gesunder Mensch braucht zum Leben jährlich 700–1.000 l Wasser.
Der Mensch kann zwar Wochen ohne Essen auskommen, nicht jedoch ohne Wasser.

▶ Bereits ein Verlust von 1–2 % Wasser läßt in unserem Körper ein Durstgefühl entstehen.

▶ Verlieren wir mehr als 20% Wasser, sind gesundheitliche Schäden nicht mehr auszuschließen.

Der Körper eines Erwachsenen besteht im Durchschnitt zu 60–70% aus Wasser, das wichtige Aufgaben im menschlichen Organismus erfüllt:

▶ Es enthält Nährstoffe und Elektrolyte in Lösung.
▶ Es dient als Transportmedium.
▶ Es wirkt bei Verdauung und Ausscheidung.
▶ Es regelt die Körpertemperatur.

> **Merke**
>
> Die *Qualität* des Trinkwassers hat entscheidenden Einfluß darauf, wie gut im Körper die oben genannten Vorgänge ablaufen können. Gutes Wasser ist mineralarm.

Verunreinigtes Wasser (Flußwasser, Wasser aus Seen, Oberflächenwasser, das durch Chemikalien oder Abwasser aller Art verdorben ist) wird teilweise gechlort, damit es keine lebenden Bakterien mehr enthält (nur tote).

8.3.2
Elektrische Leitfähigkeit

Zur Bestimmung der Reinwasserqualität bietet sich die Messung der elektrischen Leitfähigkeit an, die ein täglich genutztes Verfahren zur Qualitätsbeurteilung ist. Durch die im Wasser gelösten dissoziierten Salze kann Wasser elektrischen Strom leiten.

> **Merke**
>
> Die Bestimmung der elektrischen Leitfähigkeit stellt keine Stoffkomponente dar, sondern sie ist ein Summenparameter, der sich aus der Leitfähigkeit aller in der Meßlösung vorhandenen Ionen addiert.

Aussagen über einzelne Wasserinhaltsstoffe sind somit allein durch Messung der Leitfähigkeit im allgemeinen nicht möglich. Bei der Messung der elektrischen Leitfähigkeit wird stets der Widerstand eines bestimmten Flüssigkeitsvolumens gemessen. Ein sehr wichtiger Einflußfaktor bei der Messung der Leitfähigkeit stellt neben dem pH-Wert die Temperatur des Mediums dar (Tabelle 8.2).

Tabelle 8.2.
Leitfähigkeit in Abhängigkeit von der Temperatur

Temperatur [°C]	Reinstwasserleitfähigkeit [µS/cm] (S = Siemens)
10	0,028
20	0,049
25	0,055
30	0,8

> **Merke**
> Bei der Beurteilung der Qualität ist es also sehr wichtig, sich auf eine einheitliche Referenztemperatur zu beziehen. In Deutschland sind 20 °C oder 25 °C üblich.

International ist es auch üblich, neben der elektrischen Leitfähigkeit den elektrischen Widerstand anzugeben: Leitwert [Siemens] = 1/Widerstand [Ohm].

8.3.3
Anforderungen an die Qualität des Wassers für die Dialyse

> **Merke**
> Ein dialysepflichter Mensch benötigt 10.000–30.000 l Wasser pro Jahr, um sein Leben zu erhalten.

Durch die künstliche Niere, in der das Wasser nur über die halbdurchlässige Membranwand vom Blutkreislauf getrennt ist, fließen 500 ml Wasser/min, um die unerwünschten Stoffwechselprodukte des Blutes aufzunehmen. Die im Wasser gelösten Stoffe können jedoch umgekehrt auch in den Blutkreislauf hineinwandern, wenn kein spezifischer, osmotischer Gegendruck im Blut besteht. Dies gilt nicht nur für die ionisierten Stoffe, sondern auch für organische Verunreinigungen im Wasser. Hier sind u. a. besonders die pyrogenen, d. h. fiebererzeugenden Stoffwechselprodukte der Mikroorganismen gefährlich. Aus diesem Grunde muß die Qualität des Dialysewassers hohen Ansprüchen genügen.

Grenzwerte
Verschiedene Verordnungen und Standards legen Grenzwerte als Mindestanforderung an die Wasserqualität fest (Tabelle 8.3):

▶ Der Standard der amerikanischen Gesellschaft Association Advancement for Medical Instrumention (AAMI) legt die Mindestanforderungen zur Wasserqualität für die Hämodialyse und die Hämodiafiltration fest.
▶ Im Rahmen der EU-Normierung soll der AAMI-Standard demnächst auch in einer ISO/IEC-Norm festgeschrieben werden.
▶ Die Trinkwasserverordnung (TrinkwV.) gibt die Wasserqualität nicht nur in chemischer, sondern auch in biologischer Hinsicht an.

Auch wenn diese Vorgaben von den Wasserwerken eingehalten werden, sind immer noch Stoffe und Verunreinigungen im Wasser enthalten, die sich teilweise auf den Dialysepatienten schädlich auswirken können:

▶ geringe Salzanteile,
▶ Metalle,
▶ organische Komponenten,
▶ gelöste Gase und Kolloide,
▶ Partikel und Mikroorganismen.

Tabelle 8.3. Auszüge aus Grenzwertfestlegungen zur Wasserqualität

Parameter [mg/l]	Grenzwerte der TrinkwV. vom 5.12.1990	AAMI-Standard
Aluminium	0,2	0,01
Ammonium	0,5	0.2
Arsen	0,001	0,005
Blei	0,04	–
Chlorid	250	–
Chrom	0,05	0,014
Cyanid	0,05	–
Eisen	0,2	–
Fluorid	1,5	0,2
Kalium	12	8
Kalzium	400	2
Kupfer	3	0,1
Magnesium	50	4
Mangan	0,05	–
Natrium	150	100
Nitrat	50	2
Nitrit	0,1	–
Phosphat	6,7	–
Quecksilber	0,001	0,0002
Sulfat	240	100
Zink	5	0,1
pH-Wert	6,5–9,5	
Leitfähigkeit	2000 µS/cm	
Vorgaben für die mikrobiologische Qualität	▶ Koloniezahl Agar-Gelatine bei 20 °C 100/ml bei 36 °C 100/ml ▶ E-coli und coliforme Keime negativ	▶ Keimzahl < 200 CFU/ml ▶ Endotoxine < 5 IU/ml

Hartwassersyndrom

In den ersten Jahren der Hämodialyse wurde häufig Leitungswasser zur Dialysatherstellung benutzt. In Gegenden mit hartem Wasser (hohe Magnesium- und Kalziumkonzentrationen) hatten die Patienten häufig unter dem Hartwassersyndrom zu leiden, das sich in Form von Kopfschmerzen, Übelkeit und einem hohen Blutdruck äußert (s. Abschn. 11.11). Dieses Problem konnte durch den Einsatz von Wasserenthärtungsanlagen gelöst werden. Durch die Bindung der Magnesium- und Kalziumsalze an ein Kationenaustauscherharz wurde das Hartwassersyndrom eliminiert. Bei besonders hartem Wasser wird durch diesen Austauschprozeß allerdings sehr viel Natrium in das Dialysewasser gebracht. Bei der Wasserenthärtung *nicht* entfernt werden Anionen, z. B. Fluoride, die von einigen Experten als die Ursache für Knochenerkrankungen angesehen werden.

Vollentsalzungsanlagen

Mitte der 70er Jahre erbrachten verschiedene Arbeitsgruppen den Beweis, daß Aluminium verschiedene Erkrankungen bei Hämodialysepatienten auslösen kann. Man entdeckte bei Dialysepatienten einen Zusammenhang mit den vorhandenen

Aluminiumkonzentrationen im Dialysat-Wasser und dem Vorkommen von Enzephalopathie und Osteodystrophie. Wasserenthärter können Aluminium und Mangan nicht ausreichend aus dem Wasser entfernen. So wurden Vollentsalzungsanlagen eingeführt.

Die Vollentsalzung ist ein reversibler chemischer Prozeß:

▶ Die im Wasser enthaltenen Kationen werden an ein Kationenaustauscherharz gebunden und durch ein Wasserstoffion (H^+) ersetzt, das vom Austauscherharz freigegeben wird.
▶ Die im Wasser verbliebenen Anionen werden an ein Anionenaustauscherharz gebunden und durch Hydroxylionen (OH^-) ersetzt.
▶ Die Hydrogen- und Hydroxylionen verbinden sich dann zu Wassermolekülen.

Bei der Passage des Wassers durch eine Vollentsalzungsanlage werden entfernt:

▶ anorganische Salze,
▶ Spuren von Metallen (Kationen- und Anionenformen von Aluminium),
▶ Fluoride und andere in Ionenform vorhandene Verunreinigungen.

Die Vollentsalzung arbeitet, bis die Aufnahmekapazität der Austauscherharze erschöpft ist und eine Regeneration der Harze durchgeführt werden muß.

▶ Um die an das Kationenaustauscherharz gebundenen Ionen zu lösen und das Harz mit neuen Hydrogenionen zu beladen, wird über das Harz Salzsäure (HCl) geleitet.
▶ Für die Regeneration des Anionenaustauscherharzes wird Natronlauge (NaOH) benutzt.

> **Merke**
> Von Vollentsalzungsanlagen aufbereitetes Wasser besitzt eine sehr hohe anorganische Qualität: Leitfähigkeit um 0,1–1 µS/cm, die Konzentrationen gelöster Metalle und restlicher Stoffe 0,001 mg/l–0,5 mg/l.

Vollentsalzungsanlagen können *nicht* entfernen:

▶ Aluminium in kollodialer Form
▶ Bakterien und deren pyrogene Bestandteile.

Unter bestimmten Bedingungen wird sogar das Wachstum von Bakterien auf dem Austauscherharz gefördert.

Pyrogene

Pyrogene werden zunehmend als eine der wichtigsten Toxingruppen im Wasser angesehen, die vor dem Einsatz des Wassers bei Blutreinigungsverfahren entfernt werden müssen.

Definition
Pyrogene sind Nebenprodukte des Bakterienwachstums und können bei den Dialysepatienten Reaktionen verschiedenen Schweregrads auslösen, wenn sie in den Blutkreislauf gelangen. Das Spektrum reicht von leichtem Temperaturanstieg bis zum Schock oder sogar Tod, wenn sie in den Blutkreislauf gelangen.

Endotoxine – Lipopolysaccharidfragmente – stammen von den Zellwänden gramnegativer Bakterien und sind die wichtigste und am häufigsten vorkommende Gruppe von Pyrogenen im Wasser.

Einsatz hochreinen Wassers in der Nierenersatztherapie
Die technischen Fortschritte in der Nierenersatztherapie stellen außergewöhnlich hohe Anforderungen an die chemische und mikrobiologische Reinheit des Wassers für Dialysezwecke. Der Europäische *Pharmacopoeia-Standard* für Wasser, das zur Verdünnung für Dialysekonzentrate verwendet wird, sieht zum Beispiel folgende maximalen Grenzwerte vor:

- für die Aluminiumkonzentration: 0,01 mg/l;
- für die Keimzahl: < 100 CFU/ml;
- für den Endotoxinanteil: < 0,25 EU/ml.

Hämodiafiltration. Eine wichtige technische Weiterentwicklung in der Nierenersatztherapie war die Einführung der Hämodialfiltration, bei der dem Patienten besondere Infusionslösungen zugemischt werden. Für die Herstellung dieser Infusionslösung, die in direkten Kontakt mit dem Patientenblut kommt, muß hochreines Wasser verwendet werden, das frei von Toxinen ist.

High-flux-Filter. Ebenso ist hochreines Wasser für die Hämodialyse mit High-flux-Filtern nötig, da Rückfiltration oder eine Membranruptur jedem vorhandenen Toxin im Dialysat erlauben würde, schnell in das Blut überzutreten.

Wiederverwendung. Ein weiterer Trend der letzten Jahre in Dialyseeinheiten ist die Wiederverwendung von Dialysemembranen. Bevor die Membran wiederverwendet werden kann, muß die Dialysat- und Blutseite mit einer konservierenden Lösung gespült und gefüllt werden. Soll die Membran wieder zum Einsatz gebracht werden, muß das Konservierungsmittel mit Wasser freigespült werden, das frei von Keimen und Endotoxinen sein muß.
Die Endotoxine könnten sonst an der Membranoberfläche gebunden werden und somit direkt in den Blutkreislauf gelangen.

Dialysekonzentrate. Hochreines Wasser ist ebenso für die Herstellung von Dialysekonzentraten erforderlich. Die Konzentrate werden von verschiedenen Herstellern angeboten und mit reinem Wasser verdünnt. Die Inhaltsstoffe der Konzentrate werden auch in Pulverform angeboten, das dann entsprechend den Vorgaben mit hochreinem Wasser gemischt wird. Hierbei ist die Wasserqualität ganz entscheidend, da sich besonders Bakterien rapid in bicarbonathaltigem Konzentrat vermehren und Endotoxine produzieren.

8.3.4
Moderne Wasseraufbereitungsverfahren

Innerhalb des letzten Jahrzehnts haben die gestiegenen Anforderung an die chemische und mikrobiologische Qualität des Wasser für Dialysezwecke dazu geführt, daß sich auch die Wasseraufbereitungsverfahren verbessern mußten. Vollentsalzungsanlagen und Mischbettfiltersystem wurden verdrängt durch die Anwendung von Membrantechnologien:

▶ Umkehrosmosen und
▶ Ultrafiltrationssysteme.

Eine Übersicht über die verschiedenen Methoden zur Wasseraufbereitung gibt Tabelle 8.4.

Umkehrkosmose

Die umgekehrte Osmose stellt das ökonomisch sinnvollste neueste Verfahren zur Wasseraufbereitung dar, das 90–99 % aller Inhaltsstoffe des Wassers zurückhalten kann. Über einen Mechanismus, welcher sich vom Ionenaustausch- oder Aktivkohleprinzip grundsätzlich unterscheidet, lassen sich bei der Umkehrosmose sowohl Salze als auch organische Komponenten abtrennen.

Das Prinzip basiert auf der von dem Botaniker Pfeffer 1877 beobachteten Erscheinung, daß sich in einem Gefäß (Pfeffer-Zelle), in welchem Lösungsmittel und Lösung durch eine Membran getrennt sind, auf der Lösungsmittelseite ein Druck einstellt. Voraussetzung dafür ist die Semipermeabilität der Membran:

▶ Undurchlässigkeit für den gelösten Stoff,
▶ Durchlässigkeit für das Lösungsmittel (s. Abb. 8.7a,b).

Es handelt sich um das Phänomen der Osmose.

Die Umkehrosmose hingegen zwingt das Lösungsmittel, entgegen der Richtung seines Verdünnungsbestrebens zu fließen, d. h. der Gehalt des gelösten Stoffes im Lösung enthaltenen Gefäßteil wird erhöht.

Zu den vielfältigen Einsatzmöglichkeiten der Umkehrosmose zählen See- und Brackwasserentsalzung, Abwasserreinigung oder die Anreicherung industrieller Zwischen- oder Endprodukte aus Lösungen auf kaltem Wege.

In Umkehrosmosen für die Wasseraufbereitung zu Dialysezwecken wird unter hohem Druck Leitungswasser in Module gepumpt, die die halbdurchlässigen Membranen enthalten. Übersteigt der ausgeübte Druck den natürlichen osmotischen Druck des unreinen Wassers, kann ein Teil des Wassers die Membran passieren. Das entstehende Wasser wird *Permeat* genannt. Die Membran hält nahezu alle Inhaltsstoffe des Wassers zurück, die mit dem verbleibenden Wasser weggespült werden. Umkehrosmosen sind besonders gut geeignet zur Herstellung von Wasser für Dialysezwecke, da sie in der Lage sind, einen sehr hohen Prozent-

Tabelle 8.4. Methoden der Wasseraufbereitung

Methode	Prinzip	Vorteile	Nachteile
Destillation (Abb. 8.2)	Verdampfung und Kondensierung durch Kühlung des Wasserdampfes	• Entfernt nahezu alle Verunreinigungen • Wiederverwendbar	• Einige Verunreinigungen können ins Kondensat gelangen • Hoher Wartungs- und Pflegeaufwand • Hoher Energieverbrauch
Ionenaustausch (Abb. 8.3)	Salzaustausch und/oder Salzentfernung mittels Austauscherharzen	• Entfernt wirksam gelöste anorganische Stoffe • Regenerierbar • Niedrige Anschaffungskosten	• Partikel, Pyrogene und Bakterien werden nicht entfernt • Hohe Betriebskosten
Adsorption (Abb. 8.4)	Anlagerung verschiedenster Stoffe auf Aktivkohlefilter (zumeist in Verbindung mit anderen Methoden)	• Entfernt gelöste organische Verbindungen und Chlor • Hohe Standzeiten (hohe Kapazität)	• Kann pyrogene Stoffwechselprodukte (carbon fines) erzeugen
Filtration (Abb. 8.5a,b)	Sammlung von Verunreinigungen auf einem wasserdurchlässigen Filter	• Entfernt alle Partikel und Mikroorganismen, die größer als die Filterporen sind • Nahezu wartungsfrei	• Gelöste anorganische Stoffe, Pyrogene und Kolloide werden nicht entfernt • Nicht regenerierbar
Ultrafiltration (Abb. 8.6)	Halbdurchlässiger Ultrafilter als Molekülsieb	• Hält nahezu alle Partikel und Mikroorganismen zurück, die größer als die angegebene Molekülgröße sind • Liefert sehr reines Wasser mit geringem Energieaufwand	• Gelöste anorganische Stoffe werden nicht zurückgehalten
Umkehrosmose (Abb. 8.7a,b)	Filtration gegen den osmotischen Druck durch eine halbdurchlässige Membran	• Entfernt nahezu alle Verunreinigungen, auch gelöste Stoffe • Geringer Wartungsaufwand	• Begrenzte Flußrate
UV-Bestrahlung (Abb. 8.8)	Keimabtötung durch hochfrequente Lichtwellen (UV-C-Licht)	• Effektive hygienische Behandlung • Oxidation von organischen Verbindungen	• Partikel, Kolloide und Ionen werden nicht entfernt

satz der im Wasser enthaltenen Verunreinigungen zurückzuhalten. Es werden auch keine Chemikalien für eine Regeneration benötigt, die Gesundheitsschäden hervorrufen könnten. Die meisten Membranen, die in Umkehrosmosen eingesetzt werden, sind aus synthetischen Materialien hergestellt, das biologisch unverträgliche, weite pH-Bereiche tolerieren. Umkehrorsmosemodule werden als spiralförmig gewickelte Flach- und Hohlfasermembranen hergestellt.

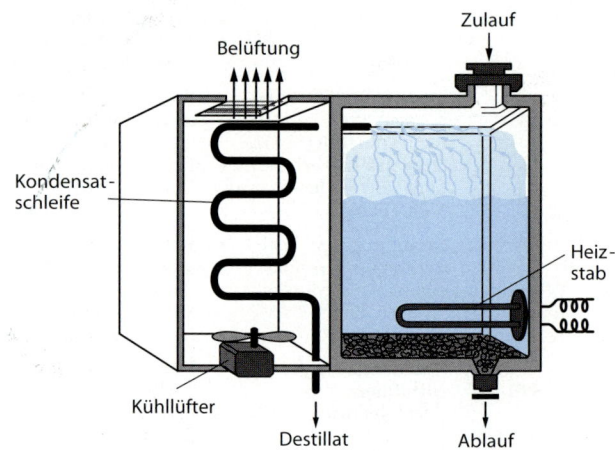

Abb. 8.2.
Schematische Darstellung einer modernen Destille

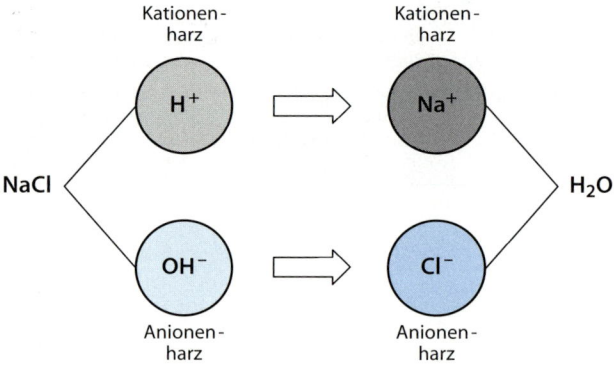

Abb. 8.3.
Prinzip des Ionenaustauschs am Beispiel von NaCl

8.3 Wasseraufbereitung für die Hämodialyse 153

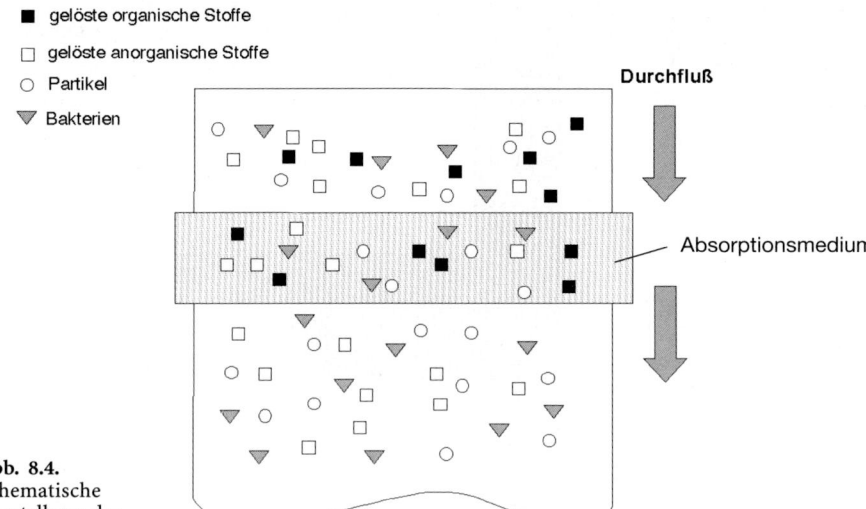

Abb. 8.4.
Schematische Darstellung der Adsorption

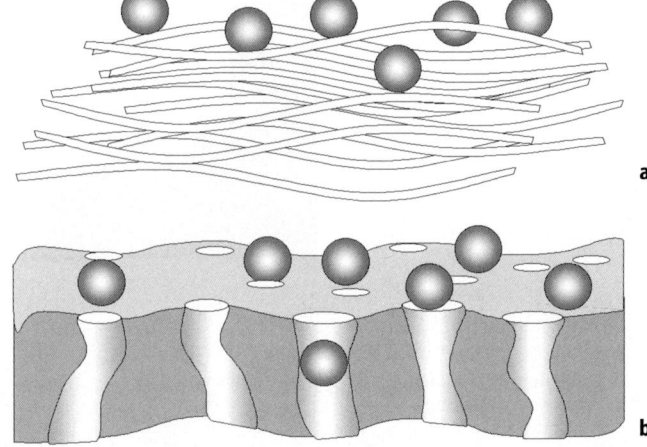

Abb. 8.5a,b.
Oberfläche eines (a) Tiefenfilters (für Partikelgröße 0,5–100 µm) im Vergleich zu einem (b) Membranfilter (für Partikelgröße 0,1–1 µm)

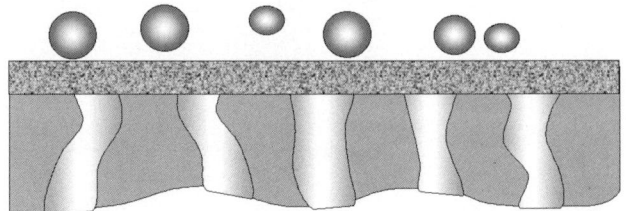

Abb. 8.6.
Oberfläche eines Ultrafilters

Abb. 8.7a,b.
Prinzip der Osmose (a) und der Umkehrosmose (b)

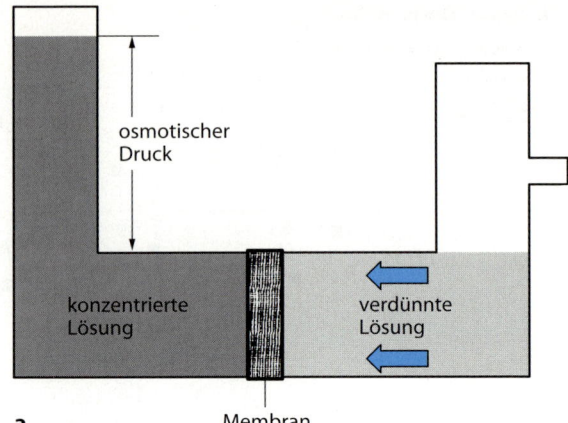

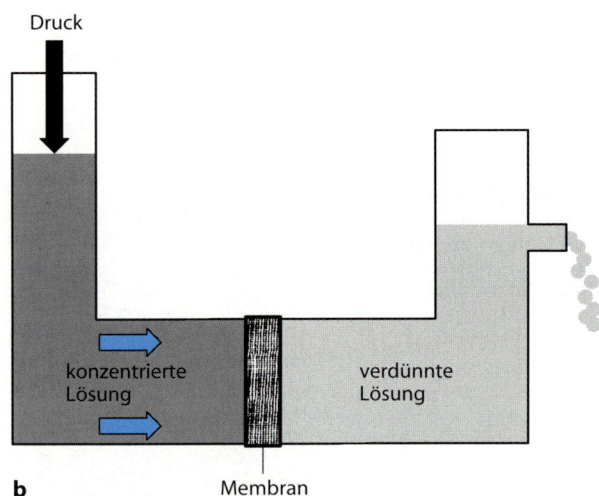

Abb. 8.8.
Einfluß der Wellenlänge auf die Keimabtötung bei der UV-Bestrahlung

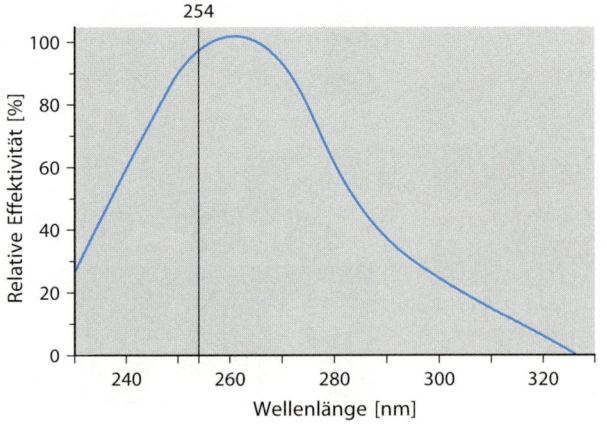

Praktische Anwendung

Welche einzelnen Komponenten der Wasseraufbereitung notwendig sind, hängt von der Qualität des Rohwassers am Standort der Dialyse ab.

In der Regel sind 3 wichtige Arbeitsschritte hintereinandergeschaltet (Abb. 8.9):

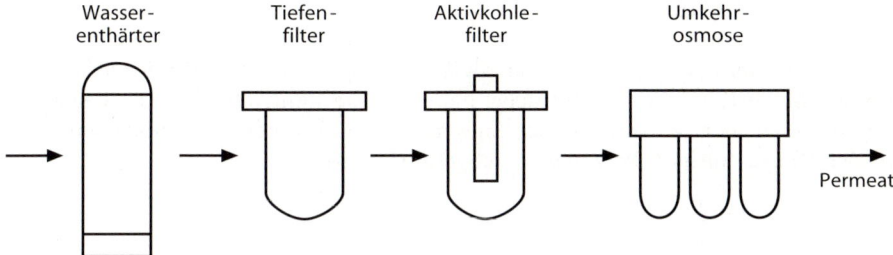

Abb. 8.9. Hintereinanderschaltung einzelner Arbeitsschritte bei der Wasseraufbereitung

▶ Zunächst erfolgt die *Wasserenthärtung*, meist durch Ionenaustauscher.
▶ Danach erfolgt die *Filtration* mit verschiedenen Filtertypen zur Entfernung von unlöslichen Verunreinigungen. Unter anderem kommen auch Aktivkohlefilter zum Einsatz, die Verunreinigungen durch Adsorptionsprozesse entfernen. Diese Filter müssen bei speziellen Verunreinigungen des Rohwassers eingesetzt werden, z. B. bei hohem Gehalt an Chloraminen.
▶ Schließlich wird in der *Umkehrosmose* weitgehend keim- und toxinfreies Wasser, das Permeat, erzeugt, das durch zusätzliche UV-Bestrahlung weiter keimabtötend behandelt wird. Bei der Umkehrosmose wird das Wasser mit hohem Druck durch eine Polyamid-Polysulfon-Membran gepreßt.

! Das entstehende Reinwasser kann nach Sterilisation direkt zur Herstellung des Dialysats verwandt werden.

Zur Verhinderung der Keimbesiedlung der Osmose und der Leitung, die durch Wasserstillstand begünstigt wird, sollte eine regelmäßige Spülung auch außerhalb der Betriebszeiten erfolgen.

! Da die Keimabtötung nicht das Entstehen von Pyrogenen verhindert, sollte unmittelbar vor dem Dialysegerät nochmals die Sterilfiltration über eine Membran erfolgen. Dies gilt vor allem dann, wenn ein High-flux-Verfahren oder eine Hämodiafiltration durchgeführt wird, bei der das Wasser in das Blutsystem des Patienten übertritt.

Die Überwachung des technischen Ablaufs der Wasseraufbereitung und der Kontrolle der Wasserqualität obliegt den Betreibern der Dialyse, die dies überwiegend an Dialysetechniker delegieren. Grundsätzliche Angaben über die Rohwasserqualität macht das örtliche Wasserversorgungsunternehmen. Die Kontrolle der Wasserqualität sollte im Rahmen von Hygieneplänen standardisiert werden:

▶ die Abnahmepunkte,
▶ der Kontrollzeitraum.

Für mikrobiologische Kontrollen sind monatliche Abnahmen erforderlich, für chemische Tests reichen in der Regel halbjährliche Kontrollen. Die Probeentnahmen können nach entsprechender Einweisung durch einen Hygieniker von allen in der Dialyse tätigen Personen durchgeführt werden.

Kapitel 9

Technik der Dialysemaschinen: Aufbau des extrakorporalen Blut- und Dialysatkreislaufs und Aspekte der Gerätesicherheit

Inhaltsübersicht

9.1 Komponenten des extrakorporalen Blut- und Dialysatkreislaufs 158

9.2 Gefahrenquellen und Überwachungstechnik 159
9.2.1 Gefahren 159
9.2.2 Sicherheitsausstattung 160

9.3 Arterielles und venöses Schlauchsystem 164
9.3.1 Ausstattung 165
9.3.2 Material des Schlauchsystems 167
9.3.3 Blutpumpe 167
Technik und Funktion 167
- Vollokklusive Schlauchpumpen 168
- Teilokklusive Schlauchpumpen 169
Gefahren durch die Pumpenfunktion 169
9.3.4 Druckverhältnisse in den Abschnitten des extrakorporalen Kreislaufs 170
Überwachung des arteriellen Drucks 171
Überwachung des vernösen Drucks 171
- Druckveränderungen und Shuntfunktion 172
- Einstellung der Druckwerte 172
- Druckabfall 172
- Druckanstieg 173
- Beeinträchtigung der Druckmessung 173
9.3.5 Luftdetektor 173
- Anordung des Luftdetektors 175
- Funktionsweise 175
9.3.6 Venöse Absperrklemme 175
9.3.7 Technik der Heparinzufuhr 176
- Ausstattung 176
- Technische Probleme 177

9.4 Ultrafiltrationskontrolle 177
Indirekte und direkte Ultrafiltrationsmessung 178
9.4.1 Druckkontrollierte Ultrafiltrationsmessung (indirekte Messung) 178
- Manuelle TMP-Einstellung 178
- Ultrafiltrationskontrolle bei Single-needle-Dialyse 179
- Automatische TMP-Kontrolle 179
- Grenzen der druckkontrollierten Ultrafiltrationsmessung 179

9.4.2   Direkte, volumenkontrollierte Ultrafiltrationsmessung   *180*
        Volumetrische Standardmethode oder gesteuerte Ultrafiltration   *180*
        – Funktionsprinzip   *181*
        – Funktionsphasen   *181*
        – Systeme mit doppeltem Dialysatkreislauf   *183*
        Kontinuierlich geregelte Ultrafiltration   *186*
        Grenzen der volumenkontrollierten Ultrafiltration   *187*

9.5   Dialysatkreislauf   *188*
9.5.1   Aufbau des Gegenstromprinzips   *188*
9.5.2   Dialysatzusammensetzung und -temperatur   *189*
        Herstellung des Dialysats   *189*
        – Dialysatkonzentrat   *190*
        – Mischungsverhältnisse   *190*
        Proportionierung des Dialysats   *190*
        – Leitfähigkeitsmessung zur Überwachung   *191*
        – Tücken der Leitfähigkeitsmessung   *192*
        Erwärmung des Dialysats auf Körpertemperatur   *192*
        Dialysatentgasung   *193*
9.5.3   Blutleckdetektor   *193*

9.6   Technik der Single-needle-Dialyse   *194*
9.6.1   Einpumpenprinzip (Klick-Klack-System)   *195*
9.6.2   Doppelpumpenbetrieb   *196*

9.1
Komponenten des extrakorporalen Blut- und Dialysatkreislaufs

Der Stoffaustausch zwischen Blut und Dialysat bzw. der Stofftransport vom Blut zum Filtrat findet im *Dialysator* statt (zum Aufbau der Dialysatoren siehe Kap. 7). Damit die Transportprozesse wirksam werden können, wird ein *Blut-* und *Dialysatfluß* benötigt. Im Falle der Hämofiltration ist statt des Dialysatflusses ein kontinuierlicher Filtratabtransport notwendig. Das *Blutfüllvolumen* von Dialysatoren ist gering, bei Low-flux-Dialysatoren liegt es zwischen 40 und 80 ml, bei High-flux-Dialysatoren beträgt es bis 120 ml. Da nur das Blutfüllvolumen am Stoffaustausch teilnimmt, wird der Blutreinigungsvorgang quantitativ erst bei ausreichend hohen Blutflüssen bedeutsam.

> **Merke**
>
> **Blutfluß, Dialysatfluß und Filtratfluß werden vom Dialysegerät gesteuert, und ihre Größe ist dort einstellbar.**

Bei einer durchschnittlichen Dialyse befinden sich etwa 300–400 ml Blut ständig außerhalb des Körpers im extrakorporalen System, das sich aus dem Dialysator selbst und dem zuführenden und abführenden Schlauchsystem zusammensetzt. Diese Blutmenge wird als *extrakorporales Volumen* bezeichnet. Bei einer

Standarddialyse wird die gesamte Blutmenge des Patienten etwa 15mal durch den Dialysator geleitet.

> **Merke**
>
> Man unterscheidet den *Blutkreislauf* – bestehend aus dem arteriellen Schlauchsystem, dem Dialysator und dem venösen Schlauchsystem – vom *Dialysatkreislauf*, der von der Dialysataufbereitung aus Reinwasser und Konzentrat über den Dialysator bis zum Dialysatabfluß verläuft. Blut und Dialysat treffen im Dialysator zusammen und sind hier durch die semipermeable Dialysemembran getrennt.

Der Blutfluß im extrakorporalen System wird durch *Pumpen* angetrieben. Unter Umständen kann zwar auch ohne Blutpumpen ein ausreichender Blutfluß zustande kommen, z. B. früher bei gut durchströmten Scribner-Shunts und Dialysatoren mit geringem Blutflußwiderstand oder auch heute noch bei der CAVH(CAVHD) (s. Abschn. 12.2.2). Bei den heute üblichen Gefäßzugängen bzw. Dialysatoren mit großen Blutwiderständen und bei der Single-Needle-Behandlung müssen jedoch Blutpumpen eingesetzt werden.

> **Merke**
>
> Der Pumpenbetrieb führt zu einem negativen Druck vor der Pumpe und zu einem positiven Druck im übrigen, hinter der Pumpe gelegenen Schlauchsystem. Das Blut ist damit nichtphysiologischen Druckverhältnissen ausgesetzt.

Weitere unphysiologische Bedingungen entstehen für das Blut, da es den Körper verläßt und mit künstlichen Oberflächen und mit Luft (in den Tropfkammern) in Kontakt tritt, eventuell auch mit Dialysat, das unter bestimmten Umständen direkt in das Blut übertreten kann.

9.2
Gefahrenquellen und Überwachungstechnik

9.2.1
Gefahren

Durch die Bedingungen im extrakorporalen Kreislauf bestehen zahlreiche Gefahren für den Patienten. Durch ein Leck im Blutschlauchsystem könnte es bei einem hoch eingestellten Blutfluß sehr rasch zu einem gefährlichen Blutverlust des Patienten mit der Gefahr des lebensbedrohlichen Schocks kommen. Man muß sich vor Augen halten, daß der minütliche Blutfluß etwa 5–10 % des gesamten Blutvolumens des Patienten ausmacht.

Die wichtigsten Gefahren im extrakorporalen Kreislauf:

Blutseite:

▶ Blutverlust
▶ Blutgerinnung und Thrombenbildung
▶ Luftembolie
▶ Infektionen bzw. Einschwemmung von Pyrogen aus dem Dialysat
▶ Mechanische Traumatisierung der Blutkörperchen (Hämolyse)

Dialysatseite:

▶ Falsche Elektrolytzusammensetzung des Dialysats
▶ Falsche Leitfähigkeit
▶ Falsche Temperatur
▶ Dialyse mit Rückständen von Desinfektionsmitteln

Eine weitere Gefahr besteht im Verfehlen des *Ultrafiltrationsziels*.

9.2.2
Sicherheitsausstattung

Fehlbedienungen von Dialysegeräten können für den Patienten fatale Folgen haben. Um Bedienungsfehler zu vermeiden, sollten die Dialysegeräte so einfach wie möglich konstruiert sein und in der Bedienung gut überschaubar sein. Neben der einfachen Bedienung trägt die Integration von Überwachungseinheiten im Gerät wesentlich zur Sicherheit bei (s. hierzu Kap. 10.2).

> **Merke**
> Die Überwachung wichtiger Meßwerte erfolgt kontinuierlich auf *Monitoren*, und die Unter- oder Überschreitung einer tolerablen Abweichung der Werte muß zum *Alarm* und schließlich zum Abschalten des Gerätes führen.

In der Sicherheitstechnik wird unterschieden zwischen Geräten mit einem stets gefährdungsfreien, da abgesicherten Betrieb und Geräten, die auch bei stärksten Abweichungen bis zum definitiven Ausschalten weiterlaufen.

Definition
Dialysegeräte sind Geräte mit einem definierten sicheren Zustand, und zwar dem gefahrenfreien Zustand bei gleichzeitiger Alarmgabe. Erst wenn der Fehler behoben wird, der den Alarm auslöste, kann die Dialyse fortgesetzt werden.

Grundsätzlich muß die Messung der Parameter bestimmten allgemeinen Qualitätsansprüchen genügen, die in Normen festgeschrieben sind:

▶ Die Meßgeräte sollen so angebracht sein, daß sie Veränderungen der Parameter *Dialysatkonzentration, Dialysattemperatur, Dialysatdruck, Blut im abfließenden Dialysat* entdecken, bevor sie sich zum Schaden des Patienten auswirken können. Die Dialysattemperaturmessung z. B. muß daher vor dem Dialysator durchgeführt werden, so daß sie korrigiert werden kann, bevor der Dialysator mit überhitztem Dialysat gefüllt wird.
▶ Die Meßwerte dürfen nach ihrer Erfassung keiner weiteren Veränderung ausgesetzt werden.
▶ Meßwerte und Anzeigen von Fehlfunktionen müssen leicht und schnell vom bedienenden Personal erkennbar sein. Dies bedeutet u. a., daß die Meßgeräte Meßgrößen mit einer sinnvollen Kalibrierung anzeigen.
▶ Die Meßgeräte müssen durch eine auf einem anderen Prinzip beruhende Messung überprüfbar sein.
▶ Die Empfindlichkeit und die Größe des Alarmfensters dürfen nicht beliebig verstellbar sein.
▶ Das Anzeigeinstrument darf nur für einen Parameter empfindlich sein. So muß z. B. das Leitfähigkeitsmeßgerät temperaturkompensiert sein. Es könnte sonst eine fehlerhafte Dialysatzusammensetzung eventuell nicht durch einen Leitfähigkeitsfehler erkannt werden, wenn dieser gleichzeitig von einem Temperaturfehler überlagert wird.
▶ Alarmsignale sollten hörbar **und** sichtbar sein. Ein abgeschalteter akustischer Alarm sollte nach einer Zeitverzögerung wiederholt werden, wenn weiterhin die Alarmbedingungen bestehen. Erfahrungen haben gezeigt, daß Patienten gelegentlich den Alarm abstellen, um ihre Ruhe zu haben, ohne die Ursache des Alarms beseitigt zu haben.
▶ Unter Alarmbedingung muß das Dialysegerät in den sicheren Zustand übergehen, und es sollte unmöglich sein, die Dialyse wiederaufzunehmen, solange der Fehler nicht korrigiert ist bzw. die Monitore inaktiviert sind. Der sichere Zustand ist üblicherweise durch Unterbrechung des Dialysatflusses zum Dialysator gegeben. Es sollte unmöglich sein, die Alarme ohne Fehlerkorrektur auszuschalten oder sie so einzustellen, daß sie wirkungslos sind.
▶ Die Meßinstrumente müssen zu jeder Zeit absolut zuverlässig sein, um die Sicherheit des Patienten zu gewährleisten.
▶ Kontroll- und Anzeigefunktion müssen unabhängig voneinander sein, z. B. darf das das Heizsystem steuernde Thermoelement nicht gleichzeitig dazu dienen, die Temperatur anzuzeigen.
▶ Jedes Anzeigeinstrument muß so konstruiert sein, daß ein Fehler am Gerät selbst einen Alarm auslöst.

Die Hersteller und Betreiber sind zur Einhaltung bestimmter Sicherheitsstandards verpflichtet durch das Medizinproduktegesetz, dem auch Dialysegeräte obliegen.

Medizinproduktegesetz (MPG)

Das Inverkehrbringen und Betreiben von Medizinprodukten wird (seit dem 13. Juni 1998) durch das im EG-Recht verankerte Medizinproduktegesetz (MPG) geregelt mit den Zielen:

▶ Sicherstellung einer hohen Produktsicherheit zum Schutze der Patienten (Zulassung und Inbetriebnahme),
▶ zweckgemäße und sichere Anwendung am Patienten (anwenderrelevante Bestimmungen).

Die Bestimmungen des MPG sind in 10 Abschnitte aufgeteilt:

1. Zweck, Anwendungsbereich des Gesetzes, Begriffsbestimmungen;
2. Anforderungen an Medizinprodukte;
3. Klinische Prüfungen;
4. Benannte Stellen, Sachverständige;
5. Vorschriften für das Errichten, Betreiben und Anwenden von Medizinprodukten;
6. Überwachung und Schutz vor Risiken;
7. Zuständige Behörden, Ausschüsse, sonstige Bestimmungen;
8. Sondervorschriften für den Bereich der Bundeswehr;
9. Straf- und Bußgeldvorschriften;
10. Übergangsbestimmungen.

Für die Praxis besonders relevant sind Bestimmungen der Abschnitte 1, 2 und 5.

Definition des Begriffs Medizinprodukte (Abschnitt 1):
Die sehr juristisch-formalistische Definition bedeutet in der Praxis, daß unter die Medizinprodukte alle technisch-apparativen Hilfsmittel in der Medizin fallen, die für die Anwendung beim Menschen bestimmt sind. Die Hauptwirkung wird beim Medizinprodukt auf physikalischem Wege erreicht.

Damit unterscheiden sich die Medizinprodukte von Arzneimitteln, deren Wirkung vorwiegend auf pharmakologischem oder immunologischem Weg erreicht wird. Die Zulassung und Anwendung von Arzneimitteln wird in einer eigenen Gesetzgebung geregelt.

Nach MPG werden Medizinprodukte, je nachdem, ob sie Messfunktionen aufweisen oder nicht, in inaktive und aktive Medizinprodukte aufgeteilt:

▶ *inaktive Medizinprodukte:* manuell oder durch Schwerkraft betriebene medizinisch-technische Geräte, z. B. Scheren, Pinzetten oder die Schwerkraftinfusion; auch Geräte zur manuellen Blutdruckmessung;
▶ *aktive Medizinprodukte:* mit elektrischem Antrieb oder Druckgasversorgung (Sauerstoff, Druckluft oder Lachgas), z. B. Untersuchungsleuchten, OP-Tische, Narkose- und Beatmungsgeräte; auch automatische Blutdruckmessgeräte; hierzu zählen auch Dialysegeräte.

Eine weitere Klassifizierung der Medizinprodukte erfolgt nach ihrem *Gefährdungsgrad*. Dialysegeräte werden hier in Produkte der Klasse IIb mit mittlerem Gefährdungsgrad eingruppiert.

Anforderungen an Medizinprodukte (Abschnitt 2):
Hier ist u. a. geregelt, daß es verboten ist, Medizinprodukte in den Verkehr zu bringen, zu errichten, in Betrieb zu nehmen, zu betreiben oder anzuwenden, wenn über ein nach wissenschaftlichen Erkenntnissen vertretbares Maß hinausgehende Sicherheitsbedenken bestehen. Dazu gehören z. B. auch Medizinprodukte mit irreführender Bezeichnung, Angabe oder Aufmachung.

Wenn die Produkte die grundlegenden Anforderungen an Medizinprodukte erfüllen erhalten sie die sogenannte *CE-Zertifizierung* (CE: *Conformité Européen*) mit einer Identitätsnummer.

Die CE-Kennzeichnung eines Medizinproduktes steht für eine Vielzahl im einzelnen geregelter Qualitätsnachweise, die folgende Bereiche betreffen:

▶ generelle Anforderungen (Sicherheit, Nebenwirkungen, Anwendungsrisiko, Erfüllung der Leistungsdaten und deren Erhalt über die Lebenszeit des Produktes),
▶ chemische, physikalische und biologische Anforderungen (Biokompatibilität u. a.),
▶ mikrobiologische Anforderungen (Validierung der Sterilisation, Sicherheit des verwendeten Materials u. a.),
▶ Konstruktion und Umgebungseinflüsse (Verbindung zu anderen Geräten, elektromagnetische Kompatibilität, Brandgefahr und Explosion u. a.).

Anwenderrelevante Bestimmungen (Abschnitt 5):
Aktive Medizinprodukte dürfen nur ihrer Zweckbestimmung entsprechend errichtet, betrieben, angewandt werden; das bedeutet vor allem:

▶ nach Gebrauchsanweisung,
▶ in ordnungsgemäßem Zustand,
▶ bei Verwendung ausschließlich zugelassenen Zubehörs,
▶ nur mit gültigem Eichstempel und mit gültiger §11-Plakette,
▶ nach den Vorschriften dieses Gesetzes und hierzu erlassener Rechtsverordnungen,
▶ nach den allgemein anerkannten Regeln der Technik,
▶ entsprechend den Arbeitsschutz- und Unfallverhütungsvorschriften.

Sie dürfen nicht betrieben und angewendet werden, wenn sie Mängel aufweisen, durch die Patienten, Beschäftigte oder Dritte gefährdet werden können.

Aktive Medizinprodukte dürfen nur von Personen angewendet werden, die auf Grund ihrer Ausbildung oder ihrer Kenntnisse und praktischen Erfahrungen die Gewähr für eine sachgerechte Handhabung bieten.

Mit dieser Bestimmung ist beispielsweise klar, daß eigenmächtige Umbauten an den Geräten zur Modifizierung von Blutreinigungsverfahren eindeutig nicht gedeckt sind. Eine sachgerechte Handhabung muß durch Einweisung und

Fortbildung des bedienenden Personals gewährleistet werden. Voraussetzungen hierfür sind die Kenntnis der theoretischen Grundlagen und des ordnungsgemäßen Zustands sowie der vorgeschriebenen Funktionsprüfungen und der patientengerechten Einstellungen des Medizinprodukts.

Medizinprodukte-Betreiberverordnung
Das Bundeskabinett hat im August 1997 eine Erweiterung des bisher geltenden Medizinprodukterechtes durch die Medizinprodukte-Betreiberverordnung beschlossen.

Diese Verordnung richtet sich an die Gesundheitseinrichtungen wie insbesondere Krankenhäuser und Arztpraxen und beinhaltet unter anderem:

- Anforderungen an das Personal, das die Medizinprodukte anwendet,
- Regelungen zur Einweisung von Betreibern und Anwendern in die richtige Handhabung der Medizinprodukte,
- sicherheits- und messtechnische Kontrollen,
- Dokumentationspflichten, z. B. Führung eines Medizinproduktebuches (vergleichbar dem ehemaligen Gerätebuch nach MedGV) und eines Bestandsverzeichnisses,
- Regelungen zu Meldungen über auftretende Probleme beim Betreiben und Anwenden.

Verstöße
Bei Verstoß durch den Anwender gegen die Bestimmungen des MPG wird der Anwender durch Androhung von Freiheitsstrafen und Bußgeldern im Vergleich zur MedGV ganz besonders in die Pflicht genommen. Das Medizinproduktegesetz führt damit zu einer Verlagerung der Verantwortung auf die Anwender und damit auf die Ebene der Kliniken und Praxen.

Die Strafandrohungen umfassen Geld- und Freiheitsstrafen bis zu 3 Jahren, in besonders schweren Fällen ist sogar eine Mindeststrafe von einem Jahr bis zu 5 Jahren vorgesehen, d. h. es handelt sich aus juristischer Sicht bereits um ein Verbrechen und nicht mehr um ein Vergehen. Die Ordnungswidrigkeiten können mit Geldstrafen bis zu DM 50.000 geahndet werden.

9.3
Arterielles und venöses Schlauchsystem

Man unterscheidet ein *arterielles* von einem *venösen* Schlauchsystem, zwischen die der Dialysator geschaltet ist (Abb. 9.1, 9.2a–e).

Definition
Das arterielle Schlauchsystem transportiert das Blut vom Gefäßzugang zum Dialysator. Als venös wird das Schlauchsystem bezeichnet, das das Blut vom Dialysator zum Gefäßzugang zurückführt.

Die Bezeichnungen arteriell und venös gelten nur im übertragenen Sinne in Analogie zum physiologischen Blutkreislauf. Das Blut im arteriellen Kreislauf kann dem arteriellen Blut bezüglich des Sauerstoffgehalts tatsächlich ähnlich sein (Shunt) oder in dieser Hinsicht typisches Venenblut sein (Shaldon-Katheter).

Abb. 9.1.
Schematische Darstellung des Blutkreislaufs mit arteriellem Schlauchsystem, Dialysator und venösem Schlauchsystem. (Nach Daugirdas u. Ing 1994)

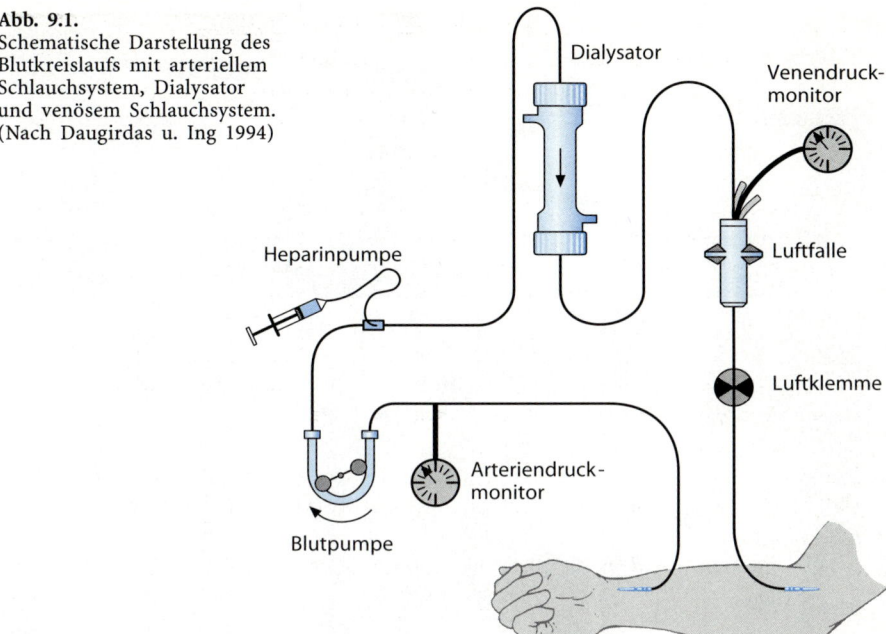

9.3.1
Ausstattung

Das Blut verläßt den Gefäßzugang in der Regel über die Punktionskanülen mit einem kurzen angeschweißten Schlauchstück und erreicht es auch wieder über sie. Die Verbindung des Schlauchsystems mit dem Gefäßzugang und dem Dialysator erfolgt über patentierte Bajonettverschlüsse (*Luer-Lock*), die eine besondere Verschlußsicherheit garantieren.

> **Merke**
>
> **Die Luer-Lock-Verschlüsse des arteriellen Schlauchsystem haben eine rote Farbcodierung.**

Das arterielle Schlauchsystem ist ausgestattet mit:

▶ Ansatzstücken als Zulaufmöglichkeit für Infusionen, d. h. Zuspritzstellen in Form von selbstverschließenden Membranen, über die mittels Injektionskanülen Substanzen appliziert werden können,
▶ einen Druckaufnehmerschlauch zur Druckmessung vor der Blutpumpe,
▶ einen Schlauchanschluß für die Heparinpumpe vor oder nach der Pumpe,
▶ fakultativ einem Blasenfänger.

Das arterielle Schlauchsystem endet mit dem Anschluß an den Dialysator.

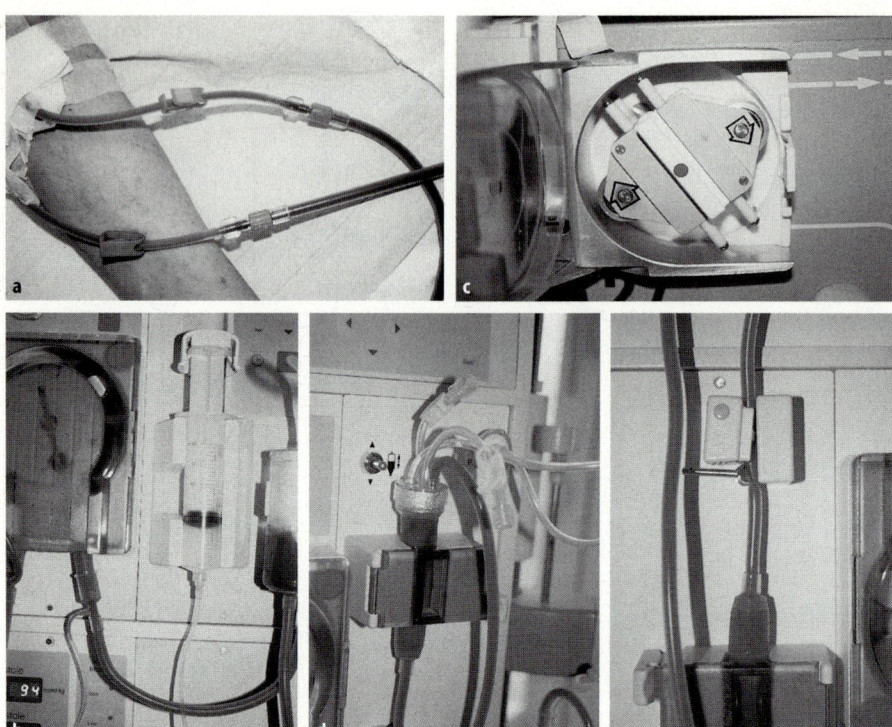

Abb. 9.2a-e. Fotografien einzelner Komponenten des Schlauchsystems im Detail: **(a)** Luer-Lock-Verbindung des arteriellen (*im Bild unten gelegenen*) und venösen Schlauchsystems (*im Bild oben gelegenen*) mit den arteriellen und venösen Kanülen; **(b)** Heparinperfusorspritze und Schlauch, daneben die Blutpumpe; **(c)** Rollen-Blutpumpe mit den zwei im Winkel von 180° stehenden Rollen vor Einlegen des Blutschlauchsystems; **(d)** venöse Tropfkammer mit Blutspiegel und Zulaufstellen für Infusionen; **(e)** venöse Absperrklemme unterhalb der venösen Tropfkammer

> **Merke**
> Beim venösen Schlauchsystem sind die Luer-Lock-Verschlüsse blau kodiert.

Das venöse Schlauchsystem ist ausgestattet mit:

- einer venösen Tropfkammer oder einem Blasenfänger, in den mehrere Schlauchanschlüsse für Infusionen münden und der einen Druckaufnehmerschlauch zur venösen Druckmessung aufweist,
- einem Segment für das Luftüberwachungssystem, das in der Regel im Bereich der venösen Tropfkammer liegt oder im Schlauchsystem darunter,
- einer automatischen Schlauchklemme zur Unterbrechung des Blutflusses bei Gefahr von Luftembolie, angebracht in der Schlauchstrecke von der venösen Tropfkammer zum Gefäßzugang,
- Zuspritzstellen wie beim arteriellen Schlauchsystem.

9.3.2
Material des Schlauchsystems

Das Schlauchsystem wird heute als steriler Einmalartikel verwandt. Drei verschiedene Werkstoffe werden eingesetzt:

- Polyvinylchlorid (PVC),
- Polyurethan,
- Silikongummi.

Wichtig ist, daß das Material flexibel ist, aber andererseits nicht zu leicht auf längeren Strecken kollabiert. Es muß den Belastungen der auswalkenden, rotierenden Kompression durch die Rollerpumpen gewachsen sein. Der vor der Rollerpumpe entstehende negative Druck darf nicht zum Kollaps des Schlauchsystems führen.

Zur Steigerung der Flexibilität des verwendeten PVC werden Weichmacher zugesetzt (z. B. DEHP, DOP, TOTM). Weichmacher können während der Dialyse in den Kreislauf des Patienten übertreten. Ob dieser Übertritt gesundheitliche Auswirkungen hat, ist derzeit unklar.

Durch die Belastung des Silikongummis des Pumpensegments kommt es außerdem zu geringem Abrieb von Partikeln. Derartige Partikel sind durchaus im Gewebe von Dialysepatienten nachweisbar. Auch durch den Sterilisationsmodus (z. B. Gammabestrahlung) kann es zu einer Materialschädigung mit Partikelbildung kommen.

> **Merke**
>
> Das Füllen des Schlauchsystems und Spülen vor der Dialyse mit isotonischer Kochsalzlösung hat die wichtige Funktion, abgeriebene Materialpartikel oder Reste eines Sterilisationsmittels wie Ethylenoxid (ETO) herauszuspülen.

Das Vorgehen beim Füllen des Systems und des Dialysators wird in Abschn. 10.1.4 ausführlich beschrieben. Der Sterilisationsmodus hat sich in den vergangenen Jahren gewandelt, seitdem man erkannt hat, daß einige Patienten mit schweren Allergien auf das früher sehr häufig verwendete ETO zur chemischen Sterilisation reagiert haben. Vielfach ist das Material heute daher dampfsterilisiert oder strahlensterilisiert (ionisierende Gammastrahlung).

9.3.3
Blutpumpe

Technik und Funktion

Blutpumpen sind ein fester Bestandteil der Hämodialysegeräte. Die in der Dialysetechnik gebräuchlichste Bauform der Blutpumpe ist die *Schlauch-* oder *Rollenpumpe*. Sie walkt durch zwei rotierende, im Winkel von 180° zueinander stehende Rollen das in sie eingelegte Schlauchsegment peristaltisch in Richtung

Dialysator aus. Stromaufwärts führt dies zu einem positiven Druck, stromabwärts, d. h. in Richtung Gefäßzugang, entsteht ein negativer Druck bzw. Sog.

Nach dem Grad ihrer Schlauchabquetschung unterscheidet man:

▶ vollokklusive Schlauchpumpen (Abb. 9.3),
▶ teilokklusive Schlauchpumpen (Abb. 9.4).

Definition
Eine korrekte volle Okklusion liegt vor, wenn die Blutsäule nach Pumpenstillstand in einem nach der Pumpe hochgehaltenen Schlauchabschnitt gerade nicht absinkt.

Die Pumpen führen zu einer mechanischen Belastung des in sie eingelegten Schlauchsegments und des in ihm fließenden Blutes mit der Gefahr der Hämolyse. Beides sollte durch optimale Einstellungen, d. h. gute Einpassung in das Pumpengehäuse, möglichst gering gehalten werden. Grundsätzlich funktioniert die Pumpe motorgetrieben, bei Stromausfall besteht auch die manuelle Antriebsmöglichkeit. Einige Alarmfunktionen führen zum automatischen Pumpenstopp.

Vollokklusive Schlauchpumpen

Heute werden überwiegend vollokklusive Schlauchpumpen mit verstellbaren oder federbelasteten Rollen eingesetzt. Bei Verwendung von dickwandigen, formsteifen Kunststoffschläuchen (meistens aus PVC) ist die Förderrate (Blutfluß) der vollokklusiven Pumpe in weiten Bereichen der Drehzahl des Rotors und des Schlauchdurchmessers direkt proportional. Dies würde bedeuten, daß der eingestellte und angezeigte Blutfluß dem tatsächlichen Blutfluß weitgehend entspricht.

Das trifft aber nur dann zu, wenn der Pumpenschlauch zu jeder Zeit von einer Rolle vollständig okkludiert wird und komplett mit Blut gefüllt ist. Ebenso beeinflußt der arterielle Unterdruck bzw. Sog die genaue Fördermenge; mit steigendem Unterdruck vor der Blutpumpe nimmt das geförderte Blutvolumen ab. (Ein gutes Beispiel für eine solche Situation ist ein zu geringes Blutangebot des Gefäßzugangs.)

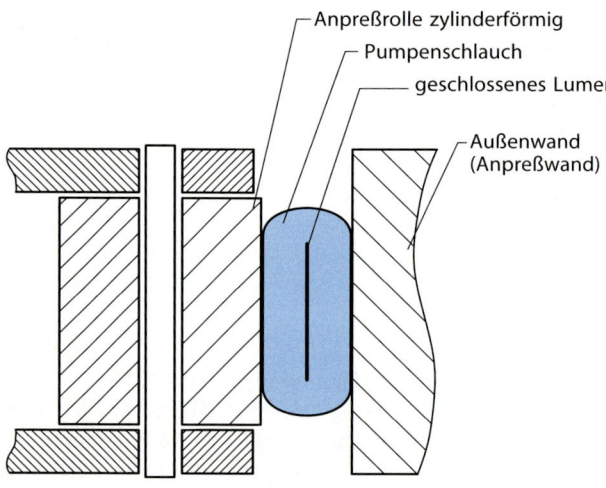

Abb. 9.3.
Querschnitt durch den Blutschlauch während der Auswalkung durch die vollokkludierende Rollenpumpe: Völliger Verschluß des Lumens

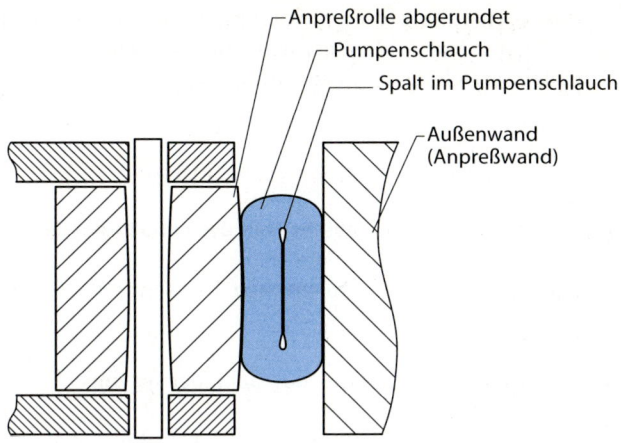

Abb. 9.4.
Querschnitt durch den Blutschlauch während der Auswalkung durch die teilokkludierende Rollenpumpe: Das Lumen bleibt seitlich geöffnet

Dies zeigt, daß die angezeigte Drehzahl des Rotors bzw. deren Umrechnung in ml/min kein direktes Maß für den Blutfluß, sondern nur eine Hilfsgröße darstellt. So gehen auch die Produktionstoleranzen des Innendurchmessers des Schlauches in die Meßgenauigkeit dieser indirekten Blutflußbestimmung ein.

> Zu beachten ist, daß bei der Einstellung des Abstandes der Rollen des Blutpumpenrotors zur Blutpumpengehäusewand ein zu kleiner Spalt zu einer erhöhten Hämolyserate führt und der Anteil der mechanischen Walkarbeit sich vergrößert. Im Extremfall entsteht durch Überbeanspruchung ein Partikelabrieb im Schlauch bzw. eine Schlauchruptur.

Teilokklusive Schlauchpumpen

Demgegenüber weisen teilokkludierende Schlauchpumpen einen erhöhten Rückfluß des Blutes über die Rollen auf, der die indirekte Blutflußbestimmung unmöglich macht. Es kommt auch zu größerer Scherbelastung und damit verbundener Hämolyse. Die mechanische Belastung des Schlauchs ist geringer als bei vollokkludierenden Pumpen.

Gefahren durch die Pumpenfunktion

Die Gefahren des pumpengetriebenen Blutflusses liegen in der großen Fördermenge:

▶ Sie kann zu großem Blutverlust in kurzer Zeit führen, ohne daß körpereigene Regulationsmechanismen eingreifen könnten.
▶ Daneben kann es über die Pumpen zur massiven Einschwemmung von nicht erwünschten Stoffen kommen (z. B. Toxine oder Luft).

Zur Vermeidung dieser Komplikationen wird der Blutfluß durch Messungen des Drucks im Schlauchsystem überwacht, und eine Meßstelle im venösen Schlauchbereich sucht nach Luft im System.

9.3.4
Druckverhältnisse in den Abschnitten des extrakorporalen Kreislaufs

Der Blutdruck im extrakorporalen Kreislaufs wird bestimmt von:

▶ der Blutpumpe,
▶ dem Blutflußwiderstand des Schlauchsystems.

Bei akuten Veränderungen der Widerstände, z. B. bei Auftreten von Thrombosierungen, kann sich der Druck im System rasch verändern.

Die arterielle Druckmessung erfolgt über einen Druckaufnehmer *vor* der Blutpumpe. Wenn das Dialysegerät zum Volumenentzug allerdings mit druckgesteuerter Ultrafiltration arbeitet, dann ist meistens eine weitere Druckmessung *hinter* der Blutpumpe vorhanden.

> **Merke**
> Bei Messung vor der Pumpe ist der arterielle Druck negativ.

Der Meßwert hängt vom Verhältnis des Blutangebots des Shunts zur Blutpumpengeschwindigkeit ab, daneben von der Geometrie des Schlauchsystems und der Lage der arteriellen Kanüle. Es werden anhängig vom Schlauchmaterial minimale Drücke von –150 mmHg (PVC) oder –200 mmHg (Silicongummi) registriert. Dieser Niederdruck führt zur Reduktion des Schlauchdurchmessers und zu einer entsprechenden Flußreduktion (Abweichung vom angezeigten Blutfluß!) von bis zu 20 %.

> **Merke**
> Hinter der Pumpe wird der höchste positive Druck erreicht.

Im Dialysator kommt es zu einem linearen Druckabfall entlang der Dialysatorstrecke. Der Druck am Ende des Dialysators entspricht dem sogenannten venösen Druck, der über einen Druckaufnehmer an der venösen Tropfkammer gemessen wird.

Grundsätzlich ist der venöse Druck abhängig vom eingestellten Blutfluß. Der venöse Druck wird aber auch von den noch stromabwärts liegenden Widerständen im Schlauchsystem, im Bereich der Kanüle und durch den Abflußwiderstand im Shunt beeinflußt.

Die Druckverhältnisse in den verschiedenen Abschnitten des extrakorporalen Systems zeigt Abb. 9.5.

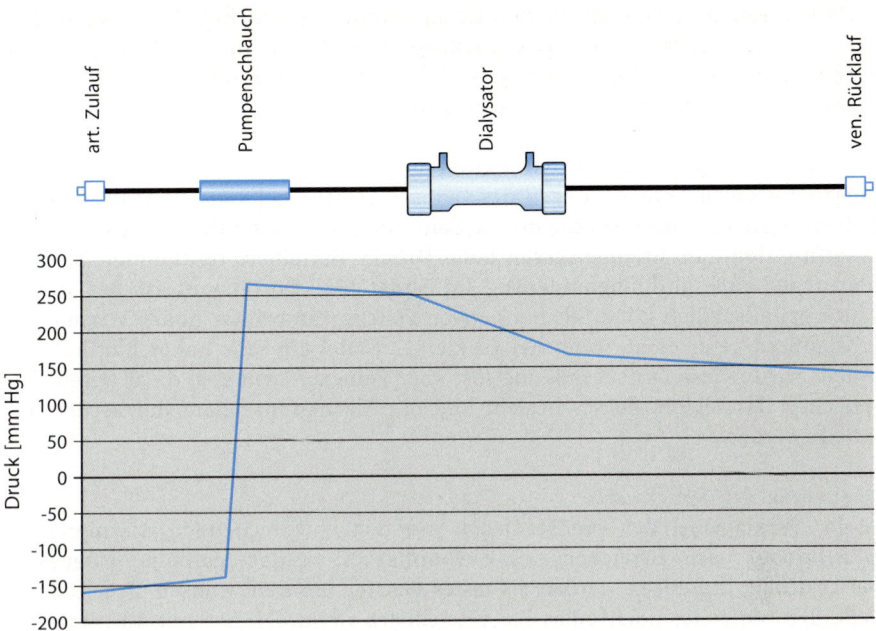

Abb. 9.5. Beispiel für Druckverhältnisse im extrakorporalen System vom arteriellen bis zum venösen Patientenanschluß

Überwachung des arteriellen Drucks

Die Überwachung des arteriellen Drucks war bis vor einigen Jahren aus Sicherheitsgründen nicht notwendig. Neuerdings ist diese Drucküberwachung aber zwingend vorgeschrieben.

> **Merke**
>
> Vor der Pumpe wird in der Regel ein Druck von –20 bis –80 mmHg gemessen; er kann aber auch ohne Komplikationen –200 mmHg erreichen.

Überwachung des venösen Drucks

Die Messung des venösen Drucks dient vorrangig der Erkennung von Lecks des extrakorporalen Kreislaufs und damit der Vermeidung größerer Blutverluste.

▶ Bei Lecks kommt es zum *Druckabfall* im System. Daher erfolgt die Monitorisierung des Drucks mit engen Alarmgrenzen.

▶ Da der venöse Druck außer von der Blutpumpengeschwindigkeit vom Widerstand in den stromabwärts gelegenen Abschnitten abhängt, führt ein gestörter Abfluß in diesen Abschnitten, z. B. durch Thrombosierung zum *Anstieg* des Venendrucks und damit zur Alarmauslösung.

Druckveränderungen und Shuntfunktion

Langfristig sagen Veränderungen des venösen Drucks bei sonst gleichbleibenden Bedingungen in Zusammenschau mit dem eingestellten Blutfluß etwas über die Shuntfunktion aus. Unangemessen hohe Drücke bei einem bestimmten Blutfluß deuten auf eine Abflußbehinderung im Shunt. Bei Gore-Loops ist der venöse Druck grundsätzlich höher als bei nativen Fisteln. Ein primär hoher Venendruck wird außerdem erreicht, wenn bei zu kleiner Nadel ein sehr hoher Blutfluß eingestellt wird. Diese Druckerhöhung löst aber keinen Alarm aus, da er bereits bei Erreichen des Zielblutflusses besteht und die Alarmgrenzen um ihn herum eingestellt werden.

Einstellung der Druckwerte

In der Praxis wird der venöse Druck mit den entsprechenden Alarmgrenzen (plus/minus) nach Erreichen des Zielblutflusses an der Maschine eingestellt. Die Druckalarmgrenzen werden als festes Fenster um den venösen Druck eingestellt. Der unterste, noch zulässige einstellbare Grenzwert ist mit 10 mmHg in der Norm für Hämodialysegeräte festgeschrieben.

Druckabfall

Zur akuten Unterschreitung der Alarmgrenzwerte des venösen Drucks kommt es bei vermindertem Blutfluß, vor allem durch undichte Stellen im System oder bei Thrombosierung des Dialysators (s. Kap. 10, S. 211).

Die Überwachung des Systems durch die automatische Messung des venösen Drucks hat ihre Grenzen und macht die menschliche Beobachtung noch lange nicht überflüssig.

Bei Dislokation der Kanülen oder anderen Lecks, z. B. durch Schlauchruptur, kommt es nur bei größeren Blutverlusten zum venösen Druckabfall, der einen Alarm auslöst. Kleinere Blutlecks, die nicht zur Unterschreitung der Alarmgrenzen führen, können nur durch den Menschen (Patient oder Pflegekraft) bemerkt werden (s. jedoch auch Abschn. 9.5.3). Diese Gefahr betrifft auch alle Schraubverbindungen des extrakorporalen Kreislaufs, auf korrekten Verschluß ist daher besonders zu achten.

▶ Das Herausrutschen der Kanüle aus einer Unterarmfistel wird manchmal nicht durch Druckalarm festgestellt, da der Druck in dem Gefäß dem atmosphärischen Druck ähnlich ist.
▶ Schlauchrupturen können durch erhöhte mechanische Belastung oder falsch konstruierte Schlauchbefestigungen am Gehäuse der Pumpe entstehen.

Eine direkte Möglichkeit der Monitorisierung einer Schlauchruptur besteht bis heute nicht. Indirekt wird sie jedoch durch den nach einer entsprechenden Verzögerungszeit entstehenden venösen Druckabfall angezeigt.

Druckanstieg

Zur akuten Überschreitung der Alarmgrenzwerte des venösen Drucks kommt es bei typischen Blutflußhemmungen wie Thrombosen oder Verstopfungen im Schlauchsystem (s. Kap. 10, S. 210 ff).

> **Merke**
>
> Ein Überschreiten der oberen Alarmgrenze des venösen Drucks muß zuverlässig erkannt werden.

Es ist empfehlenswert, ein möglichst kleines Alarmfenster einzustellen. Aus diesem Grund müssen alle Druckmonitore ein Alarmfenster haben, dessen Größe max. ± 100 mmHg vom aktuellen venösen Druck abweichen darf.

Bei Geräten, die ohne kontrollierte Ultrafiltration oder eine aktive TMP-Regelung ausgestattet sind, findet bei einem venösen Druckanstieg und gleichbleibenden Dialysatdruck ein Anstieg der Druckdifferenz an der Membran statt. Sie führt zu einer erhöhten Ultrafiltrationsrate und unter Umständen zur Hypovolämie des Patienten. Dieses Problem spielt bei modernen Dialysegeräten mit automatischer Korrektur des TMP keine Rolle mehr.

Beeinträchtigung der Druckmessung

Der Anschluß der venösen Druckableitung an der venösen Tropfkammer kann hygienisch und funktionell beeinträchtigt werden. Der Druckaufnehmer wird in der Regel über ein Luftpolster angeschlossen, wobei entweder Membranen oder flüssigkeitsundurchlässige Filter das Blut vom Druckaufnehmer trennen.

▶ Ein undichter Luftraum zwischen Druckaufnehmer und Trennfilter kann dazu führen, daß sich die venöse Tropfkammer und die Druckableitung komplett füllt und eine Überwachung der tatsächlichen venösen Druckverhältnisse nicht mehr möglich ist.
▶ Außerdem kann es zu einer Ruptur der Trennmembran kommen, und der Drucksensor kann kontaminiert werden. Bei fehlender zuverlässiger Desinfektionsmöglichkeit an dieser Stelle besteht Infektionsgefahr bei nachfolgenden Dialysebehandlungen.

9.3.5
Luftdetektor

Aufgabe des Luftdetektors ist die Vermeidung von Luftembolien (s. Kap. 11.10).

> **Merke**
>
> Luftembolien von 20–50 ml oder mehr können tödlich verlaufen.

Luft kann überall dort in das System eintreten, wo es durch Material- oder Handhabungsfehler undicht ist. Es gibt verschiedene Ursachen für eine Luftembolie (Abb. 9.6):

▶ Quantitativ besonders bedeutsam kann ein Leck im arteriellen Schlauchsystem sein, da hier Unterdruck herrscht und Luft in großer Menge angesaugt werden kann.
▶ Auch die Infusion von Blutschaum kann zur Luftembolie führen. Blutschaum entsteht meist im arteriellen Schlauchsystem, entweder durch Mikrolecks oder durch Freisetzung von im Blut gelösten Gasen durch zu negativen Saugdruck der Blutpumpe. Durch die unmittelbar hinter der Blutpumpe einsetzende Druckerhöhung geht ein Teil der Gase meist wieder in Lösung. Die restlichen Gasblasen können unter Umständen den Dialysator verstopfen (Verlust von Oberfläche im Dialysator) und sind nur schwer wieder zu entfernen. Wenn sie das venöse Schlauchsystem erreichen, stellen sie ein gefährliches Luftembolierisiko dar.

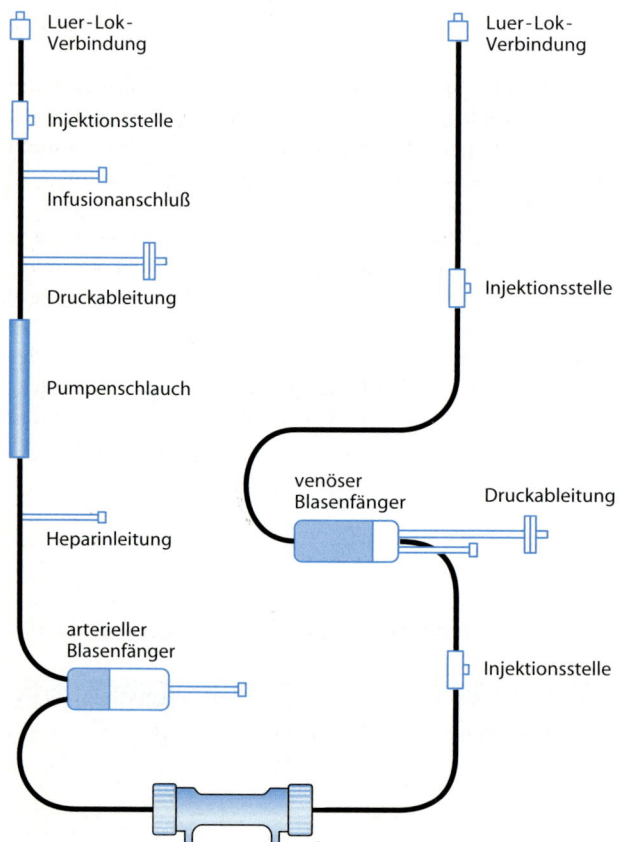

Abb. 9.6.
Orte des möglichen Lufteintritts in den extrakorporalen Kreislauf. Bedeutsam sind vor allem die ersten vier Eintrittstellen, da hier ein negativer Druck herrscht

▶ Luftembolien können auch während der Blutrückgabe am Ende der Dialyse auftreten, insbesondere dann, wenn mit Luft statt Kochsalz zurückgegeben wird (Luft spart Kochsalz ein). Abschlußtechniken, die mit Hilfe einer Luftfüllung eine möglichst vollständige Blutrückgabe erzielen wollen, sollten daher nicht eingesetzt werden.
▶ Erhöhte Emboliegefahr besteht auch dann, wenn in der Abhängphase der Luftdetektor, z. B. durch Herausnahme der Tropfenkammer, inaktiviert ist.

Anordnung des Luftdetektors

Der Luftdetektor im venösen Schlauchsystem soll die venöse Luftinfusion verhindern. Im arteriellen Schlauchsystem gibt es keinen Luftdetektor. Hier kann es bei Umkehr der Förderrichtung der Pumpe, z. B. durch falsch eingelegten Pumpenschlauch oder bei manueller Betätigung, unbemerkt zur Luftembolie kommen.

> **Merke**
> Die Luftdetektion findet meist im Bereich der venösen Tropfkammer statt (s. Abb. 9.2 d).

Die venöse Tropfkammer befindet sich hinter dem Dialysator. Sie dient der Beruhigung und Filterung des Blutes, bevor es dem Patienten zurückgegeben wird, und der Abscheidung von Luftmengen, die zuvor in den extrakorporalen Kreislauf gelangt sind oder aus dem Blut freigesetzt wurden. Häufig ist hier auch der Druckaufnehmer für die venöse Drucküberwachung angebracht, und es gibt Infusionsanschlüsse, z. B. für die Substitutionslösungen bei Hämodialfiltration. Ein Absinken des Blutspiegels im Reservoir der Tropfkammer wird durch den Luftdetektor erkannt und führt zum automatischen Verschluß der venösen Absperrklemme. (s. u.) (s. a. Abb. 9.2 e). Der Luftdetektor kann auch unterhalb der venösen Tropfkammer angebracht sein.

Funktionsweise

> **Merke**
> Die Luft wird durch einen Ultraschallsensor erkannt.

Luft führt zur Abschwächung des Ultraschallsignals. Ultraschallsensoren sind besser als die früher eingesetzten optischen Detektoren in der Lage, Luft in Form von Blutschaum (Blut-Luft-Gemisch, Mikroschaum) zu erkennen (zur Auslösung des Luftfallenalarms s. Kap. 10, S. 215).

9.3.6
Venöse Absperrklemme

> **Merke**
> Bei einem Alarm aufgrund von Luftdetektion oder Stromausfall muß der extrakorporale Kreislauf aus Sicherheitsgründen sofort vom Patienten abgetrennt werden.

Auf der arteriellen Seite geschieht dies in der Regel durch die vollokkludierende Blutpumpe bei gleichzeitigem Druckausgleich zwischen Patientenkreislauf und arteriellem Anschlußschlauch. Sie verhindert den Rückfluß von Blut in den arteriellen Zugang.

Auf der venösen Seite muß sich die venöse Absperrklemme (Abb. 9.2 e) automatisch schließen, um Luftembolien zu verhindern. Bei Stillstand der Blutpumpe würde sonst so lange eingeschlossene Luft aktiv zum Patienten gefördert, bis im gesamten venösen Bereich ein Druckausgleich stattgefunden hat. Die Gefahr der Luftembolie ist besonders groß bei

- großem komprimiertem Luftvolumen auf der venösen Seite,
- hohem venösem Druck vor der Alarmsituation,
- kleinem Blutvolumen in der Tropfkammer und dem venösem Rücklaufschlauch zum Patienten,
- inaktiviertem Luftdetektor auf Grund eines Netzausfalls in Verbindung mit einer venösen Absperrklemme, die nicht nach dem Ruhestromprinzip arbeitet (d. h. bei Netzausfall ist die Absperrklemme offen).

9.3.7
Technik der Heparinzufuhr

Im extrakorporalen Kreislauf führt der Kontakt des Blutes mit künstlichen Oberflächen und Luft zur Aktivierung des Gerinnungssystems (s. Kap. 6). Besonders im Bereich der venösen Tropfkammer kommt es zu einem intensiven Blut-Luft-Kontakt im Bereich des Flüssigkeitsspiegels. Diese Gerinnungsaktivierung sollte bei heparinfreier Dialyse vermieden werden und die Tropfkammer immer komplett mit Blut gefüllt sein.

Ausstattung

Für die kontinuierliche Heparinisierung wird eine Infusionspumpe benötigt, die bei fast allen Dialysegeräten integriert ist. Die Zufuhr des Heparins aus einer in das Gerät eingesetzten Spritze (Abb. 9.2 b) erfolgt über einen dünnkalibrigen Infusionsschlauch, der über ein T-Stück in das Schlauchsystem des extrakorporalen Kreislaufs mündet. Die Infusion ist im arteriellen System vor oder nach der Pumpe möglich, sie kann auch im venösen Schlauchsystem erfolgen.

> Die Infusionsstelle hat allerdings sicherheitstechnische Bedeutung: Wird das Heparin im arteriellen Schlauchsystem vor der Blutpumpe zugeführt, besteht die Gefahr, daß über das T-Stück einschließlich der Heparinspritze durch den im Blutsystem vor der Blutpumpe vorhandenen Unterdruck Luft angesaugt wird (Gefahr der Luftembolie).

Die eingestellte Pumpengeschwindigkeit in ml/min ergibt sich aus der benötigten Heparinmenge und der Heparinverdünnung in der Spritze.

Technische Probleme
Folgende technische Probleme können im Zusammenhang mit der Heparinpumpe auftreten:

▶ Die Heparinpumpe fällt durch einen technischen Defekt aus.
▶ Die Spritze ist nicht ausreichend befestigt und fällt während des Betriebes aus der Spritzenhalterung.
▶ Die Endlage der Spritzenpumpe wird zu früh erreicht, d. h. es ist kein Heparin mehr in der Spritze vorhanden.
▶ Durch Unterdruck im Heparinschlauch wird die Heparinspritze vorzeitig und unkontrolliert leergesaugt.
▶ Der Istwert der Heparindosierung stimmt nicht mit dem am Gerät eingestellten Sollwert überein.
▶ Der Heparinschlauch ist, z. B. durch Produktionsfehler, verstopft oder durch eine Verlegung abgeknickt.
▶ Die Heparinpumpe ist nicht eingeschaltet.
▶ Die Heparinpumpe ist zwar eingeschaltet, aber es ist keine Spritze eingelegt.
▶ Es befindet sich statt eines Antikoagulans eine andere Flüssigkeit in der Spritze.
▶ Die Luer-Lok-Verschraubung ist nicht richtig auf die Spritze geschraubt.

Nur ein Teil dieser Fehler kann durch Überwachung der Heparinpumpe (s. Abschn. 10.1.5) vermieden werden. Die Konsequenzen einer fehlerhaften Heparinzufuhr können dramatisch sein. Bei fehlender Heparinisierung besteht allerdings für den Patienten zunächst keine akute Gefahr.

Thrombosierung: Kommt es zur Thrombosierung im extrakorporalen Kreislauf, muß das Schlauchsystem einschließlich Dialysator ausgetauscht werden, erst danach kann die Dialyse wieder aufgenommen werden. Dies bedeutet einen zusätzlichen Blutverlust, der grundsätzlich vermieden werden sollte. Schließlich betragen die jährlichen Blutverluste eines Dialysepatienten auch ohne Komplikationen mindestens 1,5–4 l/Jahr. Dabei sind Blutentnahmen für diagnostische Zwecke mit 30 ml/Monat bereits mit berücksichtigt.

Überdosierung: Eine Überheparinisierung kann dagegen für den Patienten eine große akute Gefahr darstellen, da es zu Blutungen kommen kann.

9.4
Ultrafiltrationskontrolle

Der Ablauf der Ultrafiltration in Abhängigkeit vom transmembranösen Druck und vom Ultrafiltrationskoeffizienten wurde bereits in Kap. 7 (Abschn. 7.3.5) ausführlich dargestellt. Die im Dialysator stattfindende Ultrafiltration muß einer strikten Kontrolle unterliegen, damit das angestrebte Ziel des Volumenentzugs exakt erreicht wird (zum Umgang mit Alarmen der Ultrafiltrationsmessung s. Kap. 10, S. 217 f).

Für das Ultrafiltrationsziel entscheidend ist allein das minütlich abfiltrierte Volumen. Fehler bei der Ultrafiltration werden vermieden, wenn dieses Volumen möglichst direkt gemessen wird.

Indirekte und direkte Ultrafiltrationsmessung

Dialysemaschinen älterer Generationen konnten die Ultrafiltration nur indirekt messen. Sie nutzten die unten beschriebene Methode der druckkontrollierten Ultrafiltrationsmessung.

> **Merke**
>
> Bei neueren Geräten erfolgt eine direkte, volumenkontrollierte Ultrafiltration mit einer elektronisch gesteuerten ständigen Anpassung des TMP, um das Ultrafiltrationsziel zu erreichen.

Technisch geschieht dies:

▶ Durch direkte Messung des Volumens in einer Bilanzkammer: volumetrische oder volumengesteuerte Ultrafiltration oder
▶ durch Messung des Dialysatflusses vor und hinter dem Dialysator: kontinuierlich geregelte Ultrafiltration.

9.4.1
Druckkontrollierte Ultrafiltrationsmessung (indirekte Messung)

> **Merke**
>
> Bei Hämodialysegeräten mit druckkontrollierter Ultrafiltration wird die UFR durch die Veränderung des Dialysatdruckes erzielt. Um die UFR einzustellen, muß der Bediener den K_{UF} des Dialysators kennen und den gewünschten TMP berechnen (s. Abschn. 7.3.5).

Diese indirekte, druckkontrollierte Ultrafiltrationssteuerung basiert auf der Tatsache, daß die Ultrafiltration bei konstantem K_{UF} des ausgewählten Dialysators nur noch vom TMP abhängt. Ein Problem dieser indirekten Ultrafiltrationssteuerung sind Änderungen während der Dialyse, z. B. des K_{UF} des Dialysators durch Membranbildung oder Änderungen des venösen Drucks, die zu Fehlern führen können. Bei den meisten druckkontrollierten Systemen muß der Anwender prüfen, ob das Gerät die richtige Ultrafiltrationsrate beibehält.

Manuelle TMP-Einstellung
Nachdem der für das Ultrafiltrationsziel notwendige TMP errechnet wurde (s. Abschnitt 7.3.5), muß der benötigte Dialysatunterdruck eingestellt werden.
Zur Berechnung des Dialysatdruckes muß der Venendruck des Patienten bekannt sein. Dann kann die vereinfachte TMP-Gleichung wie in den folgenden Beispielen zur Errechnung des Dialysatdrucks angewandt werden:

P_{DEIN}: Dialysatdruck bei Eintritt in den Dialysator
P_{BAUS}: Blutdruck bei Austritt aus dem Dialysator = Venendruck.

Beispiel 1:
TMP = P_{BAUS} − P_{DEIN}
P_{DEIN} = P_{BAUS} − TMP
P_{DEIN} = 100 mmHg − 300 mmHg
P_{DEIN} = − 200 mmHg.

Beträgt der berechnete notwendige TMP 300 mmHg und der Venendruck 100 mmHg, dann muß der Dialysatdruck auf −200 mmHg eingestellt werden.

Beispiel 2:
P_{DEIN} = 100 mmHg − 50 mmHg
P_{DEIN} = 50 mmHg.

Beträgt der berechnete TMP 50 mmHg und der Venendruck 100 mmHg, dann muß der Dialysatdruck auf 50 mmHg eingestellt werden.

Ultrafiltrationskontrolle bei Single-needle-Dialyse
Auch eine Single-needle-Dialyse kann mit durckkontrollierten Geräten durchgeführt werden. Doch muß man sehr vorsichtig sein, wenn man den Unterdruck einstellt, da der TMP aufgrund der Schwankungen des Venendruckes nicht stabil sein wird. Zur Berechnung des Dialysatunterdrucks sollte der mittlere Venendruck herangezogen werden.

Automatische TMP-Kontrolle
In bereits automatisch druckkontrollierten Ultrafiltrationssystemen, wie z. B. bei der Gambro AK-10, kann der TMP zur Kontrolle des Dialysatdruckes eingesetzt werden. Der Bediener muß noch immer den TMP zur Erreichung des Ultrafiltrationsziels berechnen und den Dialysatunterdruck anpassen, um den benötigten TMP zu erzielen. Eine wichtige Erleichterung wird aber dadurch erreicht, daß bei Änderungen des Venendrucks während der Behandlung der Dialysatunterdruck automatisch angepaßt wird, damit der gewählte TMP erhalten bleibt.

Grenzen der druckkontrollierten Ultrafiltrationssmessung
Das Hauptproblem bei den druckkontrollierten Systemen ist die Gefahr der unbemerkten Abweichung.
Folgende Faktoren können dazu führen, daß die Ultrafiltrationsrate vom eingestellten Wert abweicht.

▶ Der K_{UF} des Dialysators, der zur Berechnung des TMP verwendet wird, kann ungenau sein. Der K_{UF}, den der Hersteller angibt, wird meist durch In-vitro-Labormessungen ermittelt. In vivo beim Einsatz am Patienten liegt er häufig 5–30 % niedriger.
▶ Der K_{UF} hat während der Behandlung abgenommen, da es zu Membranbildung oder Gerinnungsvorgängen im Dialysator gekommen ist.

▶ Zu höherer Ultrafiltration kann es auch kommen, wenn der Druck im Dialysator durch einen Knick oder eine Verengung (vor der Drucküberwachung) im Schlauch erhöht ist. Dies kann zu einer sehr hohen UFR führen, aber auch zur Hämolyse. Häufig entsteht dieses Problem, wenn die Schlauchsysteme nicht in die vorhandenen Schlauchführungen eingelegt wurden. Der Anwender muß also während der Behandlung prüfen, ob der Dialysator und die Blutschläuche so aufgebaut sind, daß die Schläuche nicht knicken können.

▶ Die Genauigkeit der UFR bei druckkontrollierter Messung wird auch durch die Dialysatormembran selbst beeinflußt. Je höher der K_{UF} des Dialysators ist, um so genauer muß die TMP-Messung sein.

> **Merke**
>
> Ein High-flux-Dialysator mit einem K_{UF} von 50 ml/h/mmHg benötigt, um 600 ml/min zu entziehen, einen TMP von nur 12 mmHg. Eine Abweichung von nur 5 mmHg würde dazu führen, daß der Patient in 4h 1.000 ml Flüssigkeit zuviel verliert. Deshalb sollte bei Maschinen mit druckkontrollierter Ultrafiltration keine High-flux-Membran eingesetzt werden.

9.4.2
Direkte, volumenkontrollierte Ultrafiltrationsmessung

Geräte mit volumenkontrollierten Ultrafiltrationssystemen benötigen keine TMP-Berechnungen oder Anpassung des Dialysatdruckes, da die UFR durch direkte Messungen des entzogenen Flüssigkeitsvolumens gesteuert wird. Fehler bei der Ultrafiltrationsmenge wie sie bei druckkontrollierten Geräten durch unbemerkte venöse Druckerhöhung auftreten, werden so vermieden. Bei modernen Blutreinigungsverfahren mit hochdurchlässigen Membranen sollten diese Geräte wegen der höheren Sicherheit beim Volumenentzug ausschließlich eingesetzt werden. Die Messung des Ultrafiltrats kann auf zweierlei Arten erfolgen:

▶ Die Messung erfolgt direkt in der volumetrischen Bilanzkammer durch kontinuierliche Proportionierung kleiner Volumina. Aus dem konstanten Volumen des Dialysats werden durch die Ultrafiltrationspumpe kontinuierlich kleine Volumen Ultrafiltrats entzogen *volumetrische Methode*.

▶ Ein zweites Verfahren ist die *kontinuierliche geregelte Ultrafiltration* mit drehzahlgesteuerten Zulauf- und Rücklaufpumpen. Die Kontrolle erfolgt durch zwei Flußmesser vor und nach dem Dialysator. Die Differenz der Flußwerte wird elektronisch weiterverarbeitet und nach Maßgabe der gewünschten Ultrafiltration kann sie durch Änderung der Geschwindigkeit der Rücklaufpumpe korrigiert werden.

Volumetrische Standardmethode oder gesteuerte Ultrafiltration

Die volumetrische Standardmethode zur Ultrafiltrationskontrolle wurde bereits vor über 20 Jahren mit dem Prinzip der *Tankniere* in Frankreich entwickelt.

Funktionsprinzip

Das Prinzip der gesteuerten Ultrafiltration ist ein geschlossener Dialysatkreislauf ohne Compliance, aus dem mit einer Ultrafiltrationspumpe Dialysat entfernt wird. Der auf diese Weise entstehende Unterdruck überträgt sich im Dialysator über die Dialysemembran auf das Blutkompartiment und führt zum Volumenentzug. Fehlende Compliance bedeutet, daß sich die Schläuche und Kammern in dem Kreislauf bei einer Druckerhöhung oder -absenkung nicht ausdehnen oder zusammenziehen können. Die Ultrafiltration erfolgt so lange, bis wieder ein Druckausgleich im System stattgefunden hat.

Funktionsphasen

Der geschlossene Dialysatkreislauf trifft sich bei den weiterentwickelten Systemen in einem spiralförmigen Glastank mit einem zweiten Kreislauf, der die Zufuhr frischen Dialysats aus einem Dialysatreservoir und die Entsorgung verbrauchten Dialysats steuert. In der Bilanzkammer sind frisches und verbrauchtes Dialysat vorhanden. Durch Ventile können die Kreisläufe abwechselnd in Betrieb gehen, so daß zwei zeitlich getrennte Funktionsphasen entstehen.

Der geschlossene Kreislauf wird temporär geöffnet, um den Zustrom von neuem Dialysat und Abfluß des verbrauchten Dialysats über die Dialysatflußpumpen zu ermöglichen. Damit ist der Dialysatfluß nicht kontinuierlich.

Der Flüssigkeitsentzug aus dem geschlossenen Kreislauf erfolgt mit einer vollokklusiven Pumpe. Für eine Ultrafiltrationsrate von 600 ml/h werden z. B. alle 6 Sekunden 1 ml Filtrat entzogen.

Die Funktionsphasen sollen an einem Beispiel veranschaulicht werden, das auf dem System der „Monitral"-Gerätegeneration basiert. Diese Maschine bereitet Dialysat auf, das aus einem Reservoir in einen spiralförmigen Glastank im Dialysatkreislauf gepumpt wird. Wenn der Kreislauf mit 1,1 l Dialysat gefüllt ist, schließen sich die Zu- und Ablaufventile, und die Ventile zum Dialysatkreislauf öffnen sich. So entsteht der erforderliche geschlossene Kreislauf ohne Compliance. Der Dialysattank wird alle 2 Minuten mit frischem Dialysat gefüllt. Um den Austausch durchführen zu können, muß der Dialysatfluß für einige Sekunden unterbrochen werden, damit der Dialysatkreislauf mit dem Dialysator geschlossen bleibt. Bei diesem System kann es zu einer geringen Rezirkulation von gebrauchtem Dialysat kommen.

▶ Funktionstakt 1: Ventil 1 und 3 sind geschlossen, Ventil 2 und 4 geöffnet (Abb. 9.7). Der Dialysatkreislauf wird über die Flußpumpe betrieben. Das Filtrat wird über die Ultrafiltrationspumpe aus dem geschlossenen Kreislauf entnommen.

▶ Funktionstakt 2: Ventil 1 und 3 sind geöffnet, Ventil 2 und 4 geschlossen (Abb. 9.8). Der Dialysatkreislauf wird für 12 Sekunden unterbrochen. Das Filtrat wird jedoch weiter über die Ultrafiltrationspumpe aus dem geschlossenen Kreislauf entnommen. Die Flußpumpe drückt über Ventil 3 das gebrauchte Dialysat in den Abfluß und zieht frisches Dialysat über Ventil 1 in den Glastank.

182 KAPITEL 9 Technik der Dialysemaschinen

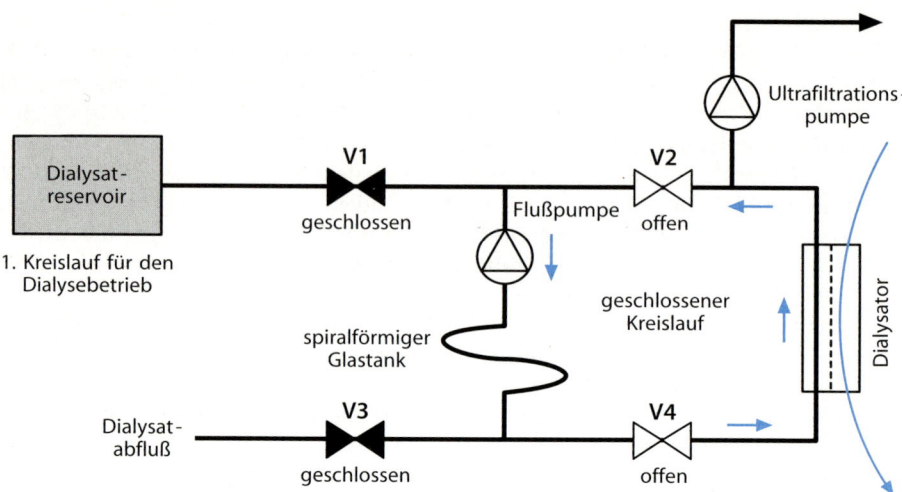

Abb. 9.7. Funktionstakt 1: Bei geschlossenem Dialysatkreislauf (Ventile V1 und V3 geschlossen) V2 und V4 geöffnet, wird über die Ultrafiltrationspumpe das Filtrat entnommen

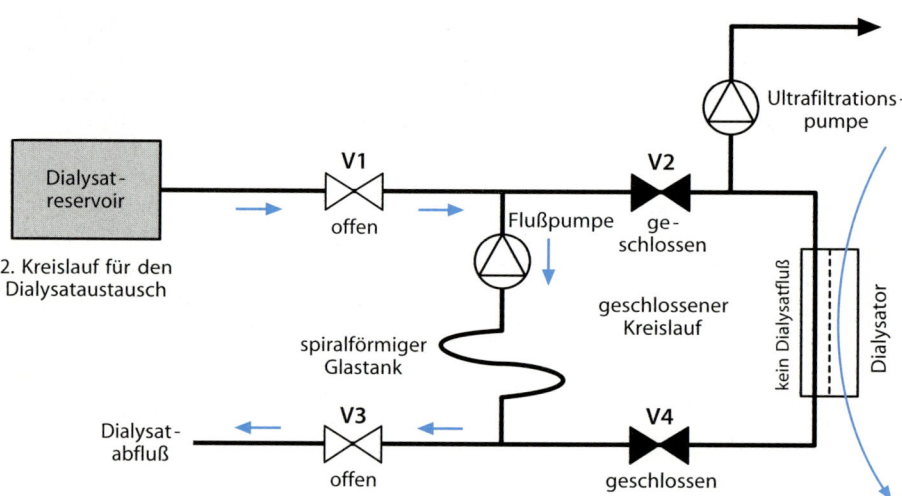

Abb. 9.8. Funktionstakt 2: Unterbrechung des Dialysatkreislaufs, während über die geöffneten Ventile V1 und V3 der Dialysataustausch stattfindet

Systeme mit doppeltem Dialysatkreislauf

Um die Dialysatrezirkulation und die Unterbrechung des Dialysatflusses zu verhindern, setzen verschiedene Hersteller, z. B. Cobe und Fresenius, Systeme mit zwei Kreisläufen ein: Ein Kreislauf versorgt den Dialysator, während der andere von verbrauchtem Dialysat entleert und mit neuem gefüllt wird.

Ein typisches System mit doppeltem Kreislauf zeigt Abb. 9.10 (4008 von Fresenius). Um zu sehen, wie die Ultrafiltrationskontrollsysteme arbeiten, ist in Abb. 9.9 vereinfacht nur ein Einzelkreislauf dargestellt.

Der wichtigste Unterschied zwischen diesem Kreislauf und dem der zuvor vorgestellten der Monitral ist die *Bilanzkammer*.

Die zwei Kompartimente der Bilanzkammer sind durch eine flexible Membran (Schweinfurter Gummi) getrennt, so daß sich bei Füllung einer Kammerseite die andere Seite entleert.

Zu Beginn jedes Zyklus öffnen sich Zu- (V35) und Abflußventil (V32), frische Dialyselösung wird in die linke Seite der Kammer gepumpt, während die gebrauchte Lösung auf der rechten Kammerseite in den Abfluß gedrückt wird.

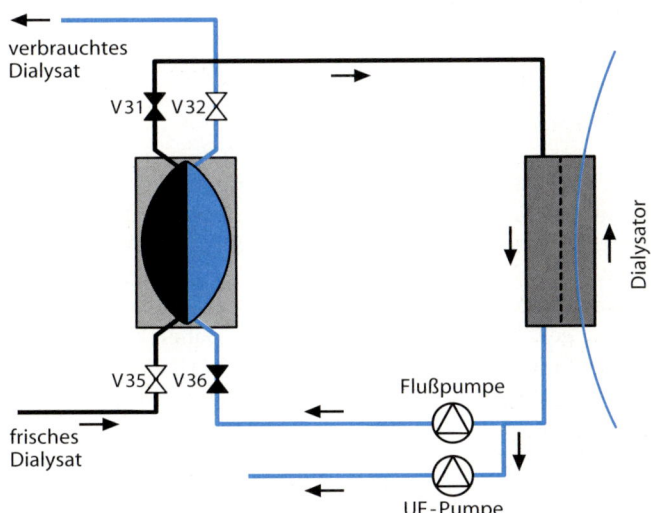

Abb. 9.9. Einzelkreislauf mit Bilanzkammer im Zentrum des Dialysatkreislaufs. Mit Öffnung der Ventile V35 und V32 wird frische Dialyselösung in die linke Seite der Kammer gepumpt, während die gebrauchte Lösung auf der rechten Kammerseite in den Abfluß gedrückt wird. Im zweiten Arbeitstakt zirkuliert durch Öffnung von V36 und V31 frisches Dialysat aus dem linken Teil der Kammer und das um das Ultrafiltrat verminderte gebrauchte Dialysat erreicht den rechten Teil der Bilanzkammer (Ventilbezeichnungen vom Gerätehersteller übernommen). (Mit freundlicher Genehmigung von Fresenius Medical Care)

> **Merke**
>
> Beim doppelten Kreislauf wird der Dialysator jeweils über den Kreislauf, der sich nicht in der Füllphase befindet, mit frischem Dialysat versorgt (Abb. 9.10).

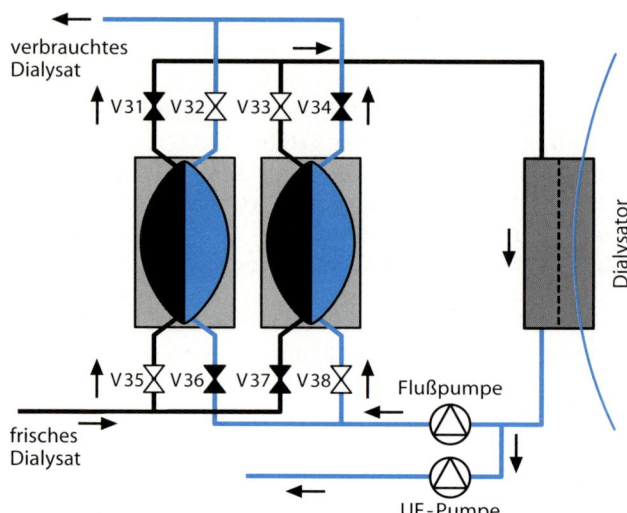

Abb. 9.10.
Beide Kreisläufe der Fresenius 4008. Während der dargestellten Phase füllt sich die linke Seite der Kammer 1 mit frischem Dialysat, während die rechte Seite der Kammer 2 den Dialysator mit frischer Dialyselösung versorgt. Durch den Doppelkreislauf wird ein kontinuierlicher Dialysatfluß erzielt

Wiederentdeckung der Tankniere

Vor- und Nachteile der alten Tanknieren
Mit den ersten Tanknieren waren zwei entscheidende Probleme verbunden, die zu ihrer Ablösung durch andere Systeme führten:

▶ Im geschlossenen System wurde die einmal eingefüllte Dialysatmenge während der gesamten Dialyse rezirkuliert. Dabei kam es zur Vermischung von frischem mit gebrauchtem Dialysat. Die Konsequenz war eine Reduktion der Dialyseeffizienz, da die Diffusionsgradienten zwischen Blut und Dialysat abnahmen.
▶ Die mangelhafte Hygiene innerhalb des Systems führte innerhalb kurzer Zeit zu einer extremen mikrobiologischen Kontamination des Dialysats.

Die technische Unkompliziertheit und die große Flexibilität bei der individuellen Zusammenmischung des Dialysats der alten Tanknieren waren andererseits so bestechend, daß der Versuch einer Weiterentwicklung des Systems unternommen wurde. Ein Gerät der neuen Tanknierengeneration ist das Modell „Genius".

Aufbau und Prinzip der neuen Tankniere
▶ Die gesamte Dialysatmenge von 75 l befindet sich in einem luftfreien Glasbehälter und wird wie bei den älteren Tanknieren vor Dialysebeginn komplett eingefüllt. In das luftfreie, komplett geschlossene System erfolgt während der Dialyse keine Einspeisung (Abb. 9.11).
▶ Das bereits temperierte Dialysat wird durch einen durchsichtigen thermischen Isolationsbehälter abgeschirmt, der die Auskühlung verhindert.

9.4 Ultrafiltrationskontrolle

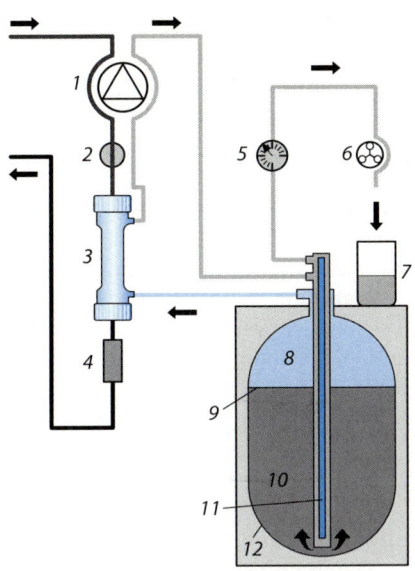

1 doppelseitige Schlauchpumpe (Blut, Dialysat)
2 Luftdetektor
3 Dialysator
4 venöse Flußkammer (luftfrei)
5 Systemdruckmonitor
6 UF-Controller
7 UF-Volumen
8 vorgeheiztes Frischdialysat
9 Grenzschicht
10 verbrauchtes Dialysat
11 Verteilerrohr mit UV-Strahler
12 Glasbehälter (75l), thermisch isoliert

Abb. 9.11. Schematischer Aufbau der „Genius"-Tankniere mit den Besonderheiten des Dialysatbehälters und dem zentralen Verteilungsrohr zum Entnehmen von frischem Dialysat aus der oberen Hälfte und Rückgabe des gebrauchten Dialysats aus der unteren Hälfte sowie der einzelnen Blut-Dialysat-Pumpe zum gekoppelten Blut- und Dialysattransport. (Mit freundlicher Genehmigung von Fresenius Medical Care)

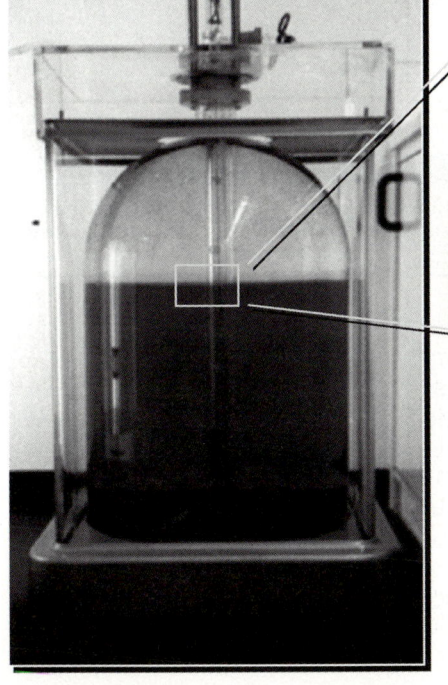
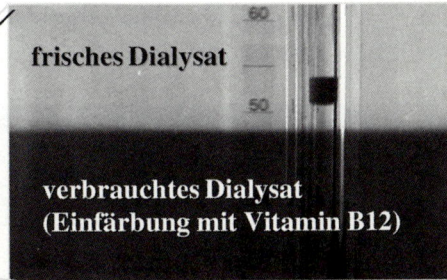

Abb. 9.12.
Trennschicht zwischen frischem und gebrauchtem Dialysat im Tank der „Genius" nach Anfärbung des gebrauchten Dialysats mit Vitamin B_{12}. (Mit freundlicher Genehmigung von Fresenius Medical Care)

▶ In der Mitte des Dialysatbehälters befindet sich ein Verteilungsrohr aus Quarzglas, mit dessen Hilfe separat auf den oberen und den unteren Teil des Tanks zugegriffen werden kann.
▶ In der Mitte des Verteilerrohrs befindet sich ein UV-Strahler, der das Dialysat desinfiziert.

Während der Dialyse wird frisches Dialysat über das Verteilerrohr aus dem oberen Teil des Dialysatbehälters entnommen und nach Passage durch den Dialysator in den unteren Teil des Glasbehälters zurückgeleitet. Dieses Verfahren bewirkt eine Unterschichtung und damit eine Trennung des gebrauchten Dialysats von dem im oberen Teil befindlichen frischen Dialysat. Die Exaktheit der Trennung von gebrauchtem und frischem Dialysat beruht neben anderen physikalischen Phänomenen auf Dichteunterschieden. (Die Trennschicht läßt sich durch Einfärbung des gebrauchten Dialysats mit Vitamin B_{12} darstellen, wie Abb. 9.12 zeigt.)

Besonderheiten des „Genius"-Systems sind die fixe Kopplung von Blut- und Dialysatfluß im Verhältnis 1:1 durch nur eine doppelseitige Rollenpumpe und der vereinfachte Blutschlauchsystem; die individuelle Dialysatzubereitung, das Befüllen und die Entsorgung des gebrauchten Dialysats erfolgt über einen speziellen „Preparator". Zur Dialysatzubereitung werden in der „Genius" unter integrierter UV-Bestrahlung ultrareines Wasser und Trockenkonzentrate mit hygienisch bedenkenloser Technik gemischt.

Durch die einmalige Füllung des Systems ist die Tankniere unabhängig von vielen sonst für die Hämodialyse notwendigen Installationen für Wasserversorgung und Abwasserentsorgung und ermöglicht damit eine große Mobilität.

Kontinuierlich geregelte Ultrafiltration

> **Merke**
> Maschinen mit kontinuierlich geregelter Ultrafiltration leisten die Bilanzierung durch die auf einer konstanten Dialysatflußmessung vor und nach dem Dialysator basierende Steuerung der Dialysatrücklaufpumpe.

Hierzu ist nur ein einfacher Dialysatkreislauf notwendig.

Bei Geräten, die den Fluß überwachen, nutzt man die Tatsache, daß die aus dem Blut entzogene Flüssigkeit dem Dialysat, das aus dem Dialysator kommt, hinzugefügt wird. Wenn die Ultrafiltrationsrate 10 ml/min beträgt, muß der Fluß aus dem Dialysator 10 ml/min höher sein als der Fluß in den Dialysator. Wenn der gemessene Fluß die erwartete Differenz nicht zeigt, paßt die Maschine den Dialysatdruck automatisch an, um die gewünschte Rate zu erhalten.

Es gibt verschiedene Wege, den Dialysatfluß zu messen:

▶ Bei dem Modell AK 95, AK 100 und AK 200 der Firma Gambro wird das Prinzip der elektromagnetischen Induktion eingesetzt. Innerhalb der Flußmeßzelle strömt das Dialysat durch eine starkes magnetisches Feld. Die elektrisch geladenen Ionen (wie Natrium, Kalium) passieren das Magnetfeld und induzieren eine elektrische Spannung. Die induzierte elektrische Spannung verhält sich proportional zum Dialysatfluß.

▶ Andere Geräte verwenden zur Bestimmung der Durchflußmenge Flügelradsensoren, die einen Rotor enthalten, der sich wie eine kleine Turbine im Dialysatfluß dreht. Der Rotor ist markiert, und der Sensor zählt, wie oft sich die Markierung an einem optischen Sensor vorbeibewegt.

▶ Eine weitere Möglichkeit stellt die Ultrafiltrationsregelung mittels Massedurchflußsensoren dar. Der Sensor besteht aus einem der zwei U-förmigen Meßrohren, die in einem hermetisch abgeschlossenen Gehäuse untergebracht sind. Das in den Sensor strömende Dialysat wird einem vertikalen Impuls ausgesetzt, der das Meßrohr zum Schwingen bringt. Wenn das Meßrohr nach oben bewegt wird, drückt das einströmende Dialysat das Rohr nach unten. Diese Verdrehung wird als Coriolis-Effekt bezeichnet. Die Verdrehung des Rohrs ist proportional zum Dialysatdurchfluß.

Die Flußsensoren in all diesen Systemen müssen äußerst präzise arbeiten. Bei niedrigen Ultrafiltrationsraten kann der Unterschied zwischen Ein- und Auslauf des Dialysats weniger als 1 % betragen. Um eine solche Genauigkeit zu erreichen, müssen die Geräte exakt kalibriert werden.

Grenzen der volumenkontrollierten Ultrafiltration

> **Merke**
>
> Damit das volumenkontrollierte Ultrafiltrationssystem exakt arbeiten kann, muß der Flußweg mit Dialysierflüssigkeit gefüllt sein. Wenn Luft in den Kreislauf gelangt, kann die Maschine das Flüssigkeitsvolumen nicht mehr genau bestimmen.

Diese Systeme benötigen also vor den Flußsensoren zusätzliche Luftabschneidekammern. Beim Zulauf des Dialysats erfolgt dies in der Regel in der schon vorhandenen Entgasungskammer. Vor dem zweiten Flußsensor (hinter dem Dialysator) ist nochmals eine Entgasungskammer vorhanden.

Ein weiteres Problem stellt bei diesen Verfahren die Bicarbonatdialyse dar, wenn der Zumischpunkt des Bicarbonats vom Geräteherstellen ungünstig gewählt wurde oder der pH-Wert der gebrauchsfertigen Dialysatflüssigkeit oberhalb der physiologischen Grenzen liegt (pH>7,45). Dabei können Bilanzkammern, Flußsensoren und Ventile verkalken und verstopfen.

Trotz der genannten Grenzen werden die volumenkontrollierten Ultrafiltrationssysteme, die auf der genauen Messungen des Dialysatvolumens oder des Dialysatflusses basieren, als deutlich sicherer und verläßlicher betrachtet als druckkontrollierte Ultrafiltrationssysteme. Doch ist es für den Anwender auch bei Vorliegen dieser Technik wichtig, den Patienten sorgfältig zu überwachen.

Eng verknüpft mit der Möglichkeit der direkten Ultrafiltrationsmessung ist die Entwicklung neuerer Blutreinigungsverfahren, die auf überwiegend konvektivem Transport basieren und damit hohe Ultrafiltrationsmengen benötigen (s. Kap. 12.1).

9.5
Dialysatkreislauf

9.5.1
Aufbau des Gegenstromprinzips

Bei der Hämodialyse fließt das Dialysat im Dialysatkompartiment der Dialysatoren in der dem Blut entgegengesetzten Richtung (Gegenstromprinzip, Abb. 9.13). Füllvolumen und Dialysatfluß müssen richtig eingestellt sein:

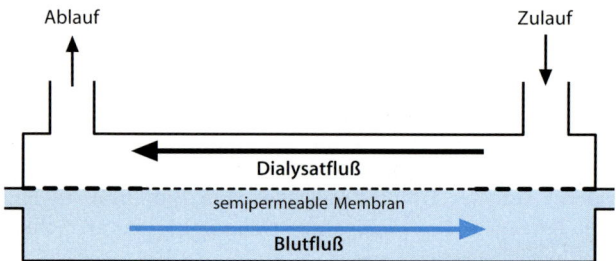

Abb. 9.13.
Gegenstromprinzip im Dialysator
(vereinfachte Darstellung)

▶ Abhängig vom Dialysatortyp beträgt das Füllvolumen des Dialysatkompartiments 150 bis 250 ml.
▶ Der Dialysatfluß wird durch Flußpumpen auf eine konstante, an vielen Geräten veränderbare Höhe eingestellt. In der Vergangenheit war bei den meisten Geräten eine feste Einstellung des Dialysatflusses auf 500 ml/min vorgegeben. Bei High-efficiency- und High-flux-Dialysen mit hohen Blutflüssen wird der Dialysatfluß auf 800 ml/min eingestellt.

> **Merke**
> Der Dialysatfluß sollte etwa 2- bis 3mal so hoch wie der Blutfluß sein.

Das Gegenstromprinzip im Dialysator erhöht den Diffusionsgradienten zwischen Blut und Dialysat (s. auch Kap. 2, S. 33). Auf diese Weise beschleunigt es den Abtransport schädlicher Substanzen mit dem Dialysat und die Aufnahme physiologisch wichtiger Substanzen wie Puffer aus dem Dialysat in das Blut.

Beispiel: Bei einer Hyperkaliämie wählt man eine niedrige Konzentration des Kaliums im Dialysat, um einen hohen Konzentrationsgradienten zu erhalten. Würden Blut und Dialysat in gleicher Richtung fließen, so wäre der Gradient am Dialysatoreingang am größten und würde durch Diffusion entlang der Dialysatorstrecke kleiner werden. In der Nähe des Dialysatorausgangs käme es zum Konzentrationsausgleich, so daß weiterer diffusiver Transport nicht erfolgen würde.

Dieser Konzentrationsausgleich wird durch das Gegenstromprinzip verhindert. Die Kaliumkonzentration des Dialysats nimmt zwar allmählich zu. Dadurch, daß sie am Dialysatoreingang aber auf die höchste Kaliumkonzentration im Blut trifft, bleibt auch hier noch ein Konzentrationsgradient wirksam.

9.5.2
Dialysatzusammensetzung und -temperatur

> **Merke**
>
> Die Dialysatzusammensetzung wird so gewählt, daß sie die Entfernung unerwünschter Stoffe aus dem Blut durch Diffusion begünstigt und gleichzeitig das Hinübertreten fehlender Stoffe in das Blut möglich ist.

Es wird Dialysat mit standardisierter Grundzusammensetzung verwandt, einzelne Komponenten des Dialysats werden jedoch häufig individuell von Dialyse zu Dialyse verschieden eingestellt (s. Kap. 8).

> **Merke**
>
> Das Dialysat muß neben der richtigen Zusammensetzung auch annähernd Körpertemperatur haben und zuvor entgast worden sein.

Die Dialysatzusammensetzung und die Temperatur müssen kontinuierlich überwacht werden und bei fehlerhaften Werten zum Alarm führen. Bei Alarmauslösung (z. B. Leitfähigkeitsalarm oder Temperaturalarm) wird das Dialysat am Dialysator vorbeigeleitet, d. h. es kommt zum Dialysatbypass. Bewußt wird dieser Dialysatbypass eingestellt, wenn man während einer Dialyse die sequentielle Ultrafiltration durchführen möchte (s. Abschn. 12.1.5). Die Überprüfung der Wasserqualität spielt für die Sicherheit des Patienten ebenfalls eine wichtige Rolle (s. Kap. 8.3).

Die Meßfühler, die die verschiedenen Stationen der Dialysataufbereitung überwachen, werden im folgenden im Zusammenhang mit der Dialysatherstellung erklärt.

Herstellung des Dialysats

Die Herstellung gebrauchsfertigen Dialysats wird technisch auf unterschiedliche Weise realisiert:

▶ In der *Tankniere* (s. S. 184 ff) wird das Dialysat in einem großen Tank von 75 l aus gereinigtem Wasser unter Hinzufügung von Elektrolyten und Puffern gemischt. Alle Komponenten werden einzeln in der gewünschten Menge hinzugegeben. Das Dialysat fließt in einem geschlossenen Kreislauf.

▶ Die meisten Dialysemaschinen stellen das Dialysat frisch durch *kontinuierliche* Zusammenmischung von Osmosewasser mit Dialysatkonzentrat her. Im Gegensatz zur Tankniere ist der Kreislauf nicht geschlossen, sondern beginnt mit der Wasserzufuhr und Konzentratzufuhr und endet mit der Abwasserleitung, in die das gebrauchte Dialysat abgeleitet wird.

Dialysatkonzentrat
Das Dialysatkonzentrat liegt vor als:

▶ Flüssigkonzentrat oder
▶ Trockenkonzentrat.

Flüssigkonzentrat wird entweder aus Kanistern an jeder einzelnen Dialysemaschine angesaugt oder kommt innerhalb eines Dialysezentrums zentral aus einer Leitung. Das Konzentrat wird in diesem Fall in großen Vorratstank gelagert. Kommt das Dialysatkonzentrat aus Kanistern, so besteht die Möglichkeit, die Dialysatzusammensetzung für jeden einzelnen Patienten individuell durch Zugabe von Elektrolyten zu variieren.

Neuer sind Dialysegeräte, die das Dialysat aus Trockenkonzentrat aufbereiten. Dies ist besonders beim Bicarbonatkonzentrat von Vorteil, das als Flüssigkonzentrat zur Verkeimung neigt. Beim sauren Konzentrat wird durch den hohen Salzgehalt aufgrund der 1:35fachen Konzentration das Keimwachstum verhindert.

Mischungsverhältnisse
▶ Für die *Acetatdialyse* wird 1 Teil des Konzentrats mit 34 Teilen Osmosewasser vermischt.
▶ Bei der *Bicarbonatdialyse* erfolgt die Dialysatproduktion aus 2 verschiedenen Kozentraten:
• dem basischen Bicarbonatkonzentrat, meist eine 1-molare (8,4%ige) Natriumbicarbonatlösung,
• dem sauren Konzentrat, das in der Regel die meisten Elektrolyte, darunter die Kalzium- und Magnesiumsalze enthält.

Bei üblicher Proportionierung werden 32,775 Teile Wasser mit 1 Teil Säurekonzentrat und 1,225 Teilen Basenkonzentrat vermischt. Die Zumischung des Bicarbonatkonzentrats kann bei vielen Maschinen durch die an der Maschine einstellbare Bicarbonatkonzentration im Dialysat gedrosselt oder gesteigert werden. Meist werden an der Maschine Werte von 25–40 mmol/l eingestellt. Die notwendige Trennung der beiden Komponenten für die Bicarbonatdialyse wird in Abschn. 8.1.6 dargestellt.

Proportionierung des Dialysats

Die Mischung des Dialysatkonzentrats mit Osmosewasser erfolgt durch sehr exakt arbeitende Proportionierungspumpen. Die volumetrischen Pumpen können nach zwei Prinzipien arbeiten:

▶ mit starren Volumenverhältnissen,
▶ mit einer Leitfähigkeitssteuerung.

Leitfähigkeitsmessung zur Überwachung

Definition
Zur Sicherheitsüberwachung der korrekten Proportionierung dient die Leitfähigkeitsmessung. Sie mißt die Gesamtionenmenge im Dialysat und ist in weiten Bereichen der Zumischung von Konzentrat zum Osmosewasser proportional.

Die Leitfähigkeit des Dialysats für elektrischen Strom wird durch eine Leitfähigkeitsmeßsonde vor dem Dialysator gemessen. Sie steigt mit der Menge der im Dialysat gelösten Elektrolyte. Das Osmosewasser oder Permeat wurde ja zuvor entmineralisiert (s. Kap. 8.3) und besitzt eine vernachlässigbare Leitfähigkeit.

In Standarddialysekonzentraten haben die Natriumsalze den wichtigsten Anteil an der Gesamtionenkonzentration, während Kalzium, Magnesium und Kalium einen geringeren Anteil ausmachen (s. Kap. 8.1). Der Normalbereich der Leitfähigkeit liegt bei einer Standarddialyse zwischen 14 und 15 mS/cm (S = Siemens).

Die Meßelektrode für die Leitfähigkeit ist sehr empfindlich gegenüber Verkalkungen, die besonders bei der Bicarbonatdialyse auftreten und einen Leitfähigkeitsalarm auslösen können.

Die ausschließliche Erfassung der Gesamtionenkonzentration schränkt den Informationswert der Leitfähigkeitsmessung ein. Sie kann nicht unterscheiden zwischen:

▶ Fehlern bei der Zusammensetzung des Dialysatkonzentrats,
▶ Fehlern bei der Proportionierung des Konzentrats mit Osmosewasser.

> **Merke**
> Bei *Leitfähigkeitsalarm* muß daher die Proportionierung kontrolliert werden und die Konzentratzusammensetzung durch Einzelmessung der Elektrolytkonzentrationen im Labor.

Eine falsche Konzentratzusammensetzung kann herstellerseitig bedingt oder die Folge falsch bemessener Elektrolytzugaben im Dialysezentrum sein.

Zusätzlich zur Leitfähigkeitsmessung kann die korrekte Dialysatzusammensetzung überwacht werden durch:

▶ Messung des ph-Werts im Dialysat,
▶ Drehzahlmessungen der Proportionierungspumpen.

Bei raschem *Leitfähigkeitsabfall* ist in der Regel die Konzentratzufuhr unterbrochen (abgeknickter Schlauch, leerer Kanister). Eine Dialyse gegen reines entionisiertes Wasser ist tatsächlich hochgefährlich, da sie zu einer massiven Hämolyse im Dialysator führt. Das bedeutet, daß es zum Austritt von Hämoglobin bei gleichzeitiger Auflösung der roten Blutkörperchen kommt. Bei nicht rechtzeitigem Erkennen kann es zu einer lebensbedrohlichen Erkrankung des Patienten kommen.

Eine *zu hohe Leitfähigkeit* kann z. B. durch bestimmte Desinfektionsmittelrückstände (z. B. Natriumhypochlorit) im Dialysatraum oder durch verminderte Wasserzufuhr (Schlauch verdreht, zu niedriger Wasserdruck in der Leitung) entstehen.

Tücken der Leitfähigkeitsmessung

Da die Leitfähigkeitsmessung nicht die Konzentration der einzelnen Elektrolyte erfaßt, bleibt eine fehlerhafte Konzentratzusammensetzung unerkannt, wenn sie nicht zu einer Veränderung der Gesamtionenkonzentration führt. Dieser Fall kann eintreten, wenn sich die Konzentration von Elektrolyten mit gleicher Ladung gegensinnig verändert.

Beispiel: Das Konzentrat enthält im gleichen Maß zuwenig Natrium, wie es zuviel Kalium enthält. Da beide Ionen einfach positiv geladen sind, wird der Fehler durch die Messung der Leitfähigkeit nicht entdeckt.

Eine weitere Falle resultiert aus der leitfähigkeitsgeregelten Proportionierung des Dialysats. Selbst wenn eine fehlerhafte Konzentratzusammensetzung zur Veränderung der Gesamtionenkonzentration führt, bleibt dieser Fehler bei leitfähigkeitsgeregeltem Pumpenbetrieb häufig unerkannt. Das liegt daran, daß das falsch zusammengesetzte Konzentrat zwar zunächst zu einer Abweichung der Leitfähigkeit führt, diese bewirkt aber durch die leitfähigkeitgesteuerte Rückkopplung automatisch eine Änderung der Konzentratzufuhr, so daß die Abweichung der Leitfähigkeit vom Sollwert ausgeglichen wird und der Fehler nicht mehr erkennbar ist.

Bei einem System mit fixer volumetrischer Proportionierung bleibt hingegen der Leitfähigkeitsfehler bestehen, so daß nach einiger Zeit ein Leitfähigkeitsalarm ausgelöst wird.

Erwärmung des Dialysats auf Körpertemperatur

Merke

Das Dialysat wird auf 35–37 °C erwärmt, um eine Unterkühlung des Patienten zu verhindern.

Bei zu niedriger Temperatur des Dialysats kommt es rasch durch Wärmeaustausch auf der großen Fläche des Dialysators zum Abfallen der Körpertemperatur des Patienten, der dann zu frieren beginnt. Die Erwärmung des Dialysats erfolgt nach dem Prinzip des Tauchsieders mit einer Heizspirale, und zwar vor dem Eingang in den Dialysator. Die Temperatur wird an anderer Stelle kontinuierlich überwacht und auf einem Monitor angezeigt. Zu niedrige Dialysattemperaturen sind unangenehm, aber ungefährlich.

Kritisch, enventuell sogar lebensbedrohlich, ist eine Dialysattemperatur weit über 37 °C. Sie führt zu Wärmereaktionen des Patienten wie Schwitzen und vor allem zur verstärkten Hämolyse. Bei Temperaturen oberhalb 42 °C tritt zusätzlich eine Denaturierung des Plasmaeiweißes ein. Als obere zulässige Grenze für Dialysattemperaturen wird in der Literatur 41 °C angegeben.

Da bei der Erwärmung des Dialysats Gase gelöst werden und als Gasblasen zu Problemen im Dialysator führen, muß das Dialysat zuvor entgast werden.

Dialysatentgasung

Die Menge der im Dialysat gelösten Gase hängt von der Temperatur und vom Dialysatdruck ab.

> **Merke**
> **Bei Temperaturanstieg oder Druckverminderung entstehen Gasblasen.**

Dieses Phänomen ist während der Dialyse von Bedeutung, da das Dialysat auf Körpertemperatur erwärmt wird und im Dialysatkreislauf Unterdruck durch den Betrieb der Ultrafiltrationspumpe entsteht. Man hat ermittelt, daß bei einem Dialysatfluß von 500 ml/min bei 35 °C etwa 5 ml Gas/min entstehen. Damit sind Gefahren verbunden:

▶ Über die Dialysemembran können Gase aus dem Dialysat ins Blut diffundieren.
▶ Gasblasen im Dialysator führen zur Reduktion der für den Stoffaustausch zur Verfügung stehenden Membranoberfläche.
▶ Gasblasen können die Funktion von Meßeinrichtungen im Dialysegerät stören. Fehlalarme der Leitfähigkeits- und Blutleckmonitore können die Folge sein.

Wichtig ist also, daß die Dialysatentgasung vor dem Dialysator erfolgt. Technisch wird dies entweder durch Erhitzung bis kurz unter den Siedepunkt oder durch Unterdruck realisiert. Zum Teil wird auch bereits das Osmosewasser in der Maschine entgast, bevor es dem Dialysatkonzentrat zugemischt wird.

9.5.3
Blutleckdetektor

Die unbeschädigte Dialysemembran ist für alle Partikel oberhalb ihrer Porengröße undurchlässig. Daher werden normalerweise die Blutzellen, d.h. rote und weiße Blutkörperchen und die Blutplättchen, nicht durchgelassen. Bei Membranrupturen durch mechanische Beschädigung oder Produktionsfehler ist diese Barriere gestört.

> **Merke**
> **Wenn sehr viel Blut in das Dialysat übertritt, spricht man vom *Makroleck*, das am Dialysator mit bloßem Auge erkennbar ist.**

Beim Makroleck muß der Dialysator ausgetauscht werden, um weitere Blutverluste des Patienten zu vermeiden.

Kleinere Lecks (Mikrolecks), z. B. durch Rupturen einzelner Kapillaren, können nicht ohne Hilfsmittel durch den Menschen erkannt werden. Sie stellen keine akute Gefahr für den Patienten dar, bedeuten aber dennoch einen unnötigen Blutverlust. Auch bei Mikrolecks können während einer 5stündigen Dialyse Blutverluste von bis zu 60 ml auftreten. Daher werden Detektoren zur Blutleckerkennung eingesetzt (s. Abschn. 10.2.3).

Die Detektoren basieren entweder auf einer relativ unspezifischen Trübungsmessung im Dialysat oder auf einer farbstoffspezifischen optischen Erkennung von rotem Blutfarbstoff. Insbesondere die Trübungserkennung kann durch Partikel, Kalk oder Schwebstoffe verfälscht werden und zu Fehlalarmen führen. Weitere Fehlermöglichkeiten sind hohe Bilirubinwerte bei Patienten mit Gelbsucht und extrem hohe Blutfettwerte. Wenn der Blutleckalarm ausgelöst wird, sollte dieser durch Testen des Dialysats mit Urinteststreifen für Hämoglobin bestätigt werden, bevor das System ausgetauscht wird.

> **Merke**
> Die Sensitivität der Blutleckdetektoren liegt bei 0,5 ml Blut/ml Dialysat.

9.6
Technik der Single-needle-Dialyse

Der kontinuierliche Blutfluß vom Shunt zum Dialysator und wieder zurück zum Shunt setzt normalerweise 2 getrennte Kanülen voraus. Diese ideale Situation wird jedoch häufig nicht erreicht, wenn nur eine Shuntpunktion gelingt oder wenn die Dialyse über einen einlumigen Katheter durchgeführt werden muß.

> **Merke**
> Auch mit nur einem Gefäßzugang kann eine Dialyse durchgeführt werden!

Der singuläre Gefäßzugang muß in ein Y-Stück münden, der venösen und arteriellen Blutstrom teilt. Die Strecke im Gefäßzugang selbst muß abwechselnd für den arteriellen und venösen Blutstrom zur Verfügung stehen. Das bedeutet, daß es anders als bei der Zweinadeldialyse 2 Arbeitstakte geben muß:

- Im ersten Arbeitstakt saugt die Maschine Blut an.
- Im zweiten Arbeitstakt wird Blut zurückgegeben.

Technisch gibt es 2 Möglichkeiten:

- das Klick-Klack-System mit nur einer Pumpe,
- den Betrieb mit 2 Pumpen.

9.6.1
Einpumpenprinzip (Klick-Klack-System)

Diese Möglichkeit besteht an den meisten Dialysegeräten. Für ihre Durchführung werden der Y-Anschluß benötigt und 2 Klemmen, die im Wechseltakt das arterielle Schlauchsystem bzw. das venöse Schlauchsystem nahe des Y-Anschlusses abklemmen. Außerdem muß eine Expansionskammer in das Schlauchsystem eingebaut werden (Abb. 9.14).

▶ Im ersten Arbeitstakt saugt die Blutpumpe Blut aus dem Gefäßzugang an und füllt damit die Expansionskammer, die als Blutreservoir dient. Die arterielle Klemme ist geöffnet, die venöse geschlossen. Die Füllung erfolgt also gegen den Widerstand der venösen Klemme, und dies führt zur Dehnung des Schlauchsystems und zur Ausdehnung der Expansionskammer.
▶ Im zweiten Arbeitstakt arbeitet die Blutpumpe nicht. Die arterielle Klemme ist geschlossen, die venöse ist geöffnet. Das Blut kann nun, nachdem der Widerstand freigegeben wurde, passiv dem Druckgefälle folgend, zum Gefäßzugang zurückfließen.

> **Merke**
>
> Die Effizienz des Einpumpenprinzips ist gering, da in jedem Arbeitstakt nur kleine Volumina transportiert werden können und es zu einer erheblichen Rezirkulation kommt. Es eignet sich nicht zum regelmäßigen Einsatz bei chronischen Dialysepatienten.

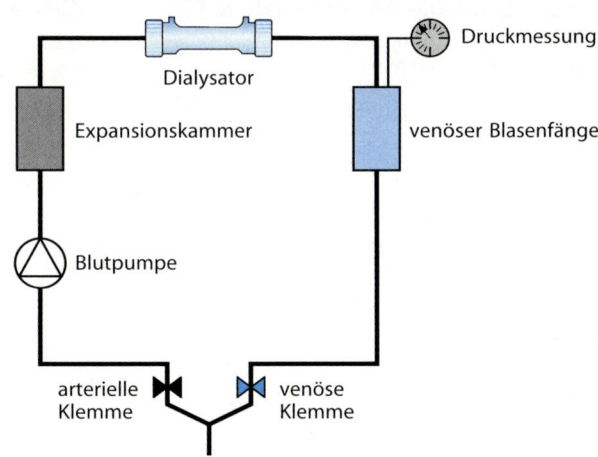

Abb. 9.14.
Blutfluß bei Single-needle-Dialyse mit einer Blutpumpe. Bei Öffnung der arteriellen Klemme pumpt die Blutpumpe die Expansionskammer voll. Im zweiten Arbeitstakt wird die venöse Klemme geöffnet und das Blut aus der Expansionskammer über den Dialysator zum Patienten zurückgegeben

9.6.2
Doppelpumpenbetrieb

Sind am Dialysegerät 2 Blutpumpen vorhanden, so kann im Doppelpumpenbetrieb gearbeitet werden. Die Komponenten des Schlauchsystems müssen ebenfalls um die Expansionskammer ergänzt werden, die zwischen den beiden Pumpen liegen muß.

Die beiden Pumpen arbeiten abwechselnd (Abb. 9.15):

▶ Im ersten Arbeitstakt füllt die arterielle Pumpe die Expansionskammer.
▶ Im zweiten Arbeitstakt steht die arterielle Pumpe still, die venöse Pumpe saugt das Expansionsgefäß leer und treibt das Blut durch den Dialysator zum Gefäßzugang zurück.

Die Umschaltung zwischen den Arbeitstakten erfolgt durch elektronische Steuerung aufgrund des Füllungszustands der Expansionskammer. Ist die Kammer am Ende des ersten Arbeitstaktes ausreichend gefüllt, so führt der gemessene Druck in der Kammer zum Umschalten auf den zweiten Arbeitstakt. Das Absinken der Kammerfüllung baut den Druck wieder ab bis zu einem vorgegebenen Druckwert, der zur erneuten Aufnahme des ersten Arbeitstaktes führt. Damit die arterielle Pumpe während des ersten Arbeitstakts ausschließlich Blut aus dem Shunt ansaugt und nicht aus dem venösen Schlauchsystem, wird während dieser Phase die venöse Absperrklemme geschlossen.

> **Merke**
>
> Im Vergleich zu dem ständig hin- und herschaltenden Einpumpensystem führt das Doppelpumpenverfahren zu höheren und gleichmäßigeren Blutflüssen, da die Blutvolumina größer und die Arbeitstakte länger sind.

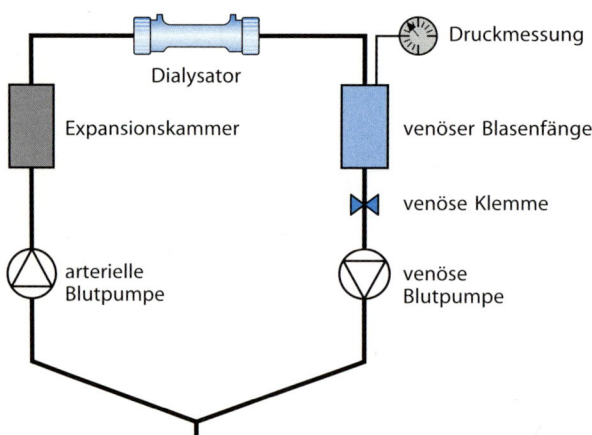

Abb. 9.15.
Blutfluß bei Single-needle-Dialyse im Doppelpumpenbetrieb. Zunächst erfolgt die Füllung der Expansionskammer durch die arterielle Blutpumpe, danach das Leerpumpen der Expansionskammer durch die venöse Blutpumpe im zweiten Arbeitstakt

Die Dialysequalität hängt vom mittleren Blutfluß und vom Ausmaß der Rezirkulation ab. Der mittlere Blutfluß kann entweder aus den Blutflüssen während der beiden Arbeitstakte errechnet werden, oder er wird von der Maschine direkt angezeigt.

Auch bei der Doppelpumpendialyse kann das Rezirkulationsvolumen beträchtlich sein. Rezirkulation findet im Shunt, in der Kanüle und im Schlauchsystem statt. Während des zweiten Arbeitstaktes wird Blut nicht nur über die Kanüle zum Shunt zurückgeführt, sondern zum Teil auch in das arterielle Schlauchsystem gedrückt. Dieses bereits gereinigte Blut wird im sich anschließenden ersten Arbeitstakt erneut zum Dialysator gepumpt.

> **Merke**
>
> **Die Effizienz der Dialyse kann durch Rezirkulation im Schlauchsystem bis zu 30 % reduziert werden.**

Wenn Single-needle-Dialysen bei Patienten chronisch durchgeführt werden, so sollte man die Rezirkulation so niedrig wie möglich halten.

Kapitel 10

Durchführung der Hämodialysebehandlung 10

Inhaltsübersicht

10.1 Vorbereitung *200*
10.1.1 Gerätecheck *200*
10.1.2 Desinfektionscheck *200*
10.1.3 Dialysatcheck *200*
10.1.4 Füllung und Spülung des Blutschlauchsystems *201*
10.1.5 Heparincheck *204*
10.1.6 Vorbereitung des Patienten und Gewichtsberechnung *205*

10.2 Durchführung *206*
10.2.1 Anschlüsse und Einstellung von Sollwerten *206*
10.2.2 Überwachung *208*
10.2.3 Beheben von apparativen Störungen während der Dialysebehandlung *210*
   Blutseitige Druckalarme *210*
   – Venöse Druckalarme *210*
   – Arterielle Druckalarme *212*
   – Allgemeine Hinweise zum Auftreten von Druckalarmen im Blutschlauchsystem *214*
   Luftfallenalarm *215*
   Dialysatseitige Alarme *215*
   Leitfähigkeitsalarme *216*
   Wasserausfall/Stromausfall *216*
   Blutleckalarm *217*
   Alarme der Ultrafiltrationsmessung *217*

10.3 Beendigung der Dialyse *218*
10.3.1 Abhängen und Patientenversorgung *218*
10.3.2 Gerätereinigung und Desinfektion *219*

10.1
Vorbereitung

10.1.1
Gerätecheck

Vor jedem erneuten Einsatz eines Dialysegerätes muß die Funktionstüchtigkeit des einzelnen Gerätes überprüft werden. Alle Geräte der neueren Generation verfügen über einen *Self-check*. Bei diesem Test überprüft das Gerät die Funktion der Elektronik, der Software und der Mechanik. Nicht alle Fehler werden jedoch von diesem System erfaßt, so daß eine grobe Überprüfung des Gerätes durch das Bedienungspersonal unabdingbar ist. Hierbei sollte besonders auf eventuelle Undichtigkeiten des Dialysatsystems sowie auf die fehlerfreie Funktion mechanischer Teile des Dialysegerätes geachtet werden.

10.1.2
Desinfektionscheck

Mit dem Einsatz von Teststreifen und Testlösungen wird eine Prüfung des Dialysatsystems auf Desinfektionsmittelrückstände durchgeführt. Die Reinigung des Dialysatsystems von Desinfektionsmittelrückständen muß vor jeder erneuten Dialyse garantiert sein, um eine komplikationslose Hämodialysebehandlung durchführen zu können.

Jedes Gerät verfügt je nach Hersteller und Anspruch des Anwenders über verschiedene Gerätedesinfektionsprogramme. Zum Einsatz kommen:

- Heißdesinfektion,
- chemische Desinfektion,
- Kombination beider Systeme.

Die Überprüfung des Gerätes vor jeder Dialyse richtet sich nach den Angaben des Herstellers und den verwendeten Desinfektionsmitteln.

> **Merke**
>
> **Die Durchführung der vorgeschriebenen Tests ist unter Angabe der Gerätenummer mit Unterschrift auf dem Dialyseprotokoll zu dokumentieren.**

10.1.3
Dialysatcheck

Vor jeder Dialysebehandlung muß eine Überprüfung des Dialysats erfolgen. Der Dialysatfluß kann an einem vom Hersteller angebrachten Schauglas kontrolliert werden. Die Zusammensetzung des jeweiligen Dialysats ist von den Einstellungen des Dialysegerätes und den verwendeten Dialysekonzentraten abhängig (z. B. Acetatdialyse, Bicarbonatdialyse, unterschiedliche Elektrolytzusammensetzungen der Konzentrate). Die jeweilige Zusammensetzung und die weiteren Ansprüche an das Dialysat werden dem Dialyseprotokoll entnommen und am Dialysegerät entsprechend eingestellt und protokolliert.

Die Konnektion mit dem Dialysator erfolgt je nach Hersteller und Art des Dialysators vor oder nach der Füllung des Blutschlauchsystems mit physiologischer Kochsalzlösung oder 5%iger Glucoselösung.

> **Merke**
> Bei der Konnektion der Dialysatanschlüsse muß auf das Gegenstromprinzip zum Blutkreislauf im Dialysator geachtet werden.

Durch das Gegenstromprinzip (s. Abschn. 9.5.1) wird der Stoffaustausch entscheidend verbessert.

Die Dialysatseite muß luftfrei gefüllt werden, um die gesamte Oberfläche der Membran für den Stoffaustausch nutzen zu können. Dort wo sich Luftblasen oder Mikroschaum befinden, muß die Luft durch Beklopfen des Dialysators mit dem Handballen entfernt werden.

10.1.4
Füllung und Spülung des Blutschlauchsystems

Die Füllung und Spülung des Dialysators und des Blutschlauchsystems erfolgt mit ca. 1,5 l physiologischer Kochsalzlösung. Durch Anschluß des Kochsalzbeutels an den Systemteil werden das Schlauchsystem und der Dialysator mit Hilfe der Blutpumpe mit Spüllösung gefüllt. Die Lösung wird in einen Auffangbeutel abgeleitet und anschließend verworfen. Beim Füllen des Systems ist auf die korrekte Füllung der einzelnen Blasenfänger, der Ausgleichskammern und des Dialysators zu achten:

▶ Der Flüssigkeitsspiegel wird in den Blasenfängern und Ausgleichskammern bis zur angegebenen Füllhöhe mit Kochsalzlösung angehoben.
▶ Bei der Füllung des Dialysators ist dieser in seiner Halterung so zu fixieren, daß die Flußrichtung der Spüllösung von unten nach oben erfolgt. Die Luft wird dadurch aus dem Dialysator nach oben verdrängt und dieser nahezu vollständig gefüllt.
▶ Durch intermittierendes Abklemmen der abführenden Blutleitung am Dialysator mit einer Stahlklemme kann restliche Luft und Mikroschaum entfernt werden.

Mit einem weiteren Liter physiologischer Kochsalzlösung wird ein Rundlauf durch das Blutschlauchsystem hergestellt (Abb. 10.1). Dies wird erreicht, indem der arterielle und der venöse Blutschlauch an einem Beutel Kochsalzlösung konnektiert werden und das System bei einer Blutpumpengeschwindigkeit von

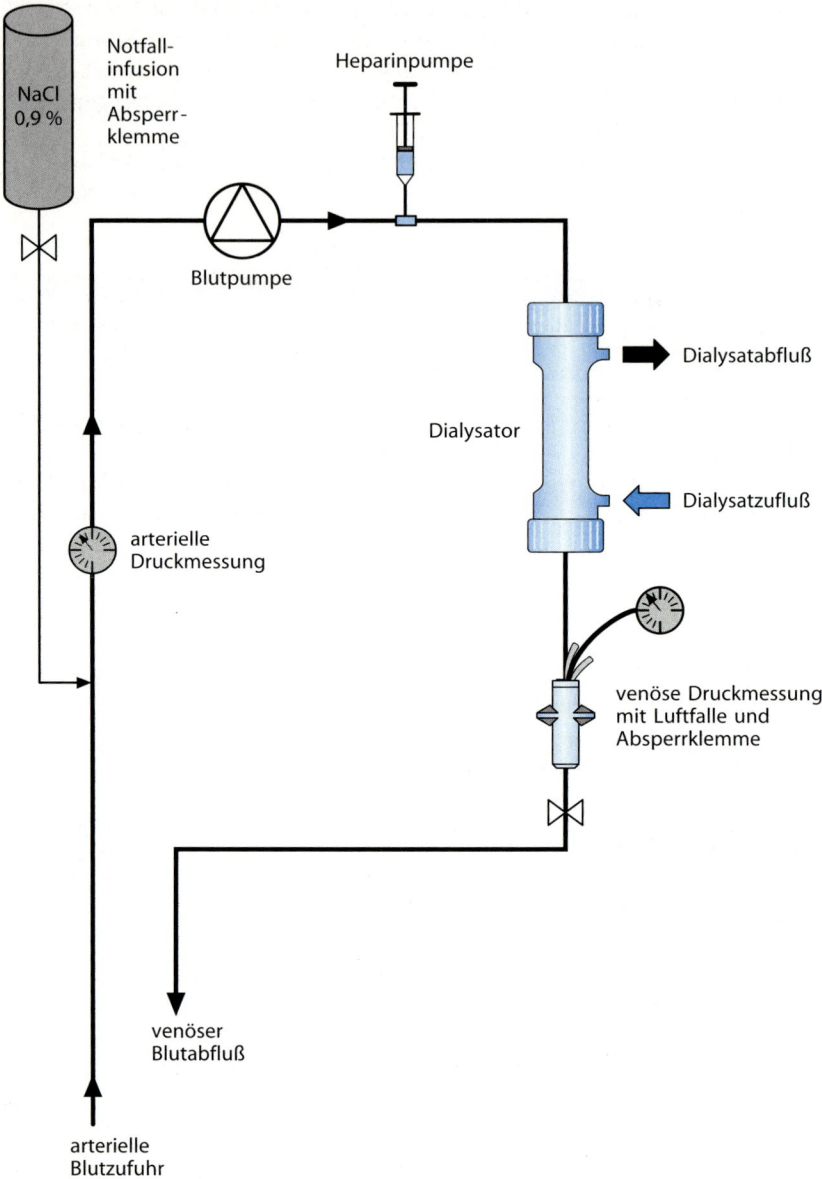

Abb. 10.1. Flußschema des Blutkreislaufs bei der Dialyse mit Notfalleitung (vereinfacht)

100 ml/min gespült wird. Der Rundlauf dient der weiteren Spülung durch Rezirkulation und der Bereitstellung des Dialysegerätes zur anstehenden Behandlung.

> **Merke**
> Um eventuell auftretenden Hypovolämien bei der Dialysebehandlung schnell entgegenwirken zu können, ist vor der Behandlung eine Infusion mit 500 ml NaCl 0,9 % vorzubereiten.

Der Anschluß dieser Infusionsleitung erfolgt vor dem Blutpumpensegment. Durch Abklemmen des Blutzulaufs und Öffnen der Infusionseinheit kann so schnell Kochsalzlösung mit Hilfe der Blutpumpe infundiert und ein Blutdruckabfall abgefangen werden. Hierzu werden kollabierende PVC-Beutel verwendet, die nicht belüftet werden müssen, wodurch es nicht zum Eintritt von Luft ins Blutschlauchsystem kommen kann.

Über die genannten Grundzüge des Aufrüstens hinaus sollen die gerätespezifischen Techniken – Einlegen der Heparinsdspritze, Anschluß des Konzentrats etc. – hier nicht detailliert dargestellt werden. Es sind die Hinweise des jeweiligen Herstellers zu beachten. Ein voll aufgerüstetes Gerät in Betriebsbereitschaft zeigt Abb. 10.2.

> **!** Glasflaschen dürfen aus diesem Grund nicht zur Volumensubstitution verwendet werden. Die Applikation von Medikamenten während der Dialyse in Form von Kurzinfusion muß daher über einen Infusomaten erfolgen.

Benötigte Materialien zum Aufrüsten eines Dialysegerätes:

▶ 3000 ml physiologische Kochsalzlösung (Beutel von 1,5 l, 1 l und 0,5 l)
▶ Blutschlauchsystem (arterieller und venöser Teil)
▶ Überleitungssystem für Kochsalzinfusion
▶ Heparinspritze, evtl. mit Leitung
▶ Dialysator
▶ Stahlklemmen
▶ Konzentratkanister
▶ 5–7 Stahlklemmen

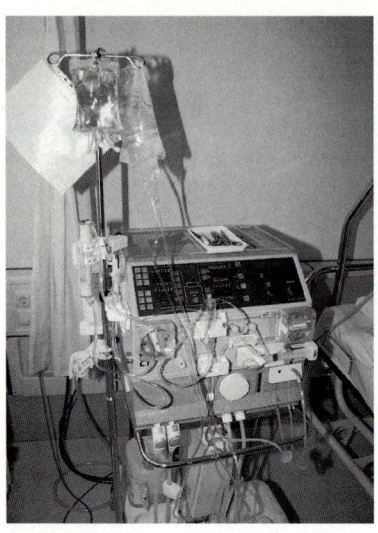

Abb. 10.2.
Voll aufgerüstetes Dialysegerät in Betriebsbereitschaft

10.1.5
Heparincheck

Grundsätzlich gibt es 2 Applikationsformen zur Heparinisierung (s. Kap. 6):

▶ intermittierende Applikationsform: Hier wird in zeitlich festgelegten Abständen die Erhaltungsdosis des Heparins mit einer Spritze manuell appliziert,
▶ kontinuierliche Applikationsform: Bei der kontinuierlichen Applikation wird ein Heparingemisch über einen Perfusor in das Blutschlauchsystem injiziert.

In neueren Geräten ist ein solcher Perfusor eingebaut, mit dem sowohl eine intermittierende als auch eine kontinuierliche Heparingabe durchgeführt werden kann.

Bei beiden Formen wird zu Beginn der Dialysebehandlung ein Heparinbolus appliziert. Die Heparinisierung richtet sich nach den Gerinnungsparametern, dem Körpergewicht und anderen physiologischen und klinischen Einflußgrößen. Die geeignete Heparindosis kann dem jeweiligen Dialyseprotokoll entnommen werden oder muß nach Rücksprache mit dem verantwortlichen Arzt festgelegt werden, da hier sehr große individuelle Unterschiede in der Dosierung bestehen und andere gerinnungshemmende Verfahren zum Einsatz kommen können. Eine ausführliche Darstellung erfolgt in Kap. 11.

Blutentnahmen zur Bestimmung der Gerinnungsparamter müssen an den vom Hersteller angebrachten arteriellen Abnahmeports durchgeführt werden, um eine Verfälschung der Gerinnungswerte zu verhindern. In der Regel befinden sich die Abnahmeports vor dem Pumpensegment und die Heparinzufuhr hinter dem Pumpensegment. Diese bauliche Anordnung und die Blutabnahme an der richtigen Stelle ermöglichen die Entnahme von Blutproben ohne eine Ver-

fälschung der Meßergebnisse durch den Einfluß gerinnungshemmender Medikamente.
Bei der Antikoagulation ist zu beachten:

▶ Beim Einlegen der Heparinspritze in den Perfusor darf die Heparineinheit keine Luft enthalten. Um dies zu gewährleisten, muß die Heparinleitung vor dem Einlegen der Spritze in den Perfusor mit Heparingemisch vorgefüllt werden. Nur so kann auch garantiert werden, daß ab Förderbeginn des Perfusors Heparin ohne zeitliche Verzögerung in das extrakorporale System gelangt.
▶ Die Heparinspritze ist in ihrer Halterung vor Dialysebeginn zu fixieren und auf ihren festen Sitz zu kontrollieren.

Die entsprechende Heparinmenge und die Förderdauer des Perfusors kann am Dialysegerät eingegeben und nach Bedarf geändert werden.

10.1.6
Vorbereitung des Patienten und Gewichtsberechnung

Vor jeder Dialyse muß das aktuelle Gewicht des Patienten festgestellt werden. Die Patienten sollten sich möglichst zu jedem Dialysetermin in gleich schwerer Kleidung vorstellen und regelmäßig mit oder ohne Schuhe gewogen werden, um verfälschende Gewichtsdifferenzen zu vermeiden. Fehlerquellen dieser Art sollten bei jeder Ermittlung der Nettoabnahme bedacht werden.

> **Merke**
>
> **Aus der Differenz des tatsächlichen Gewichts zu dem ermittelten Trockengewicht (Δ[KG Soll – KG Ist]) ergibt sich die Nettoabnahme für die Dialysebehandlung. Hierzu ist die Angabe des Trockengewichts erforderlich.**

Definition
Das Körpergewicht, bei dem am Ende der Dialyse eine optimale Flüssigkeitsbilanz für den Patienten erreicht wird, bezeichnet man als Sollgewicht oder Trockengewicht.

Dieser Wert gibt also genau das Gewicht eines Dialysepatienten an, bei dem keine klinischen Zeichen einer Hypervolämie (Ödeme, Luftnot, Bluthochdruck) oder Hypovolämie (verringerter Hautturgor, Blutdurckabfälle, Krämpfe) vorliegen und das ohne wesentliche Beeinträchtigung des Wohlbefindens des Patienten bei der Dialysebehandlung erreicht werden kann.
Die Festlegung des Sollgewichts erfolgt nach einer Beurteilung des Volumenstatus des Patienten durch den Arzt unter Zuhilfenahme festgelegter Kriterien (Tabelle 10.1). Das Sollgewicht des Patienten muß ständig überprüft werden, da es sich bei verändertem Ernährungsverhalten des Patienten oder hinzutretenden weiteren Erkrankungen kurzfristig ändern kann.

Tabelle 10.1. Kriterien zur Beurteilung des Volumenstatus

Zeichen	bei Hypervolämie	bei Hypovolämie
Blutdruck	meist erhöht	meist erniedrigt
Ödeme	vorhanden	nicht vorhanden
Hautturgor	normal	erniedrigt (stehende Hautfalten, trockene Zunge)
Halsvenen	gestaut	nicht sichtbar
Krämpfe bei HD	ungewöhnlich	häufig
Untere Hohlvene (V. cava inferior)	erweitert, kein Kollaps bei Inspiration	eng, kollabiert bei Inspiration
Röntgen-Thorax	breites Herz, verstärkte Gefäßzeichnung	keine Auffälligkeiten

Sonstige vorbereitende Maßnahmen sind:

▶ Vitalfunktionen (Blutdruck, Puls, Temperatur) und Allgemeinbefinden des Patienten sind vor jeder Dialysebehandlung zu ermitteln und auf dem Dialyseprotokoll zu vermerken.
▶ Vor Beginn der oft stundenlangen Prozedur sollten die Patienten zu einem Gang auf die Toilette aufgefordert werden, um Unterbrechungen während der Dialysebehandlung zu vermeiden.

10.2
Durchführung

10.2.1
Anschlüsse und Einstellung von Sollwerten

Nach Überprüfung aller oben angegebenen Punkte erfolgt ein erneuter Check:

▶ Besonders muß auf Verwindung und eventuelles Abknicken der Blutschläuche geachtet werden.
▶ Alle Blasenfänger und Ausgleichskammern müssen bis zu ihrer Füllhöhe mit Spüllösung gefüllt und auf Dichtigkeit geprüft werden.
▶ Druckableitungen und die zugehörigen Transducer werden auf richtige Konnektion mit dem Druckabnehmer geprüft und dürfen nicht mit Flüssigkeit in Kontakt gekommen sein. Daraus würden falsche Druckanzeigen und somit Probleme im Behandlungsverlauf der Dialyse resultieren. Ist der Transducer feucht geworden, muß dieser ausgetauscht werden.
▶ Die Verwendung des richtigen Dialysators und des richtigen Dialysates muß durch Überprüfung auf dem Protokoll nochmals gesichert werden.
▶ Die Einstellung der korrekten Heparinmenge sollte am Gerät vorgenommen sein; die Aufrüstung des Dialysegerätes sollte abgeschlossen sein.

> **Merke**
>
> Blutentnahmen (z. B. Säure-Basen-Bestimmung, Kalium-Kontrollen, Blutbild, usw.) erfolgen vor dem Anschluß des Blutschlauchsystems an den Gefäßzugang direkt aus der arteriellen Nadel.

Bei einer Blutpumpengeschwindigkeit von 100 ml/min wird der extrakorporale Kreislauf nach Anschluß an die arterielle Nadel langsam mit Blut gefüllt und die Spüllösung aus dem System verdrängt. Hierbei wird in aller Regel das Blutschlauchsystem bis zur Luftfalle mit Blut gefüllt, die Pumpe angehalten und der Kreislauf durch die Konnektion des Systems an den venösen Zugang geschlossen.

> **Merke**
>
> Die Füllmenge eines kompletten Systems und des Dialysators beträgt 150–250 ml.

Bei hypotonen und kreislaufinstabilen Patienten kann auf den Aderlaß, der durch das Füllen des Systems bedingt ist, verzichtet werden. Der Anschluß der arteriellen und venösen Blutschläuche erfolgt dann direkt an beiden Nadeln.

Anschließend wird die Blutpumpe (wieder) gestartet und die Blutpumpengeschwindigkeit langsam gesteigert. Sie muß den Shuntverhältnissen sowie dem Befinden des Patienten angepaßt werden.

> **Merke**
>
> Erstrebenswert ist eine Förderrate von 200–300 ml/min.

▶ Bei der Steigerung der Pumpengeschwindigkeit müssen die Druckverhältnisse im Schlauchsystem an den Druckanzeigen beobachtet werden. Die arterielle Druckanzeige und der venöse Rücklaufdruck geben Auskunft über die Shuntverhältnisse und über die richtige Lage der Nadeln. Dislokationen oder eine paravasale Lage der Dialysenadeln können somit sofort erkannt und korrigiert werden.

▶ Die Alarmeinstellung der Luftfalle muß während der Dialyse aktiviert sein und der venöse Blutschlauch in die Quetschklemme eingelegt werden, um bei Bedarf funktionsgerecht arbeiten zu können.

Die Ultrafiltrationsrate (UFR) errechnet sich wie folgt (Gewichtsangaben in [g]):

$$\text{UFR [ml/h]} = \frac{\Delta[\text{KG(IST)} - \text{KG(SOLL)}] + \text{Trinkmenge} + \text{Infusionsmenge}}{\text{Dialysezeit}}$$

Ausscheidungen während der Dialyse werden in ihrem Gewicht geschätzt und von der Gesamtmenge subtrahiert. Die so errechnete UFR wird am Dialysegerät eingestellt.

Dialysegeräte der neueren Generation verfügen über die Möglichkeit, verschiedene Abnahmeprofile einzustellen. Mit ihnen kann man die Gewichtsabnahme während der Behandlung den individuellen Bedürfnissen anpassen. Beispielsweise kann am Anfang der Dialyse eine höhere UFR gefahren werden als gegen Ende der Behandlung. Kreislaufinstabilitäten, die oft am Ende der Behandlung durch zu hohe Ultrafiltrationsraten auftreten, kann man also mit diesen Abnahmeprofilen entgegenwirken.

▶ Die jeweiligen Einstellungen der Ultrafiltrationsparameter (TMP, UFR etc.) am Dialysegerät und des Ultrafiltrationsverlaufs müssen auf dem Dialyseprotokoll eingetragen werden.
▶ Einige Minuten nach Behandlungsbeginn werden Puls und Blutdruck nochmals kontrolliert und notiert.

10.2.2
Überwachung

Um die adäquate Überwachung der Dialysebehandlung auf Dauer gewährleisten zu können, sollten für ein Monitoring der Dialysebehandlung standardisierte Überwachungsprotokolle verwendet werden (Abb. 10.3). Ein Dialyseprotokoll muß übersichtlich sein und alle notwendigen Informationen enthalten. In ihrem zeitlichen Verlauf protokollierbar und überschaubar sein müssen die Werte für:

▶ Blutdruck,
▶ Puls,
▶ Druckparameter,
▶ Ultrafiltrationsrate,
▶ Gewichtsabnahme,
▶ Leitfähigkeit,
▶ Heparindosis.

Tabellarisch können aufgeführt werden:

▶ Bolusheparin,
▶ Soll- und Istgewicht,
▶ Verabreichung von Medikamenten u. a.

Bei eventuell auftretenden Komplikationen während einer Behandlung können so durch Einsichtnahme früherer Protokolle wichtige Informationen eingeholt werden. Alle besonderen Ereignisse einer Dialysebehandlung sollten daher zusätzlich auf dem Protokoll vermerkt werden.

10.2 Durchführung

Dialyseprotokoll — Klinik- oder Praxisadresse — Designed by h. sobek

	Beginn	1. Stunde	2. Stunde	3. Stunde	4. Stunde	5. Stunde	6. Stunde
Zeit							
Druck venös.							
Druck art.							
TMP							
UF-Rate							
Blutfluß							
Dialysatfluß							
Leitfähigkeit							
Heparin							
UF-Menge							
Medikamente und Therapie							
RR 220							
200							
160							
140							
120							
100							
80							
60							
40							
Puls							

Desinfektion durchgeführt
Gerät n. Desinfektion getestet

Name	Datum — HD-Zeit
Dialysator	
Konzentrate	
Heparin initial	IE
Heparin stündlich	IE
Abstellzeit	min.
Sollgewicht	kg
Anfangsgewicht	kg
Endgewicht	kg
UF-Menge	n. HD
Einfuhr	
Ausfuhr	
Dialysegerät	
Punktion durch	
verantwortlich für HD	
angehängt durch	
abgehängt durch	
Dialyseverlauf, Komplikationen und Medikamente	

Abb. 10.3. Beispiel für ein Dialyseprotokollformular

> **Merke**
>
> Die Kontrolle der Geräteparameter, der Druckeinstellungen und eine orientierende Überprüfung der Schlauchsysteme erfolgt in stündlichen Abständen.

Die Druckanzeigen für das Monitoring der Druckverhältnisse im extrakorporalen System werden im gleichen Turnus abgelesen, protokolliert und in ihrem zeitlichen Verlauf beobachtet. Starke Schwankungen der Druckverhältnisse in den Systemen müssen erkannt und deren Ursache und Erklärung herausgearbeitet werden. Ursächlich hierfür können Maschinenfehler, inkorrekte Lage der Nadeln im Gefäßzugang, Thrombenbildung und vieles mehr verantwortlich gemacht werden. Ziel muß das Erkennen und das Beheben des Fehlers sein.

▶ Gewichtsabnahme, Ultrafiltrationsparameter und Heparinisierung müssen auf Richtigkeit geprüft und ebenfalls in stündlichem Rhythmus protokolliert werden.
▶ Die Kontrolle der Vitalzeichen erfolgt in den gleichen Zeitabständen und wird entsprechend notiert.

▶ Die Qualität einer Dialyseüberwachung beinhaltet natürlich auch die Beobachtung des Patienten durch die Pflegekräfte. Informationen zum Befinden des Patienten während der Behandlung sowie Schwierigkeiten bei der letzten Dialyse können erfragt und für die laufende Behandlung verwertet werden.

10.2.3
Beheben von apparativen Störungen während der Dialysebehandlung

Blutseitige Druckalarme

Venöse Druckalarme

> **Venöser Druck zu hoch –**
> mögliche Ursachen:
>
> ▶ Blutpumpengeschwindigkeit zu hoch
> ▶ Nadel paravasal oder verlagert
> ▶ Schlauchsystem nach Luftfalle abgeknickt
> ▶ Blutkoagel im Blasenfänger
> ▶ Viskosität des Blutes zu hoch
> ▶ Shuntverschluß
> ▶ veränderte Körperlage
> ▶ Thrombose des venösen Schenkels hinter dem Druckabnehmer
> ▶ Thrombose im Bereich der Fistel (in der Regel bei vorbestehender Stenose)

> **Merke**
> Alle oben angeführten Alarme werden durch eine Erhöhung des venösen Rücklaufdruckes in oder nach dem Blasenfänger verursacht.

Häufigste Ursache ist hierbei eine Verlagerung der venösen Punktionskanüle durch mechanische Irritation von außen oder Lageänderung des Armes. Die Spitze der Nadel liegt dann meist an der Gefäßwand an bzw. ist durch diese hindurchgetreten, so daß das extrakorporale Blut nach paravasal läuft und dort ein großes Hämatom bildet. Maßnahmen:

▶ Die Blutpumpe ist in diesem Fall zu stoppen und die Lage der Nadel zu korrigieren.
▶ Bei paravasaler Lage der Nadel ist die Dialyse zu unterbrechen, ein Rundlauf des extrakorporalen Systems herzustellen und die Punktionsstelle mit flacher Hand über 10 min zu komprimieren. Die Entfernung der paravasalen Punktionskanüle ist meistens nicht sinnvoll, da durch den Einfluß der verschiedenen Antikoagulanzien eine verlängerte Blutungszeit besteht und die Dialyse unnötig lang unterbrochen wird.

▶ Nach Stase der Blutung wird ein provisorischer Verband angelegt.
▶ Um die Dialyse anschließend fortsetzen zu können, muß eine neue Punktionskanüle gelegt werden oder das System für die Zwischenzeit auf Single-needle-Technik umgerüstet werden.

Bei Veränderungen der Blutviskosität bzw. bei Thrombenbildung im abführenden venösen System ist die Dialyse ebenfalls wie oben beschrieben zu unterbrechen und die Ursache der Abflußstörung zu suchen.

Probleme bei der Dosierung der Antikoagulanzien verursachen meist eine Erhöhung der Blutviskosität, Thrombenbildung im Blasenfänger bzw. schlimmstenfalls auch einen Shuntverschluß.

> **!** Geronnenes oder mit kleinen Blutkoageln durchsetztes Blut darf dem Patienten auf keinen Fall rückinfundiert werden.

Gegebenenfalls muß die Dialyse abgebrochen und das Blutschlauchsystem verworfen werden. Abhängig vom Zeitpunkt der Unterbrechung muß die Dialyse erneut begonnen oder das Dialyseintervall verändert werden.

> **Merke**
> Bei einer Shuntthrombose muß der Patient dem Gefäßchirurgen vorgestellt werden, der dann über das weitere Prozedere entscheidet.

> **!** Abgeknickte Schlauchsysteme dürfen während einer Dialysebehandlung nicht vorkommen, da die resultierenden mechanischen Scherkräfte die Blutkörperchen beschädigen und konsekutiv zur lebensbedrohlichen Hämolyse führen. Sollte doch einmal ein Schlauch abgeknickt sein, so ist dieser zu entknicken und für das Blut eine laborchemische Untersuchung zu veranlassen.

Venöser Druck zu niedrig –
mögliche Ursachen:

▶ Blutpumpe steht oder läuft zu langsam
▶ Schlauchsystem vor Luftfalle abgeknickt
▶ Schlauchruptur
▶ Diskonnektion von Schlauchverbindungsstellen
▶ Dialysator thrombosiert
▶ Punktionskanüle diskonnektiert, dekanüliert oder paravasal
▶ Druckabnehmer undicht
▶ Blutdruckabfall, dadurch erniedrigter venöser Rücklaufdruck
▶ Viskositätsminderung, z. B. durch Kochsalzinfusion
▶ Körperlage verändert

> **Merke**
>
> Die meisten oben angeführten Alarme werden durch einen erleichterten oder plötzlich beschleunigten Abfluß des Blutes in oder nach dem Blasenfänger verursacht. Selten liegt die Ursache im Dialysator oder dem blutzuführenden Schlauchsystem.

Dekanülierung der Nadeln, Diskonnektion sowie Rupturen von Schläuchen sehen meist sehr dramatisch aus. Trotzdem sollten besonnen die wichtigsten Maßnahmen getroffen werden:

- Die Blutpumpe ist zu stoppen und das Schlauchsystem mit Stahlklemmen vor und nach der Leckage abzuklemmen.
- Bei Dekanülierung der Punktionsnadel ist eine Kompression der Punktionsstelle durch den Patienten oder hinzugerufenes Personal notwendig.
- Der extrakorporale Kreislauf am Dialysegerät wird in einen Rundlauf gebracht und die Dialyse nach Beseitigung der Ursache fortgesetzt.
- Undichtigkeiten am Druckabnehmer sind durch korrekte Konnektion oder durch den Austausch des Druckabnehmers zu beseitigen.

Bei Viskositätsveränderungen des Blutes, wie z. B. bei der Kochsalzinfusion über die Notfalleitung, kommt es zu einem erleichterten Abfluß durch Verdünnung des Blutes in den Shunt. Dieser Alarm ist nachvollziehbar, muß wahrgenommen werden und ist von keiner größeren Bedeutung.

Beim drohenden oder bereits manifesten Bluckdruckabfall kommt es zu einer Erniedrigung des venösen Rücklaufdruckes durch schlechte Füllung der Shuntgefäße. Ein zu niedriger venöser Druck wird angezeigt und kann bei keiner anderen auffindbaren Ursache für das Erkennen und Korrigieren eines Blutdruckabfalles sehr wichtig sein. Eine rechtzeitige Intervention durch Zufuhr von Kochsalzlösung über die Notfalleitung ist möglich und verhindert schlimmere Komplikationen.

Liegt die Ursache in abgeknickten Schlauchsystemen vor dem Blasenfänger, so sind diese zu entknicken und in die angebrachten Halterungen so einzulegen, daß kein erneutes Abknicken stattfinden kann. Bei Thrombosierung des Dialysators findet durch die Verlegung des Lumens ein verminderter Blutdurchfluß statt. Es kommt weniger Blut im venösen Systemteil an, und daraus resultierend muß weniger Blut in den Shunt zurückgeführt werden. Eine Senkung des venösen Rücklaufdrucks ist die Folge. Maßnahmen in diesen Fällen können sein:

- Erhöhung der Antikoagulation,
- Freispülen des Dialysators mit Kochsalzlösung,
- Austausch von Dialysator und Schlauchsystem.

Arterielle Druckalarme

Die arterielle Druckanzeige wird im negativen Bereich des Fensters vom Druckabnehmer angezeigt, denn an der arteriellen Nadel wird durch die Blutpumpe ein Sog erzeugt. Daher werden hier negative Druckverhältnisse geschaffen und angezeigt.

Arterieller Druck zu hoch –
mögliche Ursachen:

- Blutpumpengeschwindigkeit zu langsam
- starkes Blutangebot, z. B. bei Shuntprothesen (Goretex-Implantate)
- Nadel aus dem Shuntarm entfernt
- Leck am Blutschlauchsystem
- Druckabnehmer defekt

> **Merke**
> Eine Erhöhung des arteriellen Druckes bedeutet eine Verminderung des Sogs am arteriellen Systemteil bzw. an der Nadel. Eine Annäherung des Druckes an die Nullgrenze der Druckanzeige ist die Folge.

Verursacht werden solche Alarme meist durch eine Dekanülierung der arteriellen Punktionskanüle, ein Leck oder Diskonnektion der Schlauchverbindungen im Schlauchsystem des extrakorporalen Kreislaufes. Hier sind die gleichen Maßnahmen zu unternehmen wie oben beschrieben.

Bei Implantaten von Kunststoffshunts liegt aufgrund des größeren Gefäßlumens ein vermehrtes Blutangebot vor. Ebenfalls ist der arterielle Blutdruck in Gefäßprothesen höher. Besonders bemerkenswert ist solch ein Phänomen bei Kunststoffimplantaten am Oberschenkel. Manche Oberschenkelshunts zeigen trotz hoher Blutpumpengeschwindigkeit positive Druckverhältnisse am arteriellen Druckabnehmer.

Arterieller Druck zu niedrig –
mögliche Ursachen:

- Blutpumpengeschwindigkeit zu hoch
- Nadel hat sich an der Gefäßwand angesaugt oder liegt paravasal
- Schlauchsystem abgeknickt
- kein Blutangebot durch zu niedrigen Blutdruck
- Shuntverschluß
- zu geringes Fördervolumen des Gefäßzugangs

Alarme, die einen zu großen Sog am arteriellen Systemteil anzeigen, erscheinen während der Dialysebehandlung relativ häufig. Oft ist ein zu geringes Fördervolumen des Shunts in Abhängigkeit vom Gefäßzugang, der korrekten Lage der Nadeln, dem Blutdruck und der eingestellten Blutpumpengeschwindigkeit die Ursache.

> **Merke**
> Durch eine dem Patienten angepaßte Blutpumpengeschwindigkeit können die häufigsten Ursachen dieses Alarms schon beseitigt werden.

Durch die bei der Behandlung geplante Volumenreduktion und die allgemeine kardiale Belastung des Patienten kommt es häufig während der Dialysebehandlung zu einer kontinuierlichen Senkung des Blutdruckes.

Eine geringere Blutpumpengeschwindigkeit fördert hier nicht nur das Blutangebot im Schlauchsystem und reduziert dadurch die Alarmhäufigkeit, sondern wirkt sich auch auf den stark belasteten Kreislauf positiv aus. Blutdruckabfällen kann hier protektiv entgegengewirkt werden.

Bei älteren und kreislaufinstabilen Patienten ist aus gegebenen Gründen die Reduktion der Pumpengeschwindigkeit während der Dialysebehandlung auf jeden Fall zu diskutieren.

Bei Shuntverschluß ist das im System befindliche Blut dem Patienten zurückzuführen. Der Patient muß dem Gefäßchirurgen vorgestellt werden.

Allgemeine Hinweise zum Auftreten von Druckalarmen im Blutschlauchsystem

Die Blutdruckalarme dürfen nicht nur gelöscht werden. Die Störungen sind aufzusuchen und in ihrer Ursache zu beheben; die Sollwertgrenzen dürfen nicht manipuliert werden. Nur durch das Beheben der Ursache kann eine komplikationslose Dialyse erfolgen.

Oft treten nach den Primäralarmen Folgealarme auf. Neuere Geräte geben solche Alarme gesondert oder optisch anders unterlegt wieder.

> **Merke**
> Durch Druckalarme wird die Blutpumpe sofort gestoppt, und es kommt zu einer Stase im Blutschlauchsystem und im Dialysator.

Die lange Verweildauer und der Kontakt des Blutes im System mit Luft sowie der lange Kontakt des stehenden Blutes mit dem Dialysat haben eine Veränderung der Blutzusammensetzung zur Folge und sollten daher vermieden werden. Ist abzusehen, daß die Behebung des Fehlers nicht binnen weniger Minuten erfolgen kann, muß ein Rundlauf des extrakorporalen Kreislaufes hergestellt werden:

- Venöser und arterieller Blutschlauch werden von den Nadeln dekonnektiert und durch ein Zwischenstück verbunden.
- Die Nadeln werden mit Kochsalz gespült.
- Am Dialysegerät muß die UFR gestoppt und die Bypassfunktion in Betrieb genommen werden.
- Da eine Zwangsultrafiltrationsrate durch das Gerät aufrechterhalten wird, um eine Backfiltration zu verhindern, muß die Leitung der Kochsalzinfusion geöffnet sein. Die abfiltrierte Flüssigkeit kann auf diese Weise durch die entsprechende Menge an Kochsalzlösung aus der Notfalleitung in das System ersetzt werden.

Luftfallenalarm (s. Kap. 9)

> **Luftfallenalarm –**
> mögliche Ursachen:
>
> ▶ Luft oder Schaum im Blasenfänger
> ▶ Blutkoagel im Blasenfänger
> ▶ Blutspiegel im Blasenfänger unter notwendige Füllhöhe gefallen
> ▶ Luftdetektor defekt oder verschmutzt
> ▶ Luftdetektor falsch oder nicht korrekt in die Halterung eingelegt

> **Merke**
> Der Luftfallenalarm ist ein seltener Alarm während der Behandlung und kann die Gefahr einer lebensgefährlichen Luftembolie anzeigen.

Die Ursache eines Luftfallenalarms ist oft Mikroschaum, der sich bei fehlerhafter Füllung und Vorbereitung des Dialysegerätes im Dialysator gebildet hat und an der Innenseite des Blasenfängers haftet.

▶ Durch Beklopfen des Blasenfängers mit der Rückseite einer Stahlklemme lösen sich die Bläschen, und die Ursache läßt sich so leicht beheben.
▶ Bei anderen Gründen, z. B. Luft im System, fehlerhaftem Schlauchmaterial, undichten Schlauchverbindungen oder Verschmutzung, muß fehlerhaftes Material ausgetauscht oder der Fehler anderweitig behoben werden.

Dialysatseitige Alarme

> **Dialysattemperatur zu hoch/zu niedrig –**
> mögliche Ursachen:
>
> ▶ Temperaturregelung, Heizung, Wärmeaustauscher defekt
> ▶ Zeit der Bypassfunktion zu lange
> ▶ Temperatur zu niedrig oder zu hoch eingestellt
> ▶ Wasserzulauf zu gering

> **Merke**
> Hohe Dialysattemperaturen sind für den Patienten vital gefährdend, denn es besteht die Gefahr der Hämolyse durch termische Einwirkung auf das Blut.

Zu niedrige Temperaturen werden von den Patienten als subjektiv sehr unangenehm empfunden, sind jedoch klinisch von geringer Relevanz.

- Liegt die Ursache an der falschen Temperatureinstellung des Gerätes, kann dies leicht durch Änderung des Sollwertes behoben werden.
- Es ist ratsam, beim Auftreten von Gerätefehlern den Servicetechniker zu verständigen oder das Gerät auszutauschen.

Leitfähigkeitsalarme

> **Leitfähigkeit zu hoch/zu niedrig –**
> mögliche Ursachen:
>
> - Konzentratkanister leer
> - Leitfähigkeitsmessung defekt
> - Mischpumpen arbeiten nicht korrekt
> - Abweichungen des pH-Werts im Dialysat
> - falsche Einstellung der Leitfähigkeit am Gerät
> - falsche Konzentrate
> - Wasserzulauf bzw. -ablauf gestört (z. B. Dialysegerät steht auf den Versorgungsleitungen)

Bei Leitfähigkeitsalarmen springt das Gerät automatisch in die Bypassfunktion und unterbricht damit die Dialyse.

- Ist der Fehler durch das Dialysegerät verursacht, muß der Servicetechniker verständigt und das Gerät unter Umständen ausgetauscht werden.
- Besteht der Alarm über längere Zeit, sollte man über eine Verlängerung der Behandlungszeit nachdenken, um die entstandene Unterbrechung zu kompensieren.

> **Merke**
>
> Auf keinen Fall dürfen die Grenzen des Sollwerts dahingehend geändert werden, daß der Alarm beseitigt und der Dialysatfluß aufrecht erhalten wird. Eine falsche Zusammensetzung des Dialysats und dessen Kontakt mit Blut wäre die Folge und könnte den Patienten vital gefährden.

Wasserausfall/Stromausfall

> **Merke**
>
> Kann bei Wasser- und Stromausfall das Problem nicht selbst gelöst werden, ist die Ursache von einem Fachmann zu beheben.
> Besteht über längere Zeit Stromausfall, muß das Blut aus dem System und dem Dialysator über manuelle Betätigung der Blutpumpe dem Patienten reinfundiert werden.

Bei Handbetrieb der Blutpumpe aufgrund von Stromausfall besteht die besondere Gefahr der Luftembolie, da Luftfalle und Quetschklemme ohne Strom nicht funktionieren. Allgemeine Maßnahmen:

▶ Die Behandlung wird nach Beseitigung des *Stromausfalls* neu begonnen bzw. fortgeführt.
▶ Längerer Ausfall der *Wasserversorgung* am Dialysegerät bedingt die Beendigung der Dialysebehandlung. Die Ursachen einer mangelhaften Wasserversorgung am Dialysegerät können sehr vielfältig sein und sollen daher nicht im einzelnen aufgeführt werden.

Blutleckalarm

Beim Blutleckalarm wird die Blutpumpe automatisch gestoppt und die Blutrückführung durch die Quetschklemme an der Luftfalle unterbrochen. Blutlecks erkennt ein Sensor, der sich am Ablauf des Dialysators befindet. Sie treten bei Rupturen der Dialysatormembran auf.

▶ Massive Defekte an der Membran verursachen eine sichtbare Rötung des abfließenden Dialysats.
▶ Kleinere Beschädigungen der Membran können mit bloßem Auge oft nicht erkannt werden, aktivieren jedoch den Blutleckdetektor. In diesem Fall ist das Dialysat mit einem Teststreifen auf Hämoglobin zu untersuchen.

> **Merke**
> Befindet sich Blut im Dialysat, muß die Behandlung abgebrochen werden. Ob das sich im System befindliche Blut reinfundiert wird, hängt vom Schweregrad der Ruptur ab.

Fehlalarme können durch Luft im Dialysat oder die Verschmutzung des Sensors verursacht sein und meist ohne Probleme während der Dialysebehandlung durch eingewiesenes Personal behoben werden.

Alarme der Ultrafiltrationsmessung

> **UFR-/TMP-Alarm –**
> mögliche Ursachen:
>
> ▶ Transmembrandruck (TMP) zu hoch/zu niedrig
> ▶ Ultrafiltrationsrate zu niedrig oder kann nicht erreicht werden
> ▶ eingegebene Gewichtsabnahme korreliert nicht mit der Ultrafiltrationszeit

Die meisten Alarme der Ultrafiltrationsmessung treten zu Beginn der Dialysebehandlung auf. Oft ist eine Fehleingabe Ursache des Alarms.

▶ Fehleingaben haben meist eine zu hohe bzw. zu niedrige UFR zur Folge. Alarmgrenzen der UFR werden in der Regel vom Servicetechniker eingestellt und richten sich nach den Ansprüchen des Anwenders an das Gerät.

Bei neueren Geräten kann die Dialysezeit und die Gewichtsabnahme eingegeben werden. Das Gerät errechnet sich daraus die notwendige UFR und zeigt diese in einem Display an (s. Abschn. 7.3.5).
▶ Der von dem Gerät errechnete notwendige Transmembrandruck (TMP) ist ebenfalls ablesbar. Er wird vom Gerät automatisch innerhalb eines vorgegebenen Sollbereichs eingestellt. Die TMP-Alarmbegrenzungen sind am Anfang der Behandlung einzustellen bzw. zu überprüfen. Durch regelmäßige Kontrollen des TMP können hier starke Druckveränderungen erkannt und deren Ursache behoben werden.

10.3
Beendigung der Dialyse

10.3.1
Abhängen und Patientenversorgung

Nach Beendigung der regulären Dialysezeit wird das vollständige extrakorporale Blutvolumen in den Blutkreislauf des Patienten zurückgeführt. Die Retransfusion erfordert ca. 250 ml Kochsalzlösung.

▶ Durch Anschluß des arteriellen Blutschlauchs an den Kochsalzbeutel wird bei einer Blutpumpengeschwindigkeit von 100 ml/min das Blut aus dem System zurück in den Körper gespült.
▶ Anhaftungen der Blutzellen und Blutbestandteile an der Innenwandung des Dialysators und des Blutschlauchsystems können durch wiederholtes Abklemmen des Blutrücklaufes mit einer Stahlklemme gelöst und dadurch zurückgeführt werden.
▶ Leichtes Beklopfen des Dialysators bzw. Rollen des Dialysators zwischen den Handinnenflächen fördert beim Abhängen des Patienten von der Maschine die saubere Entleerung des extrakorporalen Systems.
▶ Durch anschließende Trennung des arteriellen Systems vom Kochsalzbeutel wird der restliche Inhalt des Blutschlauchsystems mit Luft bis zur Luftfalle zurückgeführt.

> **Merke**
> **Die vollständige Rückführung des Blutes sollte gewährleistet sein, weil die Rückstände bei regelmäßiger Hämodialyse sonst einen chronischen Blutverlust zur Folge hätten.**

Nach der Entfernung der Dialysenadeln und Versorgung des Shunts (s. Kap. 5.5) werden kontrolliert und protokolliert:

▶ Blutdruck,
▶ Puls,
▶ Gewicht.

Ebenfalls im Dialyseprotokoll notiert werden:

▶ Ultrafiltrationsmenge,
▶ Heparinverbrauch,
▶ Komplikationen.

Viele Dialysepatienten benötigen nach der Behandlung eine Nachbetreuung. Beschwerden durch Hypotonie, Muskelkrämpfe, Abgeschlagenheit und allgemeines Unwohlsein sind nicht selten und erfordern eine auf den jeweiligen Patienten zugeschnittene, medizinische und pflegerische Betreuung.

10.3.2
Gerätereinigung und Desinfektion

Nach Entfernung des Blutschlauchsystems und Reinigung der Geräteoberfläche mit einer geeigneten Desinfektionslösung wird das Dialysegerät einem Desinfektions- und Reinigungsverfahren der dialysatführenden Schläuche unterzogen. Je nach Gerätehersteller und Verwendungszweck des Dialysegerätes gibt es unterschiedliche Verfahren der Gerätereinigung (s. Kap. 16.6).

KAPITEL 11

Akute Komplikationen während der Hämodialyse 11

Inhaltsübersicht

11.1 Blutdruckabfall 223
– Symptome 223
– Ursachen 223
– Prophylaxe 224
– Therapie 226

11.2 Muskelkrämpfe 228
– Ursachen und Symptome 228
– Therapie 228

11.3 Übelkeit und Erbrechen 229
– Ursachen 229
– Therapie 229
– Prophylaxe 229

11.4 Kopfschmerzen 230
– Ursachen 230
– Therapie 230

11.5 Thoraxschmerzen 230
– Ursachen 230
– Therapie 230

11.6 Juckreiz 231
– Ursachen 231
– Therapie 231

11.7 Fieber und Schüttelfrost 231
– Ursachen 231
– Therapie 232
– Prophylaxe 232

11.8 Dysäquilibriumsyndrom 232
– Ursachen 232
– Symptome 233
– Therapie 233
– Prophylaxe 233

11.9 Hämolyse *234*
- Symptome *234*
- Ursachen *234*
- Therapie *234*

11.10 Luftembolie *234*
- Ursachen *235*
- Symptome *235*
- Therapie *235*

11.11 Hartwassersyndrom *236*
- Ursachen *236*
- Symptome *236*
- Therapie *236*

11.12 Blutdruckanstieg *236*
- Ursachen *236*
- Therapie *236*

11.13 Bewußtlosigkeit *237*

11.14 Krampfanfall *238*

11.15 Herzrhythmusstörungen *239*
- Ursachen *239*
- Symptome *240*
- Therapie *240*

11.16 Akute Unverträglichkeit gegenüber Dialysatoren/Schläuchen *240*
11.16.1 Hypersensitivitäts- und anaphylaktoide Reaktionen *240*
- Symptome *240*
- Ursachen *241*
- Diagnose *242*
- Therapie *242*

11.16.2 Unspezifische Reaktionen *242*
- Diagnose *243*
- Therapie *243*
- Sonstige Ursachen von Unverträglichkeitsreaktionen bei Hämodialyse *243*

Unerwartete, mehr oder weniger bedrohliche Komplikationen sind während einer Hämodialysebehandlung nicht selten. Schnelles Eingreifen kann für den Patienten lebensrettend sein. Ein adäquates Handeln setzt dabei die nötigen theoretischen und praktischen Kenntnisse in Diagnose und Therapie voraus.

Die besten technischen Überwachungsmöglichkeiten können die klinische Beobachtung des Patienten nicht ersetzen, da auch ernste Komplikationen nicht selten mit geringen Prodromi einhergehen und sich nicht in technisch erhebbaren Parametern widerspiegeln müssen.

Die häufigsten Komplikationen während einer Hämodialysetherapie sind:

▶ Blutdruckabfall (15–25 % aller Dialysen),
▶ Muskelkrämpfe (5–15 %),

- Übelkeit und Erbrechen (5–10 %),
- Kopfschmerzen (5 %),
- Thoraxschmerzen (2–5 %),
- Juckreiz (3–5 %) sowie
- Fieber und Schüttelfrost (ca. 1 %).

Eine Reihe von Komplikationen sind sehr seltene Ereignisse, können jedoch für den Patienten akut lebensbedrohlich werden.

11.1
Blutdruckabfall

Ein Blutdruckabfall ist ein häufiges Problem bei Hämodialysepatienten. Durch den meist notwendigen Volumenentzug kommt es zu einer Abnahme des zirkulierenden Plasmavolumens. Schafft es der Organismus nicht, das Blutvolumen durch ein „refilling" aus dem Extravasalraum konstant zu halten, so kann aufgrund einer dadurch erniedrigten Ventrikelfüllung und eines so herabgesetzten Herzzeitvolumens ein Blutdruckabfall auftreten. Dies wird um so eher passieren, je höher die Ultrafiltrationsrate und je eingeschränkter die Herz-Kreislauf-Funktion des Patienten sind (ältere Menschen, Myokardinsuffizienz, autonome Neuropathie, kreislaufwirksame Medikamente u. a.).

Symptome
Viele Dialysepatienten bemerken einen Blutdruckabfall relativ frühzeitig. Typische Zeichen sind Schwindel, Übelkeit oder ein Gefühl der „Leere im Kopf". Auch Krämpfe können dem Blutdruckabfall vorausgehen. Teilweise klagen Patienten bereits über die ihnen bekannten Symptome, bevor die Hypotension mittels Blutdruckmessung verifiziert werden kann. Vor allem bei älteren Patienten und solchen mit einer Herzinsuffizienz kann ein Blutdruckabfall auch dramatisch ablaufen mit neurologischen Symptomen wie generalisierten Konvulsionen, Bewußtlosigkeit und fokalen Defiziten. Schwerste Folgen sind Atem- und Herz-Kreislauf-Stillstand. Prinzipiell sollte bei jeder klinischen Auffälligkeit bei einem Dialysepatienten an die Möglichkeit eines beginnenden oder bereits manifesten Blutdruckabfalls gedacht werden und der Blutdruck sofort gemessen werden.

Ursachen
Die vielfältigen Ursachen eines Blutdruckabfalls bei Hämodialysepatienten zeigt die folgende Übersicht.

Ursachen eines Blutdruckabfalls während Dialyse:

▶ Zu starke Abnahme des zirkulierenden Blutvolumens:
- überhöhte Ultrafiltrationsrate (Maschinenfehler, exzessive Gewichtszunahme im Dialyseintervall),
- „Trockengewicht" zu niedrig,
- Natriumkonzentration im Dialysat zu niedrig.

▶ Unzureichende Vasokonstriktion bei relativer Hypovolämie:
- Antihypertensiva (v. a. Kalziumantagonisten, α_1-Blocker, Nitrate),
- Dialysat relativ zu warm,
- Acetatdialyse,
- urämische autonome Neuropathie, diabetische autonome Neuropathie.

▶ Kardiale Ursachen:
- unzureichender Frequenzanstieg bei relativer Hypovolämie,
- β-Blocker, Kalziumantagonisten vom Verapamil-Typ,
- urämische autonome Neuropathie, diabetische autonome Neuropathie,
- Myokardinsuffizienz: Unfähigkeit, das Herzzeitvolumen adäquat zu steigern,
- fortgeschrittenes Alter, hypertensive Herzkrankheit, koronare Herzkrankheit, Klappenvitien, Amyloidose, urämische Kardiomyopathie u. a.

▶ Seltenere Ursachen:
- Myokardinfarkt mit begleitenden Komplikationen (Pumpversagen, Arrhythmien),
- kardiale Arrhythmien nichtischämischer Genese,
- Perikardtamponade bei urämischer Perikarditis,
- Lungenembolie (z. B. aus AV-Fistel),
- Blutung (Gastrointestinaltrakt, Retroperitoneum, Mediastinum, Urogenitaltrakt, Diskonnektion von Schläuchen, Membranruptur),
- Sepsis,
- Anaphylaxie,
- akute Hämolyse,
- Luftembolie.

Prophylaxe
Um Blutdruckabfällen während der Dialyse vorzubeugen, sollte man folgende Punkte berücksichtigen:

▶ Dialysegeräte mit Ultrafiltrationskontrolle gewährleisten einen konstanten *Volumenentzug* auch bei Dialysatoren mit hohem Ultrafiltrationsfaktor. Werden Geräte ohne eine solche Kontrollmöglichkeit eingesetzt, so sollten nur Low-flux-Membranen benutzt werden, um zu verhindern, daß es aufgrund von Änderungen im transmembranösen Druck zu stärkeren Schwankungen im Volumenentzug kommt.

- Die Patienten sollten im Dialyseintervall möglichst wenig an *Gewicht* zunehmen (möglichst nicht mehr als 1 kg/Tag), damit exzessive Ultrafiltrationsraten vermieden werden können. Die Erfahrung zeigt, daß ein stündlicher Volumenentzug von mehr als 800–1.000 ml auch bei jungen, kreislaufgesunden Patienten häufig schlecht toleriert wird.
- Das *Trockengewicht* (s. Abschn. 10.1.6) der Patienten sollte regelmäßig überprüft und gegebenenfalls geändert werden. Vermehrte Kalorienzufuhr oder Flüssigkeitsverluste im Rahmen von Diarrhöen führen zu einer erhöhten Anfälligkeit für Blutdruckabfälle. Bei hohen Außentemperaturen sollte das Trockengewicht etwas erhöht werden, damit die durch das Schwitzen bedingten Volumenverluste besser kompensiert werden können.
- Liegt die *Natriumkonzentration* im Dialysat unter derjenigen des Plasmas, so wird das zurückfließende Blut im Vergleich zur extravasalen Flüssigkeit hypoton sein. Wasser aus dem Intravasalraum wird in den Extravasalraum austreten, um den osmotischen Druck in beiden Kompartimenten gleichzuhalten. Hierdurch wird das zirkulierende Blutvolumen erniedrigt, und in Abhängigkeit vom Natriumgradienten zwischen Palsma und Dialysat wird es zu einem mehr oder weniger schweren Blutdruckabfall kommen. Dieser Effekt ist vor allem zu Beginn der Dialyse ausgeprägt, da hier das Serumnatrium am schnellsten fallen wird. Eine hohe Ultrafiltrationsrate wird diesen Effekt zusätzlich verstärken. Heutzutage besteht an vielen Dialysegeräten die Möglichkeit, ein sog. Natriumprofil einzustellen, das diesen Komplikationen vorbeugen soll.
- Durch den Volumenentzug kommt es zu einer Konstriktion sowohl der *venösen Kapazitätsgefäße* als auch der arteriolären Widerstandsgefäße. Die venöse Konstriktion führt zu einer Zunahme der kardialen Vorlast und damit der Ventrikelfüllung. Die arterielle Konstriktion dagegen führt zu einer Zunahme der kardialen Nachlast und hilft damit, den arteriellen Blutdruck unter den Bedingungen eines erniedrigten Herzauslaufvolumens konstantzuhalten. Unter verschiedenen Umständen können diese kompensatorischen Mechanismen eingeschränkt sein. *Antihypertensiva* können die obengenannten Kompensationsmöglichkeiten des Herz-Kreislauf-Systems beeinträchtigen. Besonders Nitrate, Kalziumantagonisten und α_1-Blocker können, wenn sie vor der Dialysesitzung eingenommen wurden, einen frühzeitigen Blutdruckabfall auslösen.

> **Merke**
> Dialysepatienten sollten deswegen ihre Antihypertensiva vor der Behandlung nicht oder aber erst nach Beendigung der Hämodialyse einnehmen.

- Eine zu hohe *Temperatur des Dialysats* führt zu einer Zunahme der Körperkerntemperatur mit konsekutiver arterieller und venöser Vasodilatation, was einen Blutdruckabfall auslösen kann. Durch eine etwas kühlere Dialysattemperatur (35–36 °C) kann diesem Phänomen vorgebeugt werden. Allerdings empfinden Patienten das kühlere Dialysat oft als unangenehm und können bisweilen mit Schüttelfrost reagieren.
- Besonders ältere Patienten und solche mit einer Herzinsuffizienz unterliegen aufgrund eingeschränkter *kardialer Kompensationsmöglichkeiten* (unzurei-

chende Steigerung von Herzfrequenz und Schlagvolumen) einem erhöhten Risiko von Blutdruckabfällen.
▶ Eine *Acetatdialyse* führt häufiger zu Blutdruckabfällen, da Acetat eine vasodilatatorische Wirkung besitzt. Der Wechsel zu einer Bicarbonatdialyse führt meist zur Lösung dieses Problems.
▶ Viele Patienten mit terminaler Niereninsuffizienz entwickeln im Lauf ihrer Erkrankung eine *urämische Neuropathie*, ähnlich den Patienten mit langjährigem Diabetes mellitus. Aufgrund der dadurch gestörten Regulationsmechanismen des Herz-Kreislauf-Systems kommt es bei dem Volumenentzug unter Dialyse zu einer verzögerten venösen und arteriellen Vasokonstriktion und einem unzureichenden Anstieg der Herzfrequenz. Folge sind ausgeprägte Blutdruckabfälle, die oft nur schwer zu beherrschen sind. Ein weiteres Problem stellt die postdialytische Kollapsneigung dar. All diese Probleme können besonders gravierend sein bei Patienten, die aufgrund eines *Diabetes mellitus* terminal niereninsuffizient geworden sind.
▶ Eine weitere Ursache für einen unzureichenden Herzfrequenzanstieg unter Volumendepletion stellt die Einnahme von *β-Blockern und Kalziumantagonisten* vom Verapamiltyp dar. Beide Substanzgruppen verhindern aufgrund ihrer negativen chronotropen und dromotropen Eigenschaften einen adäquaten Anstieg der Herzfrequenz. Wegen des dadurch erniedrigten Herzzeitvolumens kommt es zu einem Abfall des Blutdrucks.
▶ Ein häufiges Problem bei Dialysepatienten ist eine *Herzinsuffizienz*. Die Genese ist vielfältig (langjähriger Hypertonus, koronare Herzkrankheit, Klappenvitien, urämische Kardiomyopathie), am Ende steht ein Herz mit eingeschränkter linksventrikulärer Funktion. Diese Patienten können ebenfalls auf einen Volumenentzug nicht mit einer adäquaten Steigerung ihres Herzzeitvolumens reagieren und erleiden einen Blutdruckabfall.

Seltenere Ursachen eines Blutdruckabfalls bei Hämodialyse wie akuter Myokardinfarkt, Lungenembolie etc. werden nach den üblichen internistischen/intensivmedizinischen Therapieschemata behandelt. Speziell dialyseassoziierte Komplikationen wie Luftembolie (Kap. 11.10) oder Hämolyse (Kap. 11.9) werden separat besprochen. Wichtig ist, daß man an die Möglichkeit dieser seltenen Komplikationen denkt, wenn die Erstmaßnahmen bei Blutdruckabfall nicht oder nicht ausreichend wirksam sind. Ein Myokardinfarkt beim Dialysepatienten als Ursache einer urämischen Neuropathie zeigt relativ häufig nur unspezifische Symptome, z. B. Übelkeit oder Schweißausbruch ohne retrosternale Schmerzen.

Therapie
Da die weitaus häufigste Ursache eines Blutdruckabfalls ein zu geringes zirkulierendes Blutvolumen ist, konzentrieren sich die ersten Maßnahmen darauf, eine ausreichende kardiale Ventrikelfüllung wiederherzustellen:

▶ Der Patient wird in Kopftieflage (Trendelenburg-Lagerung) gebracht, um im Sinne einer Autotransfusion Blut aus den venösen Kapazitätsgefäßen der Beine zum Herzen fließen zu lassen (sofern die respiratorische Situation des Patienten diese Lagerung zuläßt).

▶ Die Ultrafiltrationsrate ist soweit wie möglich zu reduzieren.
▶ Ein Bolus einer hypertonen Lösung soll in den venösen Schenkel injiziert werden (20 ml einmolare Kochsalzlösung, 50 ml 50 %ige Glukoselösung, Infusion von 50 ml 20 %igem Humanalbumin). Diese Injektionen können im Bedarfsfall mehrmals wiederholt werden.
▶ Alternativ bietet sich bei Patienten ohne größere Volumendepletion unter Dialyse die schnelle Infusion von 100–200 ml 0,9 %iger Kochsalzlösung an.
▶ Selten wird die Gabe von blutdrucksteigernden Medikamenten notwendig werden (z. B. Effortil p. o., Akrinor i. v.).

Eine mehrfach notwendig werdende Therapie mit hypertoner Kochsalzlösung während der Dialyse führt in der Bilanz zu einer Kochsalzüberladung, einem unerwünschten Ergebnis. Es führt über die Durststimulation zu einer vermehrten Volumenzufuhr. Die Natrium/Ultrafiltrationsprofile, die an vielen modernen Dialysegeräten einstellbar sind, sollten dies vermeiden helfen und insbesondere bilanzneutral sein.

> **Merke**
> Die Unwirksamkeit von Volumengabe und hypertoner Infusionslösung sollte an seltenere und bedrohliche Ursachen eines Blutdruckabfalls denken lassen.

Indirekte Blutdruckmessung nach Riva-Rocci

Das Verfahren nach Riva-Rocci bezeichnet die unblutige Blutdruckmessung mittels einer meistens um den Oberarm angelegten aufblasbaren Gummimanschette, die mit einem Manometer verbunden ist und die bis zum Verschwinden des Pulses der A. radialis aufgepumpt wird. Unter langsamem Ablassen des Manschettendrucks über ein Ventil wird der systolische und diastolische Blutdruck unter Auskultation der Korotkow-Töne über der A.cubitalis in der Ellenbeuge bestimmt. Bei den Korotkow-Tönen handelt es sich um pulssynchrone Geräusche, die mit sinkendem Manschettendruck distal der Manschette auftreten. Sie zeigen beim ersten Auftreten den systolischen und beim Verschwinden den diastolischen Blutdruck an.

Folgende Grundregeln sollten bei der Messung des Blutdrucks eingehalten werden:

▶ Der Patient sollte vor der Messung ca. 5 bis 10 min entspannt sitzen oder besser liegen. Der Oberarm sollte nicht durch Kleidung eingeengt sein und sich ungefähr in Herzhöhe befinden.
▶ Die *Manschettenbreite* soll dem Extremitätenumfang angepaßt sein. Relativ zur Extremität zu breite Manschetten messen einen zu niedrigen Blutdruck; umgekehrt wird bei zu schmalen Manschetten ein zu hoher Blutdruck gemessen. Dies gilt für Oberarmumfänge größer 40 oder kleiner 20 cm, für die extra angefertigte Manschetten erhältlich sind. Für Messungen am Oberschenkel sind ebenfalls Sonderanfertigungen kommerziell verfügbar. Der Blutdruck am Oberschenkel liegt ca. 30 mmHg über den am Oberarm gemessenen Werten. Dies muß berücksichtigt werden, wenn bei einem Dialysepatienten der Blutdruck am Oberschenkel gemessen werden muß, weil die Oberarmmessung aufgrund vorausgegangener Shuntoperationen nicht möglich ist.

- Die Manschette wird bis zum Verschwinden des Pulses der A. radialis aufgepumpt und dann langsam (ca. 3 mmHg/Pulsschlag) abgelassen.
- Der diastolische Wert wird beim völligen Verschwinden der Korotkow-Töne abgelesen (Phase V). Ausnahmen gelten für hyperdyname Kreislaufzustände, wie sie bei Anämie oder Schwangerschaft auftreten können, hier sollte der Zeitpunkt des deutlichen Nachlassens der Töne (Phase IV) gemessen werden.
- Bei Bluthochdruck besteht die Gefahr der Messung eines falsch niedrigen Blutdruckes durch das Phänomen der „auskultatorischen Lücke": Hierbei kommt es zum Verschwinden der Korotkow-Töne unterhalb des systolischen Blutdruckwerts. Deshalb beim Aufpumpen der Manschette die A. radialis immer bis zum Verschwinden palpieren!

11.2
Muskelkrämpfe

Während 5–15% aller Hämodialysebehandlungen kommt es zu Muskelkrämpfen, die für den Patienten sehr lästig und äußerst schmerzhaft sein können. Diese Krämpfe treten vor allem in der Wadenmuskulatur auf, können jedoch auch andere Muskelregionen, wie Unterarme, Hände und Bauchdeckenmuskulatur, betreffen.

Ursachen und Symptome
Die genaue Entstehung dieser Krämpfe ist nicht geklärt, man kann jedoch drei prädisponierende Faktoren erkennen:

- Unterschreiten des „Trockengewichts",
- Blutdruckabfall,
- niedriger Natriumgehalt der Dialysatlösung.

Wird das Trockengewicht unterschritten, kommt es typischerweise am Ende der Dialyse zu schweren und unter Umständen bis mehrere Stunden nach Dialyseende andauernden Krämpfen. Die Krämpfe können mit einem Blutdruckabfall einhergehen, können diesem aber auch vorausgehen. Nicht ganz selten treten Krämpfe auch ohne begleitenden Blutdruckabfall auf; dies scheint vor allem bei der Verwendung einer Dialysatlösung mit niedrigem Natriumgehalt der Fall zu sein.

Therapie
Als erste Maßnahme sollte die betroffene Extremitätenmuskulatur passiv möglichst weit gedehnt werden, was zu einer deutlichen Schmerzlinderung führt. Daneben bieten sich die lokale Applikation von warmen Tüchern oder das Einreiben mit Franzbranntwein an, wobei immer für ausreichende Rückfettung der Haut zu sorgen ist, da Franzbranntwein die Haut austrocknet.

Parallel dazu ergeben sich aus den drei oben genannten Ursachen die kausalen Therapieansätze der Muskelkrämpfe:

▶ Die Bolusinjektion einer hypertonen Kochsalz- oder Glukoselösung, evtl. mehrmals wiederholt oder kombiniert mit der schnellen Infusion von 100–200 ml physiologischer Kochsalzlösung, führt meist zu einer schnellen Besserung der Beschwerden.
▶ Bei weniger schweren Symptomen kann auch die orale Zufuhr von Kochsalz (z. B. in Form einer kräftigen Fleischbrühe) gute Hilfe leisten.
▶ Am Ende der Dialysebehandlung sollte dann anhand des Endgewichtes entschieden werden, ob das angestrebte Trockengewicht angehoben werden muß.

Beim Versagen der genannten Therapien kann die Gabe eines Skelettmuskelrelaxans [z. B. Orphenadrin (Norflex®)] erwogen werden, das jedoch eine starke Sedation herbeiführen kann.

11.3
Übelkeit und Erbrechen

Ursachen
Übelkeit und Erbrechen sind häufige Komplikationen während der Dialyse. Die Ursachen können vielfältig sein, am häufigsten treten die Beschwerden wohl als Ausdruck einer bevorstehenden oder bereits eingetretenen Hypotension auf. Bei Diabetikern muß immer auch an die Möglichkeit einer Hypoglykämie gedacht werden. Vor allem bei Patienten mit prädialytisch stark erhöhten Retentionswerten können Übelkeit und Erbrechen Frühsymptome eines Dysäquilibriums sein.

Therapie
Die Maßnahmen richten sich nach den Ursachen:

▶ Bei Hypotension bzw. Hypoglykämie, sind die üblichen Maßnahmen zur Stabilisierung erforderlich.
▶ Bei Verdacht auf Dysäquilibrium muß die Dialysebehandlung abgebrochen werden, das weitere Vorgehen erfolgt wie unten beschrieben (s. Kap. 11.8).
▶ Wenn keine Ursache feststellbar ist, erfolgt eine symptomatische Therapie mit Antiemetika, z. B. Metoclopramid (Paspertin) $^1/_2$–1 Amp. i. v., Triflupromazin (Psyquil) $^1/_2$–1 Amp. i. v. oder 1 Suppositorium, Haloperidol (Haldol) $^1/_2$–1 Amp. i. v. (*Cave:* Nebenwirkung Hypotension!), evtl. $^1/_2$–1 Amp. Ondansetron (Zofran) i. v.

Prophylaxe
Prophylaktische Maßnahmen sind ggf. zu ergreifen, um einer Hypotension vorzubeugen. Die prädisponierenden Faktoren sind zu berücksichtigen, um Hypoglykämie (besonders Diabetiker) und Dysäquilibrium zu vermeiden.

11.4
Kopfschmerzen

Ursachen
Kopfschmerzen sind eine häufige Störung während der Dialyse, deren Ursache meistens unbekannt ist. Die Schmerzen können Ausdruck eines Dysäquilibriums sein, treten aber auch unter einer Acetatdialyse oder bei einem arteriellen Hypertonus auf. Selten werden Kopfschmerzen als Ausdruck eines Koffeinentzugs unter Dialyse beobachtet.

Therapie
Maßnahmen bestehen im Ausschluß der genannten Ursachen bzw. deren Behandlung. Ansonsten erfolgt eine symptomatische Therapie, z. B. mit Paracetamol 500–1000 mg p. o. oder rektal, mit Acetylsalicylsäure 500 mg p. o. oder Metamizol 500–1000 mg p. o. (*Cave:* Nebenwirkung Hypotension!), oder mit schwachwirksamen Opioiden, z. B. Tramadol 25–100 mg i. v. oder p. o.

11.5
Thoraxschmerzen

Ursachen
Thoraxschmerzen können unter der Dialyse aufgrund einer Reihe von mehr oder weniger ernsten Grunderkrankungen auftreten. In die differentialdiagnostischen Überlegungen müssen vor allem Angina pectoris, Lungenembolie, First-use-Syndrom, Hämolyse, Hyper- und Hypotension und BWS-Beschwerden eingehen.

Therapie
Das therapeutische Vorgehen muß sich in erster Linie nach der Ursache richten und wird unter den entsprechenden Punkten aufgeführt. Allgemein gilt ansonsten:

- Als Erstmaßnahme sollte der Blutfluß zurückgedreht und der Blutdruck gemessen werden, da in den meisten Fällen der Thoraxschmerz Ausdruck einer beginnenden oder manifesten Hypotension ist.
- Eventuell kann es auf dem Boden einer stenosierenden Koronararteriensklerose durch die Hypotension zu einer koronaren Minderperfusion kommen; Anhebung des Blutdrucks und Gabe von Sauerstoff über eine Nasenbrille führen dann rasch zu einer Besserung der Beschwerden.
- Diabetische Patienten können durch die sympathische Aktivierung im Rahmen einer Hypoglykämie über typische pektanginöse Beschwerden klagen, die nach Anhebung des Blutglukosespiegels ohne weitere antiischämische Maßnahmen verschwinden.

11.6
Juckreiz

Juckreiz (Pruritus) ist ein überaus häufiges Problem, das bei Dialysepatienten sowohl während als auch zwischen den Behandlungen auftreten kann. Der stärkste Juckreiz wird allerdings meist unter Dialysebedingungen beobachtet.

Ursachen
Die Ursachen für die Pruritus während Dialyse sind oft nicht definitiv zu klären. In erster Linie wird eine Histaminfreisetzung aus Mastzellen der Dermis angenommen. Als auslösende Allergene kommen Heparin, Ethylenoxid, Weichmacher und Bestandteile der Schläuche, während der Dialyse applizierte Medikamente sowie möglicherweise bakterielle Toxine aus dem Dialysat in Frage.

Therapie
Therapeutisch sollte man hauptsächlich potentielle Auslöser identifizieren, um sie vermeiden zu können. Häufig wird man aber nur rein symptomatisch versuchen können, den Juckreiz zu beheben:

- Lokaltherapeutisch kann man kühlende Umschläge, Franzbranntwein oder Antihistaminika (z. B. Fenistil®-Gel, Systral®-Gel) applizieren.
- Systemisch verabreichte Antihistaminika (z. B. Omeril®-Tabletten, Tavegil®-Ampulle) bringen häufig eine Erleichterung, besitzen jedoch eine sedierende Komponente. Als Alternative bietet sich eine Kurzinfusion mit 100 mg Lidocain über 30 min an, die wegen ihrer potentiellen kardialen Nebenwirkungen jedoch nur in ausgewählten Fällen zum Einsatz kommen sollte.
- Begleitend zu den bisher genannten Möglichkeiten sollte auf eine strenge Einstellung der Kalzium-Phosphat-Werte geachtet werden, da der sekundäre Hyperparathyreoidismus eine häufige Ursache für Juckreiz darstellt.
- Gute Erfolge können im Dialyseintervall mit einer UV-B-Lichttherapie erzielt werden.

11.7
Fieber und Schüttelfrost

Ursachen
Fieber und Schüttelfrost während Dialyse sind meist Ausdruck einer Einschwemmung von Bakterien oder von bakteriellen Toxinen/Endotoxinen in die Blutbahn. Obwohl die Temperatur innerhalb weniger Minuten bis auf 40 °C steigen kann, kommt es selten zu einem echten septischen Krankheitsbild. Bei der Suche nach der Eintrittspforte muß der Gefäßzugang genau inspiziert werden: Eine infizierte AV-Fistel kann genauso wie ein bakterienbesiedelter Shaldon-Katheter die Quelle der Bakteriämie/Toxinämie sein. Bei Einhalten der nötigen Sorgfalt beim Vorbereiten der Schlauch- und Filtersysteme sollte eine bakterielle Kontamination dieser Teile ausgeschlossen sein. Eine weitere potentielle Quelle für

das Einschwemmen von Bakterien bzw. Toxinen stellt die Dialysatlösung dar. Wenn die Ultrafiltrationsrate nicht ausreicht, kann es zu einer Rückfiltration („*backfiltration*") von Dialysat in das Blutsystem kommen mit den entsprechenden Folgen für den Patienten.

Therapie
Nach dem Abhängen des Patienten wird symptomatisch das Fieber gesenkt, sofern es sich nicht spontan zurückbildet [z. B. ASS 500 mg p.o., 500–1000 mg Metamizol (Novalgin®) i. v. oder p. o. Entzündete Areale an der Fistel dürfen auf keinen Fall punktiert werden, gegebenenfalls muß bei einem Patienten mit entzündetem Shunt vorübergehend ein Shaldon-Katheter gelegt werden. Da die Shuntinfektionen fast immer durch Staphylococcus aureus verursacht ist, sollte nach der Erregerkultivierung (Blutkultur, Abstrich, Katheterspitze) frühzeitig mit einer Therapie mit einem staphylokokkenwirksamen Antibiotikum begonnen werden, z. B. mit Flucloxacillin p. o. oder i. v., bei Verdacht auf Multiresistenz Vancomycin initial 500 mg i. v., danach nach Serumspiegel; ggf. Umsetzen der Antibiose nach Antibiogramm].

Prophylaxe
Die beste Prophylaxe ist eine genaue Inspektion des Gefäßzugangs vor Punktion bzw. Anschließen der Schlauchsysteme. Außerdem sollte stets darauf geachtet werden, daß eine ausreichend hohe Ultrafiltrationsrate eine Rückfiltration von Dialysat verhindert, es sei denn, man verwendet ultrareines Wasser für die Dialysatproduktion.

11.8
Dysäquilibriumsyndrom

Das Dysäquilibriumsyndrom ist eine seltene, aber ernste Komplikation der Dialysebehandlung. Es stellt eine Kombination mehrerer neurologischer Symptome dar und wird in der Regel am Ende oder unmittelbar nach der Behandlung beobachtet. Die Diagnose wird aufgrund der klinischen Symptomatik gestellt, spezifische laborchemisch oder mit physikalischen Meßmethoden erfaßbare Parameter fehlen.

Ursachen
Das Dysäquilibriumsyndrom wird vor allem bei Patienten beobachtet, die mit hohen Retentionswerten einer effizienten Dialyse unterworfen werden. Osmotisch wirksame Substanzen, wie z. B. Harnstoff, werden auf diese Weise schnell und effektiv aus dem Serum entfernt. Die gleichen Substanzen befinden sich ebenfalls in den Hirnzellen, können aber nicht ausreichend schnell durch die Zellmembranen in das Serum diffundieren. Es kommt deswegen vorübergehend zu einer Serumhypotonizität. Um den osmotischen Druck im Intra- und Extrazellularraum konstant zu halten, diffundiert Wasser aus dem Extrazellularraum in die Hirnzellen, was eine ödematöse Schwellung dieser Zellen zur Folge hat.

Symptome
Die Symptome des Dysäquilibriumsyndroms resultieren aus der Schwellung der Hirnzellen mit der Folge eines Anstiegs des Hirndruckes. Kopfschmerzen, Übelkeit und Erbrechen sind Frühsymptome, danach kommt es zu Unruhe und Agitiertheit des Patienten. Schließlich wird der Patient somnolent und kann in ein tiefes Koma mit den Zeichen einer zerebralen Einklemmung fallen. Generalisierte Krampfanfälle können ebenfalls auftreten.

Therapie

> **!** Es ist wichtig, beim Auftreten der unspezifischen Symptome Kopfschmerzen und Übelkeit auch an die Möglichkeit eines Dysäqulibriumsyndroms zu denken, vor allem im Rahmen von Akutdialysen bei Patienten mit urämischen Beschwerden und sehr hohen renalen Retentionswerten. Bis zum Beweis des Gegenteils sollte dann von dieser Diagnose ausgegangen werden, d.h. die Dialysebehandlung wird abgebrochen.

Bei schwerwiegenderen Symptomen wie Somnolenz und Koma umfaßt die weitere Therapie die intravenöse Injektion von hyperosmolarer Glukose- oder Kochsalzlösung. Zeigt der Patient danach weiterhin die Zeichen eines erhöhten Hirndrucks oder verschlechtert er sich weiter neurologisch, dann ist die Gabe von Mannit angezeigt (z.B. Mannitol 20%, 80–100 ml in 2- bis 4stündlichen Abständen). Frühzeitig sollte man an die Möglichkeit einer Intubation mit maschineller Beatmung (PEEP vermeiden!) und kontrollierter Hyperventilation (pCO_2 30–35 mmHg) denken. Begleitende Maßnahme ist u. a. die 30°-Oberkörperhochlagerung. Auf jeden Fall ist ein Abknicken des Halses zu vermeiden, um einen freien Abfluß des Blutes über die Jugularvenen zu gewährleisten.

Prophylaxe
Da das Dysäquilibriumsyndrom ein ernstes Krankheitsbild darstellt, ist es um so wichtiger, durch geeignete Maßnahmen sein Auftreten zu verhindern. Patienten mit neu aufgetretener Urämie, die aufgrund der meist stark erhöhten renalen Retentionswerte besonders gefährdet sind, sollten einem Regime mit möglichst schonender Dialysebehandlung zugeführt werden. Dazu gehören:

▶ kurze, aber wiederholte Dialysesitzungen mit einer vorsichtigen Senkung der Retentionswerte (Harnstoffreduktion pro Dialyse nicht größer als 30%),
▶ niedriger Blutfluß (nicht höher als 200 ml/min),
▶ eventuell ein verringerter Dialysatfluß (250 oder 125 ml/min),
▶ einer Einstellung von Dialysatnatrium nicht geringer als das Serumnatrium (Natrium im Dialysat mindestens 140 mval/l),
▶ erhöhte Glukosekonzentration im Dialysat (200–300 mg/dl).

Die beiden letztgenannten Maßnahmen sollen die Serumosmolarität erhöhen, um den behandlungsbedingten Abfall der osmotischen Substanzen zu kompensieren.

11.9
Hämolyse

Symptome
Eine Hämolyse unter Dialysebedingungen geht häufig mit Rücken- und/oder Sternalschmerzen einher und kann zu Luftnot und einem Gefühl der thorakalen Enge führen. Es kommt zu einer portweinfarbenen Verfärbung des Blutes in den Schläuchen. Beim Abzentrifugieren erscheint das Plasma rötlich-violett verfärbt, und bei einer schweren Hämolyse kommt es zu einem Abfall des Hämatokrits. Aus den zerstörten Erythrozyten wird Kalium freigesetzt, das trotz der laufenden Dialyse zu einer Hyperkaliämie mit den entsprechenden Problemen führen kann.

Ursachen
Die häufigste Ursache für eine Hämolyse während Dialyse liegt in einer mangelhaften Zubereitung des Dialysats. Überhitztes oder hypotones Dialysat können eine akute Hämolyse verursachen, ebenso eine Kontamination des Dialysats mit Formaldehyd, Chloramin, Kupfer oder Nitraten. Auch eine traumatische Hämolyse am Filtereinlaß oder durch eine defekte Rollerpumpe ist möglich. Ebenso ist an die Möglichkeit einer Hämolyse nach Applikation von Medikamenten (z.B. Eisenpräparate) oder Blutderivaten zu denken. Wichtig ist hier die Beachtung eines zeitlichen Zusammenhangs. Deswegen sollten initial Blut, Dialysat und eventuell verabreichte Medikamente und Blutpräparate zur weiteren Hämolysediagnostik asserviert werden.

Therapie
Bereits bei Verdacht des Auftretens einer Hämolyse muß die Blutpumpe sofort abgestellt und die Blutzufuhr zum Patienten unterbrochen werden, damit das kaliumreiche Blut nicht zu einer schweren Hyperkaliämie führen kann. Die Patienten müssen stationär aufgenommen werden, um Kreislauf, Hämatokrit und Serumkalium engmaschig zu monitorisieren. Je nach Ursache kann die Hämolyse noch für Stunden bis Tage weiterbestehen. Die Therapie richtet sich nach den obengenannten Komplikationen und orientiert sich an den allgemeinen internistischen Richtlinien.

11.10
Luftembolie

Die Luftembolie ist dank der guten technischen Überwachungsmöglichkeiten an den modernen Dialysegeräten ein sehr seltenes Ereignis geworden. Trotzdem muß man dieses akute Krankheitsbild kennen, weil es innerhalb kürzester Zeit für den Patienten letal verlaufen kann und nur durch ein sehr schnelles Eingreifen beherrscht werden kann.

Ursachen
Erkennt der Luftdetektor an der venösen Luftfalle nicht den Blut-Luft-Spiegel oder Luftbläschen im venösen Blut, so kommt es zum Eintritt von Luft in das venöse System des Patienten. Beim sitzenden Patienten steigt die Luft häufig direkt in die venösen Gefäße des Gehirns.

Symptome
Symptome der Luftembolie sind deshalb häufig zunächst neurologischer Natur:

▶ Somnolenz,
▶ Koma,
▶ fokale Ausfälle, Krampfanfälle.

Beim liegenden Patienten orientiert sich die Luft vor allem im Richtung rechtes Herz, wo es durch die Kontraktionen zu einer Schaumbildung kommt. Der Schaum wird teilweise in die Lungenstrombahn gepumpt, wo er zu einer Obstruktion der pulmonalen Gefäße führt und die Symptome einer Lungenembolie hervorruft: Dyspnoe, Husten, Thoraxschmerzen, Tachykardie bis hin zum kardiogenen Schock bei akutem Cor pulmonale.

In seltenen Fällen kann der Schaum durch die pulmonalen Kapillaren hindurch oder über einen vorbestehenden intrakardialen Rechts-links-Shunt in den großen Kreislauf befördert werden und dort zu Symptomen im Sinne einer paradoxen Embolie führen: neurologische Ausfälle (Krampfanfälle, Hemiplegie, Aphasie) und koronare Ischämie.

Die Diagnose wird aufgrund der akut eingetretenen neurologischen und/oder zirkulatorischen Symptome, eventuell vorhandener Luftbläschen im venösen Schenkel und einem auskultatorisch erfaßbaren „Mühlradgeräusch" (systolisch und diastolisch) über dem Herzen gestellt. Besteht die Möglichkeit einer echokardiographischen Untersuchung, so kann hier die Luftansammlung in den rechten Herzhöhlen nachgewiesen werden.

Therapie
Besteht Verdacht auf eine Luftembolie, so muß unmittelbar die Blutpumpe abgestellt und die weitere Blutzufuhr zum Patienten unterbrochen werden. Der Patient wird in Linksseitenlage mit dem Kopf nach unten gebracht, wodurch verhindert werden soll, daß die Luft vom rechten Vorhof in den rechten Ventrikel übertritt. Je nach Kreislaufsituation muß der Patient intubiert und mit PEEP beatmet werden, die Herz-Kreislauf-Funktion wird mit Volumengabe und Katecholaminen gestützt. Auf jeden Fall sollte ein zentralvenöser Katheter bis in die rechten Herzhöhlen vorgeschoben werden, um vorhandene Luft aus rechtem Vorhof und Ventrikel abzusaugen.

11.11
Hartwassersyndrom

Ursachen
Durch technische Probleme oder Mängel in der Wasserenthärtung bzw. Umkehrosmose kann es über eine erhöhte Kalziumkonzentration im Dialysat zu einer akuten Hyperkalzämie kommen.

Symptome
Symptome sind Übelkeit, Erbrechen, Blutdruckanstieg und Bradykardie.

Therapie
Die Dialyse muß abgebrochen werden, die Beschwerden sind symptomatisch zu behandeln. Sobald die einwandfreie Funktionsfähigkeit der Dialysegeräte wiederhergestellt ist, muß der Patient zur Herstellung einer Normokalzämie erneut dialysiert werden.

11.12
Blutdruckanstieg

Ursachen
Die Hypertonie vor und während der Dialysebehandlung ist in aller Regel die Folge eines erhöhten Extrazellulärvolumens, das durch den Wasser- und Salzentzug während Dialyse behandelt werden soll. Nicht selten aber kommt es während des Volumenentzuges zu einem (weiteren) Anstieg des arteriellen Blutdrucks. Dies kann Ausdruck einer anderen Dialysekomplikation sein (Hartwassersyndrom, Dysäquilibriumsyndrom, erhöhte Dialysatkonzentration von Natrium). Dieser Verdacht kann dann durch begleitende Symptome bzw. eine Kontrolle der Blutwerte bestätigt werden.

Auszuschließen sind natürlich auch technische Unzulänglichkeiten: Meßfehler beim Blutdruckmessen, falsch eingestellte Ultrafiltration bzw. Rückfiltration oder ein Maschinenfehler bei der Volumenbilanzierung (Zwischenwiegen zum Ausschluß einer Volumenzunahme!).

Meist jedoch kommt es zum Anstieg des arteriellen Druckes, ohne daß die genaue Ursache hierfür bekannt ist. Angenommen werden u. a. ein vermehrtes Abdialysieren von vasodilatierenden Substanzen (NO, PGI_2) und/oder eine vermehrte Bildung von vasokonstriktiven Substanzen (Angiotensin, Endothelin).

Therapie
In jedem Fall ist bei solchen Patienten das aktuelle Sollgewicht zu überprüfen und gegebenenfalls anzupassen. Findet sich keine offensichtliche Ursache für den Blutdruckanstieg, so sind symptomatisch Antihypertensiva zu verabreichen (z. B. Nifedipin 10 mg p. o., Clonidin 0,075 mg s. c., Urapidil 5–50 mg i. v.). Ferner ist zu prüfen, wie der Blutdruck des Patienten zwischen den Dialysebehandlungen eingestellt ist. Der Patient sollte angehalten werden, möglichst wenig Gewicht

im Intervall zuzunehmen. Auch sollte versucht werden, ob Patienten, die Antihypertensiva einnehmen, diese nicht auch vor der Dialyse einnehmen sollten und sie nicht, wie üblich, vor der Dialysebehandlung teilweise oder ganz weglassen.

11.13 Bewußtlosigkeit

Jeder Bewußtseinsverlust bedeutet für den Patienten unmittelbare Lebensbedrohung und erfordert schnelles Handeln.

> **Merke**
> Eine Bewußtlosigkeit unter Dialyse ist bis zum Beweis des Gegenteils als Blutdruckabfall zu werten und bis zum Einleiten weiterer Maßnahmen als solcher zu behandeln.

Sofortmaßnahmen sind:

- Kopftieflage,
- Abstellen der Ultrafiltration und
- sofortige Infusion von 200 ml physiologischer Kochsalzlösung (abgewandeltes Vorgehen beim Diabetiker, s. u.),
- parallel dazu Alarmierung des Dialysearztes sowie von weiterem Personal.

Das weitere Vorgehen richtet sich nach den ABC-Regeln der Notfallmedizin:

- Als erstes wird die Atmung kontrolliert (Atmung vorhanden? Atemwege frei?) und die Offenheit der Atemwege gesichert bzw. hergestellt.
- Im Falle eines Atemstillstandes ist der Patient zu bebeuteln und im weiteren Verlauf eventuell zu intubieren und kontrolliert zu beatmen.

Parallel zu diesem Vorgehen kann eine zweite Person sich um den Parameter Kreislauf kümmern. Sind Puls und Blutdruck nicht zu messen, so ist ein EKG-Monitor anzulegen:

- Ist hierbei ein Kammerflattern oder Kammerflimmern erkennbar, so ist in jedem Fall ein Versuch mit einem präkordialen Faustschlag angezeigt, da es hierunter bei Dialysepatienten nicht selten zur Konversion in einen stabilen Rhythmus kommt.
- Persistiert das Kammerflattern/-flimmern, so muß mit initial 200J defibrilliert werden.
- Auch im Falle einer Kammertachykardie und Bewußtlosigkeit ist eine elektrische Therapie angezeigt, hier allerdings als synchrone Kardioversion mit geringeren Stromstärken.
- Bei einer Asystolie wird nach Beginn der mechanischen kardiopulmonalen Reanimation Suprarenin als 1-mg-Bolus mehrmals wiederholt injiziert.

Auch das weitere Vorgehen entspricht den allgemein gültigen Richtlinien der kardiopulmonalen Reanimation.

In Abwandlung des bereits oben Erwähnten wird man beim bewußtlosen *Diabetiker* initial anstelle der physiologischen Kochsalzlösung 50 %ige Glukoselösung unter der Annahme einer akuten Hypoglykämie injizieren und erst danach den Blutzucker im Serum messen. Kommt es unter dieser Maßnahme zu keiner Besserung und liegt der Blutzucker im normalen Bereich, so wird man mit den oben genannten Maßnahmen weitermachen.

11.14
Krampfanfall

> **Merke**
>
> **Ein generalisierter Krampfanfall kann erstes Zeichen einer Luftembolie sein und erfordert deshalb sofort die Kontrolle des venösen Schlauchsystems.**

Ist in den Schläuchen auch nur der geringste Hinweis auf Luft zu entdecken, so muß sofort die venöse Leitung abgeklemmt werden (daher immer ausreichend Klemmen an der Maschine bereit halten!) und die Blutpumpe ausgestellt werden. Gegebenenfalls reißt man die venöse Nadel aus dem Shunt, wenn nicht ausreichend schnell eine Klemme zur Hand ist. Im Anschluß daran wird nach den oben genannten Maßnahmen weiterbehandelt.

Ist eine Luftembolie als Ursache ausgeschlossen, so wird man auch den Krampfanfall bis zum Beweis des Gegenteils als Ausdruck eine Hypotension ansehen und mittels schneller Infusion von 200 ml physiologischer Kochsalzlösung behandeln.

> **!** Von eminenter Bedeutung ist es, die Gefäßzugänge zu schützen, damit man jederzeit Medikamente zuführen kann.

Parallel dazu ist der Patient vor Verletzungen im Rahmen des Anfalles zu schützen; die Vitalparameter sind zu überprüfen. Die meisten Anfälle terminieren sich spontan. Eine wichtige Aufgabe für die weitere neurologische Abklärung ist die Beobachtung des Krampfgeschehens:

▶ Beginn,
▶ Ausbreitung,
▶ tonisch-klonisch,
▶ Zungenbiß,
▶ Urin- oder Stuhlgang.

Eine antikonvulsive Therapie wird nur dann notwendig, wenn der Anfall sich nicht terminiert (Status epilepticus) oder sich in kurzen Abständen wiederholt (Anfallsserie):

- Im Normalfall muß hier ein Benzodiazepin i. v. injiziert werden, z. B. Diazepam (Valium®) 5–10 mg, evtl. wiederholen; Clonazepam (Rivotril®) 0,5–1 mg, evtl. wiederholen. (*Cave:* Atemdepression!)
- Kommt es auch nach mehrfacher Gabe zu keiner Besserung, so sind 250 mg Phenytoin (Phenhydan®) langsam i. v. zu injizieren (Monitorkontrolle!), gefolgt von einer Dauerinfusion von 750 mg/24 h.
- Bei Versagen dieser Maßnahmen ist die Gabe von Phenobarbital (Luminal®) bzw. eine Narkose mit Thiopental (Trapanal®) zu erwägen.

> **Merke**
> Ein erstmaliger, unkomplizierter Grand-mal-Anfall ist eine Indikation für eine stationäre Überwachung und Abklärung, ein Status oder eine Anfalls-Serie erfordern sogar eine intensivmedizinische Therapie.

In Abwandlung zu diesen Maßnahmen ist beim *Diabetiker* initial eine Injektion von 50 ml 50%iger Glukoselösung vorzunehmen. Bei dokumentierter normoglykämischer Stoffwechsellage sind erst dann die oben genannten Maßnahmen durchzuführen. Nach Einleitung der therapeutischen Maßnahmen kann bei Fehlen eines offensichtlichen Anfallsauslösers nach weiteren möglichen Ursachen gefahndet werden. Auszuschließen sind insbesondere:

- Hartwassersyndrom,
- Dysäquilibriumsyndrom und
- Hyperthermie.

Ein intra- oder postiktal gemessener erhöhter Blutdruck ist erfahrungsgemäß nur ein wenig brauchbarer Parameter, da es im Rahmen des Anfalls regelmäßig zu einer hypertensiven Blutdrucklage kommt. Nur wenn ein Patient bereits *vor* dem Anfallsereignis eine hypertensive Entgleisung geboten hat, ist der Anfall möglicherweise als Ausdruck einer hypertensiven Enzephalopathie zu werten und eine antihypertensive Behandlung angezeigt.

11.15
Herzrhythmusstörungen

Nicht selten treten Arrhythmien *während* einer Dialysebehandlung auf. Davon zu unterscheiden sind Arrhythmien *vor* der Dialysebehandlung.

Ursachen
Bei jeder Arrhythmie bei einem Dialysepatienten, die vor einer Dialysebehandlung auftritt, muß bis zum Beweis des Gegenteils von einer Elektrolytstörung ausgegangen werden. In aller Regel handelt es sich dabei um eine Hyperkaliämie, vor allem bei Patienten ohne Restdiurese. Ursache für die Hyperkaliämie ist meist ein Diätfehler, es kann jedoch auch eine ineffiziente Dialyse mit mangelhafter Senkung des Kaliums oder eine ausgeprägte Azidose vorliegen. Verantwortlich

für die Arrhythmien im Rahmen der Dialyse dürften vor allem Elektrolytverschiebungen sein. Weniger der absolute Wert des Serumkaliums als vielmehr die schnelle Veränderung über die Zeit führt zu einer vermehrten Erregbarkeit des kardialen Reizleitungssystems. Obwohl solche Rhythmusstörungen auch bei Patienten mit bis dahin unauffälligem Herz-Kreislauf-System auftreten können, so werden sie doch gehäuft bei Patienten mit organischen Veränderungen am kardiovaskulären Apparat beobachtet und sollten deshalb eine kardiologische Abklärung nach sich ziehen.

Symptome
Am häufigsten wird ein Vorhofflimmern beobachtet, auch Vorhofflattern. Supraventrikuläre und ventrikuläre Tachykardien und seltenere Arrhythmieformen kommen vor. Je nach bestehender Einschränkung der kardialen Funktion können die Arrhythmien mit mehr oder weniger schweren Symptomen auftreten. Bei Patienten mit vorbestehender Herzinsuffizienz kann ein neu aufgetretenes Vorhofflimmern über die verminderte Ventrikelfüllung zu einer kardialen Dekompensation führen.

Therapie
Die Behandlung der Rhythmusstörungen richtet sich nach den allgemeinen internistischen Regeln und soll hier nicht weiter abgehandelt werden. Zur Prophylaxe empfiehlt sich eine schonende Senkung des Serumkaliums unter Berücksichtigung des jeweiligen Ausgangswertes zu Beginn der Dialysebehandlung.

11.16
Akute Unverträglichkeit gegenüber Dialysatoren/Schläuchen

Unter den unerwünschten Unverträglichkeitsreaktionen beim Gebrauch von Dialysatoren unterscheidet man:

▶ Hypersensitivitätsreaktionen und anaphylaktoide Reaktionen. In der Vergangenheit wurden Reaktionen dieses Typs häufig unter dem Begriff First-use-Syndrome zusammengefaßt, da sie v. a. beim Erstgebrauch von Dialysatoren auftreten;
▶ nichtanaphylaktische oder unspezifische Reaktionen.

11.16.1
Hypersensitivitäts- und anaphylaktoide Reaktionen

Symptome
Die klinische Symptomatik unterscheidet sich nicht von den herkömmlichen anaphylaktischen Reaktionen. Sie beinhaltet eine multisystemische Reaktion mit Juckreiz, Urtikaria, Dyspnoe und Bronchospasmus, gastrointestinalen Krämpfen, Hypotonie bis hin zum Kreislaufstillstand. Todesfälle können vorkommen. Die Symptomatik tritt typischerweise in den ersten Minuten nach Dialysebeginn

auf, kann allerdings auch mit einer Verzögerung bis zu 30 min oder gar erst nach Beendigung der Dialyse einsetzen.

Ursachen

Ehtylenoxid (ETO)
ETO ist ein gängiges Sterilisationsmittel für medizinische Geräte und Utensilien. Auch Dialysatoren und Blutschläuche werden damit behandelt. Die meisten anaphylaktischen Reaktionen in der Vergangenheit wurden durch diese Substanz hervorgerufen. Bei den betroffenen Patienten lassen sich spezifische IgE-Antikörper gegen ETO nachweisen. Dank verbesserter Herstellungsverfahren sind diese Reaktionen heute jedoch selten geworden.

Sensibilisierte Patienten werden in der Regel mit ETO-freiem Material dialysiert, welches mit Dampf oder Bestrahlung sterilisiert wurde. Bei unklaren allergischen Reaktionen sollte auch beim Einsatz von vermeintliche ETO-freiem Material trotzdem immer auch an diese Substanz gedacht werden, da es leicht zu Verwechslungen der verwendeten Materialien kommen kann.

AN69
Anfang der 90er Jahre häuften sich Berichte über anaphylaktoide Reaktionen beim Gebrauch von Polyacrilonitrilmembranen, den sogenannten AN69-Dialysatoren. Es fiel auf, daß alle Patienten, die diese Reaktion zeigten, unter einer Therapie mit einem ACE-Hemmer standen. Auch hier wurden Todesfälle beschrieben, was dazu führte, daß der Gebrauch von AN69-Dialysatoren bei einigen ACE-Hemmern in die Kontraindikationsliste aufgenommen wurde. Pathophysiologisch scheint es durch die negativ geladene Polyacrilonitrilmembran zu einer Aktivierung des Kallikrein-Bradykinin-Systems zu kommen, wobei die hierdruch entstehenden Metaboliten durch die Hemmung der Kininase II (identisch mit dem Angiotensin-Converting-Enzym) durch den ACE-Hemmer kumulieren und für die Auswirkungen verantwortlich gemacht werden.

Bakteriell kontaminiertes Dialysat
Bakterielle Bestandteile bzw. bakterielle Toxine können durch eine Rückfiltration aus dem kontaminierten Dialysat über die Poren der Dialysatormembran in das Blut diffundieren und über eine Aktivierung verschiedener Mediatorsysteme eine anaphylaktoide Reaktion mit oben beschriebenen Symptomen hervorrufen. Bedingt durch die Aktivierung von IL-1 als endogenem Pyrogen kann es zu einem akuten Anstieg der Körperkerntemperatur auf über 40 °C kommen. Abbruch der Dialysebehandlung und symptomatische Behandlung der Beschwerden, evtl. mit der Gabe von Antipyretika, sind die ersten therapeutischen Maßnahmen. Sind die Patienten eines Dialysezentrums an eine zentrale Dialysataufbereitung angeschlossen, so kann es bei mehreren oder sogar allen Patienten zu den obenegenannten Beschwerden kommen, was wiederum ein wichtiger Hinweis für die Ätiologie der Symptome ist.

Diagnose

Die typischen Symptome der Anaphylaxie bei einschlägiger Anamnese (bekannte ETO-Allergie, ACE-Hemmer und verwendete AN69-Membran) sollte bei Dialysepatienten zu Beginn einer laufenden Dialysebehandlung auch bei initial vielleicht verschleierter Symptomatik an eine allergische Reaktion denken lassen. Auch nach Beendigung einer Dialyse, wenn auch ungleich seltener, können anaphylaktische Reaktionen beobachtet werden.

Therapie

Die Therapie entspricht herkömmlichen Maßnahmen bei allergischen Reaktionen. Zunächst sollte eine weitere Exposition unterbunden werden, d. h. die Dialyse muß sofort unterbrochen werden. Dialysenadeln (großlumig!) sollten in situ belassen werden, um gegebenenfalls einen adäquaten Zugang zum Gefäßsystem zu haben. Das Ausmaß der weiteren Therapie richtet sich nach der Schwere der Symptomatik. In Analogie zu den Empfehlungen bei allergischen Reaktionen nach Gabe von Medikamenten oder Kontrastmittel kann ein an der Schwere der Symptome orientiertes Vorgehen empfohlen werden:

- Die Gabe von Sauerstoff über Maske (5–10 l/min) sollte stets erfolgen.
- Bei leichteren Beschwerden wie einem allergischen Exanthem oder Urtikaria reicht die intravenöse Gabe von Antihistaminika (z. B. 1 Amp. Fenistil®) und Kortikosteroiden (z. B. 250 mg Prednisolon®) in aller Regel aus.
- Bei schwererer Symptomatik (Kreislaufinstabilität, Bronchospasmus, Bewußtseinsverlust) muß unverzüglich die intravenöse Gabe von 1 mg Adrenalin (1 ml Suprarenin 1:10.000 verdünnt) erfolgen, parallel dazu Gabe von Volumen (Humanalbumin, Plasmaexpander, Kristalloide).
- Bei anaphylaktischem Schock mit Atem- und Herz-Kreislauf-Stillstand erfolgen Intubation und kardiopulmonale Reanimation nach den üblichen Richtlinien.

> **!** Wichtig ist, auch bei leichteren Verlaufsformen eine ausreichend lange Nachbeobachtung (über mindestens 12 h) von Patienten mit allergischer Reaktion, da diese sich unter Umständen als zweigipfliges Geschehen mit Spätreaktion auch noch nach Stunden manifestieren kann.

11.16.2
Unspezifische Reaktionen

Die unspezifischen Reaktionen sind häufig. Die typische Symptomatik ist ein schlecht lokalisierter Brust- oder Rückenschmerz 20–60 min nach Dialysebeginn. Die Genese ist nicht geklärt, es werden Kontaminationen des Dialysators ebenso wie die Freisetzung von Komplementbestandteilen angenommen. Acetat im Dialysat scheint als Kofaktor wichtig zu sein.

Diagnose
Die unspezifische Reaktion ist in aller Regel eine Ausschlußdiagnose; wichtig ist die Differentialdiagnose zur koronaren Herzkrankheit und zu anderen akuten Erkrankungen mit ähnlich verlaufender Symptomatik, z. B. einer akuten Hämolyse.

Therapie
Die Symptome verschwinden in der Regel schnell nach Beenden der Dialyse. Selten sind eine medikamentöse Schmerztherapie oder eine Sauerstoffgabe zur Behebung der subjektiven Atemnot notwendig. Bei gehäuftem Auftreten sollte nach einer Kontamination des Dialysats gefahndet werden bzw. ein Therapieversuch mit einem anderen Hämofilter oder einem acetatfreien Dialysat unternommen werden.

Sonstige Ursachen von Unverträglichkeitsreaktionen bei Hämodialyse
Die Gabe von Medikamenten oder Blutderivaten während Dialyse kann zu einer anaphylaktischen Reaktion führen. Berichtet wurde auch über mehrere Fälle von Lungenödemen nach intravenöser Gabe von Eisendextran. Ätiologisch spielen vermutlich sowohl immunologische als auch nichtimmunologische Mechanismen eine Rolle.

KAPITEL 12

Modifikationen der Hämodialyse und besondere Dialyseindikationen　　12

Inhaltsübersicht

12.1 Blutreinigungsverfahren mit hohen Ultrafiltrationsraten zur Erhöhung des konvektiven Transports　246
12.1.1 High-flux-Dialyse statt Low-flux-Dialyse　246
12.1.2 Hämodiafiltration　248
– Substitution durch Infusionsbeutel　249
– Online-Hämodiafiltration　249
– Bedeutung von Prä- und Postdilution für die Effizienz der Hämodiafiltration　252
12.1.3 High-efficiency-Dialyse　253
12.1.4 Hämofiltration　253
– Substitutionsmenge　254
– Online-Hämofiltration　254
12.1.5 Sequentielle (isolierte) Ultrafiltration (Bergström-Verfahren)　254
12.1.6 Physiologische Grenzen des Wasserentzugs　256

12.2 Kontinuierliches Nierenersatzverfahren in der Intensivmedizin　256
12.2.1 Indikation kontinuierlicher statt intermittierender Verfahren　257
– Indikation für kontinuierliche Nierenersatzverfahren　257
– Kontraindikation und unsichere Indikation　258
– Dosierung von Pharmaka　258
12.2.2 Kontinuierliche Blutreinigungsverfahren der Wahl　259
– Abkürzungen　259
– Auswahlkriterien　259
Kontinuierliche Hämofiltrationsverfahren　259
– SCUF　260
– CAVH　260
– CAVH mit Filtratpumpe　262
– CVVH　262
Kontinuierliche Hämodialyseverfahren　264
– CAVHD und CVVHD　265
– Kombinierte Verfahren　265
– Wahl der Filter und Membranen　265
– Gefäßzugänge　266
– Besonderheiten der Antikoagulation　266
– Substitutionslösung　267
12.2.3 Durchführung der kontinuierlichen Hämofiltration und verwandter Verfahren　267
– Handhabung der Substitutionslösungen　269
– Dokumentation während der Behandlung　270

12.3 Besondere Dialyseindikationen   271
12.3.1 Erstdialyse bei sehr hohen Nierenretentionswerten   271
12.3.2 Dialyse und Röntgenkontrastmittel   272
– Jodhaltige Kontrastmittel   272
– Gadoliniumhaltige Kontrastmittel   273

12.1 Blutreinigungsverfahren mit hohen Ultrafiltrationsraten zur Erhöhung des konvektiven Transports

12.1.1 High-flux-Dialyse statt Low-flux-Dialyse

Die bisher zur Dialyse überwiegend eingesetzten Dialysatoren haben einen Ultrafiltrationskoeffizienten (K_{UF}) zwischen 2 und 6 ml/mmHg/h. Diese Eigenschaft ist charakteristisch für Dialysemembranen aus Zellulosederivaten. Im Vergleich zu den neueren Dialysatoren mit hochdurchlässigen synthetischen Membranen ist nur ein vergleichsweise niedriger Flüssigkeitstransport über die Membran möglich, so daß man von *Low-flux-* im Unterschied zu *High-flux-Dialysatoren* spricht.

> **Merke**
>
> High-flux-Dialysatoren besitzen einen $K_{UF} > 10$, meist sogar > 20 ml/mmHg/h und eine höhere Durchlässigkeit für größere Moleküle (Cut-off erhöht).

▶ Mit den High-flux-Dialysatoren ist ein sehr schneller Flüssigkeitsentzug möglich. Die Beziehung zwischem TMP und Ultrafiltration verläuft für Low-flux-Dialysatoren linear, bei High-flux-Dialysatoren kurvilinear. Unter 200 mmHg läßt sich die Ultrafiltrationsrate mit außerordentlich geringen TMP-Änderungen steigern (Abb. 12.1).

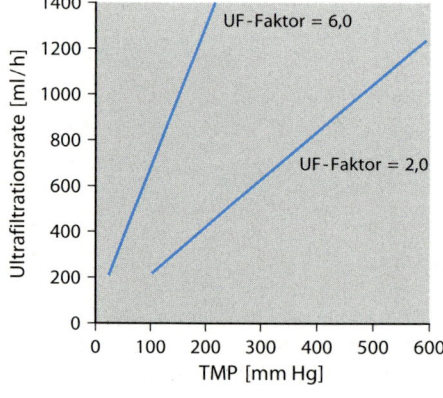

Abb. 12.1.
Abhängigkeit der Ultrafiltrationsrate vom TMP und K_{UF}. Parallelverschiebung der Kurven zu höherer Ultrafiltration bei größerem K_{UF} der Dialysatoren (nach Franz / Hörl 1997)

Abb. 12.2.
Clearance verschiedener Dialysatoren und Hämofilter in Abhängigkeit vom Molekulargewicht der Substanzen (nach Franz/Hörl 1997)

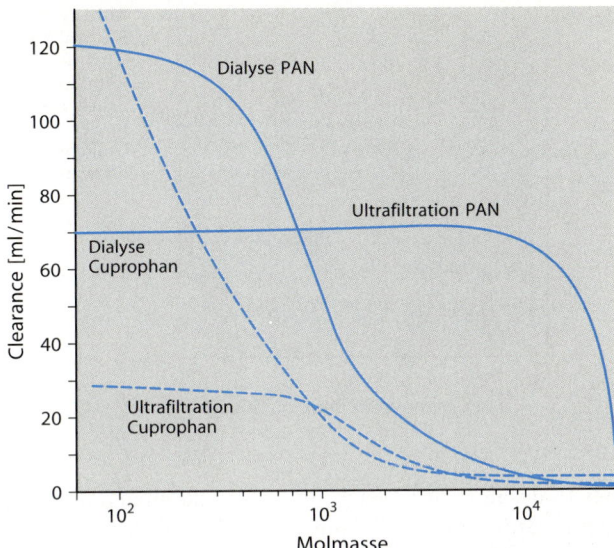

▶ Mit den High-flux-Dialysatoren ist bei einer normalen Dialyse die Abfiltration von großen Volumina bis zu 60 l möglich. Dies geht natürlich weit über die Bedürfnisse des reinen Wasserentzugs bei der Dialyse hinaus. Schließlich beträgt die Gewichtszunahme zwischen den Dialysesitzungen, abgesehen von Ausnahmen, höchstens 2–5 l.

Die High-flux-Dialysatoren werden tatsächlich in anderer Intention eingesetzt. Die hohe Ultrafiltrationsrate ist gleichzeitig mit hohem *konvektiven Transport* verbunden, und das ist erwünscht. Auf diese Weise können relativ große Moleküle wie das β_2-Mikroglobulin mitgerissen und aus dem Blut entfernt werden (Abb. 12.2). In der Tat sollte die β_2-Mikroglobulin-Clearance bei einem High-flux-Dialysator > 20 ml/min betragen.

> **Merke**
> Um die Kapazität der High-flux-Dialysatoren für Konvektion zu nutzen, müssen sie bei hohen Blut- und Dialysatflüssen betrieben werden.

Voraussetzung hierfür ist ein leistungsfähiger Gefäßzugang. Blutflüsse von 400 oder 500 ml/min können sinnvoll sein, daneben ein entsprechend hoch eingestellter Dialysatfluß von bis zu 800 ml/min. Da sich Bilanzierungsfehler bei diesen Filtrationsraten in kürzester Zeit verhängnisvoll auswirken können, sind High-flux-Dialysen aus Sicherheitsgründen nur an Dialysemaschinen mit *direkter Ultrafiltrationsmessung* möglich.
Durch die große Ultrafiltration entlang des Filters kommt es zu einem entsprechenden Druckabfall im Blutkompartment, so daß in den unteren Abschnitten

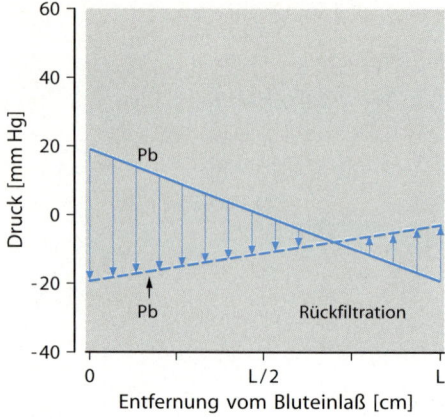

Abb. 12.3.
Mit wachsender Entfernung vom Bluteinlaß wird der hydrostatische Blutdruck in den Kapillaren (P_b) geringer und der Dialysatdruck im Dialysator (P_d) höher, so daß es in der Nähe des Dialysatorausgangs zur Umkehr der Druckverhältnisse mit Rückfiltration kommt (nach Franz/Hörl 1997)

des Dialysators der Druck im Dialysatkompartiment größer als im Blutkompartiment werden kann. Es kommt zur *Rückfiltration* (Abb. 12.3).

Definition
Rückfiltration bedeutet, daß Wasser von der Dialysatseite in das Blut fließt. Rückfiltration tritt in der Regel bei Einsatz von High-flux-Membranen und niedrig eingestellten Ultrafiltrationsraten auf.

Die Rückfiltration ist ein Vorgang, der bei der Standarddialyse nicht auftritt. Da im Rahmen der Rückfiltration, vergleichbar zu einer i. v.-Infusion, direkt externe Flüssigkeit in das Blut übertritt, sollten für das Dialysat Reinheits- und Sterilitätskriterien wie für eine Infusionslösung gelten.

Deshalb sind die Ansprüche an die Dialysatqualität mit dem Einsatz von Highflux-Membranen gewachsen. Technische Entwicklungen wie die sterile Filterung des Dialysats im On-line-Verfahren wurden so auf den Weg gebracht. Das bisher der Low-flux-Dialyse eingesetzte Dialysat war keineswegs steril, und hat bei Übertritt von bakteriellen Endotoxinen in das Blut Fieberreaktionen, sogenannte pyrogene Reaktionen, ausgelöst.

12.1.2
Hämodiafiltration

Die hohen Ultrafiltrationsraten bei High-flux-Dialysen gehen in der Regel über den benötigten Volumenentzug bei den Patienten hinaus. Daher wird die Substitution von Flüssigkeit notwendig.

Hierbei handelt es sich um eine sterile Elektrolytlösung mit Puffern, das sogenannte *Substituat* (s. Kap. 8.2).

Für die Durchführung der Substitution gibt es 2 Möglichkeiten:

▶ Verwendung von Infusionsbeuteln,
▶ On-line-Verfahren: Abzweigung des Substituats aus dem Dialysatkreislauf und Sterilfiltration über eine Polysulfon- oder Polyamidmembran (s. u.).

Definition
Diese Art Behandlung nennt man Hämodiafiltration (HDF), da die Verfahren Hämofiltration und Hämodialyse kombiniert werden. Die wirksamen Transportprozesse Diffusion und Konvektion schränken sich zwar gegenseitig etwas ein, bei korrekter Durchführung mit hohen Austauschmengen kann aber demnach eine erhöhte Gesamtclearance für niedermolekulare und mittelmolekulare Toxine erreicht werden.

Die Zumischung des Substituats kann erfolgen:

▶ vor dem Dialysator (Prädilution),
▶ hinter dem Dialysator (Postdilution).

An die mikrobiologische Qualität des Wassers zur Aufbereitung der Substitutionslösung müssen Ansprüche wie an eine Infusionslösung gestellt werden.

Anforderungen an die Wasser- und Dialysatqualität

▶ Die Wasseraufbereitung muß durch Umkehrosmose erfolgen.
▶ Die mikrobiologische Belastung des Permeats muß unter 200 KBE (koloniebildende Einheiten)/ml und die der Dialysierflüssigkeit unter 200 KBE/ml liegen.
▶ Der Gehalt an Endotoxin darf höchstens 0,25 I. E./ml betragen.

Substitution durch Infusionsbeutel
Bisher wurden industriell konfektionierte Substitutionslösungen eingesetzt, die in Beuteln zu je 4–5 l abgefüllt waren. Während einer Behandlung mußten diese Beutel mit hohem Personalaufwand mehrfach gewechselt werden, um die angestrebte hohe Austauschmenge zu erreichen. Der hohe Qualitätsstandard an die Substitutionslösung hat sich zudem durch einen hohen Preis bemerkbar gemacht.
   Diese Problematik der Substitutionslösung hat mit dazu beigetragen, daß die Hämofiltration und Hämodiafiltration weniger verbreitet sind.

Online-Hämodiafiltration
Das Online-Verfahren erlaubt die kontinuierliche Herstellung der Substitutionslösung für die Hämodiafiltration und Hämofiltration während der Behandlung aus der vom Dialysegerät aufbereiteten Dialysierflüssigkeit und kommt ohne zusätzliche Beutel aus.
   Die Geräte nutzen moderne Technologien zur sicheren volumetrischen Bilanzierung von Dialysat und Substituat, und sie gewährleisten die Einhaltung der hohen mikrobiologischen Qualitätsanforderungen einer Infusionslösung für das direkt aus Reinwasser und zugegebenen Komponenten aufbereitete Substituat.

250 KAPITEL 12 Modifikationen der Hämodialyse und besondere Dialyseindikationen

Bei der Online-Hämodiafiltrationsverfahren des Gerätesystems 4008 (Fresenius Medical Care) durchläuft das Substituat, bevor es den Patienten erreicht, zwei hochwirksame Filtrationsstufen:

▶ Das komplett aufbereitete und volumetrisch bilanzierte Dialysat, zusammengesetzt aus Permeat, Säure- und Bicarbonatkonzentrat, wird, aus der Bilanz-

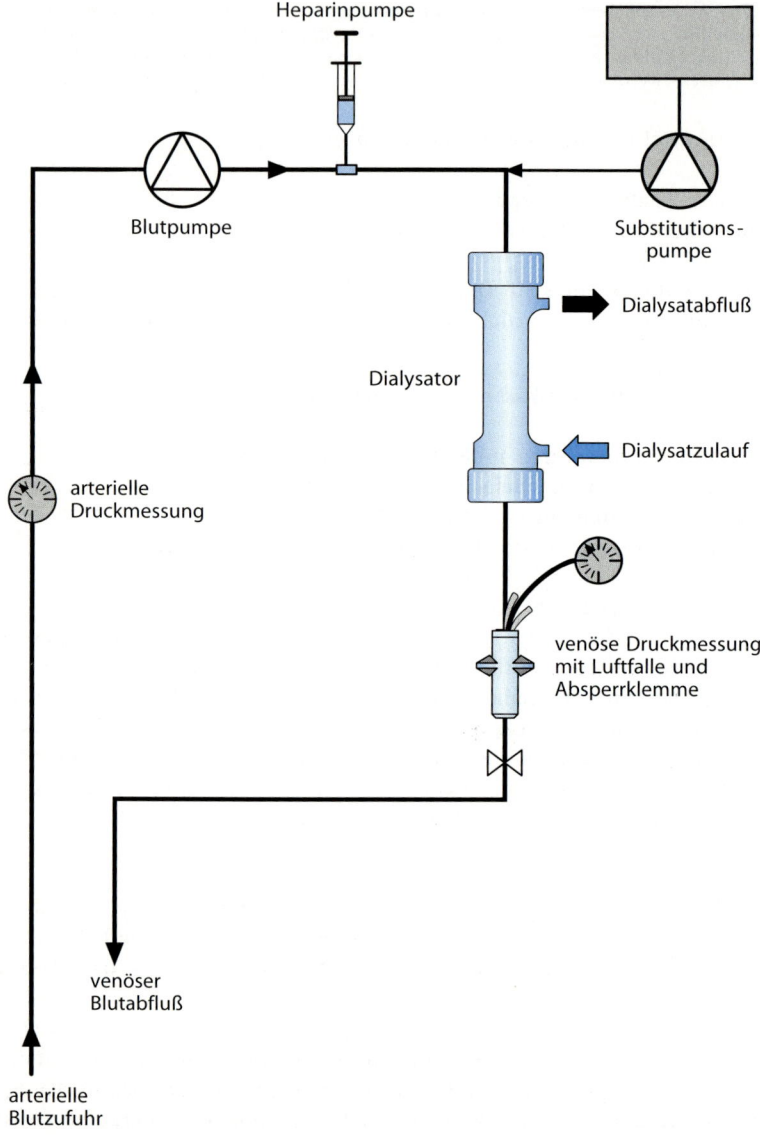

Abb. 12.4a. Schematische Darstellung des Prädilutionsverfahrens bei Hämodiafiltration

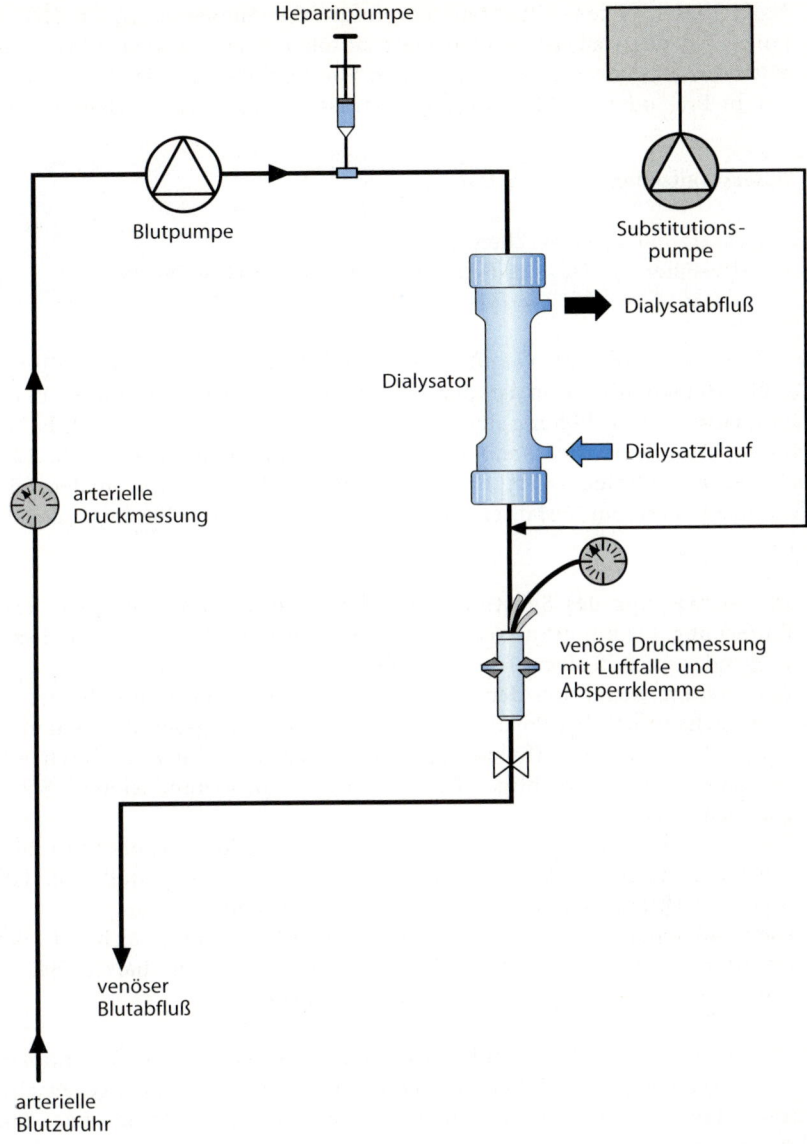

Abb. 12.4b. Schematische Darstellung des Postdilutionsverfahrens bei Hämofiafiltration

kammer kommend, in einer ersten Filterstufe, dem „Diasafe" (Polysulfon-Membran), reinfiltriert, und eventuell vorhandene Mikroorganismen und Endotoxine werden zurückgehalten. Der Diasafe-Filter wird während der Behandlung regelmäßig durch eine Freispülung von den festgehaltenen Bestandteilen, dem Retentat, befreit.

▶ Nach dieser ersten Filterstufe entnimmt die Substituat- oder HDF-Pumpe einen Teil des Dialysats und fördert sie über einen zweiten Filter, den **HDF-Filter** zur Antikontaminationskammer. Von hier aus wird das Substituat entweder in Prä- oder Postdilution dem extrakorporalen Blutkreislauf zugeführt.

Filterstandzeiten

▶ Diasafe-Filter: 12 Wochen
▶ HDF-Filter: 50 On-line-Behandlungen oder max. 8 Wochen.

Bedeutung von Prä- und Postdilution für die Effizienz der Hämodiafiltration

Für die Hämodiafiltration ist der entscheidende Vorteil gegenüber der reinen Hämodialyse eine Erhöhung der Clearance für Mittelmoleküle durch hohen konvektiven Transport. Dies kann sowohl im Verfahren der Prä- (Abb. 12.4a) als auch der Postdilution (Abb. 12.4b) erreicht werden. Um die niedermolekulare Clearance bei diesem Verfahren weitgehend zu erhalten, sollte folgendes beachtet werden:

▶ Die Abzweigung des Substituats aus dem Dialysat führt zu einer geringeren Entfernung kleinmolekularer Substanzen wie dem Harnstoff, da diese überwiegend vom diffusiven Transport abhängt.
▶ Eine weitere Reduktion der kleinmolekularen Clearance entsteht bei Prädilution, nicht jedoch bei Postdilution, durch Verdünnung der Toxine und folglich einer Abnahme des Diffusionsgradienten vor dem Filter. Dadurch wird der Diffusionseffekt als wichtiger Transportprozeß für kleinmolekulare Substanzen eingeschränkt.
▶ Wenn der Dialysatfluß von 500 ml/min auf 800 ml/min erhöht wird, bleibt die Effizienzeinbuße für kleinmolekulare Toxine aus, bei Postdilution läßt sich sogar ein Clearancezuwachs von 10–15 % erreichen.
▶ Die β_2-Mikroglobulinclearance (Mittelmolekül) verdoppelt sich bei Hämodiafiltration im Postdilutionsverfahren gegenüber der Hämodialyse. Bei Prädilution ist die Steigerung mit 75 % etwas geringer.

Aus den bisherigen Erkenntnissen zur Effizienz der Hämodiafiltrationsmaschinen ist besonders hinsichtlich der konkurrierenden und sich gegenseitig einschränkenden Transportmechanismen Diffusion und Konvektion klein- und mittelmolekularer Toxine festzuhalten:

▶ In der Regel hat die Postdilution gegenüber der Prädilution einen Effizienzvorteil.
▶ Bei beiden Modi sollte ein hoher Dialysatfluß von 800 ml/min eingestellt sein.

12.1.3
High-efficiency-Dialyse

Mit der Intention der Verkürzung von Dialysezeiten wurde in den USA das Verfahren der hocheffektiven (*high-efficiency*) Dialyse entwickelt.

Definition
Im Unterschied zur High-flux-Dialyse wird die High-efficiency-Dialyse mit konventionallen (Low-flux-Dialysatoren) mit großer Oberfläche bei hohen Blut- und Dialysatflüssen durchgeführt.

▶ Es werden Dialysatoren mit einem KoA für Harnstoff von größer 450 ml/min und einer Harnstoffclearance von mehr als 200ml/min eingesetzt.
▶ Die Oberfläche der Dialysatoren liegt meist über 1,6 qm.

Mit dem Verfahren wird die niedermolekulare Clearance zwar tatsächlich gesteigert, eine nennenswerte Mittelmolekülclearance bleibt durch die Limitation der eingesetzten Dialysemembran aber aus.

12.1.4
Hämofiltration

Definition
Bei der Hämofiltration findet ausschließlich Ultrafiltration über eine hochpermeable Membran bei gleichzeitiger Substitution der filtrierten Flüssigkeit und keine Diffusion wie bei der Hämodialyse statt. Der Stofftransport erfolgt über Konvektoren.

Auf diese Weise werden die Verhältnisse im Glomerulum der Nieren besser nachgeahmt als im Dialysator.

▶ Die meisten Hämofilter besitzen eine ähnliche Filtrationsoberfläche wie die Niere. Gegenüber der Niere wird für die Hämofiltration jedoch ein viel höherer transmembranöser Druck benötigt (Hämofiltration: 200–500 mmHg; Niere: 40–50 mmHg).
▶ Im Hämofilter fließt zwischen den Kapillaren kein Dialysat, dieser Raum nimmt lediglich das Ultrafiltrat auf.
▶ Diffusiver Transport findet bei der Hämofiltration nicht statt.
▶ Die eingesetzten Membranen haben große Poren (ähnlich wie High-flux-Dialysatoren), so daß mittelmolekulare Substanzen bis zu einem Molekulargewicht von etwa 20.000–40.000 die Membran passieren können. Albumin muß dagegen zuverlässig zurückgehalten werden.

Die Hämofiltration ist als *chronische Nierenersatztherapie* nur dann durchführbar, wenn sehr hohe Filtrationsmengen erreicht werden. Wie bei der High-flux-Dialyse wird hierzu ein großer Blutfluß (guter Shunt ist Bedingung!) benötigt und natürlich eine Substitution der Flüssigkeit und der verlorengegangenen Elektrolyte und Puffer. Zudem ist die niedermolekulare Clearance gegenüber der Hämodialyse und Hämodiafiltration verhältnismäßig gering.

Substitutionsmenge

Der hohe Bedarf an Substituat von 70 l bei Prädilution und 20–30 l bei Postdilution führt zu hohen Kosten für das Verfahren. Die *chronisch-intermittierende Hämofiltration* wird daher nur noch selten durchgeführt. Die *kontinuierliche Hämofiltration* ist dagegen in der Intensivmedizin ein wichtiges Verfahren geworden (s. Kap. 12.2).

Um eine Auskühlung des Patienten zu verhindern, muß die Substitutionsflüssigkeit vor der Infusion durch eine Heizung erwärmt werden.

Die Ultrafiltrationsrate wird durch eine Filtratpumpe gesteuert, die einen negativen Druck im Filtratkompartiment des Hämofilters erzeugt. Die Substitution erfolgt über eine zweite vollokklusive Rollenpumpe (Abb. 12.5).

> **Merke**
>
> Die notwendige Infusionsrate der Substitutionslösung wird von der Ultrafiltrationsrate und dem Bedarf an Flüssigkeitsentzug bei dem Patienten bestimmt. Soll dem Patienten kein Körperwasser entzogen werden, ist das Verhältnis von Filtration zu Substitution 1:1.

Da bei der Hämofiltration Filtrationsraten von bis zu 150 ml/min möglich sind, werden gravimetrische Systeme eingesetzt, um eine sichere Bilanzierung zu gewährleisten. Das bedeutet, daß präzise Filtrat- und Substituatwaagen die Differenz zwischen entfernter und substituierter Flüssigkeit ermitteln und in einer elektronischen Recheneinheit weiterverarbeiten, so daß die Leistungen von Substitutions- und Filtratpumpen ständig dem Ultrafiltrationsziel angepaßt werden.

Online-Hämofiltration

Wie bei der Hämodiafiltration legt der hohe Bedarf an Substituat den Einsatz eines Online-Verfahrens auch bei der Hämofiltration nahe. Hierbei wird im Gerätesystem der Fresenius 4008 die nicht zur Substituatproduktion benötigte Dialysierflüssigkeit im Bypass über ein Verbindungsstück am Hämofilter vorbeigeleitet.

12.1.5
Sequentielle (isolierte) Ultrafiltration (Bergström-Verfahren)

Definition
Die isolierte Ultrafiltration wird meist im Rahmen einer Hämodialyse für einen begrenzten Zeitraum durchgeführt. Zu diesem Zweck wird das Dialysat am Dialysator vorbei über den Bypass des Dialysegerätes geleitet, oder die Dialysatproduktion wird für die Zeit der sequentiellen Ultrafiltration abgeschaltet. Das Blut des Patienten fließt dabei weiter durch den Dialysator, der transmembrane Druckunterschied bleibt bestehen, so daß Flüssigkeit aus dem Blut entfernt wird.

Patienten mit hohen Gewichtszunahmen zwischen den Dialysen tolerieren die Entfernung der überschüssigen Flüssigkeit mit der sequentiellen Ultrafiltration häufig besser als bei gleichzeitiger Dialyse. Dies liegt vermutlich daran, daß der osmotische Druck im Blut höher bleibt, wenn nur ultrafiltriert wird und nicht gleichzeitig osmotisch aktive Substanzen ins Dialysat diffundieren. Durch den höheren osmotischen Druck im Blut kann leichter Wasser aus den Zellen mobilisiert werden (s. Abb. 8.1).

12.1 Blutreinigungsverfahren mit hohen Ultrafiltrationsraten

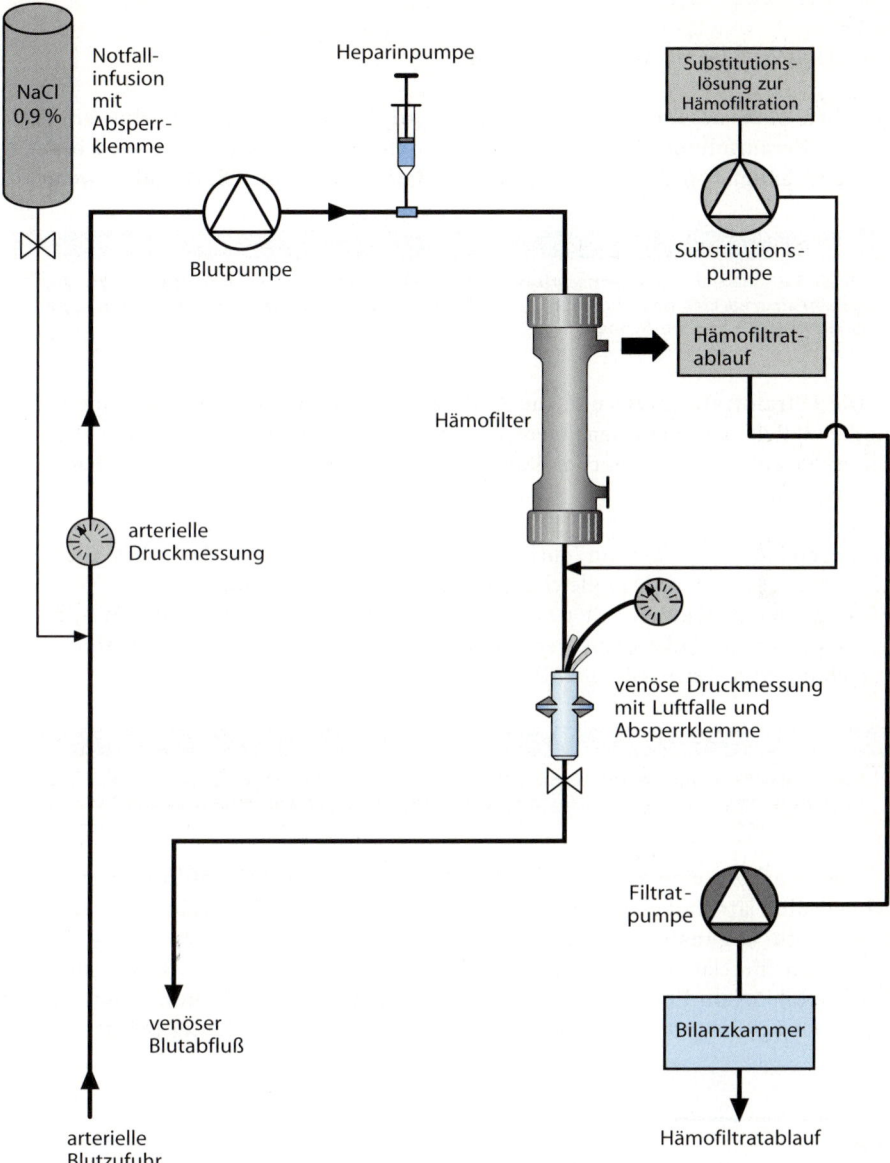

Abb. 12.5. Schematische Darstellung des Hämofiltrationsverfahrens mit Notfallinfusion, Substitution als Postdilution

12.1.6
Physiologische Grenzen des Wasserentzugs

Bei allen oben beschriebenen Verfahren wird Flüssigkeit aus dem Blut entfernt. Die Wiederauffüllung des Gefäßsystems durch Wasser aus dem Gewebe braucht Zeit und hängt von dem osmotischen Gradienten zwischen Blut und Gewebe ab.

> **Merke**
>
> Wenn die Rate der Flüssigkeitsentfernung zu hoch ist oder die Wiederauffüllung zu langsam, erniedrigt sich das Blutvolumen des Patienten. Es kann zur Hypotonie kommen und zum hypovolämischen Schock.

Die Ultrafiltrationsrate und die Änderungen der Elektrolyte im Serum stehen diesbezüglich in einem sensiblen Verhältnis zueinander. Insbesondere der Natriumkonzentration im Serum kommt für die Kreislaufstabilität des Patienten eine wesentliche Rolle zu:

- Einerseits muß Natrium entfernt werden. Andererseits darf dies nicht zu schnell geschehen. Das gleiche gilt für die Ultrafiltration.
- Wenn der Natriumgehalt des Dialysats zu niedrig ist, kann die Wiederauffüllung des Gefäßsystems verlangsamt sein oder sich sogar umkehren (Entstehung von Gewebeödemen!).

> **Merke**
>
> Die Kreislaufstabilität kann vermutlich bei der Dialyse besser erhalten bleiben, wenn *Ultrafiltrationsprofile* und *Natriumprofile* an den Dialysegeräten eingestellt werden.

Hierzu erhöht man zum Beispiel bei Phasen von hoher Ultrafiltration vorübergehend die Natriumkonzentration im Dialysat, um den Wassereinstrom aus dem Gewebe zu begünstigen und um den Blutdruck zu stabilisieren. Die Profile berechnen die Natriumkonzentration im Dialysat so, daß dennoch eine negative Natriumbilanz am Ende der Dialyse erreicht werden kann. Ob diese Profile in der Praxis tatsächlich von Vorteil sind, konnte bisher nicht eindeutig belegt werden.

12.2
Kontinuierliche Nierenersatzverfahren in der Intensivmedizin

> **Merke**
>
> Kontinuierliche Nierenersatzverfahren werden in erster Linie in der Intensivmedizin eingesetzt. Der lange Behandlungszeitraum von über 24 Stunden und länger ermöglicht auch bei vergleichsweise niedrigen Blutfluß- oder Dialysatflußraten eine hohe Clearance.

12.2.1
Indikation kontinuierlicher statt intermittierender Verfahren

Grundsätzlich unterscheiden sich die Indikationen für eine kontinuierliche Nierenersatztherapie nicht von denen für ein intermittierendes Verfahren. Eine Übersicht über Vor- und Nachteile zeigt Tabelle 12.1. Behandelt werden Patienten mit Niereninsuffizienz, bei denen eine Flüssigkeits- und/oder Toxinelimination notwendig ist.

Indikation für kontinuierliche Nierenersatzverfahren
- Die kontinuierlichen Verfahren kommen bei kritisch kranken, bettlägerigen Patienten zum Einsatz, bei denen der Vorzug der zeitlichen Beschränkung einer intermittierenden Behandlung ohnehin wegfällt.
- Darüber hinaus sind die kontinuierlichen Verfahren hämodynamisch günstiger und führen zu einer geringeren Belastung des Herz-Kreislauf-Sytems. Eine intermittierende Hämodialyse führt dagegen zu ausgeprägten Elektrolyt- und Volumenschwankungen bei den Patienten. Dies ist bei Intensivpatienten in der Regel unerwünscht.

> **Merke**
>
> Die kontinuierlichen Verfahren bringen einen gleichmäßigen, gut steuerbaren Volumenentzug und einen langsamen Elektrolytausgleich mit sich.

Tabelle 12.1. Vor- und Nachteile der kontinuierlichen und der intermittierenden Nierenersatztherapie

	Kontinuierliches Verfahren	Intermittierendes Verfahren
Vorteile	• Konstanter Volumen- und Toxinentzug, geringe Schwankungen der Elektrolytkonzentrationen im Blut. • Konstanter, langsamer Ausgleich von Veränderungen im Säure-Basen-Haushalt. • Weniger Blutdruckabfall durch geringe intravasale Hypovolämie. • Gute Möglichkeit der Medikamentendosierung bei konstanter Elimination. • Möglichkeit der kontinuierlichen Verabreichung von parenteraler Ernährung mit damit verbundener hoher Volumenzufuhr. • Geringer apparativer Aufwand bei nichtpumpengestützten Verfahren.	• Möglichkeit des raschen Entzugs großer Volumina bei Gefährdung des Patienten durch Überwässerung/Lungenödem. • Möglichkeit der raschen Korrektur lebensbedrohlicher Elektroylentgleisungen wie der Hyperkaliämie.
Nachteile	• Nicht ausreichende Effizienz zur raschen Korrektur lebensbedrohlicher Elektrolytentgleisungen oder einer Überwässerung.	• Große intravasale Volumenschwankungen, weniger effiziente Entfernung von Gewebswasser durch unzureichenden Einstrom in das Gefäßsystem während der Dialyse.

Durch den langsamen Volumenentzug wird eine größere hämodynamische Stabilität des Patienten erreicht.

Der Flüssigkeitsentzug bei den intermittierenden Verfahren führt zu einer rasch einsetzenden Reduktion des Wassers im Intravasalraum, der erst verzögert durch das aus dem Gewebe nachlaufende Wasser wieder aufgefüllt wird. Dieser Einstrom aus dem Gewebe findet bei den kontinuierlichen Verfahren ständig statt und erleichtert so die Elimination von Wasser aus dem Gewebe.

Die Vermeidung von Blutdruckabfällen durch bevorzugte Anwendung von kontinuierlichen Verfahren gegenüber den intermittierenden Verfahren scheint auch die Prognose des akuten Nierenversagens zu verbessern.

> **Merke**
> Durch die Möglichkeit der konstanten Anpassung der Filtrationsrate können mit den kontinuierlichen Verfahren auch große Flüssigkeitsbelastungen, beispielsweise im Rahmen einer parenteralen Ernährung (durchschnittliches Volumen: 2–3 l/Tag), bewältigt werden.

Kontraindikation für kontinuierliche Verfahren und unsichere Indikation

> **Merke**
> Nicht geeignet sind die kontinuierlichen Verfahren zur Therapie von akuter lebensbedrohlicher Überwässerung oder akuter Hyperkaliämie, da sie nicht zu schnellen Korrekturen führen. Für diese Indikationen müssen die intermittierenden Verfahren zum Einsatz kommen.

Darüber hinaus gibt es unsichere Indikationen für den Einsatz dieser Blutreinigungsverfahren. Vielfach diskutiert wird ihr Einsatz:

▶ bei Leberversagen zur Entfernung wasserlöslicher Metabolite,
▶ zur Therapie des septischen Multiorganversagens; hier besteht die Vorstellung, daß Moleküle, die den Entzündungsprozeß aufrechterhalten, sog. Zytokine, durch die Blutreinigungsverfahren eliminiert werden; eindeutige Belege für eine Prognoseverbesserung bei diesen Patienten durch die kontinuierlichen Blutreinigungsverfahren konnten in klinischen Studien bislang nicht erbracht werden.

Dosierung von Pharmaka

Die Dosierung von Pharmaka ist bei den kontinuierlichen Verfahren einfacher als bei den intermittierenden, da sie kontinuierlich eliminiert werden.

> **Merke**
> Ausgehend von der Dosis des Pharmakons bei einem anurischen Patienten, kann durch die kontinuierlichen Verfahren für nichtproteingebundene Pharmaka eine zusätzliche Clearance von bis zu 10–20 ml/min in Abhängigkeit von der Filtratmenge angenommen werden.

10 l Ultrafiltratvolumen entsprechen einer Clearance von etwa 7 ml/min. Wird neben einer Filtration zusätzlich eine Hämodialyse durchgeführt, so erhöht sich die Clearance.

12.2.2
Kontinuierliche Blutreinigungsverfahren der Wahl

Abkürzungen
Die meisten kontinuierlichen Blutreinigungsverfahren werden in der klinischen Routine mit Kürzeln bezeichnet.

> **Abkürzungen für die Bezeichnung der kontinuierlichen Blutreinigungsverfahren:**
>
> | C | kontinuierlich | H(F) | Hämofiltration |
> |---|---|---|---|
> | S | spontan | HD | Hämodialyse |
> | A | arteriell | HDF | Hämodiafiltration |
> | V | venös | UF | Ultrafiltration (ohne Substitution) |

Die Terminologie erscheint verwirrend, das Prinzip ist aber einfach:

▶ Die Abkürzungen beziehen sich zum einem auf die Zugänge zum Blutkreislauf (venös und arteriell).
▶ Zum anderen bezeichnen sie den für das Blutreinigungsverfahren entscheidenden Transportprozeß.

Auswahlkriterien
Für die Wahl eines der Verfahren sind folgende Kriterien wichtig:

▶ angestrebte Flüssigkeitsentfernung,
▶ angestrebte Clearance für kleinmolekulare, großmolekulare Toxine oder Pharmaka,
▶ Durchführbarkeit unter Berücksichtigung von Blutdruckverhältnissen des Patienten, vom Gefäßzugang und von den Möglichkeiten der Blutreinigungsgeräte.

Kontinuierliche Hämofiltrationsverfahren

Die einfachsten Verfahren sind die spontane, langsame Ultrafiltration (SCUF) und die kontinuierliche arteriovenöse Hämofiltration (CAVH). Für diese Verfahren ist ein arterieller Gefäßzugang unerläßlich, denn sie führen zu einer Ultrafiltration bzw. Hämofiltration aufgrund einer arteriovenösen Druckdifferenz vor und nach dem Filter (s. Abb. 12.6), ohne Einsatz von Pumpen.

Definition
Bei SCUF und CAVH werden der Blutfluß und damit die Filtratmenge durch den arteriellen Blutdruck bestimmt. Erfolgt lediglich die Ultrafiltration ohne Substitution, so spricht man von SCUF.

SCUF

> **Merke**
>
> Bei reiner SCUF können – abhängig vom gewählten Filter und vom Blutdruck – etwa 3–5 l Wasser täglich entzogen werden. Dies ist für die Bedürfnisse eines reinen Wasserentzugs meist ausreichend, nicht aber zu einer effektiven Blutreinigung.

Eine gute Toxinelimination erfordert deshalb höhere Filtrationsleistungen mit entsprechender Volumensubstitution. Das zu diesem Zweck weiter ausgebaute Verfahren ist die CAVH.

CAVH

Für die CAVH werden in der Regel Filter mit kleiner Oberfläche (ca. 0,5 m^2) benutzt. Sie haben den Vorteil des geringeren Widerstandes und relativ geringer Thrombogenität. Filter mit großer Oberfläche sind wegen des hohen Widerstandes für die nichtpumpenunterstützten Verfahren weniger geeignet.

Das Blutschlauchsystem wird möglichst kurz gehalten, um auch hier einen geringeren Widerstand zu haben. Ferner finden sich im Schlauchsystem keine Blasenfänger. Der fehlende Blut-Luft-Kontakt setzt die Wahrscheinlichkeit der Thrombenbildung herab. Die Antikoagulation erfolgt direkt vor dem Filter (Abb. 12.6).

Der Hämofilter sollte etwas unterhalb der Herzhöhe angebracht werden. Die einzustellende Zielgröße ist die Ultrafiltrationsrate. Die Filtrationsrate kann variabel an den Infusionsbedarf des Patienten angepaßt werden.

> **Merke**
>
> Der Blutfluß im Filter ist dem mittleren arteriellen Druck proportional. Charakteristisch für das Verfahren ist ein Blutfluß von 30–80 ml/min.

Die Ultrafiltrationsmenge wird durch den negativen Druck im Filtratkompartiment bestimmt und kann durch die Höhe des Filters relativ zum Patienten reguliert werden. Je näher der Abtropfpunkt am Filterausgang liegt, desto geringer ist die Filtrationsleistung.

> **Merke**
>
> Der negative Druck im Filtratsystem beträgt etwa –30 mmHg. Ultrafiltrationsraten bis zu 600 ml/h können auf diese Weise erreicht werden.

Die über die gewünschte Ultrafiltration hinausgehende Filtratmenge muß substituiert werden, um eine Volumendepletion zu vermeiden. Die Volumensubstitution erfolgt in der Regel hinter dem Filter als sogenannte Postdilution. Die Substitutionslösungen enthalten Elektrolyte und Puffer (s. Kap. 8.2).

12.2 Kontinuierliche Nierenersatzverfahren in der Intensivmedizin

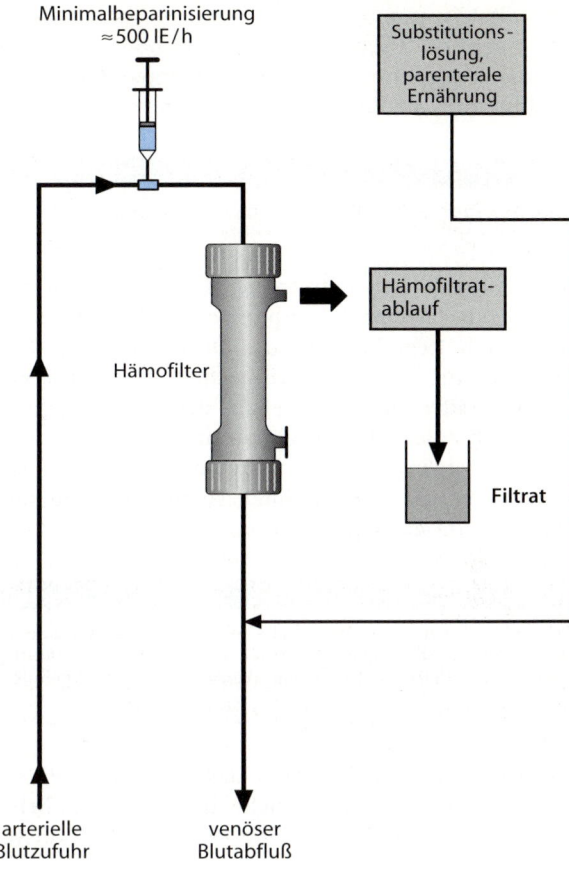

Abb. 12.6.
Schematische Darstellung der kontinuierlichen arteriovenösen Hämofiltration (CAVH). (Nach Franz u. Hörl 1997)

> **Merke**
>
> Üblicherweise kann bei der CAVH mit kleinen Filtern und normalem Blutdruck nur eine Harnstoffclearance von 15–20 ml/min erreicht werden.

Für eine ausreichende Clearance bei urämischen Patienten mit katabolem Stoffwechsel benötigt man höhere Filtrations- und damit Substitutionsmengen. Kataboler Stoffwechsel bezeichnet das Überwiegen von Eiweißabbau statt -aufbau und damit einen ungewöhnlich hohen Anfall von toxischen Eiweißabbauprodukten. Das einfache System der CAVH erreicht damit rasch seine Grenzen und muß dann um weitere Komponenten erweitert werden, die es leistungsfähiger, apparativ aber komplexer und auch kostspieliger machen.

CAVH mit Filtratpumpe

Bis zu einem gewissen Grad kann man höhere Austauschraten durch die Einführung einer Saugpumpe in das Filtratkompartiment und eine Volumensubstitution als Prädilution vor dem Filter erreichen.

> **Merke**
> Voraussetzung ist ein Blutfluß von > 50 ml/min.

Wenn die erzielten Filtratmengen mit CAVH zu gering sind, kann die Filtrationsmenge durch eine Filtratpumpe erhöht werden, die den transmembranösen Druck durch Negativierung des Drucks im Filtratkompartiment erhöht. Allerdings führt die höhere Ultrafiltration zu einer erheblichen Konzentration des Blutes im Filter mit der Gefahr der Thrombenbildung. Das Verfahren sollte daher durch eine Volumensubstitution als Prädilution (Volumenersatz direkt vor dem Filter) ergänzt werden. Unter diesen Bedingungen ergeben sich günstigere Strömungsverhältnisse im Filter. Außerdem wird die Harnstoffclearance durch Prädilution um ca. 15 % erhöht.

> **Merke**
> Da das Verfahren wie die reine CAVH auf einer spontanen Filtration basiert, ist es bei Patienten mit niedrigem Blutdruck (systolisch < 100 mmHg) nur bedingt einsatzfähig, weil der arterielle Druck für ein ausreichendes Druckgefälle entlang des Filters zu gering ist.

In dieser Situation kann nur das Einschalten einer weiteren Rollerpumpe zur Aufrechterhaltung eines ausreichenden Blutflußes helfen. Damit wird ein arterieller Zugang überflüssig, ein veno-venöses Filtrationsverfahren ist gegeben.

CVVH

Um die für eine effiziente Blutreinigung notwendigen Austauschmengen bei der kontinuierlichen Hämofiltration zu erzielen, wird häufig ein durch eine Blutpumpe gesteuerter höherer Blutfluß notwendig sein.

> **Merke**
> Mit einer Blutpumpe ist ein Blutfluß zwischen 100–200 ml/min möglich. Dies erreicht man am besten bei der pumpenunterstützten kontinuierlichen veno-venösen Hämofiltration (CVVH). Eine ausreichende Clearance von groß- und kleinmolekularen Toxinen wird mit diesem auf rein konvektivem Transport beruhenden Verfahren bei täglichen Austauschmengen von mehr als 15 l erreicht.

Da der Blutfluß durch die Blutpumpe gesteuert wird (Abb. 12.7), ist die Beschränkung auf kleine Filter mit niedrigem Widerstand nicht mehr notwendig. Bei CVVH sollten daher durchaus Filter mit größerer Oberfläche eingesetzt werden, wie sie auch für die intermittierenden Verfahren benutzt werden. Auf diese Weise können höhere Filtrationsraten erreicht werden.

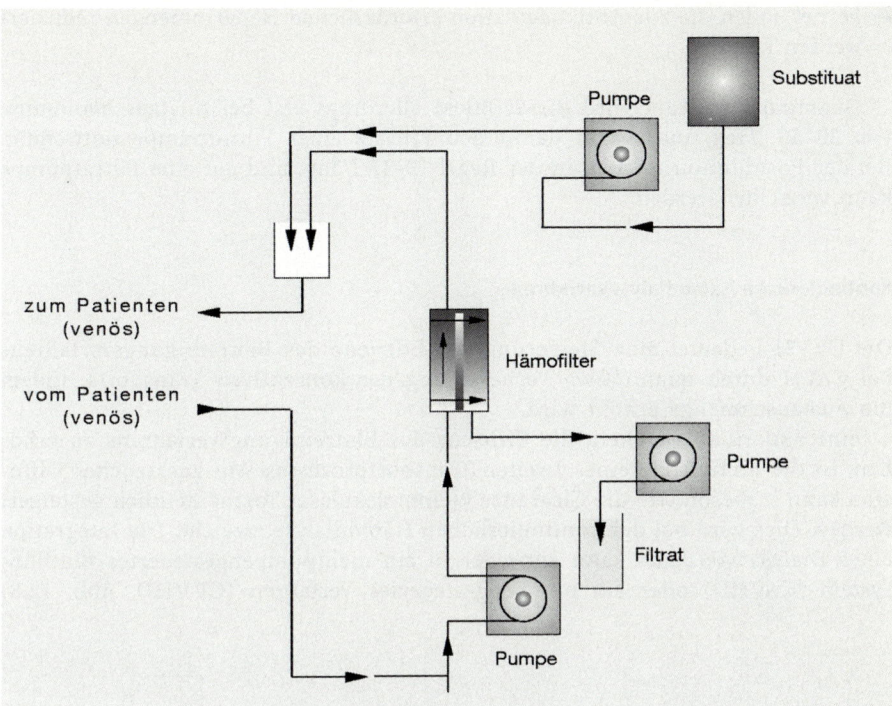

Abb. 12.7. Schematische Darstellung der kontinuierlichen pumpenunterstützten veno-venösen Hämofiltration (CVVH). (Aus Larsen 1994)

Auf ausreichende Austauschmengen muß man achten, da sich eine effektive Blutreinigung zusammen mit dem theoretischen Vorteil der Entfernung großmolekularer Substanzen durch überwiegenden konvektiven Transport gegenüber der Dialyse erst bei Austauschvolumina von mehr als 15 l/Tag auswirkt. Bleibt man mit den Austauschmengen deutlich unterhalb dieses Zielwertes, so ist eher die Kombination mit einer Dialyse zur Effizienzsteigerung des Verfahrens geboten.

Ein weiterer Vorteil der pumpenunterstüzen veno-venösen Verfahren gegenüber den Verfahren mit spontaner Filtration ist die sicherere Bilanzierung durch die Doppelpumpenmethode oder die gravimetrische Ultrafiltrationsmessung (s. S. 254).

> **Merke**
>
> Ein Standardverfahren zur Volumensubstitution ist die Infusion von 1–2 l der elektrolyt- und pufferhaltigen Filtrationslösung pro Stunde als Prädilution oder Postdilution.

▶ Die Prädilution soll gegenüber der Postdilution eine etwa um 15 % höheren Harnstoffclearance aufweisen. Die Verdünnung vor dem Filter soll dazu führen, daß der Harnstoff aus den Erythrozyten in das Plasma diffundieren kann und für den diffusen oder konvektiven Transport verfügbar wird.

▶ Ferner sollen die zur Antikoagulation erforderlichen Heparinmengen reduziert werden können.

Quantitativ relevant wird dieser Effekt allerdings erst bei Austauschvolumina von 20–30 l/Tag und macht damit den Einsatz einer Filtratpumpe notwendig. Bei der Postdilution reichen in der Regel 10–15 l/Tag, und auf eine Filtratpumpe kann verzichtet werden.

Kontinuierliche Hämodialyseverfahren

Die CVVH bedeutet eine Steigerung der Effizienz des Blutreinigungsverfahrens bei CAVH durch quantitative Verbesserung des konvektiven Transports, indem die Austauschmenge erhöht wird.

Eine andere Möglichkeit, die Effizienz des Blutreinigungsverfahrens zu erhöhen, ist die Einführung eines zweiten Transportprozesses. Mit zusätzlicher Diffusion kann insbesondere die Clearance kleinmolekularer Toxine deutlich gesteigert werden. Dies wird bei der kontinuierlichen Hämodialyse erreicht. Die Integration eines Dialysatkreislaufs kann entweder in ein nichtpumpengesteuertes Blutflußsystem (CAVHD) oder ein pumpengesteuertes Verfahren (CVVHD, Abb. 12.8)

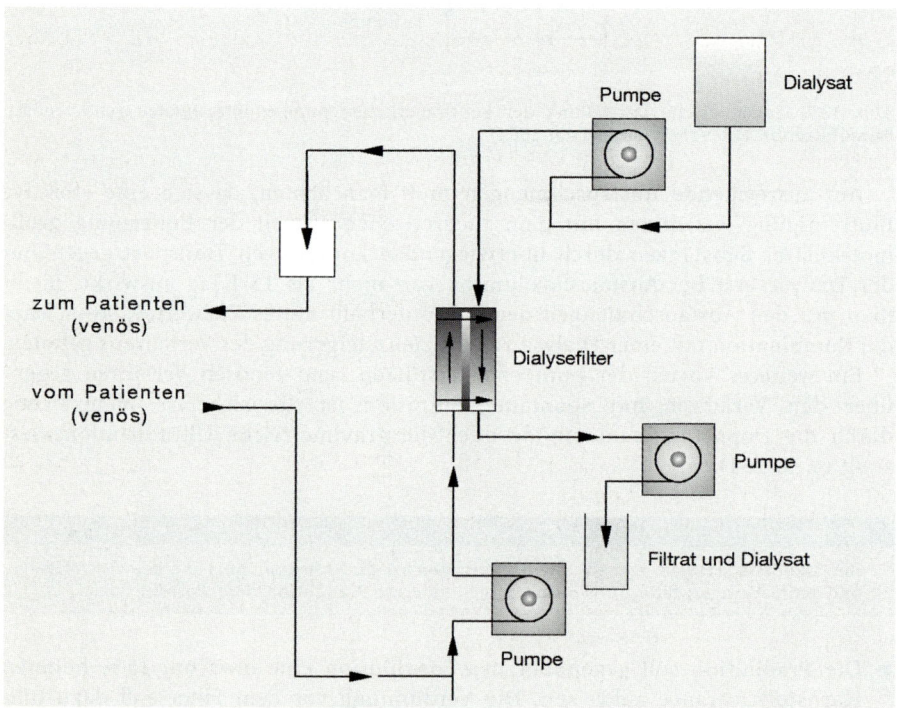

Abb. 12.8. Schematische Darstellung der kontinuierlichen pumpenunterstützten veno-venösen Hämodialyse (CVVHD). (Aus Larsen 1994)

erfolgen. Das Verfahren ist technisch deutlich komplexer und teurer als reine Hämofiltrationsverfahren. Auch die Kombination beider Verfahren ist mit modernen Geräten möglich.

CAVHD und CVVHD

Definition
Bei der CAVHD und CVVHD wird eine kontinuierliche Hämodialyse mit langsamem Dialysatfluß (1-2 l/h) durchgeführt.

Im Vergleich zu einer Hämodialyse mit einem Dialysatfluß von 500 ml/min erscheint die Effizienz zunächst gering. Durch konsequente Anwendung des Gegenstromprinzips im Dialysator und durch den kontinuierlichen Einsatz sind jedoch Harnstoffclearancewerte zwischen 20–50 ml/min. möglich. Dieses Verfahren wird inzwischen in vielen Zentren der kontinuierlichen Hämofiltration vorgezogen. Gegenüber der Hämofiltration sind die zur effektiven Blutreinigung benötigten täglichen Austauschmengen mit 3-6 l deutlich geringer.

> **Merke**
>
> **Bei einem Blutfluß von 100–150 ml/min beträgt der Dialysatfluß etwa 16 ml/min und damit nur ca. 3% des Dialysatflusses bei chronisch intermittierender HD.**

Als Dialysat wird die Hämofiltrationslösung mit Bicarbonat- oder Laktatpuffer benutzt.

Kombinierte Verfahren

CAVHDF und CVVHDF sind Kombinationsverfahren zwischen Hämodialyse und Hämofiltration. Ihr Stellenwert in der Therapie kann noch nicht eindeutig definiert werden.

Wahl der Filter und Membranen

Spezielle Filter mit kleinen Oberflächen um 0,5 m^2 sind für die pumpenunabhängigen Verfahren wegen ihres geringen Widerstandes sinnvoll. Bei Pumpenunterstützung können jedoch auch herkömmliche Hämodialysefilter mit größerer Oberfläche verwendet werden. Es werden inzwischen spezielle, einfach zu handhabende Systeme für die intensivmedizinische Anwendung angeboten, daneben spezielle Schlauchsysteme mit verlängertem Bluteinlaß, um die häufige Koagulation im venösen Blasenfänger zu reduzieren.

Die kontinuierlich laufenden Systeme werden abhängig von den Erfahrungen des jeweiligen Zentrums nach 12–72 h gewechselt. Eine nachlassende Filtrationsleistung ist am Anstieg des venösen Drucks erkennbar und kann vorübergehend durch Freispülen des Filters mit Kochsalzlösung verbessert werden, zwingt mittelfristig jedoch meist zum Filterwechsel.

Herkömmliche Dialysesysteme haben bei pumpenunterstützten Verfahren den Vorteil, daß sie preisgünstiger sind.

Gefäßzugänge

Für die CAVH werden ein arterieller Shaldon-Katheter (Arteria femoralis) und ein venöser Shaldon-Katheter gelegt. Der arterielle Katheter ist notwendig, da der arterielle Blutdruck als treibende Kraft für die Filtration benötigt wird. Für den Blutrückfluß wird meist die dem arteriellen Shaldon-Katheter gegenüberliegende Vena femoralis punktiert, aber auch Vena jugularis oder subclavia sind geeignet.

Bei pumpenunterstützten Verfahren ist eine arterielle Punktion nicht notwendig. Entweder werden zwei separate venöse Shaldon-Katheter gelegt oder ein Doppellumenkatheter. Ein Nachteil des Doppellumenkatheters ist die höhere Rezirkulationsrate. Der Rücklaufkatheter sollte relativ kurz sein. Damit ist der venöse Widerstand relativ niedrig, und ein Abknicken des Katheters durch Lagerung ist unwahrscheinlich.

Besonderheiten der Antikoagulation

Die Antikoagulation (s. Kap. 6) stellt bei kontinuierlichen Verfahren aufgrund der langen Kontaktzeiten des Blutes mit den künstlichen Oberflächen ein besonderes Problem dar. Erschwerend kommt hinzu, daß eine systemische Antikoagulation bei Patienten mit Blutungsrisiko besonders unerwünscht ist.

Für die Antikoagulation mit Heparin liegen die meisten Erfahrungen vor, und es können Dosierungsangaben auch für blutungsgefährdete Patienten gemacht werden. Zur Kontrolle der Gerinnung werden bei Heparintherapie herangezogen:

▶ die ACT als Bedside-Methode oder
▶ die PTT im Gerinnungslabor.

> **Gerinnungszeiten**
>
> ▶ Bei Patienten mit thromboembolischen Komplikationen sollte die PTT das 1,5–2fache des Normwerts betragen, die ACT 150–220 s.
> ▶ Liegen keine spezifischen Risiken vor, sollte die PTT 10–15 s oberhalb des Normbereichs liegen und die ACT zwischen 150–200 s.
> ▶ Bei Patienten mit erhöhtem Blutungsrisiko sollte die PTT im oberen Normbereich und die ACT zwischen 100–150 s liegen.

Die Antikoagulation mit Heparin erfolgt bei kontinuierlichen Verfahren in 3 Schritten:

▶ Zunächst wird das extrakorporale System mit einer heparinisierten Lösung gespült (2500–5000 I.E./l).
▶ Danach wird eine Anfangsdosis Heparin als Bolus in der Dosis 15–70 I.E./kgKG gegeben.
▶ Es folgt eine kontinuierliche Infusion von 3–20 I.E./kgKG/h.

Bei sehr niedrigen Blutflüssen von unter 100 ml/min sollte die Heparinisierung erhöht werden. Polyamidfilter ohne negative Ladungen der Membran sollen zu einer geringeren Aktivierung des Gerinnungssystems führen.

Für die Gerinnungswahrscheinlichkeit im Filter spielt der Modus der Substitution (Prä- oder Postdilution) eine gewisse Rolle.

> **Merke**
> Bei der Substitution in Prädilution ist das Risiko der Thrombosierung im Filter geringer.

Substitutionslösungen

Diese Lösungen sind sowohl zur Substitution bei Hämofiltration als auch als Dialysat einsetzbar. Üblicherweise werden Peritonealdialyselösungen oder Hämofiltrationslösungen mit Lactat oder Bicarbonat als Puffer verwendet.

> **Merke**
> Während der Therapie müssen die Elektrolyte, einschließlich Magnesium und Phosphat, überwacht werden: Bei hohen Filtrationsumsätzen besteht die Gefahr, daß die Serumkonzentration dieser Elektrolyte abfällt.

12.2.3
Durchführung der kontinuierlichen Hämofiltration und verwandter Verfahren (CAVH, CVVH, CVVHD)

Diese Verfahren werden auf der Intensivstation bei immobilen Patienten durchgeführt. Die Gefahr von Kreislaufproblemen oder Elektrolytentgleisungen ist geringer als bei den intermittierenden Verfahren. Die Kreislaufüberwachung wird außerdem häufig erleichtert durch die kontinuierliche intraarterielle Blutdruckregistrierung bei den Patienten. Auch die weiteren Überwachungsmaßnahmen decken sich weitgehend mit den ohnehin auf der Intensivstation notwendigen Kontrollen.

Zur Durchführung der kontinuierlichen Hämofiltration werden heute meist Komplettsets benutzt, die speziell für die jeweiligen Geräte konfiguriert sind und vom Hämofilter bis zur Heparinleitung alle notwendigen Komponenten enthalten.

Diese Sets weisen herstellerspezifische Besonderheiten auf, für die neben einer Geräteeinweisung das genaue Befolgen der Hinweise zum Aufbau unumgänglich ist. Nicht alle Besonderheiten der pumpenunterstützten Verfahren können hier erläutert werden. Der Aufbau der CAVH als nichtpumpenunterstütztem Verfahren soll allerdings detailliert beschrieben werden, da die CAVH ohne spezielle Geräte auskommt und auch hervorragend auf Intensivstationen eingesetzt werden kann, die nicht von einer nephrologischen Abteilung betreut werden. Gegenüber den Systemen für pumpenunterstützte Verfahren fehlt hier z. B. die Luftdetektion.

Aufbau und Durchführung der CAVH

Vorzubereitendes Material:
- Hämofilter
- Schlauchleitungen für
  - venöses System
  - aterielles System
  - Filtratsystem
- Schlauchsystem für die Heparinzufuhr, die über eine Perfusorspritze erfolgt
- Infusomaten zur Zufuhr der Substitutionslösung und evtl. zur Steuerung der Filtratableitung
- Auffanggefäß für das Filtrat mit Meßeinteilung zur Bilanzierung.

Achtung:

- Beim Auspacken und der Handhabung der Schlauchsysteme ist ein Knicken unbedingt zu vermeiden und natürlich ist aseptische Handhabung zu beachten.
- Der Hämofilter wird so in der Halterung angebracht, daß der arterielle Anschluß nach unten zeigt.

Füllvorgang
- Heparinisierte Kochsalzlösung über den arteriellen Schenkel einlaufen lassen.
- Filtratleitung abklemmen, damit sich das gesamte Blutkompartiment zunächst blasenfrei füllt.
- Durch Öffnen des Verschlusses Füllen der Heparinleitung, dazu wird der arterielle Schlauch hinter dem Zufluß vorübergehend abgeklemmt.
- Während des Füllens des Filters Klopfen am oberen Drittel des Filters mit stumpfem Gegenstand, damit Luftblasen entweichen. Luftblasen dürfen auch nicht in das arterielle Schlauchsystem eintreten. Sie könnten sonst Kapilleren des Filters verstopfen.
- Mit etwa 2–3 l Kochsalz spülen (Herstellerangaben beachten!). Die Spülflüssigkeit wird über das venöse Schlauchsystem in das Auffanggefäß abgeleitet.
- Danach Öffnen der Filtratleitung und Abklemmen des venösen Schlauchs. Beim weiteren Einfließen des heparinisiertem Kochsalz über das arterielle Schlauchsystem erfolgt jetzt durch Übertritt über die Membran das Füllen und Spülen der Filtratseite (meist mit 1–1,5 l).

Nach Abschluß des Füll- und Spülvorgangs werden bis zum Anschluß des Patienten am arteriellen und venösen Schlauch Klemmen angebracht, um Lufteintritt zu verhindern. Es findet keine Luftüberwachung wie bei den pumpenunterstützten Verfahren statt.

Anschluß des Patienten
- Schlauchsystem zunächst am arteriellen, dann am venösen Shaldon-Katheter anschließen, der Filter sollte etwas unterhalb der Herzhöhe des Patienten posi-

tioniert sein, um einen guten Blutfluß zu sichern (meist 50–80 ml/min). Alle Schläuche und der Filter müssen gut sichtbar für das Pflegepersonal angebracht sein.
▶ Auffangbeutel für das Filtrat deutlich unterhalb des Patienten anbringen. Je tiefer der Beutel angebracht ist, desto negativer ist der Druck im Filtratkompartiment und desto höher ist die Ultrafiltrationsrate.
▶ Substitutionsflüssigkeit im venösen Schlauchsystem zuleiten, Geschwindigkeit über einen Infusomaten einwählen.

Filterwechsel
Ein Filterwechsel wird notwendig, wenn:

▶ der Filter sich von oben nach unten dunkel verfärbt,
▶ der Venendruck ansteigt,
▶ das Blut im venösen Schlauchsystem auskühlt,
▶ sich Plasma und Erythrozyten im Schlauchsystem trennen,
▶ die Filtratproduktion rasch abnimmt.

Regulär sollte der Filter spätestens nach 48 h gewechselt werden, da man sonst mit nachteilhaften Veränderungen der Filterfunktion rechnen muß.

Vorgehen:

Neues System mit Filter und Schlauchsystem wie oben angegeben vorbereiten.

▶ Abklemmen des arteriellen Schlauchs, diskonnektieren, Shaldon-Katheter durchspülen und mit Verschluß versehen.
▶ Arterielles Schlauchsystem an Kochsalzbeutel anschließen und Filter von restlichem Blut freispülen. Bei Filterwechsel aufgrund einer Thrombosierung des Filters ist die Zurückgabe des Bluts kontraindiziert!
▶ Neues System durch Anschluß an arteriellen und venösen Zugang einfügen.

Handhabung der Substitutionslösungen
Die Substitutionslösungen werden steril abgepackt geliefert. Wenn in der Lösung Laktat als Puffer eingesetzt wird, so handelt es sich nur um einen Beutel, der unmittelbar zur Infusion gebrauchsfertig ist.

Häufig werden heute bicarbonathaltige Substitutionslösungen eingesetzt. Bei diesen ist dringend zu beachten, daß sie erst nach Zusammengeben der beiden Komponenten unmittelbar vor Gebrauch infusionsfertig sind. Die beiden Komponenten werden in Form von Doppelbeuteln oder in getrennten Beuteln geliefert.

! Ohne die Zusammenmischung darf die Infusion des Substituats nicht erfolgen!

V. Medizinische Klinik
(Nephrologie / Endokrinologie)
Dialyse - Station M1

Patienten - Stammblatt für kontinuierliche Blutreinigungsverfahren

Station:
Name, Vorname: geb.:
Diagnosen: Gefäßzugang:

Ärztliche Anordnung:

Filter	Dialysat		Substitution		Heparinisierung	
	35-210 / 35-410		35-210 / 35-410		initial / kontinuierlich	
	l/h	l/h	l/h	l/h	IE	IE/h

Datum: Unterschrift:

Änderungen:
Datum: _____   Unterschrift: _____
Datum: _____   Unterschrift: _____
Datum: _____   Unterschrift: _____
Datum: _____   Unterschrift: _____

Abb. 12.9. Stammblatt zur Dokumentation bei kontinuierlichem Nierenersatzverfahren

Dokumentation während der Behandlung

Die eingestellten Geräteparameter sollten auf einem Patienten-Stammblatt (Abb. 12.9) dokumentiert werden, in dem auch alle Änderungen des Regimes eingetragen werden, z. B. anders zusammengesetzte Substitutionslösungen oder zusätzliche Dialyse.

Darüberhinaus muß in einem separaten Bilanzierungsbogen die *stündliche Bilanz* unter Berücksichtigung aller Ausscheidungen des Patienten, der parenteralen Flüssigkeitszufuhr und der Filtrations- und Substitutionsmenge errechnet werden.

Für die Bilanz müssen berücksichtigt werden:

▶ **Einfuhr:**
- Infusionen
- Substitutionsmenge durch Hämofiltration

▶ **Ausfuhr:**
- Urin
- Drainagenflüssigkeit
- Magensaft, evtl. Flüssigkeitsverlust über den Darm
- Perspiration
- Ultrafiltrationsvolumen durch Hämofiltration.

Daneben müssen dokumentiert werden:

- die Druckwerte im extrakorporalen System,
- Blutfluß,
- Substitutionsmenge,
- Filtratmenge,
- Körpertemperatur,
- Heparinisierung.

Die Substitutionsrate und evtl. der Dialysatfluß sowie die Filtrationsrate werden bei pumpengesteuerten Verfahren an den Geräten eingewählt.

Entsprechend den Vorgaben durch den Arzt kann die gewünschte Negativbilanz des Patienten durch die Differenz von stündlichem Substituatfluß und Filtratfluß errechnet werden.

Beispiel

- Substitutionsrate: 1 l/h
- Filtrationsrate: 1,2 l/h

Der Patient wird bei diesen Werten stündlich 200 ml negativ bilanziert, Tagesbilanz also: 4,8 l negativ.

Die Bilanz zwischen Filtrat und Subtituat wird bei vielen Geräten zusätzlich durch ein Wiegesystem gravimetrisch kontrolliert.

> **Merke**
>
> Die Filtrationsrate sollte nicht mehr als 25% des Blutflusses betragen, sonst kommt es zum Eindicken des Blutes mit der Gefahr der Thrombosierung des Filters.

Im obigen Beispiel ist daher ein Blutfluß von mindestens 80 ml/min oder 4,8 l/h einzustellen. Bei Blutflüssen von mehr als 150 ml/h besteht allerdings die Gefahr der Hämolyse. Wenn die gewünschte Ultrafiltrationsrate bei dem Patienten unter diesen Bedingungen nicht erreicht werden kann, sollte nochmals Rücksprache mit dem Arzt erfolgen.

12.3 Besondere Dialyseindikationen

12.3.1 Erstdialyse bei sehr hohen Nierenretentionswerten

Nicht selten müssen Dialysebehandlungen bei akutem oder chronischem Nierenversagen durchgeführt werden, bei denen die Harnstoffwerte im Blut des Patienten außerordentlich hoch sind, z. B. größer als 200 mg/dl.

Kritisch ist dies, weil Harnstoff osmotisch wirksam ist. Seine zu rasche Elimination führt zu einem schnellen Abfall der Serumosmolarität gegenüber der hoch bleibenden intrazellulären Osmolarität. Der entstehende osmotische Gradient zum Zellinneren kann die Ausbildung eines Hirnödems, d. h. eines Dysäquilibriumsyndroms (s. S. 232 f.) zur Folge haben. Das klinische Spektrum reicht hier von Kopfschmerzen über Krampfanfälle bis hin zum Tod des Patienten.

> **Merke**
>
> Um dieser Komplikation vorzubeugen, sollten bei Erstdialysen oder bei Dialysen mit bekannt hohen Harnstoffwerten Maßnahmen ergriffen werden, um eine zu starke Senkung des Harnstoffes und damit der Serumosmolarität zu vermeiden. Dabei sollte umso vorsichtiger vorgegangen werden, je höher die prädialytischen Harnstoffwerte sind.

Mit den folgenden beiden Methoden läßt sich nachweislich der durch die Harnstoffreduktion erzeugte Abfall der Serumosmolarität bei Hämodialyse verringern. Die Wahl der Methode hängt vornehmlich von personellen und apparativen Rahmenbedingungen und dem klinischen Gesamtbild des Patienten ab.

Reduktion der Dialyseeffizienz

Es wird empfohlen, die prädialytischen Harnstoffwerte um nicht mehr als 30 % zu reduzieren. Folgende Maßnahmen können hierzu ergriffen werden:

▶ Low-flux-Dialysatoren mit kleinen Oberflächen und niedrigen Clearanceraten verwenden.
▶ Blutfluß, auch Dialysatfluß reduzieren.
▶ Dialysezeit < 2 h.
▶ Auf Gegenstromprinzip verzichten.

Zufuhr osmotisch wirksamer Substanzen

Der Reduktion des osmotisch wirksamen Harnstoffes kann man entgegenwirken;

▶ über das Dialysat durch eine Erhöhung der Dialysatglukose,
▶ durch die intravenöse Infusion osmotisch wirksamer Substanzen (Glukose, Mannitol).

12.3.2
Dialyse und Röntgenkontrastmittel

Jodhaltige Kontrastmittel

> **Merke**
>
> Die Gabe von jodhaltigen Röntgenkontrastmitteln verursacht nicht selten eine akute Verschlechterung der Nierenfunktion. Diese ist meist passager und leichtgradig, sie kann jedoch in Einzelfällen irreversibel bleiben und zur Dialysepflichtigkeit des betroffenen Patienten führen.

Als Risikofaktoren gelten u. a. die diabetische Nephropathie, Volumenmangel oder begleitende nephrotoxische Substanzen. Hochosmolare ionische Kontrastmittel scheinen im Vergleich zu niedrigosmolaren nichtionischen häufiger eine Nierenschädigung hervorzurufen.

Prophylaktische Dialysebehandlung. Da durch den Einsatz von High-flux-Dialysatoren die gut wasserlöslichen Kontrastmittel effektiv aus dem Blut entfernt werden können, wird häufig die Frage gestellt, ob bei Patienten mit eingeschränkter Nierenfunktion eine prophylaktische Dialyse unmittelbar nach Kontrastmittelapplikation das Auftreten und den Verlauf eines Nierenversagens verringert. Bis heute konnte die Wirksamkeit einer solchen Maßnahme jedoch nicht belegt werden. Der Einsatz der Hämodialyse ist in dieser Indikation daher nicht gerechtfertigt, besonders wenn man auch die möglichen Komplikationen mitberücksichtigt, die mit der Anlage eines Shaldon-Katheters oder der notwendigen Antikoagulation verbunden sind.

Bereits dialysepflichtige Patienten. Diese sind bei Gabe von Kontrastmitteln besonderen Risiken ausgesetzt. Zum einen können die osmotisch wirksamen Kontrastmittel über eine Volumenbelastung des Patienten Hochdruckkrisen oder ein Lungenödem verursachen. Weiterhin kann durch die bereits beschriebene Nephrotoxizität die verbliebene Nierenfunktion und damit die Restausscheidung des Patienten wegfallen. Mehrere Studien haben gezeigt, daß eine Akutdialyse jedoch unmittelbar nach Kontrastmittelgabe bei terminal niereninsuffizienten Patienten ebenso wie bei den präterminal niereninsuffizienten keinen Nutzen hat.

Gadoliniumhaltige Kontrastmittel

Kontrastmittel für Magnetresonanztomographie (NMR) enthalten als kontrastgebendes Agens Gadolinium. Durch eine verminderte renale Ausscheidung des Gadoliniums ist die Verweilzeit im Körper verlängert, hierdurch können zumindest theoretisch Nebenwirkungen entstehen. Die bisherige Erfahrung zeigt allerdings, daß bei Patienten mit bereits vorbestehender chronischer Niereninsuffizienz durch Gabe gadoliniumhaltiger Kontrastmittel keine Verschlechterung der Nierenfunktion auftritt. Eine prophylaktische Dialyse nach Kontrastmitteluntersuchung mit Gadolinium läßt sich daher nicht begründen.

KAPITEL 13

Peritonealdialyse 13

Inhaltsübersicht

13.1 Entwicklung der Peritonealdialyse 277

13.2 Anatomie und Physiologie der Peritonealmembran 277
13.2.1 Anatomie 278
13.2.2 Veränderungen unter der Peritonealdialyse (PD) 280
13.2.3 Wasser- und Stofftransport über die peritoneale Membran 280
13.2.4 Peritoneale Ultrafiltrations- und Transportkinetik 282
– Peritonealer Äquilibrationstest (PET) 283
– Fast-PET 284
– Fehlerquellen 285
13.2.5 Interpretation der Testergebnisse 286
13.2.6 Veränderungen des peritonealen Transports unter Langzeitperitonealdialyse 287

13.3 Peritonealer Zugang: PD-Katheter und PD-Systeme 287
13.3.1 Kathetertypen 287
– Normaler Tenckhoff-Katheter 288
– Modifizierte Formen 288
– Vergleich der Katheter 288
13.3.2 Implantation 290
13.3.3 Postoperative Phase 292
13.3.4 Katheterpflege 292
13.3.5 Komplikationen an Katheter und Tunnel 294
Infektion der Austrittsstelle (Exit-site-Infektion) und des Tunnels 295
– Symptome 295
– Therapie 295
– Prophylaxe 297
Mechanische Komplikationen 298
– Perforation/Lazeration von Blutgefäßen 298
– Perforation von Hohlorganen (Magen-Darm-Trakt, Blase, Uterus) 298
– Dialysatleck 298
– Dislokation und Auslaufstörung 299
– Hernien 299
– Schmerzen 300

13.4 Peritonealdialyseregime und Verschreibung 300
– Kontinuierliche ambulante Peritonealdialyse (CAPD) 301
– Kontinuierliche zyklische Peritonealdialyse (CCPD) 301
– Nächtliche intermittierende Peritonealdialyse (NIPD) 301

- Nächtliche Tidal-Peritonealdialyse (NTPD) *302*
- Modifikationen *302*
- Adäquate Peritonealdialyse und Festlegung des Behandlungsregimes *302*

13.5 Peritonealdialyselösungen und -systeme *305*
13.5.1 Gebräuchlichste Lösungen *305*
- Zusammensetzung *306*
- Erwärmung *306*

13.5.2 Alternative Dialysatlösungen *306*
- Mängel herkömmlicher Lösungen *306*
- Wirkungen alternativer Substanzen *307*
- Veränderte Elektrolytzusammensetzung *307*

13.5.3 Überleitungssysteme *308*
- Standardsystem mit geradem Überleitungsstück *308*
- Disconnectsystem (Y-Set, O-Set) *310*
- Wechselgeräte *312*
- Cycler *312*

13.6 Komplikationen *312*
13.6.1 Peritonitis *313*
- Pathophysiologie *313*
- Kontaminationsquellen *313*
- Symptome *314*
- Diagnose *314*
- Therapie *315*
- Therapierefraktäre Peritonitis *318*
- Relaps *318*
- Ultrafiltrationsverlust *319*
- Sklerosierende Peritonitis *319*

13.6.2 Auslaufstörungen *320*
13.6.3 Hämatoperitoneum *320*

13.7 Indikationen und Kontraindikationen der Peritonealdialyse *321*
13.7.1 Für die Peritonealdialyse prädestinierte Patientengruppen *321*
- Patienten mit ausgeprägter Arteriosklerose *321*
- Patienten mit schwerer Herzinsuffizienz unterschiedlicher Genese *321*
- Kleinkinder *322*
- Diabetiker *322*

13.7.2 Kontraindikationen gegen Peritonealdialyse *322*

13.8 Peritonealdialyse bei Diabetikern *323*
- Kriterien für die Peritonealdialyse *323*
- Problem erhöhter Glukosezufuhr *323*
- Abwägung von Pro und Contra: Peritonealdialyse bei Diabetikern *325*

13.9 Pflegerische Aspekte bei der Peritonealdialyse *326*
- Patiententraining *326*
- Sonstige Betreuung *326*

13.1
Entwicklung der Peritonealdialyse (PD)

Die Entwicklung der Peritonealdialysetechnik als eine klinische Routinemethode zur Therapie der terminalen Niereninsuffizienz verlief in ihren wesentlichen Teilen parallel zu den Fortschritten der Hämodialyse.

Erste Untersuchungen über transperitoneale Transportprozesse reichen z. T. bis in das 19. Jahrhundert zurück. Nach grundlegenden Versuchen in den 20er Jahren dieses Jahrhunderts stellte Ende der 50er Jahre der in Seattle tätige Holländer Boen die bis dato vorliegenden Ergebnisse und eine systematische Analyse der peritonealen Transportkinetik und Clearancewerte zusammen.

Mit der auf Tenckhoff zurückgehenden Entwicklung des Silastikkatheters wurde ein weiterer wesentlicher Schritt zur Verbreitung der Peritonealdialyse als Langzeitbehandlung gemacht. Seine Katheterentwicklung ist auch fast 30 Jahre später in nur gerinfügig modifizierter Form einer der erfolgreichsten und am häufigsten verwendeten Zugänge für die chronische Peritonealdialyse.

Bis zu diesem Zeitpunkt wurde die Peritonealdialyse als intermittierendes Verfahren mehrmals pro Woche durchgeführt, wobei jeweils hohe Dialysatmengen mit hohem Fluß (2–4 l/h) durchgesetzt wurden. 1975 entwickelten Popovich u. Moncrief in Austin/Texas das Prinzip einer *„novel portable/wearable equilibrium peritoneal dialysis technique"*, die eine tägliche Behandlung mit Austausch von 10–12 l Dialysat bei durchschnittlich 4- bis 6stündiger intraperitonealer Äquilibrationszeit vorsah: Das Prinzip der kontinuierlichen ambulanten Peritonealdialyse (CAPD) war geboren. Wenige Jahre später verbesserte der von Oreopoulos et al. entwickelte Plastikbeutel mit dem Spike-Konnektor (1978) die bis zu diesem Zeitpunkt hohe Peritonitisinzidenz und trug wesentlich zur Akzeptanz und Verbreitung der Methode bei.

1981 beschrieb Diaz-Buxo die Methode der kontinuierlichen zyklischen Peritonealdialyse (CCPD), die initial vor allem für kleine Kinder Verwendung fand; inzwischen ist diese Methode unverzichtbarer Bestandteil auch der Peritonealdialysebehandlung Erwachsener geworden.

Erst mit der Einführung neuer Konnektionstechniken (Y-Systeme, 1981) gelang es, die Peritonitisrate, das nach wie vor größte Problem der Methode, substantiell zu senken. 1995 wurden weltweit ca. 104.000 Patienten mit einer Form der Peritonealdialyse behandelt. Dabei zeigt sich vor allem eine disproportional starke Zunahme der automatischen Methoden (APD) in den letzten Jahren.

13.2
Anatomie und Physiologie der Peritonealmembran

Die Innenseite der Bauchdecken, die abdominelle Seite des Zwerchfells und die Bauchorgane sind von einer dünnen, serösen Haut überzogen, dem Mesothel. Diese bildet einen auch unter physiologischen Bedingungen stets mit einem feinen Flüssigkeitsfilm gefüllten Hohlraum, die peritoneale Höhle. Unter bestimmten krankhaften Umständen kann dieser Raum mit z. T. erheblichen Flüssigkeitsmengen gefüllt sein (Aszites, z. B. bei Lebererkrankungen, nephrotischem Syndrom oder Herzinsuffizienz).

Definition
Das Prinzip der Perionealdialyse besteht darin, daß 1–3 l einer glukosehaltigen Elektrolytlösung (Dialysat) in die peritoneale Höhle gefüllt werden. Durch Diffusion und Ultrafiltration gelangen toxische Stoffwechselprodukte, Elektrolyte, Puffersubstanzen und Wasser aus dem Blut über die peritoneale Membran in das Dialysat. Durch Dainieren des Dialysats nach außen werden diese Substanzen dem Körper entzogen.

13.2.1
Anatomie (Abb. 13.1)

Die peritoneale Membran setzt sich zusammen aus:

▶ der einschichtigen Mesothelzellschicht,
▶ einem bindegewebigen Interstitium und
▶ den Blut- und Lymphgefäßen.

Die Membranoberfläche bei einem durchschnittlichen Erwachsenen wird mit 1,73–2 m² angegeben, die durchschnittliche Dicke der Membran mit 13 ± 6,6 µm.

▶ 90 % dieser Membran überdecken die Eingeweide (*viszerales Peritoneum*),
▶ 10 % überdecken Bauchdecke und Zwerchfell (*parietales Peritoneum*).

Blutgefäße. Der größte Teil der Blutversorgung erfolgt über die A. mesenterica superior. Die epigastrischen Gefäße im Rippen- und Lendenraum versorgen den parietalen Anteil. Der venöse Abstrom erfolgt zur Pfortader (viszerales Peritoneum) und zur unteren und oberen V. cava (parietales Peritoneum). Dazwischen überzieht das ausgedehnte Netzwerk der peritonealen Kapillaren die Oberfläche der Bauchdecke und Eingeweide.

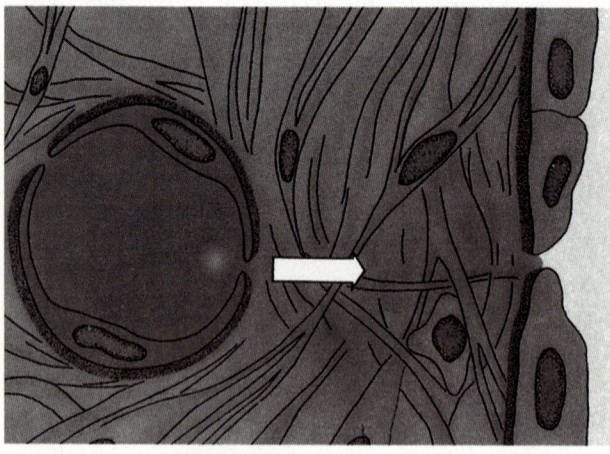

Abb. 13.1.
Mikroskopischer Aufbau des Peritoneums: *links* liegen die Strukturen des Bauchfells mit den Kapillaren und Lymphgefäßen (nicht abgebildet) die im Bindegewebe (Interstitum) eingebettet sind, *rechts* die einschichtige Mesothelzellschicht und der Übergang zur freien Bauchhöhle, die bei der Peritonealdialyse mit Dialysat gefüllt ist.
(Mit freundlicher Genehmigung von Fresenius Medical Care)

> **Merke**
> Über die Kapillargefäße erfolgt der eigentliche Stoffaustausch bei der Dialyse.

Lymphgefäße. Der lymphatische Abfluß intraperitonealer Flüssigkeit erfolgt im wesentlichen über die unter dem Zwerchfell gelegenen Lymphgefäße: An der Zwerchfellunterseite finden sich Lymphgefäßerweiterungen (Lymphlakunen), die sich in Abhängigkeit von der Atembewegung des Zwerchfells öffnen und schließen. Dies ermöglicht den Durchtritt der Flüssigkeit sowie das Passieren von intraperitonealen Fremdkörpern, Zellen oder biologisch inertem Material in die Lymphbahnen. Der Abstrom erfolgt von dort über den Ductus thoracicus in die V. cava superior.

> **Merke**
> Der Lymphabfluß via diaphragmales Peritoneum ist von Bedeutung für die transperitoneale Flüssigkeitsbilanz unter der Peritonealdialyse (s. u.).

Interstitium. Der bindegewebige Raum zwischen den Blutgefäßen und der Mesothelzellschicht besteht aus Bündeln von Kollagenfibrillen, Grundsubstanz, Fibroblasten, Histiozyten und Makrophagen. Der Transport von Flüssigkeit durch dieses Geflecht erfolgt durch ein System feinster Kanälchen, das die bindegewebigen Fasern bilden.

Mesothel.

Definition
Mesothelien sind flache, polygonale Zellen, die das gesamte Peritoneum überziehen und einer durchgehenden Basalmembran aufsitzen.

Die interzellulären Zwischenräume sind durch Desmosomen und andere spezielle Zellorganelle wirkungsvoll abgedichtet. Die Zellen tragen einen dichten „Rasen" aus Mikrovilli, zottenartigen Vorwölbungen, die die Oberfläche der Zellen um das ca. 20fache vergrößern. Sie weisen als Zeichen ihrer hohen Transport- und Stoffwechselaktivität ein ausgedehntes endoplasmatisches Retikulum und einen Golgi-Apparat sowie zahlreiche Vesikel auf. Charakteristisch sind lipoidhaltige Einschlüsse mit lamellärer Struktur. Diese haben vermutlich für die Synthese die Bedeutung einer Art Surfactant, der das Mesothel überzieht und die Oberflächen glatt und gleitfähig macht.

> **Merke**
> Die Mesothelzellen synthetisieren eine Reihe biologisch wichtiger Substanzen (Proteoglykane, Prostazykline, Gewebeplasminogenaktivator, Wachstumsfaktoren, Zytokine u. a.)

13.2.2
Veränderungen unter der Peritonealdialyse (PD)

Einblick in histologische Veränderungen des Peritoneums durch die PD sind, zumindest bei Patienten mit problemlosem Verlauf, selten zu erhalten. Systematischen Untersuchungen zufolge läßt sich jedoch festhalten:

▶ Die Integrität der peritonealen Membran scheint bei Patienten mit nur wenigen, vereinzelten Peritonitisepisoden und ohne die Verwendung von Dialysatlösungen mit sehr hoher Glukosekonzentration (4,25%) auch nach über 5 Jahren PD kaum wesentlich beeinträchtigt.
▶ Nach mehreren oder schweren Peritonitiden, vor allem auch mit Exotoxin bildenden Organismen, finden sich hingegen typische Veränderungen im bindegewebigen Interstitium:
  • Die Basalmembran der Gefäße und des Mesothels ist verdickt und häufig verdoppelt.
  • Hinzu kommen Veränderungen der Kollagenstrukturen, möglicherweise durch eine verstärkte, nichtenzymatische Glykierung von Proteinen unter dem Einfluß der hohen Glukosekonzentrationen im Dialysat (AGE – *advanced glycation endproducts*).
▶ Sehr schwere Peritonitiden können zu einem völligen Verlust des mesothelialen Zellrasens führen. Bleibt die erneute Besiedelung mit Mesothelien aus, wird die Oberfläche der Bauchhöhle von einer verdickten Kollagenschicht gebildet, deren typisches bräunliches Kolorit auf das Vorhandensein von AGE-Proteinen hinweist. Diese Veränderungen können in eine sklerosierende Peritonitis übergehen (s. u.).

13.2.3
Wasser- und Stofftransport über die peritoneale Membran

▶ Der transperitoneale Stoff- und Wassertransport erfolgt durch Diffusion, konvektiven Transport und Ultrafiltration.
▶ Die Resorption größerer Moleküle aus der Bauchhöhle in die Zirkulation geschieht dagegen hauptsächlich durch lymphatische Rückresorption.

Die peritoneale Membran trennt die Flüssigkeitsräume des Gefäßsystems (Blut) und der Bauchhöhle (Dialysat) als imperfekte semipermeable Membran. Das heißt, ein Stoffaustausch für Wasser und niedermolekulare Substanzen (Elektrolyte, Harnstoff etc.) erfolgt durch zahlreiche kleine Poren schnell und weitgehend ungehindert. Substanzen mit einem höheren Molekulargewicht werden zwar nicht vollständig zurückgehalten, können jedoch nur sehr viel langsamer hindurchtreten.

Diffusion.

Definition
Die Diffusion ist ein spontaner, von aktiven, Energie verbrauchenden Transportprozessen unabhängiger Vorgang, der durch die freie Bewegung der Teilchen (Braun-Molekularbewegung) entsteht. Befinden sich auf den beiden Seiten einer semipermeablen Membran Stoffe in unterschiedlicher Konzentration in Lösung, führt diese Eigenbewegung der gelösten Teilchen dazu, daß es zu einem Komzentrationsausgleich zwischen den beiden Flüssigkeitsräumen kommt.

Die Diffusionsrate einer Substanz zwischen Blut- und Dialysatkompartiment wird dabei zusätzlich von verschiedenen Faktoren beeinflußt:

▶ positiv von der Höhe des Konzentrationsgefälles, der Druckdifferenz über die Membran, der Fläche und der Temperatur,
▶ negativ von der Größe des Moleküls, der Membrandicke und undurchmischten Dialysatschichten, die die Mesothelschicht überdecken.

Ultrafiltration (UF).

Definition
Den Nettoentzug von Wasser aus dem Blut in das Dialysatkompartiment nennt man Ultrafiltration.

Der Übertritt von Wasser ist von den osmotischen und hydrostatischen Druckverhältnissen über die peritoneale Membran bestimmt. Gelöste Substanzen, deren Molekulargewicht einen raschen, uneingeschränkten Übertritt verhindern, üben einen osmotischen Druck aus.

Im Falle der PD wird dem Dialysat meist Glukose in hypertonen Konzentrationen zugesetzt. Dies bewirkt einen osmotischen Druckgradienten, der das Wasser aus dem Plasma- in den Dialysatraum treibt. Auch andere osmotisch wirksame Substanzen sind denkbar und werden z. T. für klinische Zwecke benutzt (s. u.).

▶ Der hydrostatische Druck, der durch das Dialysat in der Bauchhöhle entsteht, wirkt dem osmotischen Druck entgegen, ist jedoch quantitativ so gering, daß er – zumindest bei Erwachsenen – nur bei großen Volumina eine relevante Größe darstellt.
▶ In der Gegenrichtung zum Wassertransport aus der Zirkulation in die Bauchhöhle kommt es auch zu einer Flüssigkeitsrückresorption aus dem Dialysat. Sie entsteht einerseits durch Starling-Kräfte (kolloid-osmotisches Druckgefälle, transperitonealer hydrostatischer Druck) in das Kapillarsystem, andererseits durch lymphatische Rückresorption.

Die Netto-UF errechnet sich wie folgt:

$$\text{Netto-UF} = \text{UF} - \text{LR}$$
LR (lymphatische Rückresorption).

Konvektiver Transport.
Zusammen mit dem transperitoneal verschobenen Flüssigkeitsvolumen werden auch darin gelöste Teilchen entsprechend ihrer Molekülgröße mitgerissen:

- Diese Art des Transportes kann einerseits für einige Substanzen einen beträchtlichen Anteil an der Gesamtclearance ausmachen (bis zu 20%).
- Andererseits ist der konvektive Transport auch sehr kleiner Moleküle (z. B. Elektrolyte) über die peritoneale Membran immer geringer, als er entsprechend der Konzentration in der extrazellulären Flüssigkeit sein müßte. Die Moleküle werden also im Vergleich zu Wasser stärker durch die Membran zurückgehalten; man spricht deshalb vom *Siebeffekt* der Membran.

> **Merke**
>
> Aus dem Verhältnis der Konzentration einer Substanz im Plasma- und Ultrafiltrat errechnet sich der Siebkoeffizient, der maximal 1 (kein Siebeffekt, freier Durchtritt), minimal 0 (vollständige Siebung) betragen kann.

Moleküle, die größer als die Poren der Membran sind (z. B. Proteine) werden vor allem durch *Pinozytose* direkt transzellulär transportiert und gelangen so in geringen Mengen ins Dialysat.

> **Prinzipien des peritonealen Stofftransports:**
>
> Diffusion: Stofftransport durch semipermeable Membran entlang eines Konzentrationsgefälles
> Ultrafiltration: Entzug von Plasmawasser aus dem Blut in die Peritonealhöhle durch osmotischen Druckgradienten (Glukose)
> Konvektion: Mitnahme im Plasmawasser gelöster Stoffe im Rahmen der Ultrafiltration in Abhängigkeit des Verhältnisses von Größe und Ladung des Stoffes und der Membranporen

13.2.4
Peritoneale Ultrafiltrations- und Transportkinetik

Durch das Füllen der Peritonealhöhle mit hypertoner glukosehaltiger Dialysatlösung kommt es zu einer transkapillären UF, in Abhängigkeit von der Höhe der Glukosekonzentration. Unter hochprozentigen Lösungen (4,25% Glukose) erreicht der osmotische Druckgradient bis zu 4.381 mmHg!

- Zu Beginn der Dialyse ist die Glukosekonzentration im Dialysat am höchsten, die UF-Rate maximal.
- Mit dem Übertritt von Wasser und der Glukoseabsorption aus dem Peritoneum während der Äquilibrationzeit nehmen Glukosekonzentration, osmotischer Gradient und damit die UF ab. Das maximale UF-Volumen ist erreicht, wenn sich die UF-Rate und die transperitoneale Flüssigkeitsrückresorption die Waage halten. Dies ist zumeist nach 2–3 h erreicht.

▶ Anschließend fällt das intraperitoneale Volumen wieder ab, die Flüssigkeitsrückresorption ist größer als die UF-Rate. Dieser Prozeß setzt bereits ein, bevor das Glukoseäquilibrium erreicht ist (6–10 h vorher).

> **Merke**
>
> Die Analyse der transperitonealen Volumen- und Solutakinetik ist entscheidend für die Erfassung der peritonealen Funktion und die Wahl des geeigneten Behandlungsschemas.

Verschiedene Verfahren, den peritonealen Stofftransport zu messen, können verwendet werden. Die Berechnung des Massentransportkoeffizienten ist exakt und für wissenschaftliche Zwecke geeignet; für die klinische Praxis ist sie jedoch zu aufwendig. Deshalb wird hier nicht weiter darauf eingegangen. Die peritoneale Clearance einer Substanz errechnet sich nach der Formel:

$$\text{Peritoneale Clearance} = \frac{C_D \cdot V_D}{C_B \cdot t}$$

V_D Dialysatvolumen
C_D Dialysatauslaufkonzentration
t Zeiteinheit in der Regel auf Wochenbasis kalkuliert
C_B Blutkonzentration.

Peritonealer Äquilibrationstest (PET)

> **Merke**
>
> Die heute für die Bestimmung der peritonealen Transportcharakteristik gebräuchlichste Methode ist der peritoneale Äquilibrationstest (PET).

Der PET analysiert unter standardisierten Bedingungen zu bestimmten Zeitpunkten das Verhältnis einer zu untersuchenden Substanz (z. B. Kreatinin, Harnstoff) in Dialysat und Plasma (D/P-Quotient), die Glukosekonzentration im Dialysat und das UF-Volumen nach 4 h Verweilzeit. In der Praxis interessiert besonders die Bestimmung des D/P von Kreatinin und der Dialysatglukose.

PET-Protokoll (Nach Twardowski 1987)
Der PET sollte morgens nach einem 8- bis 12stündigen Nachtwechsel durchgeführt werden.

▶ 1) Dialysat über 20 min in sitzender Position drainieren, Auslaufbeutel gut mischen und 10 ml Probe entnehmen.
▶ 2) Blutprobe entnehmen.
▶ 3) Neuen Dialysattestbeutel 2 l, 2,5 % Glukose, vorbereiten, 10 ml Probe entnehmen.
▶ 4) Einlauf des Dialysats über 10 min bei liegendem Patient. Zur besseren Durchmischung des Dialysats sollte sich der Patient mehrmals drehen.

▶ 5) Sofort nach Beendigung des Einlaufs (10 min) 200 ml wieder auslaufen lassen, gut durchmischen, 10 ml Probe entnehmen und den Rest wieder einlaufen lassen.
▶ 6) Patient soll herumlaufen; Dialysatproben entnehmen entsprechend Punkt 5 nach 30, 60, 120 und 180 min.
▶ 7) Nach 4 h Dialysat auslaufen lassen (entsprechend Punkt 1); Volumen messen und Proben aus Beutel und Blut entnehmen.
▶ 8) Neuen Dialysatbeutel (entsprechend üblichem Behandlungsschema) einlaufen lassen wie unter Punkt 4 und unmittelbar nach Beendigung des Einlaufs Probe entnehmen (entsprechend Punkt 5).

Dann Fortsetzung der Dialyse gemäß gewohntem Schema. Die unter Punkt 4 und 8 durchgeführten Maßnahmen dienen der Ermittlung des intraperitoneal verbliebenen Residualvolumens.

Serielle Messungen bei einer großen Zahl von PD-Patienten haben eine Standardisierung der daraus resultierenden Äquilibrationskurven (Abb. 13.2a,b) und UF-Profile ermöglicht. Entsprechend den mit dem PET ermittelten Werten läßt sich für jeden Patienten die individuelle Transportkinetik ermitteln. Der Vergleich dieser Befunde mit den empirisch ermittelten Standardkurven erlaubt folgende Transporterzuordnungen der Patienten: schnelle Transporter, hochnormale Transporter, niedrig-normale Transporter oder langsame Transporter.
Diese Befunde haben Bedeutung für die Festsetzung des optimalen Behandlungsschemas (Abschn. 13.4).

Fast-PET
Für klinische Zwecke läßt sich dieser Test auch mit hinreichender Genauigkeit und Reproduzierbarkeit vereinfachen und als Fast-PET durchführen.

Fast-PET-Protokoll (Nach Twardowski 1990)

▶ 1) Nach einem Nachtwechsel mit 8–12 h Verweilzeit wird der Patient angehalten, einen 20minütigen Auslauf in sitzender Position zu Hause vorzunehmen.
▶ 2) Einlauf von 2 l 2,5 %igem glukosehaltigem Dialysat über 10 min. Die genaue Zeit des Einlaufendes wird festgehalten.
▶ 3) Der Patient begibt sich so in das Dialysezentrum, daß mit dem Dialysatauslauf genau 4 h nach Einlauf-Ende begonnen werden kann (20 min Auslauf im Sitzen).
▶ 4) Messen des Auslaufvolumens, Mischen des Beutels und Entnahme einer Probe für die Glukose- und Kreatininbestimmung.
▶ 5) Blutentnahme für Kreatinin- und Glukosebestimmung.

Durch Vergleich der individuellen Meßwerte mit denen der normierten Kurven läßt sich das Transportverhalten eines Patienten klassifizieren.

13.2 Anatomie und Physiologie der Peritonealmembran

Abb. 13.2a,b.
Standardkurven für den Quotienten zwischen der Dialysatkonzentration D und der Plasmakonzentration P für Kreatinin (**a**) und Glukose (**b**)

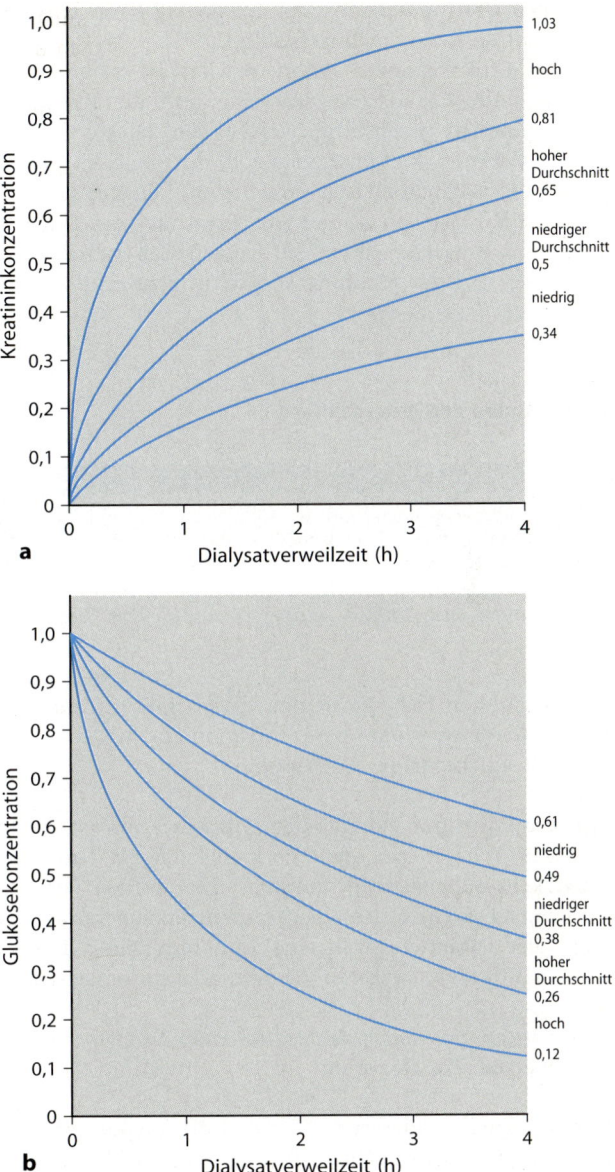

Fehlerquellen

Bei der praktischen Durchführung des Tests ist auf folgende Fehlerquellen zu achten:

▶ Das (nichtdrainierte) Residualvolumen sollte vor und nach dem Test konstant sein. Die Auslaufzeit vor Testbeginn und am Ende sollte 20 min betragen, der Auslauf möglichst immer in der gleichen Position (Sitzen) erfolgen.

▶ Starke Überwässerung oder Exsikkose kann das UF-Volumen verändern. Der Patient sollte euvolämisch sein.
▶ Hohe Glukosekonzentration im Dialysat ist vor dem Messen zu verdünnen.
▶ Eine hohe Glukosekonzentration und die Kreatininbestimmung im Dialysat können sich gegenseitig beeinflussen. Dieser Fehler muß bedacht werden bei der Wahl der Meßmethode (z. B. enzymatische Bestimmung!).
▶ Proben möglichst frisch verarbeiten. Längere Lagerung verfälscht die Resultate durch bakteriellen Abbau von Kreatinin und Harnstoff. Wenn Proben gelagert werden müssen, sollten sie tiefgefroren werden (−20 °C). Aufgetaute Proben müssen vor der Messung sorgfältig gemischt werden.

13.2.5
Interpretation der Testergebnisse

> **Merke**
>
> In der überwiegenden Zahl der Fälle findet sich ein Zusammenhang zwischen erzieltem UF-Volumen, der Glukoseabsorption und dem gemessenen D/P-Quotienten.

Patienten mit hohen Transportraten. Die Ergebnisse beinhalten typischerweise:

▶ einen hohen D/P-Quotienten (rascher Stofftransport),
▶ eine niedrige Glukosekonzentration im Auslauf (rasche Absorption) und
▶ somit ein niedriges UF-Volumen.

Diese Form der mangelnden Ultrafiltration ist die häufigste und wird als *UF-Versagen Typ I* bezeichnet. Es kann sich im Laufe mehrerer Behandlungsjahre entwickeln oder auch im Rahmen einer akuten Peritonitis (s. u.). In einigen Fällen liegt diese Form des UF-Versagens auch schon zu Beginn der PD-Behandlung vor. Diese Patienten profitieren von einer relativ kurzen Dialysatverweilzeit, d. h. einen häufigeren, kürzeren Wechsel oder automatischen Methoden (CCPD, NIPD).

Patienten mit normalen/reduzierten Transportraten. Man spricht von einem *UF-Versagen Typ II*, wenn:

▶ ein normaler oder reduzierter Stofftransport vorliegt (D/P$_{Kreatinin}$ < 0,5) und
▶ trotz relativ hoher Glukosekonzentration im Auslauf nur eine geringe Ultrafiltration erreicht wird.

Es resultiert eine chronische Unterdialyse und die Überwässerung. Insgesamt ist das Typ-II-Versagen weitaus seltener als das Typ I-Versagen. Ursächlich kommen besonders schwere Formen der Peritonitis (Staphylococcus aureus, kotige Peritonitis), intraabdominelle Adhäsionen mit Verlust von Austauschfläche oder eine peritoneale Sklerosierung in Betracht. In den meisten Fällen wird ein Verfahrenswechsel die notwendige Konsequenz sein.

> **Ultrafiltrationsversagen bei Peritonealdialyse**
>
> **Typ I Versagen**
> Testergebnisse: rascher Stofftransport, schnelle Glukoseabsorption, geringe Glukosekonzentration im Dialysatauslauf, d. h. niedriges UF-Volumen nach 4–6 h Verweilzeit
> Ursachen: „schneller Transporter", große Austauschfläche
> Maßnahmen: kürzere Dialysatverweilzeiten, evtl. höhere Dialysatglukose, automatische Methoden
>
> **Typ II Versagen**
> Testergebnisse: reduzierter Stoffaustausch, geringe Ultrafiltratmenge, hohe Glukosekonzentration im Dialysatauslauf, entsprechend niedriges UF-Volumen, schlechte Clearance
> Ursachen: schwere Peritonitis, sklerosierende Peritonitis, kleine Austauschfläche
> Maßnahmen: Verfahren beenden?

13.2.6
Veränderungen des peritonealen Transports unter Langzeitperitonealdialyse

Inzwischen liegt eine Reihe von Daten vor, die eine recht stabile Langzeitfunktion der peritonealen Mambran bis über 5 Jahre belegen. Dies gilt vor allem dann, wenn keine oder nur vereinzelte, klinisch leichte Peritonitiden auftreten. Hingegen ändert sich die Transportcharakteristik in vielen Fällen während der ersten Monate der Behandlung, so daß PET-Resultate, die während dieser Zeit erhoben werden, nur begrenzte Gültigkeit besitzen.

> **Merke**
>
> In den meisten Fällen sind Probleme mit der Ultrafiltration im Langzeitverlauf für das Verbleiben in der Methode entscheidender als eine verminderte Soluta-Clearance.

13.3
Peritonealer Zugang: PD-Katheter und PD-Systeme

13.3.1
Kathetertypen

Die Entwicklung des Silikonkatheters als ein dauerhafter perkutaner Zugang (Tenckhoff 1968) hat entscheidend zur Verbreitung der Peritonealdialyse als Behandlungsmethode bei chronischer Niereninsuffizienz beigetragen.

Normaler Tenckhoff-Katheter

Der Katheter hat eine Länge von 35 cm (Standardmodelle) bei 2,6 mm Innendurchmesser. (Andere Längen, z. B. für Kinder oder stark adipöse Erwachsene, sind erhältlich.) Der gerade Katheter ist an seinem distalen, intraperitonealen Ende mit zahlreichen seitlichen Löchern versehen, um Aus- und Einlaufverhalten zu verbessern. Der mittlere Anteil, der in der Bauchdecke positioniert wird, hat 2 zirkuläre Muffen (Cuffs) im Abstand von ca. 5 cm. Das Material ist ein Dacrongeflecht und relativ bioinkompatibel und induziert eine Entzündungsreaktion, die zum Einwandern von fibrogranulomatösem Bindegewebe in das Dacrongeflecht nach ca. 1 Monat führt. Dies festigt die Position des Katheters in der Bauchwand und bildet eine Barierre gegen von außen eindringende Keime und Dialysatlecks.

Modifizierte Formen

Die am häufigsten verwendeten Formen sind heute:

- der gerade und gebogene („*coiled*") Tenckhoff-Katheter,
- der Toronto-Western II-Katheter (Oreopoulos-Zellermann-Katheter),
- der Lifecath-(Duschkopf)-Katheter und
- der Missouri-Schwanenhals-(Swan-Neck)-Katheter.

Der gebogene Tenckhoff-Katheter (Abb. 13.3a) soll durch seine schneckenartige Windung des distalen Endes zu einer besseren Fixierung des peritonealen Anteils im kleinen Becken und zu einer geringeren Zahl von Auslaufstörungen führen. Demselben Zweck dienen die beiden tellerförmigen Silikonscheiben am Toronto-Western-II-Katheter (Abb. 13.3b), die auch überhängende Netzschlingen von den Katheteröffnungen fernhalten sollen. Dieses Modell weist zusätzlich eine Kugel unter der scheibenförmig gestalteten tiefen Dacronmuffe auf. Das Peritoneum wird nach Einlage über dieser Kugel möglichst dicht vernäht und so zwischen Kugel und Dacronscheibe positioniert, was wiederum die Abdichtung des Peritoneums verbessern soll.

Eine interessante Variante zu den geraden Kathetern ist der Swan-Neck-Katheter (Abb. 13.3c). Er ist in seinem mittleren Teil fixiert gebogen. Diese Biegung kommt in der Bauchdecke so zu liegen, daß der Katheter nach kaudal ausgeleitet wird. Die vorgegebene Biegung erleichtert die Fixierung in der Bauchdecke; die Gefahr, daß sich der Katheter durch Verwindungen bei der Einlage durch die Bauchwand später wieder vorschiebt, ist gering. Der nach unten gerichtete Austritt soll ferner den Ausfluß von Sekret aus dem Tunnel erleichtern und dem Einwandern von Bakterien vorbeugen.

Vergleich der Katheter

Trotz der Vielzahl von Varianten ist der Prototyp nach Tenckhoff nach wie vor der am häufigsten verwendete und zugleich billigste Katheter. Die mit neueren Kathetern erzielten Verbesserungen erweisen sich häufig in vergleichenden Studien – vor allem über längere Zeiträume – als nicht überlegen. Wesentlicher als das Design dürfte in den meisten Fällen für eine gute Langzeitfunktion eine sorgfältige Implantationstechnik sein. Ob neuere Materialien wie Polyurethan sich im

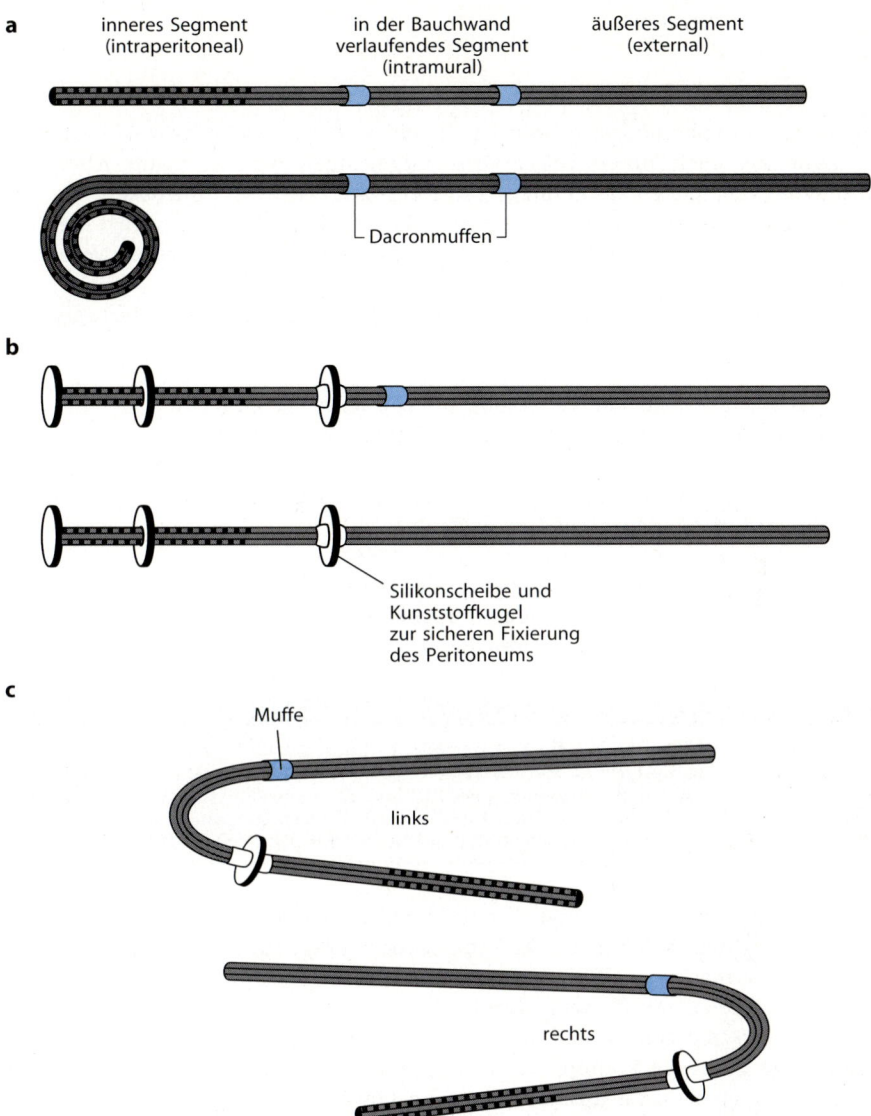

Abb. 13.3a–c. Die am häufigsten verwendeten Peritonealdialysekatheter: (a) gerader und gebogener Tenckhoff-Katheter, (b) Doppel- und Einzel-Cuff-Ausführung eines Toronto-Western-II-Katheters, (c) Missouri-Schwanenhals-Katheter. (Mit freundlicher Genehmigung von Fresenius Medical Care)

klinischen Alltag bewähren werden, muß noch gezeigt werden. Größere intraluminale Durchmesser beschleunigen bei diesen Modellen die Wechselprozedur (Cruz-Katheter). Das Material wird zudem in der Körperwärme elastischer, was zu geringeren Spannungen im Bereich des Tunnels führt.

13.3.2
Implantation

Die häufigste Implantationstechnik ist die chirurgische, wobei sowohl in Lokalanästhesie als auch unter Vollnarkose vorgegangen werden kann. Alternativ besteht die Möglichkeit der Einlage mittels Trokar oder Peritoneoskop. Bei der letzteren Methode kann nur der originale Tenckhoff-Katheter eingelegt werden. In erfahrenen Händen werden vergleichbar gute Resultate mit beiden Verfahren erzielt.

Der größere organisatorische und medizinische Aufwand der chirurgischen Technik wird wettgemacht durch:

▶ das geringere Risiko der Verletzung intraperitonealer Organe,
▶ die exakte Positionierung des inneren Kathetersegments und
▶ ein geringes Risiko später Dialysatlecks; ein Einschleichen der Behandlung ist jedoch notwendig, da das Risiko von Lecks in der postoperativen Phase höher ist als beim peritoneoskopischen Zugang (s. u.).

Der Zugang erfolgt wahlweise lateral oder paramedian. Beim lateralen Zugang liegt die Durchtrittsstelle am äußeren Rand des M. rectus abdominis, bei der paramedianen Variante am mittleren Rand.

> **Merke**
> Die Lage der Katheteraustrittsstelle muß präoperativ durch Arzt- oder Pflegepersonal festgelegt werden (z. B. Markierung mit wasserunlöslichem Filzstift). Sie soll so plaziert sein, daß der Katheter nicht durch Bewegung oder Kleidung des Patienten (z. B. Gürtel) irritiert wird. Bewegung des Katheters im Tunnel oder Läsionen der Austrittsstelle durch mechanische Einflüsse verzögern die Einheilung und begünstigen bakterielle Infektionen.

Die Katheterspitze wird möglichst tief im Peritoneum plaziert (Abb. 13.4a,b); die Lage im Douglas-Raum direkt kann jedoch gelegentlich zu Schmerzen (vor allem beim Einlauf des Dialysats) führen. Das Peritoneum wird direkt unter der distalen (tiefen) Muffe verschlossen. Über der tiefen Muffe wird die muskuläre Faszie verschlossen, so daß der Cuff zwischen peritonealer Membran und der Muskelfaszie zu liegen kommt. Nach Verschluß des Peritoneums und der Faszie werden Dialysatein- und -auslauf bereits im Operationssaal getestet.

Der subkutane Tunnel soll eine Länge von ca. 10 cm haben und so angelegt werden, daß der obere, subkutane Cuff ca. 1,5 cm vor der Katheteraustrittsstelle zu liegen kommt. Der zwischen Cuff und Austrittsstelle gelegene Anteil des Tunnels ist der *Sinus*. Er wird nach 2–3 Wochen zu gut 50 % mit Epidermis überkleidet sein; die unteren Anteile werden von flachem Granulationsgewebe gebildet.

Abb. 13.4.
a Röntgenaufnahme nach Implantation der PD-Katheters zeigt die korrekte Lage mit der Spitze im Douglas-Raum.
b Schema der PD-Katheteranlage. (Abb. 14.4b mit freundlicher Genehmigung von Fresenius Medical Care)

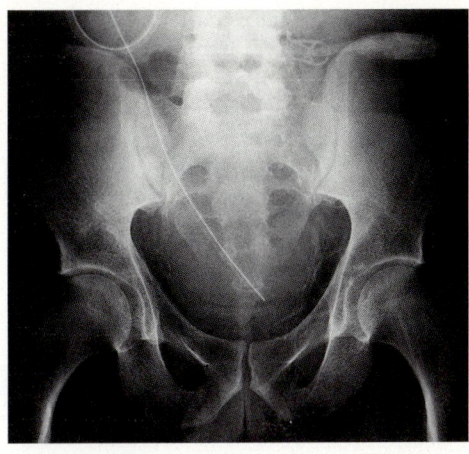

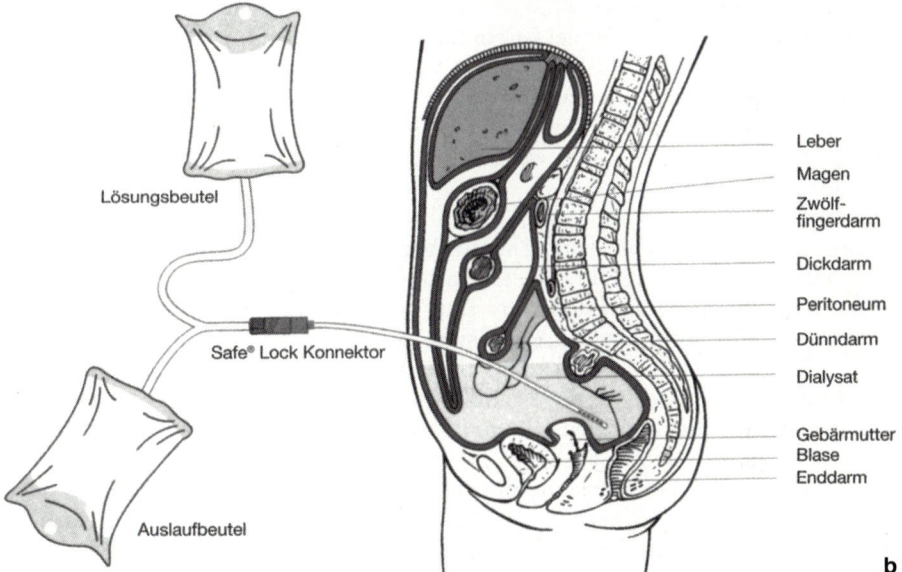

> Ein zu langer Sinustrakt (> 1,5 cm) begünstigt die Retention von Sekret und Bakterien und damit eine Infektion des Tunnels. Liegt die Muffe näher unter der Haut, kommt es häufig zu einer Dislokation der Muffe aus der Haut durch Bewegung des Katheters im Tunnel und durch intraabdominellen Druck.

▶ Perioperativ ist die Gabe eines Antibiotikums ratsam (z. B. ein Zweit-Generations-Cephalosporin oder Vancomycin i. v.), um die frühe bakterielle Besiedelung des Tunnels und der Austrittsstelle zu verhindern und die Einheilung zu verbessern.

- Die Austrittsstelle wird mit einem sterilen Verband abgedeckt, der möglichst lange (3–6 Tage) unangetastet bleiben sollte, um die Kolonisation mit Bakterien zu vermeiden.
- Postoperatives Husten oder Erbrechen sollte verhindert werden, um den Einheilungsprozeß nicht zu stören und eine Dislokation zu vermeiden.
- Eine sorgfältige intraoperative Blutstillung ist notwendig, da Hämatome das Risiko der Superinfektion erhöhen.

13.3.3
Postoperative Phase

> **Merke**
>
> Ziel der postoperativen Betreuung muß es sein, das Auftreten von Dialysatlecks bis zum Einheilen des Katheters zu vermeiden.

Dialysatflüssigkeit im Tunnel ist ein idealer Nährboden für bakterielles Wachstum und verhindert die Ausbildung von Granulationsgewebe. Ein hoher intraabdomineller Druck muß vermieden werden.

Idealerweise erfolgt die Anlage des PD-Katheters so früh, daß die Dialyse erst begonnen werden muß, wenn der Einheilungsprozeß abgeschlossen ist (ca. 2–4 Wochen).

- Der Katheter wird bis zum Therapiebeginn regelmäßig mit Heparinlösung (1000 i. E. in 5 ml) gefüllt, um Fibrin und Blutablagerungen zu verhindern.
- Bei blutigem Auslauf postoperativ sind mehrere schnelle Wechsel mit kleineren Volumina nötig, bis die Spüllösung klar ist.

Mitunter muß sofort mit der Dialysebehandlung begonnen werden. In diesem Fall dürfen zunächst nur kleine Volumina installiert werden (500–1000 ml).

- Im Liegen sind die intraabdominalen Drücke geringer, so daß initial auch Bettruhe oder eine nächtlich-intermittierende Behandlung mit Austausch kleinerer Volumina (NIPD) zu erwägen ist.
- Die Dialysatmenge kann im Laufe von 8–10 Tagen langsam gesteigert werden.

13.3.4
Katheterpflege

Der Verband kann 3–6 Tage postoperativ über der Katheteraustrittsstelle geöffnet werden (Abb. 13.5).

> **Merke**
>
> Alle Arbeitsgänge am Katheteraustritt sollen mit sterilen Handschuhen und Mundschutz erfolgen.

Abb. 13.5.
PD-Katheter mit Austrittsstelle und noch geröteter Operationsnarbe darunter

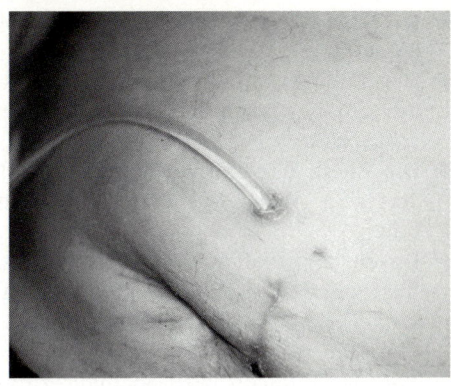

Diese Hygienemaßnahmen müssen für alle gelten – für Personal und Patient gleichermaßen. Durch vorsichtige Handhabung soll möglichst jede mechanische Belastung des Katheters vermieden werden.

> **Merke**
>
> **Die sorgsame Reinigung der Austrittsstelle erfolgt z. B. mit H_2O_2, flüssiger Seife oder Polividon-Jod-Lösung.**

Für die Behandlung der Austrittsstelle hat sich bislang keine einheitliche Methode durchgesetzt. Entscheidend ist, daß sehr behutsam vorgegangen wird, Bei der Entfernung von Blut, Sekretkrusten oder Detritus aus dem Tunnelausgang darf die Epidermis nicht verletzt werden, um die Einheilung des Sinustraktes nicht zu gefährden.

▶ H_2O_2 eignet sich hervorragend, um verklebte Verbände oder Schorf zu lösen.
▶ Die Reinigung der Umgebung mit flüssiger Seife erscheint ausreichend wirksam zur Prävention der bakteriellen Besiedelung.
▶ Die Anwendung von PV-Jod ist umstritten, da diese Lösung zumindest in vitro für Epithelien toxisch ist. Allerdings führen auch viele Zentren die Pflege der Austrittsstelle regelmäßig mit PV-Jod mit guten Resultaten durch. Vergleichende Studien zu diesem Thema liegen nicht vor.
▶ Das Tragen eines Verbandes in den ersten Wochen bis Monaten wird allgemein empfohlen.

> **Merke**
>
> **Wir halten das Tragen eines Verbandes über der Austrittsstelle in jedem Fall dauerhaft für empfehlenswert zum Schutz vor Kontamination.**

▶ Luftundurchlässige Verbände und Salben sind für die Exit-site-Pflege ungeeignet.
▶ Der Katheter muß spannungsfrei auf der Bauchdecke immobilisiert werden, um ihn bei körperlichen Bewegungen vor Zug, Verwindung und Druck zu schützen.
▶ Die Pflege der Exit-site wird durch den Patienten regelmäßig, mindestens in 2tägigem Abstand, entsprechend den oben genannten Richtlinien durchgeführt.
▶ Duschen mit offenem Austritt und sorgsame Reinigung der Umgebung mit flüssiger Seife spülen Sekret, Zellen und Keime aus dem Sinustrakt. Anschließend muß der Katheteraustritt sorgfältig getrocknet werden. Vollbäder hingegen sind kontraindiziert.
▶ Vom Schwimmen wird ebenfalls zumeist abgeraten, es sei denn, der Tunnelausgang und der Katheter werden zuvor wasserdicht geschützt (z. B. Kolostomiebeutel).
▶ Die regelmäßige Inspektion und Pflege der Austrittsstelle sind wesentlich für den Langzeiterfolg der Peritonealdialyse.

Exit-site-Pflege:

- Alle Arbeitsgänge mit Mundschutz und Handschuhen (Ausnahme Duschen) durchführen.
- Stets vorsichtige Handhabung des Katheters, mechanische Belastung vermeiden.
- Regelmäßige Inspektion und sorgsame Reinigung (PV-Jod, H_2O_2, desinfizierende Seife).
- Abdeckung der Exit-site mit kleinem trockenen Verband; Katheter spannungsfrei fixieren.
- Keine luftundurchlässigen Verbände verwenden.

Exit-site-Infektionen und von dort ausgehende bakterielle Durchwanderungen des Tunnels zählen zu den wichtigsten Ursachen rezidivierender Peritonitiden und Tunnelinfekte, die den Austausch des Katheters bzw. den Wechsel auf die Hämodialyse notwendig machen.

13.3.5
Komplikationen an Katheter und Tunnel

Katheterassoziierte Probleme (mechanisch, infektiös) stellen die häufigste Ursache für einen Verfahrenswechsel dar. Sie werden mit einer Häufigkeit von 2–22% angegeben; dabei sind zentrumsspezifische Variationen der Katheterpflege und der Implantationstechnik von entscheidender Bedeutung.

Infektion der Austrittsstelle (Exit-site-Infektion) und des Tunnels

Symptome

> **Merke**
>
> Klinische Zeichen einer Exit-site-Infektion sind Rötung, *Schmerzen*, Schwellung und Induration der Umgebung und/oder eitrige Sekretion aus dem Sinustrakt.

Verkrustungen allein oder positive Abstriche ohne Gewebereaktion sind nicht unbedingt als Infekt anzusehen. Die Infektion führt zu einer Wucherung des Granulationsgewebes, das auch aus der Austrittsstelle hervortreten kann. Twardowski hat versucht, die Exit-site-Befunde zum Zwecke der Vereinheitlichung zu klassifizieren (Twardowski 1992):

▶ *Akute Infektion:*
Schmerzhaft geschwollen, Rötung (> 13 mm), wucherndes Granulationsgewebe, Sekretion;
< 4 Wochen.
▶ *Chronische Infektion:*
Sekretion, ganulomatöse Gewebswucherungen, keine Rötung, Induration oder Schmerzen;
> 4 Wochen.
▶ *Verlauf indifferent:*
Flüssigkeit nur im Sinus, wenig Granulationen, tägliche Krustenbildung oder trockenes Exsudat im Verband.
▶ *Verlauf gut:*
Sichtbare Epithelialisierung des Sinus, dickes Sekret, Krustenbildung nicht öfter als alle 2 Tage, keine sichtbaren Granulationen.
▶ *Verlauf perfekt:*
Kräftige Epithelialisierung, trocken, Krustenbildung nicht öfter als 1mal/Woche, normale oder etwas dunklere Hautfarbe der Umgebung.

Therapie

Akute Exit-site-Infekte brauchen eine systemische antibiotische Behandlung (Abb. 13.6). Falls klinisch der Verdacht auf eine Infektion besteht, muß eine Abstrichuntersuchung zur Sicherung des Erregers erfolgen (Kultur und Gram-Färbung). Die Gram-Färbung ist ein im Abstrich leicht durchführbares färberisches Verfahren, das innerhalb von ca. 30 min. die mikroskopische Differenzierung von gramnegativen und grampositiven Bakterien erlaubt. Da diese großen Gruppen von Bakterien auf verschiedene Antibiotika ansprechen, ist damit eine erste therapeutische Entscheidung gefallen, die im späteren Verlauf anhand der Kulturergebnisse noch verändert werden kann.

Infekte mit grampositiven Erregern werden nach Empfehlung des „Ad-hoc-Commitee on peritonitis management" mit Vancomycin 2 g i. v. oder i. p. behandelt. Alternativ können auch Cephalosporine der ersten Generation oder penicillinaseresistente Penicilline gegeben werden. Gramnegative Infekte sprechen gut auf orale Gabe von Ciprofloxacin oder Ofloxacin an.

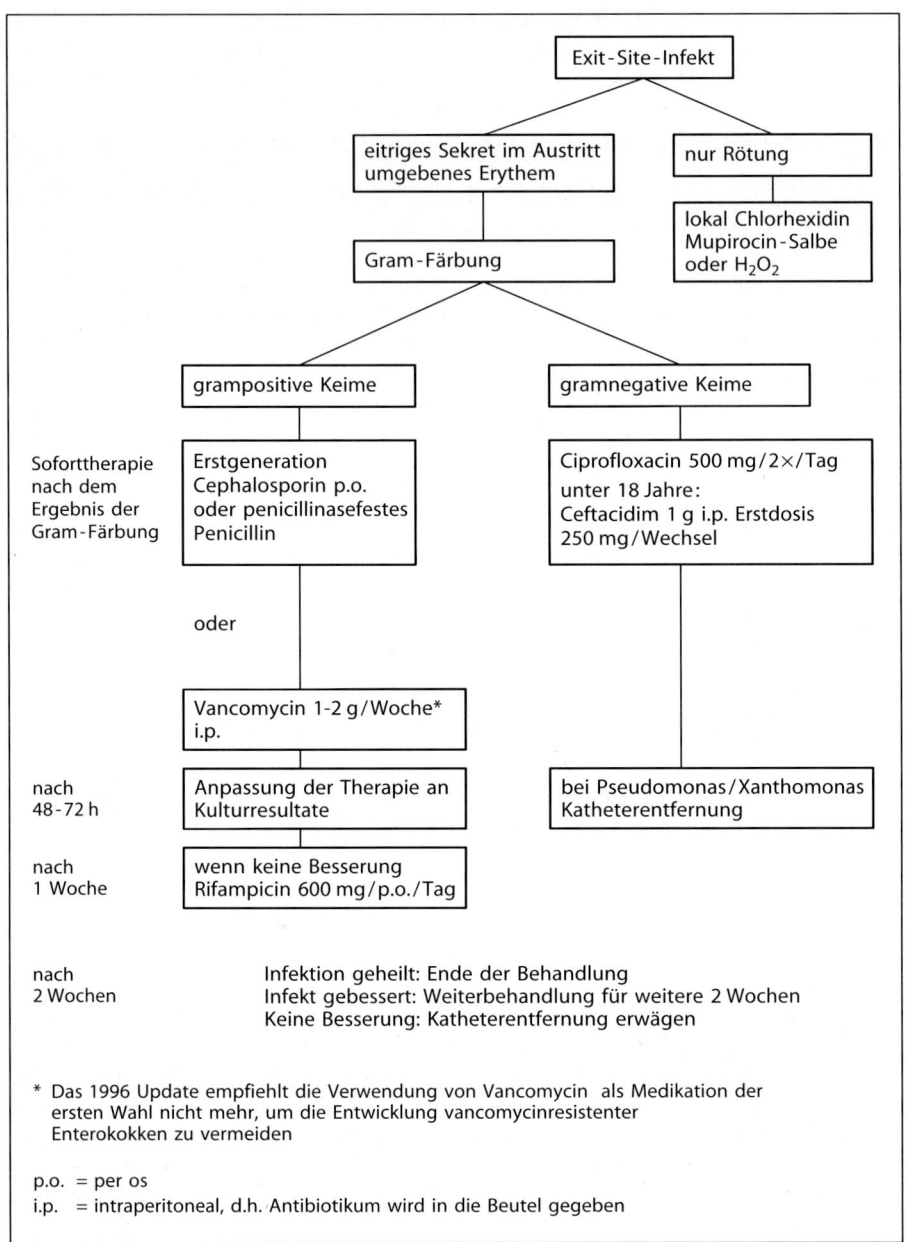

Abb. 13.6. Management bei Exit-site-Infektion. (Nach Keane et al. 1993, 1996)

Entsprechend dem Antibiogramm muß die Therapie angepaßt werden. Zeigt sich nach einer Woche keine Besserung, ist im Fall grampositiver Erreger die zusätzliche Gabe von Rifampicin aufgrund seiner guten intrazellulären Wirksamkeit oft hilfreich. Werden Pseudomonas oder Xanthomonas als Erreger eines Tunnelinfekts gesichert, sollte frühzeitig der Ausbau des Katheters erwogen werden, da diese Infektionen kaum je anderweitig therapeutisch zu beherrschen sind.

Zusätzlich wird lokal behandelt mit H_2O_2 beim täglichen sorgfältigen Entfernen von Krusten (H_2O_2) und mit flüssiger Seife (evtl. PV-jodhaltig) zum Reinigen der Umgebung. Wucherndes Granulationsgewebe wird am besten mit Silbernitratstiften kauterisiert, chirurgische Maßnahmen sind selten erforderlich.

Bezieht der Infekt den äußeren Cuff oder den gesamten Tunnel mit ein (schmerzhafte Palpation des Tunnelverlaufs, Rötung, Schwellung entlang des Tunnels, Flüssigkeitssaum oder -ansammlungen entlang des Katheterverlaufs in der Sonographie) oder kommt es zu einer begleitenden Peritonitis mit demselben Erreger, muß der Katheter in der Regel entfernt werden. Die antibiotische Therapie muß unter Anpassung an das Antibiogramm mindestens 2 Wochen weitergeführt werden. Eine Katheterneuanlage sollte erst nach einem Sicherheitsintervall bei unauffälligen klinischen Verhältnissen auf der Gegenseite erfolgen. Die gleichzeitige Entfernung eines infizierten Katheters und die simultane Neuanlage wird beschrieben, trägt jedoch das nicht geringe Risiko einer sofortigen bakteriellen Wiederbesiedelung des neuen Materials. Bleibt der Infekt auf den Befall der äußeren Muffe beschränkt, wird von einigen Autoren ein „Cuff-shaving" als lokale chirurgische Maßnahme zur Sanierung des Infekts empfohlen. Die Ergebnisse mit dieser Methode sind unterschiedlich, ein Routineverfahren stellt sie sicher nicht dar.

Chronische Infektionen brauchen meist eine längerfristige Antibiose, evtl. auch wiederholte Kauterisierung mit dem Silbernitratstift. Ein „indifferenter" Befund kann sowohl lokal als auch mit kurzfristiger systemischer Antibiotikatherapie behandelt werden.

Prophylaxe

Staphylococcus-aureus-Infektionen gehören zu den häufigsten Erregern bei Exit-site- und Tunnelinfekten und bei Peritonitiden. Zahlreiche Menschen haben eine chronische Staphylococcus-aureus-Besiedelung der Haut, vor allem im Bereich der Nasenlöcher. Es konnte gezeigt werden, daß PD-Patienten mit einer nasalen Staphylococcus-aureus-Besiedelung eine höhere Inzidenz von Exit-site- und konsekutiven Tunnelinfekten und Peritonitiden haben. Eine lokale Therapie mit Mupirocinsalbe (2% Salbe, 3 mal/Tag) allein oder in Kombination mit systemischer Rifampicingabe senken die Häufigkeit dieser Infekte. Eine Wiederbesiedelung nach Abschluß der Behandlung ist jedoch häufig und verlangt evtl. erneute Behandlungszyklen.

Silberbeschichtete Katheter oder ein Silberring über der Austrittsstelle sollen lokale baktericide Effekte haben. Ihre klinische Wirksamkeit in größeren kontrollierten Studien ist jedoch noch nicht belegt.

Schutz des Katheters vor mechanischer Irritation verhindert Verletzungen des Sinustraktes und des umgebenden Granulationsgewebes. Verletzungen prädisponieren zu Infektionen.

13.3.6
Mechanische Komplikationen

Perforation/Lazeration von Blutgefäßen

Läsionen kleinerer Gefäße nach Kathetereinlage sind relativ häufig. Meist handelt es sich um kleinere Blutungen, die spontan sistieren. Das Dialysat wird nach den ersten wenigen Wechseln klar.

> **Merke**
> Läsionen größerer Gefäße können zu erheblichen, bedrohlichen Blutungen führen.

Zur Abschätzung des Blutverlustes hilft die Bestimmung des Krits im Dialysat. Das Risiko derartiger Blutungen ist besonders nach laparaskopischer Kathetereinlage groß. In der Regel werden eine chirurgische Exploration und Blutstillung unumgänglich.

Perforation von Hohlorganen (Magen-Darm-Trakt, Blase, Uterus)

Das Risiko einer Performation besteht vor allem bei laparoskopischer Kathetereinlage und bei Patienten, die die Peritonealdialyse perioperativ sistiert haben, z. B. nach Nierentransplantationen, wenn zusätzlich eine Immunsuppression mit Kortikosteroiden gegeben wird.

Diagnostische Hinweise sind ein fäkulenter Dialysatauslauf, hohe Urinmengen nach Dialysateinlauf bei zuvor anurischen Patienten, Hämatoperitoneum, vaginale Sekretion nach Dialysateinlauf und Peritonitis mit typischer enteraler Mischflora.

Eine chirurgische Korrektur ist immer erforderlich mit anschließendem Intervall, bevor wieder der Versuch einer PD-Behandlung begonnen werden kann. Bei Transplantierten empfiehlt es sich, den Katheter mindestens jeden 2. Tag mit heparinhaltiger physiologischer Kochsalzlösung zu spülen und eine Exit-site-Pflege durchzuführen. Der Katheter sollte bei guter Organfunktion rechtzeitig entfernt werden (1–3 Wochen nach Transplantation).

Dialysatleck

Das Dialysatleck tritt bei 7–24 % aller neu inplantierten PD-Katheter auf und ist damit eine relativ häufige Komplikation. In der weit überwiegenden Zahl der Fälle wird sie während der ersten Tage nach einer Neuimplantation manifest. Nach chirurgischer Implantation ist sie etwas häufiger.

> **Merke**
> Eine dialysefreie Phase direkt nach Implantation kann die Komplikation Dialysatleck verhindern.

Muß mit einer Behandlung begonnen werden, sollten hohe intraperitoneale Drücke durch den Austausch nur kleinster Dialysatvolumina in liegender Position (500–1.000 ml), evtl. auch unter Einsatz eines intermittierenden automatischen Verfahrens (z. B. NIPD), vermieden werden.

Der Nachweis eines Dialysatlecks läßt sich in zweifelhaften Fällen durch die Ermittlung einer hohen Glukosekonzentration in der austretenden Flüssigkeit mit einem simplen Teststreifen führen.

Lecks, die sich kurz nach Anlage des Katheters manifestieren, behandelt man durch vorübergehendes Sistieren der Therapie, bis die Wundheilung abgeschlossen ist (mindestens 1–2 Wochen). Im Gegensatz dazu heilen Leckagen, die erst später im Verlauf der PD-Therapie entstehen, oft nicht zufriedenstellend mit dieser Methode aus und müssen evtl. chirurgisch revidiert werden.

Dislokation und Auslaufstörung

Dislokation des Katheters, Umschlagen der Katheterspitze in die oberen Quadranten, passiert weitaus häufiger, als es durch Ein- oder Auslaufstörungen klinisch manifest wird.

Ursache der Auslaufstörung ist zumeist eine Verlegung durch Netzstrukturen, die beim Drainieren in die Katheteröffnung gezogen werden. Malpositionen treten zumeist kurz nach Neuanlage des Katheters auf.

In der Mehrzahl der Fälle läßt sich der Katheter durch körperliche Aktivität des Patienten und Einläufe (*Cave:* keine phosphathaltigen Einläufe!!), die die Peristaltik aktivieren, von selber repositionieren. Gelingt dies nicht, kann der Versuch unternommen werden, den Katheter mit Hilfe eines weichen Führungsdrahtes unter Durchleuchtung zu korrigieren. Bleibt auch dies erfolglos, muß chirurgisch revidiert werden.

Hernien

Hernien bilden sich bei 10–20 % aller Peritonealdialysepatienten, meist rund um den Nabel (umbilikal), in der Leiste (inguinal) oder im Zwerchfell (diaphragmal). Mitunter kommt es zu einer Hernienbildung entlang des Katheterverlaufes im tiefen Tunnelbereich, v. a. wenn die tiefe Muffe ein größeres Stück vom Peritoneum entfernt liegt.

> **Merke**
>
> **Bauchwandschwächen begünstigen das Auftreten von Hernien, eine physiotherapeutische Stützung der Bauchmuskulatur, ähnlich der Schwangerschaftsgymnastik, kann hilfreich sein.**

Dialysataustritt durch einen offenen Processus vaginalis kann zu genitalen Ödemen führen. Diese Komplikation findet sich sowohl in der Frühphase als auch nach vielen Monaten unter Behandlung. Der diagnostische Nachweis einer Verbindung zum Peritoneum läßt sich szintigraphisch sichern. Eine chirurgische Intervention ist zur Sanierung immer erforderlich.

> **Merke**
>
> **Der Durchtritt von Dialysat durch – zumeist vorbestehende – pleuroperitoneale Verbindungen führt zu einem Hydrothorax und ist eine Kontraindikation der Peritonealdialyse.**

Schmerzen
In der Regel bereitet das Tragen eines PD-Katheters und das Wechseln des Dialysats keine Schmerzen.

▶ Diffuse abdominale Schmerzen, evtl. mit Fieber und Übelkeit, müssen zuallererst an eine Peritonitis denken lassen. Der Patient muß sich in solchen Fällen durch einen sofortigen Auslauf vergewissern, ob eine Trübung des Dialysats vorliegt. Diese ist nahezu beweisend für das Vorliegen einer Peritonitis (s. u.).
▶ Lokale Schmerzen werden mitunter beim Dialysateinlauf angegeben. Sie entstehen meist durch die rasche Ausdehnung des Peritoneums bei schnellem Dialysatfluß. Die Beschwerden verschwinden, wenn die Dialysateinlaufgeschwindigkeit mit Hilfe der Rollerklemme etwas verlangsamt wird.
▶ Anhaltende, beim Dialysateinlauf zunehmende Schmerzen treten auf, wenn der Katheter in einem kleinen, abgekapselten Kompartiment des Peritoneums zu liegen gekommen ist. Man muß versuchen, den Katheter konservativ oder chirurgisch zu repositionieren oder auszutauschen.

13.4
Peritonealdialyseregime und Verschreibung

Das Grundprinzip der Peritonealdialyse beruht auf dem Prinzip der Infusion von Dialysatlösungen in das Peritoneum und dessen Drainage nach einer unterschiedlich langen intraabdominellen Äquilibrationszeit. Das Dialysatvolumen und die Häufigkeit des Dialysatwechsels werden nach den individuellen Gegebenheiten eines jeden Patienten festgelegt:

> **Merke**
>
> Der Patient muß eine adäquate, d.h. ausreichende Dosis des Therapeutikums Dialyse bekommen, zugleich soll aber auch ein größtmögliches Maß an beruflicher und privater Rehabilitation ermöglicht werden.

Grundsätzlich werden in der Peritonealdialyse folgende Verfahren unterschieden:

▶ kontinuierliche (Behandlung 24 h/Tag, 7 Tage/Woche) oder intermittierende Peritonealdialyse (periodischer Wechsel von Behandlungszeiten und Zeiten ohne Dialysatfüllung);
▶ automatische (Dialysatwechsel mit Hilfe eines Cyclers) oder manuelle Verfahren (Wechsel des Dialysats von Hand).

Ein Dialyseregime für einen bestimmten Patienten sollte also festlegen, kontinuierliche oder intermittierende Behandlung, Zahl und Volumen der Dialysatwechsel sowie Cycler- und/oder Handbetrieb.

> **Häufige Peritonealdialyseregime:**
>
> ▶ Kontinuierliche ambulante Peritonealdialyse (CAPD)
> ▶ Kontinuierliche zyklische Perionealdialyse (CCPD)
> ▶ Nächtliche intermittierende Peritonealdialyse (NIPD)
> ▶ Nächtliche Tidal-Peritonealdialyse (NTPD)

Kontinuierliche ambulante Peritonealdialyse (CAPD)
Das Peritoneum ist ständig mit Dialysat gefüllt. Der Dialysatwechsel erfolgt 4- bis 5mal/Tag manuell.

▶ Vorteile: konstante Therapie, die durch ihren kontinuierlichen Charakter große Volumenveränderungen im Wasserhaushalt des Patienten und rasche Elektrolyt- oder Toxinverschiebungen vermeidet.
▶ Nachteile: zeitliche Belastung durch die Dialysatwechsel, v. a. während des Tages; etwas höhere Peritonitisraten als unter intermittierenden Verfahren.

Kontinuierliche zyklische Peritonealdialyse (CCPD)
Das Peritoneum ist ständig mit Dialysat gefüllt. Die Wechsel erfolgen nachts mit Hilfe eines automatischen, programmierbaren Cyclers; tagsüber verbleibt die letzte Dialysatfüllung unausgetauscht im Peritoneum.

▶ Vorteile: ungehinderte Freiheit über Tag; gute Rehabilitation für beruflich aktive Patienten und Kinder; etwas geringere Peritonitis- und Hernienrate.
▶ Nachteil: höhere Kosten und Materialaufwand für Systeme und Automat.

Nächtliche intermittierende Peritonealdialyse (NIPD)
Die Bauchhöhle bleibt tagsüber dialysatfrei, nächtliche Dialysatwechsel werden mit einem Cycler durchgeführt. Als Kompensation für die fehlende Behandlungszeit während des Tages muß die Zahl der Wechsel in der Nacht gegenüber der CCPD erhöht werden.

▶ Vorteile: Das Verfahren ist vor allem für Patienten mit einer hohen peritonealen Permeabilität geeignet (schnelle Transporter). Der rasche Stofftransport ermöglicht eine ausreichende Clearance auch bei kürzerer Dialysatverweilzeit, ein Volumenentzug bleibt auch bei hoher Glukoseresorptionsrate erreichbar.
▶ Nachteil: Notwendigkeit einer Maschine und damit verbunden höhere Kosten; u. U. nicht ausreichende Volumen und Blutdruckkontrolle; die Clearance gerade größerer Moleküle (z. B. Kreatinin, Mittelmoleküle) ist schlechter als bei den o. g. Verfahren.

Nächtliche Tidal-Peritonealdialyse (NTPD)

Die genannten Standardverfahren sind mitunter für Patienten mit einer niedrigen peritonealen Transportrate und/oder Verlust der renalen Restfunktion nicht ausreichend, um eine adäquate Dialyse zu gewährleisten. In diesen Fällen kann die Dialysedosis nur durch häufigere Dialysatwechsel und/oder höhere Dialysatvolumina erreicht werden. Dies verlangt praktisch immer die Verwendung eines Cyclers, da häufigere Dialysatwechsel während des Tages (> 4mal) nicht praktikabel und zumutbar sind. Erhöhte Dialysatvolumina (2,5-3,0 l) werden mitunter wegen des intraperitonealen Druckanstiegs im Stehen schlecht toleriert. In diesen Fällen kann eine Volumenerhöhung während der Nacht durchgeführt werden, da im Liegen die intraperitonealen Drücke für jedes gegebene Dialysatvolumen niedriger liegen. Ein besonderes Verfahren hierfür ist die nächtliche Tidal Peritonealdialyse (NTPD):

Das Peritoneum wird mit 2,5-3 l Dialysat gefüllt. Von diesem verbleiben ca. 1,2-1,5 l konstant in der Bauchhöhle, während der Cycler 1-1,5 l Dialysat in raschen Wechseln austauscht. Das Gesamtdialysatvolumen kann pro Behandlung so auf ca. 30-36 l gesteigert werden.

- ▶ Vorteile: Die hohe Dialysatflußrate gewährleistet hohe Diffusionsgradienten zwischen Dialysat und Blut. Das verbleibende Volumen ermöglicht einen Stoffaustausch auch während der Aus- und Einlaufzeiten. Dies führt zu einer hervorragenden Clearance vor allem kleiner Moleküle.
- ▶ Nachteile: Die Gesamtclearance für größere und mittlere Moleküle ist mitunter nicht ausreichend, wenn das Abdomen tagsüber leer bleibt; hoher technischer Aufwand; Voraussetzung ist eine einwandfreie Katheterfunktion; hohe Kosten.

Modifikationen

Verschiedene Modifikationen der oben aufgeführten Regime sind beschrieben, z. B.:

- ▶ DAPD („daytime ambulatory peritoneal dialysis"); eine CAPD mit dialysatfreiem Peritoneum während der Nacht: bei Patienten mit raschem Transport, um eine bessere Ultrafiltration durch kürzere Wechselintervalle tagsüber und die fehlende Volumenzufuhr nachts zu erreichen.
- ▶ Intermittierende Peritonealdialyse (IPD): 2-3wöchentliche Dialysebehandlungen über ca. 15 h mit Hilfe eines Cyclers. Diese Methode ist heute weitestgehend verlassen, da die erzielten Clearancewerte meist den Anforderungen an eine adäquate Dialyse nicht genügen.

Adäquate Pertionealdialyse und Festlegung des Behandlungsregimes

Folgende Grundregeln sollten bei der Festlegung des Dialyseregimes, vor allem für die automatische Behandlung berücksichtigt werden:

> **Grundregeln (nach Blake 1996)**
>
> ▶ Die Steigerung des Dialysatvolumens/der Wechsel steigert die Clearance mehr, als wenn die gleiche Volumensteigerung mit einer Erhöhung der Wechselzahl erreicht wird (4mal 2,5 l ist besser als 5mal 2 l).
> ▶ Je länger die nächtliche Zeit bei automatischer Behandlung umfaßt, desto besser.
> ▶ Die Erhöhung der Austauschfrequenz pro Zeiteinheit verbessert nicht immer die Clearance kleinmolekularer Solute, da die Aus- und Einlaufzeit der Äquilibrationszeit verlorengeht. (vor allem bei langsameren peritonealen Transportern).

In Anlehnung an die Erfahrungen in der Hämodialyse wird nun auch im Bereich der Peritonealdialyse die Diskussion um die adäquate Behandlung, d. h. um die Anpassung an die Erfordernisse jedes einzelnen Patienten, geführt. Entsprechend erscheint das bislang weithin als Standardschema verschriebene 4mal-2l-Regime in vielen Fällen unzureichend.

CANUSA-Studie. Die Bedeutung der Soluta-Clearance für das Patientenüberleben an der Peritonealdialyse wurde vor allem durch die Ergebnisse der „CANUSA"-Studie eindrucksvoll belegt. In dieser großen, prospektiven Untersuchung an 680 Peritonealdialysepatienten in Canada und USA (daher der Name Can-USA) dokumentierten die Autoren eine eindeutige Beziehung zwischen der erzielten Gesamtclearance (peritoneale Clearance und renale Restclearance) und dem Patientenüberleben. Zugleich zeigte sich die entscheidende Bedeutung der renalen Restfunktion für die Gesamtclearance. Der Rückgang der Gesamtclearance im Verlauf der Studie war fast ausschließlich der nachlassenden Nierenfunktion zuzuschreiben. Der Beitrag auch einer geringen Restfunktion ist für die erzielte Gesamtclearance entscheidend, da bei vollständiger Anurie die peritoneale Clearance in einigen Fällen nicht ausreicht, um das notwendige Quantum Dialyse zu erzielen. Eine glomeruläre Filtrationsrate von 1 ml/min (korrigierte Kreatininclearance) bedeutet einen Zugewinn von 10 l/Woche Kreatininclearance!

Weiter zeigte diese Studie klar, daß es keinen oberen Grenzwert gibt, über den hinaus eine weitere Steigerung der erzielten Gesamtclearance keine Verbesserung des Patientenüberlebens mit sich bringt. Das bedeutet:

> **Merke**
>
> Ziel der Behandlung muß die größtmögliche Gesamtclearance sein.

Die Erkenntnisse sind in den empfohlenen Clearancerichtlinien des Ad hoc Committee on Peritoneal Dialysis Adequacy (Tabelle 13.1) zusammengefaßt.

Kreatinin Clearence [l/Woche/1,73 m^2]	KT/V* [Woche]	Beurteilung
< 49	< 1,7	PD Stopp?
50–59	1,7–1,89	grenzwertig
60–69	1,9–2,09	akzeptabel
> 70	> 2,09	wünschenswert

Tabelle 13.1. Clearencerichtlinien für eine adäquate Peritonealdialyse. (Nach Blake et al. 1996)

*zu Bedeutung und Berechnung der Harnstoffclearence als KT/V s. S. 331 ff

Praktisches Vorgehen bei der Festsetzung des Peritonealdialyseregimes. Zur Festsetzung des Dialyseregimes benötigt man folgende Angaben:

▶ Art des peritonealen Transporttyps,
▶ aktuelle peritoneale und renale Soluta-Clearance,
▶ Körperoberfläche des Patienten.

Anhand dieser Daten läßt sich die aktuelle Gesamtclearance (normiert auf 1,73 m^2 Körperoberfläche) errechnen oder mit Hilfe entsprechender kommerziell erhältlicher Computerprogramme ein für die gegebenen Umstände optimiertes Behandlungsschema festlegen.

In den oben erwähnten Untersuchungen der Gruppe von Blake et al. zeigte sich, daß durch entsprechende Maßnahmen in fast allen Fällen auch bei Patienten ohne Restnierenfunktion durch entsprechende Anpassungen des Dialyseregimes eine ausreichende Gesamtclearance über das Peritoneum zu erreichen ist.

Praktisches Vorgehen bei der Festlegung des PD-Regimes:

▶ 1) 24 h Sammlung von Urin und Dialysat: PET; Bestimmung der Körperoberfläche (z. B. anhand von Normogrammen).
▶ 2) Bestimmung der aktuellen Gesamtclearance (peritoneal und renale Restfunktion) und des peritonealen Transporttyps.
▶ 3) Festlegung des erforderlichen Wechselregimes entsprechend Computersimulation oder im Vergleich mit Literaturangaben (Blake et al. 1996) unter Berücksichtigung der Lebensqualität des Patienten.
▶ 4) Regelmäßige Nachkontrollen der Gesamtclearance, der renalen Restfunktion und des PET (ca. 6monatlich bei gleichbleibendem Dialyseregime und ca. 1 Monat nach einer Änderung des Dialyseregimes).

Um die oben dargestellten Clearanceziele zu erreichen, wird bei der Mehrzahl der Patienten eine Änderung des herkömmlichen 2mal-4-l-Dialyseregimes nötig:

▶ Füllungsvolumen: 2,5 l Dialysat/Wechsel wird die bevorzugte Menge bei CAPD und cycler-behandelten Patienten sein. 3 l sollen nur bei Patienten mit einer Körperoberfläche von > 2m^2 eingesetzt werden. *Cave:* Gefahr von Hernien bei großen Volumina, gesteigerte Glukoseresorption.
▶ Zusätzliche Wechsel: CAPD-Patienten ohne Nierenrestfunktion werden einen zusätzlichen Wechsel über Nacht brauchen. Es stehen speziell dafür einfach zu bedienende Apparate zur Verfügung, die diesen Austausch automatisch durchführen. Bei Patienten mit Cyclerbehandlung ist fast generell eine Dialysatfüllung der Bauchhöhle über Tag notwendig („Wet day").
▶ Niedrigtransporter: Bei Patienten mit niedrigem peritonealem Solutatransport und fehlender Nierenrestfunktion ist eine adäquate Peritonealdialysebehandlung nicht zu erreichen.

Bewertungskriterien. Bis jetzt ist unklar, ob Creatininclearance oder KT/V$_{Harnstoff}$ für die Prognose gleichbedeutend sind. Patienten ohne Nierenrestfunktion werden eher ausreichend KT/V-Werte erzielen als eine entsprechende Creatininclearance (höherer peritonealer Harnstofftransport). Bei entsprechenden Diskrepanzen muß vor allem auch der klinische Gesamteindruck entscheiden, ob das Dialyseregime geändert werden soll oder nicht.

> **Merke**
> Es versteht sich von selbst, daß bei der Festlegung des Behandlungsschemas vor allem auch der Aspekt der Lebensqualität des Patienten Berücksichtigung finden muß.

13.5
Peritonealdialyselösungen und -systeme

13.5.1
Gebräuchlichste Lösungen

Dialysatlösungen für die Peritonealdialyse werden heute durchweg in klaren, flexiblen Plastikbeuteln (PVC) zu 0,5–3 l Volumen geliefert. Die Beutel fassen bis zum Doppelten des eigentlichen Füllvolumens, um ein ausreichendes Reservevolumen für das beim Auslauf anfallende Ultrafiltrat zu gewährleisten. Die Dialysatlösung ist eine klare, meist zuckerhaltige und gepufferte Elektrolytlösung.

> **Merke**
> Die Patienten müssen sich vor jeder Benutzung eines Dialysatbeutels von dessen Unversehrtheit überzeugen und die Klarheit der Lösung am besten durch Betrachtung des Beutels bei seitlich einfallendem Licht prüfen. Trübe, undichte oder über das Verfallsdatum gelagerte Lösungen dürfen nicht mehr verwendet werden.

Zusammensetzung

Substanzen der gebräuchlichen Lösungen

- Natrium: 130–140 mmol/l
- Kalium: 0 oder 2 mmol/l
- Kalzium: 1,75 mmol/l
- Magnesium: 0,25–1,25 mmol/l
- Chlorid: 96–102 mmol/l
- Laktat: 35–40 mmol/l
- pH: 5,5
- Glukose: 1,5; 2,3; 4,25 g/dl

Puffer. In der klinischen Routine kommt heute allgemein Laktat als Puffersubstanz zur Anwendung. Laktat wird hepatisch metabolisiert, wobei Bicarbonat gebildet wird. Die Verwendung von Acetat wurde verlassen, nachdem diese Substanz mit dem progredienten Verlust der peritonealen Transportfunktion und der Entwicklung einer sklerosierenden Peritonitis in Verbindung gebracht wurde (zur Verwendung von Bicarbonat als Puffer s. u.).

Glukose. Glukose wird den Lösungen als osmotisch wirksames Agens zugesetzt. Die unterschiedlichen Konzentrationen helfen, eine den individuellen Bedürfnissen angepaßte Ultrafiltration zu erzielen. Um eine Karamellisierung der Glukose bei der Hitzesterilisation zu vermeiden, muß die Lösung in einen unphysiologisch sauren pH-Bereich gebracht werden.

Erwärmung

Die Dialysatlösungen sind gebrauchsfertig. Um Beschwerden beim Einlauf zu vermeiden, ist es jedoch ratsam, die Lösungen vor dem Einlaufen auf Körpertemperatur anzuwärmen. Die geeignetste Methode ist eine Wärmeplatte, wie sie von allen Herstellern angeboten wird. Mitunter kommen auch Mikrowellenöfen zur Anwendung. Sie bergen jedoch das Risiko der Überhitzung mit nachfolgenden intraabdominellen Schmerzen bis hin zu Verbrennungen. Darüber hinaus erfolgt die Erwärmung oft ungleichmäßig, chemische Veränderungen der Lösung z. B. durch sog. „hot spots" sind möglich.

13.5.2
Alternative Dialysatlösungen

Mängel herkömmlicher Lösungen

Vor allem die hohen Glukosekonzentrationen und der unphysiologische pH-Wert der Dialysate werden für deren Bioinkompatibilität verantwortlich gemacht. Die Glukoseresorption aus dem Peritoneum deckt bis zu einem Drittel des täglichen Kalorienbedarfs eines PD-Patienten. Dies führt häufig zu:

- Hyperglykämie und Hyperlipidämie,
- Adipositas,
- erhöhtem Insulinbedarf und
- beschleunigter Atheromatose.

Die relativ rasche Resorption resultiert in einem Ultrafiltrationsverlust. Intraperitoneal wirken sich sowohl die hohe Glukosekonzentration als auch der niedrige pH-Wert und die hohe Laktatkonzentration auf die Funktion der peritonealen Zellen-(Mesothelien), der Fibroblasten und der Makrophagen aus. Dies kann zu einer verminderten Reaktionsfähigkeit gegenüber eindringenden Keimen sowie zu einer Aktivierung fibrotischer Umbauprozesse führen. Die nichtenzymatische Glykolierung von verschiedensten Molekülen durch die Exposition gegenüber hohen Glukosekonzentrationen mag ein weiterer Faktor sein, der die peritoneale Fibrose und den Funktionsverlust begünstigt.

Wirkungen alternativer Substanzen
Alternative Osmotika wurden entwickelt.

> **Merke**
>
> Vor allem Lösungen mit Aminosäuren und Glukosepolymeren haben unter den alternativen Osmotika die besten Ergebnisse gezeigt.

- Aminosäuren sind gut biokompatibel und können u. U. einen zusätzlichen Vorteil bei malnutritierten Patienten haben.
- Glukosepolymere weisen bei Isoosmolarität mit dem Plasma aufgrund ihrer kolloid-osmotischen Eigenschaften eine langanhaltende osmotische Wirkung auf. Die resorbierten Moleküle werden zu Maltose abgebaut und führen zu einer Erhöhung der Serummaltosespiegel im Blut, deren langfristige Relevanz bislang noch unklar ist.
- Ebenfalls in klinischen Studien werden derzeit Lösungen mit Bicarbonat als Puffersubstanz getestet. Bicarbonathaltige Lösungen verlangen ein 2-Kammer-Beutelsystem, um ein Ausfallen von Kalzium mit Bicarbonat zu verhindern. Dessen Kammern werden erst kurz vor dem Einlauf gemischt. Bicarbonatlösungen haben einen physiologischen pH, woraus eine geringere Zytotoxizität in vitro resultiert. Wie erste Langzeitergebnisse zeigen, werden sie auch in der klinischen Anwendung gut toleriert. Ob sie auch zu einer besseren Langzeitfunktion der peritonealen Membran führen, muß noch gezeigt werden.

Veränderte Elektrolytzusammensetzung
Die meisten Hersteller bieten heute Dialysate mit einer veränderten Elektrolytzusammensetzung an.

- In vielen Fällen kommt es bei Peritonealdialysepatienten unter der Einnahme kalziumhaltiger Phosphatbinder zu einer Hyperkalzämie. Dies kann den Einsatz von Dialysaten mit einem erniedrigten Kalziumgehalt (1,25 oder 1,0 mmol/l) notwendig machen.

▶ Niedrigere Natriumkonzentrationen sind besonderes indiziert, wenn rasche Wechsel eine hohe Ultrafiltration erzielen sollen (z. B. automatische PD). Die dabei drohende Gefahr einer Hypernatriämie verlangt mitunter den Einsatz derartiger hypotoner Lösungen.

13.5.3
Überleitungssysteme

Der Dialysatbeutel wird mittels eines Überleitungssystems an den PD-Katheter konnektiert. Die Art der Konnektoren (Spike, Safe-Lock-System) ist je nach Hersteller unterschiedlich. Adapter, die im Notfall die Verwendung von Dialysaten und Konnektoren anderer Hersteller ermöglichen, sind kommerziell erhältlich. Für die CAPD stehen verschiedene dieser Überleitungssysteme zur Auswahl. Grundsätzlich müssen bei jedem Dialysat- und Beutelwechsel wichtige Richtlinien beachtet werden.

Grundregeln für den Dialysat- und Beutelwechsel

▶ Vor dem Wechsel muß sich der Patient vergewissern, daß der neue Dialysebeutel auch die richtige Lösung enthält und daß das Verfallsdatum nicht überschritten ist (Kontrolle der Etikette).
▶ Die Dialysatbeutel müssen klar und unbeschädigt sein. Suspekte Lösungen oder Beutel mit einem Leck dürfen nicht verwendet werden.
▶ Der Wechsel muß unter sterilen Vorkehrungen verlaufen, um das Einschleppen von Keimen in die Bauchhöhle während der Öffnung des Systems zu vermeiden.
▶ Gründliches Händewaschen, Tragen eines Mundschutzes und steriler Handschuhe sollten obligat sein.

Die sterile Durchführung der einzelnen Wechselschritte wird trainiert. Die strikte Einhaltung dieser Maßnahmen ist die beste Prophylaxe gegen eine bakterielle Peritonitis.

Man unterscheidet folgende Systeme:

▶ Standardsystem mit geradem Überleitungsstück (Abb. 13.7a–c)
▶ Disconnectsystem mit Y-Schlauch (Abb. 13.8a–c).

Standardsystem mit geradem Überleitungsstück
Katheter und Dialysatbeutel werden über einen ca. 1–1,5 m langen Plastikschlauch miteinander verbunden.

Während der Verweilzeit des Dialysats im Bauch bleibt der Beutel mit dem Schlauch konnektiert, das Überleitungsstück mit Hilfe einer Rollerklemme geschlossen, und Schlauch und leerer Beutel werden am Körper zusammengelegt getragen.

13.5 Peritonealdialyselösungen und -systeme

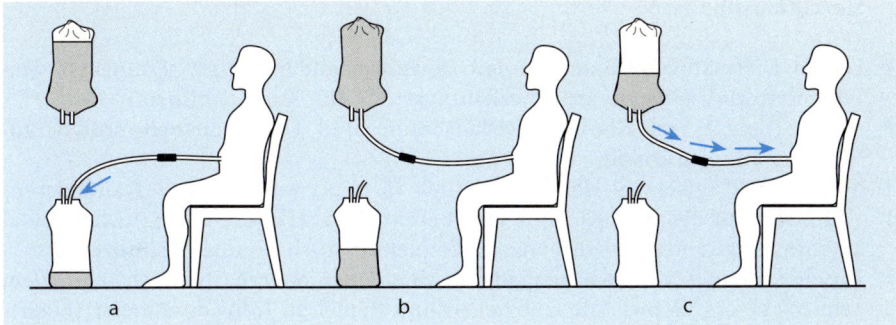

Abb. 13.7a–c. Beutelwechsel mit dem Standardsystem: **a** Der leere Dialysatbeutel wird tiefgehängt und das gebrauchte Dialysat auslaufen gelassen. **b** Das Überleitungsstück wird mit dem frischen Dialysatbeutel konnektiert. **c** Einlauf des frischen Dialysats in die Peritonealhöhle. (Mit freundlicher Genehmigung von Fresenius Medical Care)

Für den Dialysatwechsel wird der Dialysatbeutel auf den Boden gelegt oder tief gehängt und die Klemme geöffnet, das „gebrauchte" Dialysat läuft in den Beutel.

Nach dem Auslauf wird das Überleitungsstück wieder mit der Klemme geschlossen, der Beutel höher gehängt, Überleitungsstück und alter Beutel unter sterilen Kautelen getrennt und ein neuer, vorgewärmter Dialysatbeutel mit dem Überleitungssystem verbunden. Die Rollerklemme wird geöffnet, und das frische Dialysat kann einlaufen.

Das Überleitungssystem wird alle 2–3 Monate gewechselt, im Normalfall bei der regelmäßigen Kontrolle im betreuenden Zentrum durch Pflegende oder Ärzte. Im Falle einer Peritonitis muß das Überleitungsstück ebenfalls gewechselt werden.

Dialysatwechsel Standardsystem*

Vorbereitung des Raumes: Der Wechsel soll in einem geschlossenen, sauberen Raum erfolgen, wenn möglich mit Waschgelegenheit. Haustiere sollen keinen Zugang hierzu haben. Verschließen aller Türen und Fenster (*Cave:* Kontaminationsgefahr durch im Luftzug herumgewirbelte Keime).

Vorbereitung der Materialien auf der Arbeitsfläche: Wärmeplatte, Infusionsständer, Federwaage, Mundschutz, Handschuhe (steril), Händedesinfektionslösung, neuer Dialysatbeutel, Schlauchhalter, Verbandschere, Pflaster zum Fixieren.

---

*) Das hier beschriebene Vorgehen für den Dialysatwechsel bei Standardsystem und bei Doppelbeutelsystem (S. 311 f) wurde in leichter Abwandlung einem Protokoll entnommen, wie es seit vielen Jahren an der nephrologischen Abteilung der Universitätsklinik Heidelberg mit großem Erfolg für ein System der Fa. Fresenius in Gebrauch ist. Wir verdanken die Überlassung Frau Claudia Zuber. Die meisten Zentren haben ähnliche Schemen in Gebrauch, mit oft nur geringen Abwandlungen, auch in Abhängigkeit mit dem jeweiligen Lieferanten des Systems.

Durchführung:

▶ Leeren Dialysatbeutel unten an den Infusionsständer hängen, Konnektor desinfizieren und Klemme am Überleitungsstück für Auslauf öffnen.
▶ Neues Dialysat auf Klarheit, Verfallsdatum und Unversehrtheit prüfen; auf Wärmeplatte erwärmen.
▶ Mundschutz aufsetzen; Hände gründlich (3 min.) waschen und desinfizieren.
▶ Wenn Auslauf beendet, Klemme an Überleitungsstück schließen; Auslaufbeutel an Infusionsständer (hoch)hängen. Konnektor noch einmal desinfizieren.
▶ Frischen Beutel von Wärmeplatte nehmen, am oberen Rand aufschneiden, Schutzfolie ein kleines Stück abziehen und Beutel an Infusionsständer (hoch)hängen.
▶ Schutzfolie vollständig abziehen (**Cave:** Beutel und Konnektor nicht berühren).
▶ Handschuhe steril anziehen.
▶ Schutzkappe von Konnektor am neuen Beutel entfernen.
▶ Zwischenstück von altem Beutel trennen, Rand des Konnektors mit Sprühdesinfektion desinfizieren, Zwischenstück mit neuem Beutel verbinden (*Cave:* Nur die äußeren Teile des Konnektors berühren, Hand ist nach Kontakt mit altem Beutel unsteril).
▶ Klemme an Überleitungsstück öffnen und Dialysat einlaufen lassen.
▶ Auslaufbeutel auf Klarheit prüfen, wiegen und protokollieren (ca. 100 g Eigengewicht des Beutels abziehen).

Disconnectsystem (Y-Set, O-Set; s. Abb. 13.8a–c)

Ein Y-förmiges Schlauchsystem wird mit dem kurzen „Stamm" an ein kurzes Verlängerungsstück, das mit dem Katheter des Patienten verbunden ist, konnektiert. Die anderen beiden Enden werden mit einem frischen Dialysatbeutel und einem

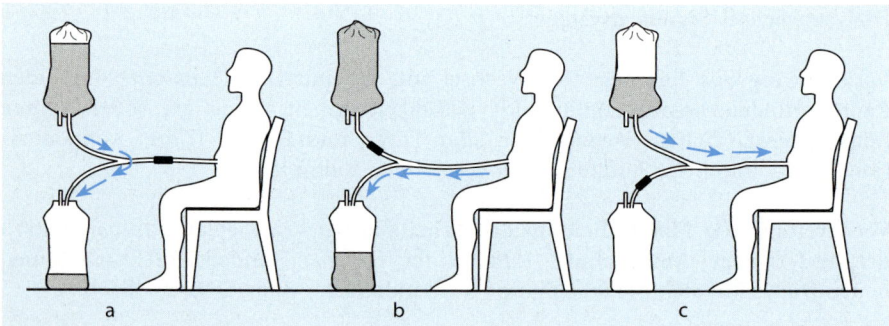

Abb. 13.8a–c. Beutelwechsel mit dem Disconnect-(Y-)System: **a** Leerer Auslaufbeutel und frischer Dialysatbeutel werden mit dem Überleitungsstück verbunden. Das System wird mit frischem Dialysat „geflusht" (direkter Ablauf weniger ml frischen Dialysats in den Leerbeutel bei verschlossenem Zugang zum Peritoneum. **b** Auslauf des gebrauchten Dialysats in den Leerbeutel. Der Schenkel zum frischen Dialysatbeutel ist verschlossen. **c** Nach beendetem Auslaufen wird der Schenkel zum Leerbeutel verschlossen. Einlauf des frischen Dialysats. (Mit freundlicher Genehmigung von Fresenius Medical Care)

leeren Auffangsack verbunden. Mittels dreier Rollerklemmen oder ähnlicher Schaltsysteme können Aus- und Einlauf reguliert werden.

Es wird zunächst bei noch verschlossenem Katheter das System mit ca. 50–100 ml frischem Dialysat „geflusht", d. h. frisches Dialysat aus dem Beutel läuft zunächst direkt in den Auslaufbeutel. Auf diese Weise werden bei der Konnektion möglicherweise eingeschleppte Bakterien wirkungsvoll aus dem Schlauchsystem gewaschen.

Der Patient verschließt dann den Einlaufschenkel und drainiert zunächst das Peritoneum in den Auslaufbeutel; dann kann das frische Dialysat einlaufen.

Nach dem Wechsel kann das Überleitungssystem vom Katheter abgetrennt werden; der Patient braucht während der Verweilzeit keinen Beutel mit sich zu tragen.

Dialysatwechsel Doppelbeutelsystem

Vorbereitung des Raumes: Der Wechsel soll in einem geschlossenen, sauberen Raum erfolgen, wenn möglich mit Waschgelegenheit. Haustiere sollen keinen Zugang hierzu haben. Verschließen aller Türen und Fenster (*Cave:* Kontaminationsgefahr durch im Luftzug herumgewirbelte Keime).

Vorbereitung der benötigten Gegenstände auf der Arbeitsfläche: Wärmeplatte, Infusionsständer, Federwaage, Mundschutz, Handschuhe (steril), Händedesinfektionslösung, neuer Dialysatbeutel, Schlauchhalter, Verbandschere, Pflaster zum Fixieren.

Durchführung:

▶ Neuen Dialysatbeutel auf Unversehrtheit, Verfallsdatum, Klarheit prüfen, auf Wärmeplatte erwärmen.
▶ Mundschutz anlegen; Hände gründlich (3 min.) waschen und mit Einmalhandtuch trocknen. Wasserhahn möglichst mit Handtuch abdrehen.
▶ Katheterfixierung lösen.
▶ Hände gründlich mit Desinfektionslösung desinfizieren.
▶ Neuen Dialysatbeutel auf die Arbeitsfläche legen und obere Schutzfolie abziehen.
▶ Handschuhe steril anziehen.
▶ Y-Schlauch aus der Verpackung nehmen, Verschlußkappe entfernen und in Schlauchhalter einlegen.
▶ Katheter und Rest des alten Überleitungsstücks (abgeschnitten) trennen, altes Überleitungsstück verwerfen und Katheter und neues Y-Stück konnektieren. (Besonders auf steriles Vorgehen achten, Konnektorinnenseiten, Ränder nicht berühren!)
▶ Neuen Beutel an Infusionsständer (hoch)hängen, Leerbeutel tief hängen oder auf den Boden legen.
▶ Klemme zwischen neuem Dialysat und Katheter schließen, zwischen Leerbeutel und Katheter öffnen, gebrauchtes Dialysat aus der Bauchhöhle in Leerbeutel drainieren.

- Nach Ende des Auslaufs kurzen Y-Schenkel zu Katheter und Bauchhöhle schließen, frischen Dialysatbeutel öffnen und System mit ca. 100 ml Dialysat „flushen".
- Schenkel zum Leerbeutel schließen, Verschluß am kurzen Y-Schenkel zur Bauchhöhle öffnen und frisches Dialysat einlaufen lassen.
- Nach dem Einlauf kurzen Schenkel des Überleitungsstücks schließen und Schlauchsystem abtrennen. Katheter wie gewohnt fixieren.
- Leerbeutel auf Klarheit prüfen, wiegen und protokollieren (Eigengewicht des Beutels [ca. 100 g] und Flushvolumen abziehen).

Wechselgeräte

Die meisten Anbieter offerieren heute eine Möglichkeit, die Wechsel mit Hilfe einer mechanischen Wechselvorrichtung durchführen zu lassen. Dies kann vor allem gehandicapten Patienten, ja sogar blinden, die Durchführung der Peritonealdialyse ermöglichen und das Risiko einer Peritonitis reduzieren.

Eine besondere Form diese Wechselgeräte ist das UV-Flash-Gerät. Bei diesem Gerät werden die Konnektionsteile während des Wechsels durch UV-Licht bestrahlt und somit eventuelle kontaminierende Bakterien abgetötet.

Cycler

Definition
Cycler sind Maschinen, die den Dialysataus- und -einlauf automatisch durchführen.

Der Patient schließt sich in der Regel in der Nacht an einen Cycler an, der dann während der Nachtruhe je nach Programmeinstellung 4–5 (oder falls erforderlich mehr) Dialysatwechsel durchführt. Die erforderlichen Dialysatbeutel werden zuvor an der Maschine installiert und mit einem speziellen Schlauchsystem verbunden, das den Zugriff auf bis zu 8 Beutel ermöglicht. Die Lösungen sind identisch mit denen für die manuelle PD. Es können allerdings großvolumigere Beutel (3–5 l) angehängt werden, da der Cycler das Einlaufvolumen automatisch reguliert. Ein- und Auslauf erfolgen aus Sicherheitsgründen durch die Schwerkraft, in neueren Systemen auch mit einer druckkontrollierten Pumpe. Die Lösung wird vor dem Einlaufen in einem Reservoirbeutel vorgewärmt.

Die Maschinen überwachen Ein- und Auslaufvolumen, geben optischen und akustischen Alarm und stoppen den weiteren Austauschprozeß, falls es zu irgendwelchen Unregelmäßigkeiten kommt. Am nächsten Morgen kann das Peritoneum mit einem letzten Dialysatbeutel gefüllt werden, der über Tag in der Bauchhöhle verbleibt (CCPD) oder auch leer belassen werden kann (NIPD).

13.6
Komplikationen

Im folgenden Abschnitt werden die wesentlichen Komplikationen der Peritonealdialyse behandelt, soweit es sich nicht um rein mechanische, katheterassoziierte Probleme (bes. Exit-site- und Tunnelinfekt, wie in Abschnitt 13.3.5 dargestellt) handelt.

13.6.1
Peritonitis

Obwohl die Häufigkeit der Peritonitis in den letzten Jahren im Zuge verschiedener technischer Verbesserungen deutlich gesenkt werden konnte, stellt sie nach wie vor die Hauptkomplikation der Peritonealdialysebehandlung dar. Sie ist zugleich einer der häufigsten Gründe für das technische Versagen der Methode.

▶ Die durchschnittliche Peritonitisrate liegt gegenwärtig in den meisten Zentren bei 1 Episode alle 12–18 Monate, nicht selten sogar noch niedriger.
▶ Bei intermittierenden Verfahren liegen die Infektraten noch tiefer, am ehesten aufgrund der geringeren Zahl der Wechsel.

Pathophysiologie
Das Peritoneum verfügt über eine Reihe von Systemen, die eine primäre Infektabwehr ermöglichen. So gibt es Hinweise darauf, daß nicht aus jeder bakteriellen Kontamination der Bauchhöhle zwangsläufig eine Peritonitis entstehen muß.

> **Merke**
>
> **Das Verhältnis zwischen lokalen Abwehrmechanismen und Zahl und Virulenz der eindringenden Erreger ist für die weitere Entwicklung entscheidend.**

Zu den lokalen Abwehrsystemen gehören:

▶ der lymphatische Abtransport der Erreger,
▶ die Opsonierung der Keime durch Immunglobuline, Komplementfaktoren und Fibronectin, Makrophagen, neutrophile Granulozyten und Lymphozyten,
▶ das Mesothel selber, das durch die Synthese immunregulierender Stoffe (Zytokine, Lymphokine, Prostaglandine) zur Regulation der antibakteriellen Antwort beiträgt.

Einige diese Funktionen und Systeme scheinen im Stadium der Urämie und durch die zytotoxischen Eigenschaften des Dialysats unter der Peritonealdialyse beeinträchtigt zu sein.

Kontaminationsquellen
▶ In den meisten Fällen entwickelt sich die Infektion über das Katheterlumen in die Bauchhöhle. Die Bakterien gelangen dabei während des Beutelwechsels in das Schlauchsystem. Die wirksamste Prophylaxe gegen diese Art der Kontamination sind die genaue Einhaltung der Sterilitätsvorschriften beim Dialysatwechsel und die Verwendung neuer Schlauch- und Konnektionssysteme und mechanischer Wechselhilfen (z. B. Y-System, UV-Flash).
▶ Die zweithäufigste Kontaminationsquelle ist eine bakterielle Besiedelung der Katheteraustrittsstelle. Entlang des Katheterverlaufs gelangen die Erreger in die Bauchhöhle.

▶ Seltener entsteht eine Peritonitis durch eine Durchwanderung von Darmkeimen (z. B. Appendizitis, Divertikulitis, Cholezystitis) oder im Zuge einer intestinalen Perforation (z. B. Divertikel).
▶ Auch Peritonitiden durch hämatogene bakterielle Aussaat oder durch aszendierende Keime aus dem Vaginaltrakt werden beschrieben. Entsprechend dem Infektionsweg findet sich ein charakteristisches Keimspektrum:
 • intraluminal (Hautkeime): Staphylococcus epidermidis, Staphylococcus aureus, Acinetobacter;
 • periluminal: Staphylococcus epidermidis, Staphylococcus aureus, Pseudomonas, Proteus, Hefe (Exit-site-Tunnelinfekt);
 • transmural (Darmflora): häufig mehrere Organismen, Anaerobier, Pilze;
 • aszendierend: Pseudomonas, Hefe.

Selten, aber therapeutisch und diagnostisch schwierig, sind mykobakterielle Peritonitiden.

Symptome
Die häufigsten Symptome einer Peritonitis sind:

▶ Bauchschmerzen,
▶ Übelkeit und Erbrechen,
▶ Singultus,
▶ Fieber,
▶ mitunter Diarrhö.

> **Merke**
>
> **Im Falle entsprechender Beschwerden muß der Patient immer mit einem raschen Dialysatauslauf nach dem typischen Zeichen einer Peritonitis suchen: der Trübung der Dialysatlösung (99 % aller Fälle).**

Diese Trübung kommt durch die infektbedingte erhöhte Zellzahl (Leukozyten) in der Lösung zustande. Bei der klinischen Untersuchung findet sich zudem meist ein abdomineller Druckschmerz (80 %), mitunter mit Abwehrspannung (10–50 %) und Fieber, in ca. einem Viertel der Fälle auch eine periphere Leukozytose.

Diagnose
Zur Sicherung der Diagnose „Peritonitis" werden mindestens 2 der 3 folgenden Kriterien gefordert:

▶ klinische Symptome und Zeichen der Peritonitis (Schmerzen, Übelkeit, Erbrechen, Fieber);
▶ trübes Dialysat mit > 100 Zellen/µl, von denen in der Regel > 50 % neutrophile Granulozyten sind;
▶ Nachweis von Bakterien in der Gram-Färbung oder Kultur.

Laboruntersuchung. In der Regel soll zur Bestimmung der Zellzahl und Gewinnung der Kulturen der erste trübe Beutel verwendet werden: der Patient muß ihn daher zur Untersuchung mitbringen. Die genaue Bestimmung der Zellzahl und deren Differenzierung ist ratsam, da eine Trübung des Dialysats auch in seltenen Fällen durch Fibrin oder Chylus erfolgen kann.

Der Nachweis von überwiegend Monozyten im Dialysat kann auf eine (seltene) mykobakterielle Infektion hinweisen, wird aber auch bei sogenannten eosinophilen Peritonitiden gefunden (s. u.).

Für die bakterielle Diagnostik ist es von Bedeutung, daß ein ausreichend großes Volumen zur Analyse verarbeitet wird. Es wird meist empfohlen, 10–50 ml Dialysat aus dem ersten trüben Auslaufbeutel zu gewinnen (zuvor Beutel gut durchmischen). Die Probe wird dann mit einer sterilen Nadel aus dem Medikamentenport abgezogen und in ein steriles Zentrifugenröhrchen gegeben. Nach Zentrifugation bei 3.500 g (15 min) wird das Pellet in ca. 5 ml steriler Kochsalzlösung aufgeschwemmt und in einer Blutkulturflasche kultiviert.

▶ Die Gram-Färbung aus dem gleichen Präparat kann die bakteriologische Diagnostik deutlich beschleunigen, da sie innerhalb weniger Minuten erste Anhaltspunkte bietet, ob es sich um grampositive (zumeist Staphylokokken) oder gramnegative Erreger (z. B. Darmkeime) handelt. Dies hat Einfluß auf die Wahl des Antibiotikums. Sie ist schnell mit geringem technischem Aufwand durchzuführen, zeigt jedoch nur in 20–30 % aller Fälle ein verwertbares Ergebnis.
▶ Aufwendiger, zuverlässig, aber selten routinemäßig angewendet ist der Limulus-Test zum Nachweis von bakteriellen Endotoxinen als sensiver Nachweis gramnegativer Erreger.

Klinische Untersuchung. Immer gehört eine sorgfältige klinische Untersuchung zur Diagnosik dazu, um Hinweise auf eventuelle Komplikationen oder zugrundeliegende abdominelle Erkrankungen zu erhalten. Die Untersuchung des Tunnelverlaufs und der Katheteraustrittsstelle erfolgt zum Ausschluß eines Tunnel- oder Exit-site-Infekts als Auslöser der Peritonitis.

Therapie
Die Mehrzahl der Peritonitiden, v. a. wenn sie rasch der Diagnostik und Behandlung zugeführt werden, spricht gut auf eine antibiotische Behandlung an.

▶ Schwerere Verläufe werden mitunter bei Staphylococcus-aureus-Peritonitis beobachtet, die zu intraabdominaler Abszeßbildung neigt und nicht selten einen langwierigen Verlauf nimmt. Die Fähigkeit der Staphylokokken, intrazellulär in Makrophagen zu überleben, hat häufig Rezidive zur Folge. Der Einsatz intrazellulär wirksamer Antibiotika (Rifampicin) ist in solchen Fällen empfehlenswert.
▶ Pseudomonasinfekte sprechen ebenfalls oft schlecht auf eine Antibiose an, gehen gerne mit intraabdominellen Abszessen einher und machen eine Entfernung des Katheters erforderlich.

- Mischinfekte mit Darmkeimen, v. a. mit Anaerobiern, erfordern eine Suche nach einer intestinalen Quelle und deren (chirurgische) Sanierung.
- Exit-site- und Tunnelinfekte mit gleichzeitiger Peritonitis (gleicher Erreger) lassen sich ebenfalls nur durch eine Entfernung des Katheters sanieren, da die Bakterien in den Dakronmuffen und an dem Katheter durch die Bildung eines Biofilms dem Zugriff durch Antibiotika entkommen.
- Im Falle von Pilzinfektionen wird ebenfalls meist die sofortige Katheterentfernung als das sicherste Mittel der Sanierung bevorzugt. Es finden sich jedoch zunehmend auch Hinweise, daß ein Behandlungsversuch im Falle einer Candidainfektion mit neueren Antimykotika (Fluconazol) erfolgreich sein kann.

Die meisten Autoren empfehlen, zuerst durch 2–3 schnelle Dialysatwechsel eine Spülung der Peritonealhöhle und eine Keimverdünnung zu erreichen. Vor dem letzten Einlauf sollte dann auch das Überleitungsstück erneuert werden, obwohl für die klinische Wirksamkeit dieser prophylaktischen Maßnahme bislang kein sicherer Beweis erbracht ist. In den dann einlaufenden Dialysatbeutel werden nun Antibiotika entsprechend der ersten bakteriellen Analyse gegeben.

Die heute für die Peritonitisbehandlung allgemein anerkannten Richtlinien der Antibiotikawahl wurden zuletzt 1996 von einer Expertengruppe überarbeitet und publiziert und bilden die Basis für das therapeutische Vorgehen in praktisch allen Zentren (Keane et al. 1996). Die entsprechenden Schemata für die initiale Therapie und für den Nachweis von gramnegativen und grampositiven Infektionen sind mit Flußdiagrammen wiedergegeben (Abb. 13.9, 13.10a,b).

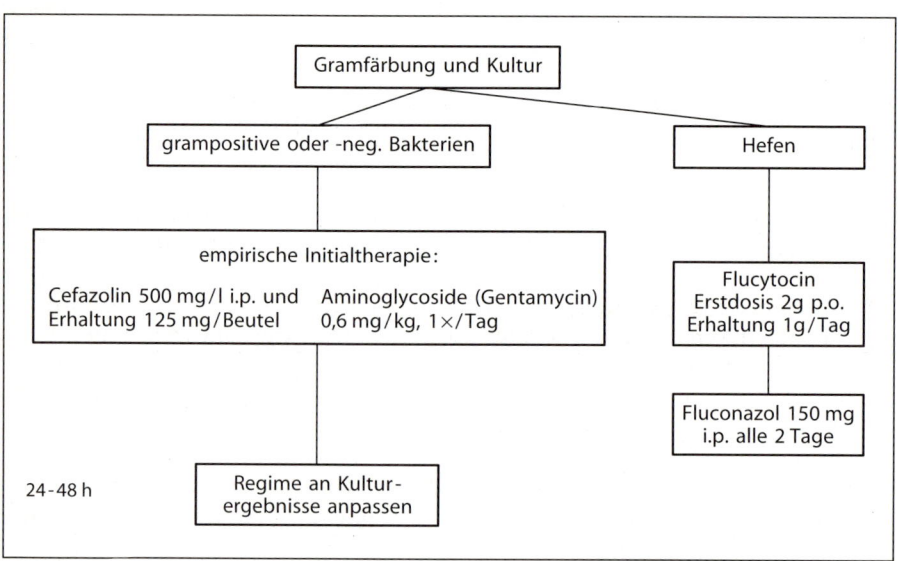

Abb. 13.9. Akutmanagement der Peritonitis. (Nach Keane et al. 1996)

13.6 Komplikationen 317

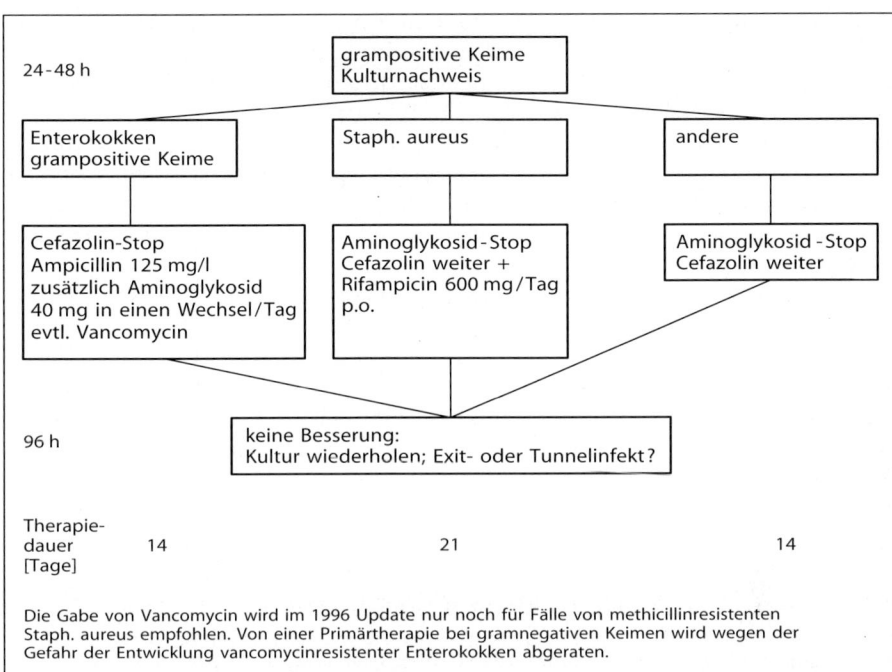

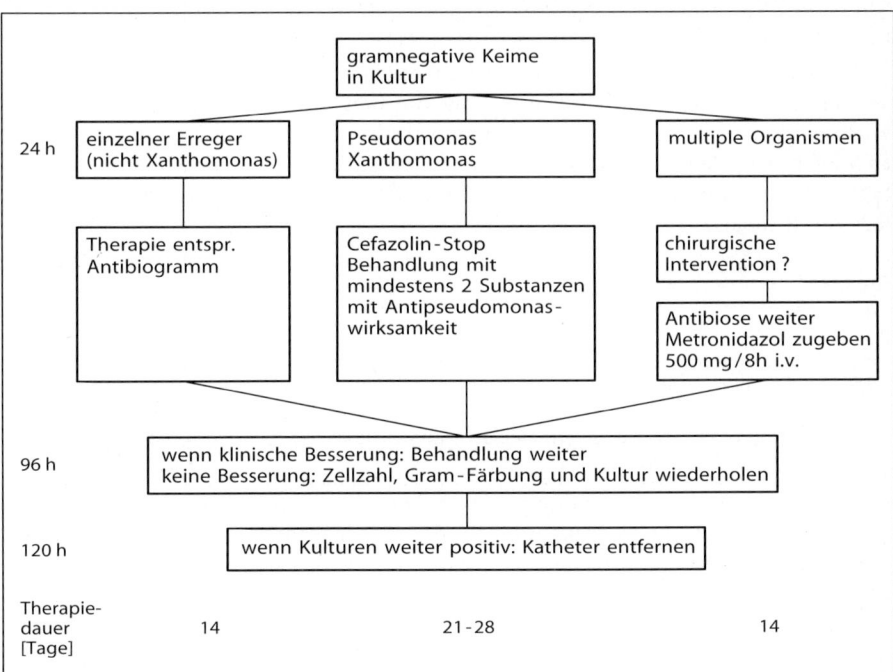

Abb. 13.10. a Management grampositiver Peritonitiden. **b** Management gramnegativer Peritonitiden. (Nach Keane et al. 1996)

Kann zunächst kein Erreger gesichert werden, so wird die begonnene Antibiose fortgeführt, bis ein Kulturergebnis vorliegt. Die weitere Behandlung wird dann entsprechend angepaßt. Der Patient setzt in der Regel das übliche Wechselregime fort. Die Zugabe von je 1.000 i. E. Heparin zu jedem Beutel soll der Bildung von Fibringerinnseln und eventuellen Verklebungen intraperitoneal vorbeugen. Die weitere Behandlung kann in der überwiegenden Zahl der Fälle ambulant erfolgen. Bei schweren Verläufen mit systemischen Zeichen oder bei Verdacht auf zugrundeliegende abdominelle Pathologien sollte jedoch eine stationäre Einweisung erfolgen.

Bei Patienten mit rezidivierenden Staphylokokken-Peritonitiden sollte, besonders wenn zugleich eine Besiedlung der Katheteraustrittsstelle mit demselben Erreger nachgewiesen werden kann, durch eine Abstrichuntersuchung der Nasenlöcher geprüft werden, ob der Patient ein chronischer Staphylokokkenträger ist. Prophylaktische Therapien mit antibiotischer Salbe (Mupirocin) oder systemischen Antibiotika (Rifampicin) können in diesen Fällen die Rezidivraten senken.

Therapierefraktäre Peritonitis

> **Merke**
>
> **Wenn sich nach 48 bis maximal 96 h nach Therapiebeginn keine Besserung der klinischen Peritonitiszeichen ergibt, sollte eine erneute Laboruntersuchung mit Gram-Färbung, Zellzahlbestimmung und Kultur erfolgen.**

Dabei müssen spezielle Kulturflaschen mit antibiotikaabsorbierenden Medien verwendet werden. Je nach Resultat muß die Behandlung angepaßt oder intensiviert werden (z. B. Rifampicin + Vancomycin bei Staphylokokkeninfekten). Stellt sich auch dann keine Besserung ein, muß der Katheter entfernt werden: Die antibiotische Therapie ist für weitere 7 Tage fortzusetzen. Eine erneute Kathetereinlage kann nach 2–3 Wochen erfolgen.

Relaps

Definition
Unter einem Relaps versteht man das erneute Auftreten einer Peritonitis nach initialem therapeutischem Erfolg mit Nachweis desselben Erregers wie bei der vorhergehenden Episode.

Bei einem Relaps muß eine erneute antibiotische Behandlung über einen längeren Zeitraum (2–4 Wochen) erfolgen.

Ursächlich muß an die Bildung eines *bakteriellen Biofilms* gedacht werden, der die Katheteroberfläche bedeckt und die darunterlagernden Keime dem antibiotischen Zugriff entzieht. Vor allem grampositive Kokken neigen zur Bildung derartiger Filme.

Ein Behandlungsversuch mit Urokinase kann versucht werden, um den Film zu lösen:

Protokoll der Urokinase-Therapie bei Verdacht auf bakteriellen Biofilm an Peritonealdialyse Kathetern. (Nach Pickering et al. 1989):

▶ Dialysat auslaufen lassen und Überleitungsstück diskonnektieren.
▶ 7.500 I. E. Urokinase in 5 ml NaCl in den Katheter injizieren und den Katheter abklemmen.
▶ Nach 2 h muß ein erneuter Dialysateinlauf und die Behandlung nach Schema (antibiotische Behandlung läuft weiter) erfolgen.
▶ Nach 24 h wird die Prozedur noch einmal wiederholt.

Ultrafiltrationsverlust

> **Merke**
>
> Die Permeabilität des Peritoneums während einer Peritonitis ist vielfach erhöht. Dies führt zu einer gesteigerten Glukoseabsorption und verringert die Ultrafiltration.

Änderungen des Behandlungsregimes mit höheren Glukosekonzentrationen im Dialysat und evtl. kürzeren Verweilzeiten werden mitunter notwendig. Dabei kann die hohe Glukoseabsorption besonders bei Diabetikern die Stoffwechselkontrolle ncht unerheblich erschweren.

Sklerosierende Peritonitis

Definition
Die sklerosierende Peritonitis führt zu einer schleichenden, progredienten Inkapsulierung des Peritoneums mit fibrotischem Bindegewebe.

Frühe Anzeichen sind ein zunehmender Ultrafiltrationsverlust bei gleichzeitig geringer Glukoseabsorption aus dem Peritoneum und ein Rückgang der peritonealen Clearance. Mit zunehmender Umklammerung und Immobilität der verbackenen Dünndarmkonvolute kommt es zu gastrointestinalen Symptomen (Appetitlosigkeit, Übelkeit, Ileus). In einigen Fällen kann diese Komplikation auch erst nach Beendigung der Peritonealdialyse auftreten. Die Prognose ist überaus ernst.

 Wichtig ist die frühzeitige Erkennung der Entwicklung eines Typ-II-UF-Fehlers.

Das Verfahren muß beendet werden. Wenn nötig, muß eine chirurgische Lösung der verbackenen Konvolute versucht werden. Eine spezifische Therapie ist bislang noch nicht gesichert. Steroidgabe wird von einigen Autoren empfohlen.

Die Ursache der sklerosierenden Peritonitis bleibt unklar. In manchen, durchaus nicht in allen Fällen gehen schwere Peritonitiden voraus. Die Verwendung von Chlorhexidin und Formaldehyd als Desinfektionslösung, häufig hochprozentige Glukoselösungen, Acetat als Puffer und eine Behandlung mit β-Blockern werden dafür verantwortlich gemacht. Mit dem Ersatz von Acetat durch Laktat oder Bicarbonat und dem Verzicht auf Chlorhexidin scheint die Inzidenz in den letzten Jahren deutlich rückläufig zu sein.

13.6.2
Auslaufstörungen

Auslaufprobleme werden häufig kurz nach Einlage des Katheters manifest. Mitunter kann eine simple Verbesserung der Darmmotilität oder körperliche Bewegung die Störung beheben.

▶ Radiologisch läßt sich eine Dislokation der Katheterspitze leicht nachweisen. Die Korrektur muß, wenn eine adäquate Drainage der Bauchhöhle nicht möglich ist, durch radiologische oder chirurgische Intervention erfolgen.
▶ Die Strangulation und Obstruktion des Katheters durch Netzstrukturen ist bei Erwachsenen selten, wird bei Kindern aber öfter beobachtet und bedarf ebenfalls einer chirurgischen Korrektur, evtl. mit Netzresektion.

Die mechanischen Auslaufstörungen sind differentialdiagnostisch gegen andere Ursachen des Ultrafiltrationsversagens abzugrenzen (s. S. 286 f).

13.6.3
Hämatoperitoneum

Definition
Unter einem Hämatoperitoneum versteht man eine mehr oder weniger ausgeprägte Einblutung in die Bauchhöhle.

Das Hämatoperitoneum läßt sich bei leichten Formen oft nur durch eine mikroskopische Untersuchung des Dialysats sicher von der Trübung durch Leukozyten im Rahmen einer Peritonitis unterscheiden.
Bei Frauen wird diese Komplikation öfter in Zusammenhang mit dem monatlichen Zyklus beobachtet (retrograde Menstruation, rupturierte Ovarialzysten, Ovulation). Ursächlich kommen auch Rupturen von Zysten bei familiären Zystennieren, Antikogulanzienblutungen, intraabdominelle Traumen durch den Katheter in Betracht.
Rasche Dialysatwechsel reichen in der Regel aus, um die Spüllösung zu klären, wobei die Gabe von wenig intraperitonealem Heparin (1.000 i. E./Beutel) die Bildung von Gerinnseln und die Verlegung des Katheters verhindern soll. (Zu starken intraperitonealen Blutungen siehe auch Abschn. 13.3.5).

13.7
Indikationen und Kontraindikationen der Peritonealdialyse

Lange Zeit wurden Vorbehalte gegenüber der Peritonealdialyse geäußert, da sie der Hämodialyse gegenüber schlechtere Patientenüberlebensraten habe. Jüngere Studien an großen Kollektiven aus den USA scheinen diese Beobachtungen zu bestätigen. Die meisten dieser Studien weisen bei eingehender Analyse jedoch erhebliche Schwächen auf, v. a. erfolgt fast nie eine adäquate Berücksichtigung der Begleiterkrankungen in den untersuchten Kollektiven. Sorgfältige, risikoadjustierte Langzeitanalysen aus verschiedenen Ländern, vor allem Italien und Großbritannien, belegen, daß grundsätzlich keine Unterschiede in der Morbidität zwischen beiden Behandlungsverfahren vorliegen.

> **Merke**
>
> Trotz der Vorbehalte besteht eine weitgehende Einigkeit, daß unter bestimmten Gegebenheiten die Peritonealdialyse einer Hämodialysetherapie vorzuziehen ist.

13.7.1
Für die Peritonealdialyse prädestinierte Patientengruppen

Patienten mit ausgeprägter Arteriosklerose
Diese zumeist älteren Patienten haben häufig erhebliche Schwierigkeiten, geeignete Gefäßzugänge für eine Hämodialyse zu entwickeln.

▶ Der peritoneale Zugang ist leicht zu legen und kann in diesen Fällen viele unnötige Krankenhausaufenthalte, Operationen und Beschwerden ersparen.
▶ Die Peritonealdialyse ist auch bei älteren Patienten erfolgreich durchführbar, eventuell unter Ausnutzung mechanischer Wechselhilfen oder Beistand durch Angehörige.

Patienten mit schwerer Herzinsuffizienz unterschiedlicher Genese
Die Patienten dieser Gruppe tolerieren die raschen Volumenschwankungen oder akute Rhythmusstörungen unter der Hämodialyse schlecht, ebenso wie die übermäßige Gewichtszunahme im Intervall. Blutdruckabfälle unter der Behandlung erschweren das Erzielen eines optimalen Trockengewichts.

▶ Zahlreiche Berichte zeigen, daß diese Patienten unter der Peritonealdialyse mit einer langsamen und gleichmäßigen Kontrolle des Volumens und der Elektrolyte erhebliche Verbesserungen ihres Allgemeinzustandes erleben.
▶ Die fehlende kardiale Zusatzbelastung durch das Shuntvolumen und eine bessere Blutdruckkontrolle können zusätzlich von Vorteil sein.

Auch Patienten mit schwerer Herzinsuffizienz (NYHA IV) und primär kardial bedingten therapierefraktären Ödemen und Niereninsuffizienz lassen sich mit diesem Verfahren erfolgreich therapieren, sei es als „Bridging" vor einer evtl. Transplantation, sei es, um eine Rekompensation und Weiterbehandlung unter ambulanten Bedingungen zu ermöglichen.

> **!** Vorsicht ist geboten bei der Behandlung schwer herzinsuffizierter Patienten, daß es nicht zu Hypotonien durch Volumenmangel kommt, vor allem, wenn die begleitende Diuretikatherapie neben der Dialyse weiter läuft.

Kleinkinder
Aufgrund der anatomischen Gegebenheiten ist es hier oft extrem schwierig, ausreichende Gefäßverhältnisse für eine Hämodialysebehandlung zu schaffen.

- Die Peritonealdialyse, vor allem NIPD und CCPD erlauben den Kindern weitgehend den unbehinderten Besuch von Kindergarten und Schule.
- Der psychologische Streß wiederholter schmerzhafter Shuntpunktionen bleibt den Kindern erspart.

Diabetiker
Eine Reihe medizinischer Argumente haben die Peritonealdialyse in vielen Zentren zum bevorzugten Dialyseverfahren bei Diabetikern gemacht. Es gibt jedoch auch einige gewichtige Probleme unter dieser Behandlung, so daß die Indikationsstellung einem sorgfältigen Abwägen aller Vor- und Nachteile für den Einzelfall folgen muß. Wegen einiger spezieller Aspekte bei Diabetikern unter der Peritonealdialyse ist dieses Thema in einem eigenständigen Abschnitt (13.8) behandelt.

13.7.2
Kontraindikationen gegen Peritonealdialyse

Medizinische Gründe, die gegen die Durchführung einer Peritonealdialyse sprechen sind:

- größere vorausgegangene abdominelle Eingriffe,
- entzündliche Darmerkrankungen oder eine stark gestörte Darmfunktion,
- Hernien,
- restriktive oder obstruktive Lungenfunktionsstörung,
- ausgedehnte Zystennieren.

Ein eingeschränktes Sehvermögen kann ein Hindernis für die Durchführung der Peritonealdialyse sein, ist aber keine eigentliche Kontraindikation, da evtl. automatische Wechselhilfen eingesetzt werden können. Weitere Faktoren, die eine erfolgreiche Peritonealdialysetherapie in Eigenbehandlung erschweren, sind:

- soziale Isolation,
- Complianceprobleme oder
- Vorbehalte aufgrund des körperlich-ästhetischen Empfindens.

Diese Faktoren, ebenso wie Fragen nach dem ausreichenden Raum für Lagerung des Materials und die Durchführung der Behandlung müssen vor Einleitung der Behandlung abgeklärt werden.

13.8 Peritonealdialyse bei Diabetikern

Kriterien für die Peritonealdialyse

Diabetiker mit terminaler Nierenfunktion leiden meist an einer Reihe anderer schwerer Komplikationen ihrer Grunderkrankung, wie z. B.:

- Hypertonie,
- koronare und periphere Gefäßsklerose,
- diabetische Retinopathie,
- periphere Polyneuropathie und
- Gastroparese.

Gerade die kardiovaskuläre Morbidität ist bei diesen Patienten besonders hoch und führt häufig zu Kreislaufproblemen unter der Hämodialysebehandlung. Zusätzlich ist die Anlage eines geeigneten Gefäßzugangs oft schwierig und bedarf häufiger Revisionen.

> **Merke**
> Die Peritonealdialyse bietet hier klare Vorteile: Sie ist ein schonendes, kontinuierliches Verfahren, das eine gute Blutdruckkontrolle bei konstantem Flüssigkeitszentzug ermöglicht und daher besser toleriert wird.

- Der Zugang ist einfach zu legen und zeigt beim Diabetiker keine Besonderheiten gegenüber Nichtdiabetikern.
- Langzeitüberleben des Katheters und peritoneale Funktion sind bei diesen Patienten ebenfalls gleichwertig zu nichtdiabetischen Vergleichskollektiven.
- Die Behandlung kommt ohne hohe Heparindosen aus, was vor allem bei Patienten mit einem hohen Risiko intraokularer Blutungen von Vorteil sein kann.

Problem erhöhter Glukosezufuhr

> **Merke**
> Zeifellos stellt die Glukosezufuhr über das Dialysat ein Problem dar, dem bei der Berechnung der täglichen Kalorien und Kohlehydratzufuhr Rechnung getragen werden muß.

- Bis zu 70% der intraperitoneal applizierten Glukosemenge werden resorbiert, was einer Menge von ca. 500–700 kcal an Kohlenhydraten entspricht.
- Eine weitere unerwünschte Folge der hohen Glukosezufuhr ist die Verschlechterung der Serumlipidkonstellation mit einer Erhöhung der Triglyceride, „Very-low-density"-Lipoproteine und „Low-density"-Lipoproteine.

Der peritoneale Zugang ermöglicht es jedoch, die tägliche Insulinzufuhr intraperitoneal zu verabreichen. Die Resorption des Insulins geschieht über die peritonealen Gefäße und die Vena portae durch die Leber in die systemische Zirkulation.

> **Merke**
>
> Die Insulingabe verläuft während der gesamten Verweilzeit praktisch parallel zu der (obligatorischen) Glukoseresorption.

Die Passage durch die Leber mit einem hohen First-Pass-Effekt kommt der physiologischen Situation – Insulinsekretion aus dem Pankreas, Vena portae, Leber – näher als die subkutane Injektion. Auf diese Weise läßt sich bei adäquater und engmaschiger Kontrolle des Blutzuckers durch den Patienten häufig sogar eine stabilere und bessere metabolische Kontrolle erzielen ohne postprandiale Hyperglykämien oder spätere Hypoglykämien. Ein Schema zur Verfahrensweise bei der Einstellung von Diabetikern auf i.p. Insulin zeigt Tabelle 13.2.

Tabelle 13.2.
Schema zur Anpassung der Insulintherapie. (Nach Khanna u. Oreopoulos 1986)

Blutzucker: [mg/dl] nüchtern	1 h postprandial	Insulinanpassung [Einheiten/Beutel]
< 40	< 40	–6
< 40	40–80	–4
40–80	80–120	–2
80–180	120–180	0
180–240	180–240	+2
240–400	240–300	+4
> 400	> 300	+6 und mehr

> **Richtlinien für die Blutzuckerkontrolle**
>
> - *Dialysatwechsel:* in Abstimmung mit den großen Mahlzeiten des Tages (ca. 20 min vorher); der 4. Wechsel gegen 23.00 Uhr zusammen mit einer kleinen Zwischenmahlzeit.
> - *Diätempfehlung:* 20–25 kcal/kgKG/Tag, Protein 1,2–1,5 g/kg.
> - *Kontrolle des Blutzuckers:* 4mal jeweils ca. 10 min vor dem Beutelwechsel.

> **Merke**
> Der Insulinbedarf liegt wegen der hepatischen Elimination und intraperitoneal verbleibenden Resten deutlich über der zuvor verabreichten s.c. Dosis.

Für das praktische Vorgehen bietet sich an, zu Beginn der Umstellung die zuvor benötigte Gesamttagesmenge an Insulin zu berechnen (alle Insulinformen). Diese Dosis wird gleichmäßig auf die 4 Beutel verteilt werden. Zusätzlich erhält jeder Beutel entsprechend der Glukosekonzentration eine zusätzliche Gabe Insulin, und zwar bei:

- 1,5 % Glukose (2 l): + 2 i.E.
- 2,3 % Glukose (2 l): + 4 i.E.
- 4,25 % Glukose (2 l): + 6 i.E.

> **!** Eventuell muß eine Reduktion der nächtlichen Dosis erfolgen, um Hypoglykämien zu vermeiden.

Regelmäßige Blutzuckerkontrollen ermöglichen in den darauffolgenden Tagen eine kontinuierliche Anpassung der so begonnenen Therapie an die individuellen Gegebenheiten eines jeden Patienten. Entsprechend den gemessenen Werten paßt der Patient die Insulindosis nach einem vom Arzt erstellten Schema an.

Mit Veränderungen der Glukose- und Insulinresorption und -verwertung ist während Peritonitisepisoden zu rechnen. Sowohl ein erniedrigter Bedarf bei besserer Resorption des Insulins, reduzierter Kohlenhydratzufuhr, als auch ein erhöhter bei infektionsbedingter Katabolie oder gesteigerter Glukoseabsorption sind möglich.

Bei Patienten mit CCPD läßt sich eine ähnlich gute Einstellung erzielen. Pragmatischerweise teilt man auch bei diesen Patienten die tägliche Insulindosis auf die Dialysatbeutel auf. Der Gesamtbedarf wird ebenfalls mit ca. 150 % der bisherigen subkutanen Dosis veranschlagt. 50 % dieser Menge werden dem Tagbeutel zugegeben. Die übrige Menge wird zu gleichen Teilen auf die Dialysatbeutel während der nächtlichen Wechsel verteilt.

Abwägung von Pro und Contra: Peritonealdialyse bei Diabetikern

Pro:
- leichterer Zugang
- geringe kardiale Belastung
- stabilere metabolische Kontrolle

Contra:
- starke Kohlenhydratzufuhr
- Fettstoffwechselstörung zunehmend
- beschleunigte Arteriosklerose (?)
- Probleme bei schwerer Sehstörung

Es ist bis heute umstritten, ob die Peritonealdialyse für Diabetiker im Hinblick auf das Langzeitüberleben der Hämodialyse gleichwertig ist. Jüngste Daten aus den USA erwecken den Verdacht, daß insbesondere junge Patienten mit Diabetes mellitus unter Peritonealdialyse eine höhere Mortalität haben. Die Ursache für diese Differenz ist noch unklar. Europäische Untersuchungen konnte diese Zahlen bislang nicht bestätigen.

13.9
Pflegerische Aspekte bei der Peritonealdialyse

Wie kaum ein anderes Programm zur Behandlung der chronischen Niereninsuffizienz ist die Peritonealdialyse abhängig vom Engagement des Pflegepersonals und der Kooperation aller an dem Programm beteiligten Kräfte. Aufgrund ihres speziellen Aufgabenbereichs wächst den Mitarbeitern der Pflege bei dieser Behandlung eine zentrale Stellung zu. Durch Training und Ausbildung für die Selbstbehandlung entsteht eine enge Bindung zwischen Patient und Pflegepersonal, wobei die Schwester/der Pfleger nicht selten zum Bindeglied und Ansprechpartner zwischen Patient und Zentrum wird. Die Begleitung in den OP zur Kathetereinlage und Heimbesuche nach Entlassung in die Selbstdialyse tragen weiterhin zur Vertiefung dieser Beziehung bei. Entsprechend zeigen Erfahrungen in zahlreichen laufenden PD-Programmen, daß in Zentren mit mehr als 20 Patienten mindestens eine hauptamtliche PD-Pflegekraft nötig ist, um allen diesen Ansprüchen zu genügen.

Patiententraining
Wenn die Entscheidung für die Peritonealdialysebehandlung in gemeinsamer Übereinstimmung zwischen Patient, Arzt und Pflegepersonal getroffen ist, muß an den Beginn eines vorbereitenden Trainingsprogramms gedacht werden. Der Zeitpunkt, an dem mit der Patientenausbildung begonnen wird, ist in den meisten Zentren unterschiedlich. Wird der Katheter so rechtzeitig eingelegt, daß nicht sofort mit der Behandlung begonnen werden muß, kann die 2- bis 3wöchige „Break-in-Phase" für dieses Training intensiv genutzt werden.

Es ist jedoch in vielen Fällen ratsam, bereits *vor* Einlage des Katheters zumindest einige Trainingseinheiten durchzuführen.

▶ Sie geben dem Patienten noch einmal Gelegenheit, unter konkreten Bedingungen seine Entscheidung zu überdenken.
▶ Auch auf Seiten des Pflegepersonals besteht noch einmal die Möglichkeit, die Eignung eines Patienten zur Selbstbehandlung zu prüfen. Insbesondere sollte auch noch einmal die Frage nach den häuslichen Verhältnissen (ausreichend Lager- und Behandlungsraum, Haustiere etc.) abgeklärt werden.

Grundsätzlich gibt es wenig harte Kontraindikationen gegen die Peritonealdialyse: Auch körperlich Behinderte und Blinde können mit technischen Hilfen das Verfahren erlernen und erfolgreich durchführen. Selbstverständlich benötigen diese Patienten oft ein höheres Maß an Zuwendung und Vorbereitungszeit, bis sie die Methode mit der nötigen Routine und Gelassenheit zu Hause selber durchführen können.

Trainingsprogramm

▶ Grundlagen der chronischen Niereninsuffizienz und der Prinzipien der Peritonealdialyse.
▶ Selbstkontrolle von Temperatur, Gewicht, Blutdruck, Flüssigkeitsbilanz, Zeichen von Komplikationen.
▶ Grundbegriffe der Sterilität, steriles Wechseln des Dialysats, tägliche Katheter-exit-Pflege, Gebrauch technischer Hilfen oder automatischer Dialysatwechsel, evtl. Injektion von Medikamenten in den Medikamentenstutzen (z. B. Insulin).
▶ Verhaltensmaßregeln für den Notfall (Peritonitis, Diskonnektion, Tunnel- und Exit-site-Infekt),
▶ Notfalltelefonnummern,
▶ Planung von Urlaub,
▶ Diät.

Arzt und Pflegepersonal sollten sich vor der Entlassung des Patienten in die Selbstversorgung davon überzeugen, daß der Patient die entscheidenden Handgriffe und Kenntnisse für die Peritonealdialyse beherrscht. Häufig besuchen die betreuenden Schwestern/Pfleger ihre Patienten nach der Heimentlassung auch zu Hause, um die lokalen Voraussetzungen für die Peritonealdialyse mit in Augenschein zu nehmen und bei evtl. Problemen beratend zur Hilfe bereitstehen zu können.

Sonstige Betreuung

Ein weiterer wichtiger Aspekt der Tätigkeit als PD-Schwester/-Pfleger ist die Betreuung der Patienten während stationärer Aufenthalte. Die Gewährleistung der Dialysebehandlung bei Patienten, die vorübergehend nicht selbständig die Dialysatwechsel durchführen können, muß im Rahmen von Notfalldiensten oder Rufbereitschaften erfolgen. Dafür ist auch ein regelmäßiges Training des zuständigen Pflegepersonals nötig.

KAPITEL 14

Dialysequalität 14

Inhaltsübersicht

14.1 Kriterien nicht ausreichender Dialyse 330
 – Allgemeine Zeichen 330
 – Harnstoffwert und Nahrungszufuhr 330
 – Harnstoffreduktionsrate 331
 – Quotient Kt/V 332

14.2 Aussagekraft von URR und Kt/V für die Dialysequalität 333

14.3 Verbesserung der Dialysequalität 333
 – Erhöhung der Dialyseeffizienz 333
 – Faktor Dialysezeit 334
 – Mittelmolekülclearance 335

14.4 Bestimmung des Kt/V-Werts 335
 – Berechnungsformel 335
 – Bestimmung der postdialytischen Werte 335

14.5 Dialysequalität und Ernährung 336

Eine zu geringe Dialysemenge hat ungünstige Langzeitfolgen für die Patienten, die z. B. häufigere Krankenhausaufenthalte mit sich bringen. Eine kontinuierliche Ersatztherapie, die die ausgefallene Nierenleistung in allen Teilfunktionen völlig kompensiert, ist bisher nicht realisierbar. Dies gilt auch für die CAPD, die zwar kontinuierlich abläuft, aber dennoch nicht die Nierenfunktion komplett ersetzt. Im Bereich der Hämodialyse erweist sich seit kurzem die tägliche Heimhämodialyse als eine vielversprechende Behandlungsform.

Merke
Die Zuweisung der richtigen Dialysemenge unter Berücksichtigung der Kapazität der Dialysezentren und der Freizeitbedürfnisse der Patienten ist von großer Bedeutung. Hierzu ist es unerläßlich, Meßwerte zu kennen, die anzeigen, ob ein Patient gut oder schlecht dialysiert ist.

Die Leistungsdaten der einzelnen Dialyse setzen sich aus einer Vielzahl von Einzeldaten zusammen, z. B. der Clearance der Dialysatoren, der Blut- und Dialysatflußeinstellung und der Qualität des Gefäßzugangs. Eine Veränderung dieser Daten erlaubt eine gezielte Dosierung der Dialysemenge.

14.1
Kriterien nicht ausreichender Dialyse

Allgemeine Zeichen
Eine Erhöhung der Dialysequantität ist ohne Zweifel erforderlich, wenn der Patient trotz begonnener Dialyse weiterhin urämische Symptome aufweist (s. Kap. 3.6). Nicht immer ist die Unterdialyse jedoch so offensichtlich, sondern häufig verschlechtert sich der Zustand des Patienten erst allmählich und damit weniger gut erfaßbar.

Prüfkriterien dabei sind:

▶ klinische Zeichen wie z. B. Abnahme des Unterhautfettgewebes, gemessen anhand der Hautfaltendicke,
▶ Laborwerte zur Beurteilung der Dialysequalität.

Harnstoffwert und Nahrungszufuhr
Weit verbreitet ist die Orientierung an dem prädialytischen Harnstoffwert. Dieser Wert kann aber fehlleiten, da der Harnstoff auch aufgrund zu geringer Nahrungs- und damit auch Eiweißaufnahme erniedrigt sein kann und dann eine gute Dialysequalität nur vortäuscht. Der Anstieg des Harnstoffs im Intervall zwischen den Dialysen wird im wesentlichen bestimmt durch:

▶ den Eiweißabbau, der von der Eiweißzufuhr abhängig ist,
▶ der Gewichtszunahme und
▶ der Nierenrestfunktion.

Es mag paradox erscheinen, aber in der Tat kann es bei einem lange Zeit urämisch gewesenen Patienten nach Intensivierung der Dialysetherapie zum Anstieg des prädialytischen Kreatinins und Harnstoffs kommen, da sich der Patient wieder ausreichend ernährt und Muskelmasse aufbaut.

> **Merke**
>
> **Für die Beurteilung des Harnstoffwertes ist daher die Kenntnis der Nahrungszufuhr des Patienten wichtig.**

Bei ausreichender Eiweißzufuhr (> 1,1 g/kgKG/Tag), die mit der Proteinkatabolismusrate meßbar ist, kann der prädialytische Harnstoffwert durchaus als Anhaltspunkt für die Dialysequalität dienen.

Die Urämietoxine stammen in erster Linie aus dem Abbau aufgenommener Eiweiße. Wir unterscheiden nach der Molekülgröße vor allem

▶ niedermolekulare Toxine und
▶ Mittelmoleküle mit mittlerem Molekulargewicht.

Abgeschätzt werden kann die Produktion der niedermolekularen Toxine stellvertretend durch den Harnstoffanstieg zwischen den Dialysen.

> **Merke**
>
> Neben der Harnstoffproduktion zwischen den Dialysen hängt die Höhe des prädialytischen Harnstoffs vom Harnstoffniveau nach der letzten Dialyse ab.

Die Darstellung der Harnstoffkonzentration im zeitlichen Verlauf zeigt ein sägezahnartiges Muster, wie in Abb. 14.1a dargestellt: Während der Dialyse kommt es zu einem raschen Abfall der Harnstoffkonzentration und nach Ende der Dialyse zu einem langsamen Wiederanstieg bis zum Beginn der nächsten Dialyse. Die Fläche unter dieser Kurve zeigt die durchschnittliche Harnstoffkonzentration an und steht in direktem Zusammenhang mit der Morbidität und Mortalität der Dialysepatienten, d. h.:

> **Merke**
>
> Je höher die durchschnittlichen Harnstoffkonzentrationen liegen, desto geringer ist die Lebenserwartung der Patienten und desto häufiger erkranken sie und müssen stationär behandelt werden.

Es gibt zwei Möglichkeiten, ein niedriges durchschnittliches Harnstoffniveau zu erreichen. Falsch wäre es, darauf zu setzen, daß zwischen den Dialysen ein nur geringer Anstieg erfolgt, denn dies wäre nur durch Beschränkung der Eiweißaufnahme zu erreichen. Die Folgen wären Mangelernährung und eine hierdurch bedingte Verschlechterung der Mortalität (Abb. 14.1b).

Es ist daher entscheidend, ein möglichst niedriges durchschnittliches Niveau der Harnstoffwerte durch effiziente Dialyse zu erreichen. Der Harnstoffanstieg zwischen den Dialysen darf dabei durchaus steil ausfallen (entsprechend einer ausreichenden Ernährung) und auch zu hohen prädialytischen Werten führen, wenn diese nur regelmäßig und ausreichend durch Dialyse reduziert werden.

Harnstoffreduktionsrate

Um den der Dialyse zuzuordnenden Abschnitt der Harnstoffkonzentrationskurve muß sich das Dialyseteam also bemühen und versuchen, den dort stattfindenden Harnstoffreduktionsprozeß in allen Einzelheiten zu verstehen und zu quantifizieren.

In erster Näherung findet während der Dialyse eine Harnstoffreduktion statt, die durch einen Vergleich der prä- mit den postdialytischen Harnstoffwerten meßbar ist.

> **Merke**
>
> Beschrieben werden kann der Abfall des Harnstoffwertes während der Dialyse mit der Harnstoffreduktionsrate (URR), die in Prozent angegeben wird. Hierzu ist eine Blutabnahme vor und nach der Dialyse am gleichen Tag erforderlich. Die postdialytische Blutprobe muß unter ganz bestimmten Bedingungen erfolgen.

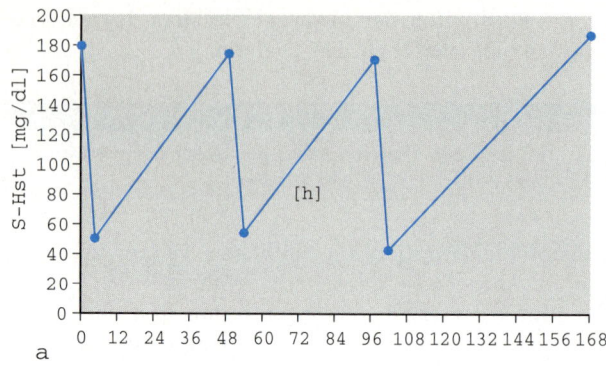

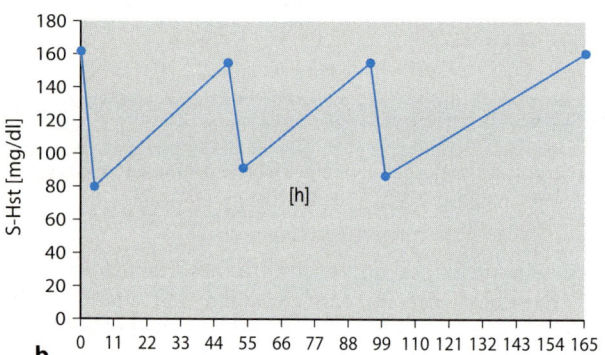

Abb. 14.1a,b.
Verlauf der Serumharnstoffkonzentration bei 3 Dialysen pro Woche. (a) Sägezahnartiger Verlauf bei einem Patienten mit guter Dialysequalität und ausreichender Ernährung. Der Patient produziert zwischen den Dialysen zwar sehr viel Harnstoff, durch effiziente Dialysen bleibt das durchschnittliche Niveau der Harnstoffkonzentration aber niedrig. (b) Der Patient hat durch Mangelernährung einen geringen Harnstoffanfall zwischen den Dialysen, die unzureichende Dialyseeffizienz führt aber dazu, daß das durchschnittliche Harnstoffniveau verhältnismäßig hoch liegt

Quotient Kt/V

Genauer kann die Dialysequalität allerdings durch den Quotienten Kt/V angegeben werden, da sich dieser Wert auf die Größe des Patienten bezieht und damit die Dialyseleistung in Beziehung zum Dialysebedarf angibt.

Der Abfall des Serumharnstoffs während der Dialyse hängt von 3 wichtigen Faktoren ab:

- der Harnstoffclearance des Dialysators **K**,
- der Behandlungszeit **t** [min],
- dem Verteilungsvolumen des Harnstoffs **V**.

Der letztgenannte Faktor V bezieht sich auf die Körpermasse des Patienten, d.h. V ist eine stark individuell schwankende Größe.

> **Merke**
>
> Faktor V besagt, daß größere Patienten mehr Dialyse benötigen, um eine bestimmte Qualität zu erreichen.

Harnstoff verteilt sich im gesamten Körperwasser, das einen festen Anteil an der Körpermasse hat (ca. 60%). Eine gegebene Serum-Harnstoffkonzentration

Tabelle 14.1.
Zusammenhang der Dialysequalität, gemessen mit der Harnstoffreduktionsrate URR, dem Quotienten Kt/V und der Mortalitätsrate der Dialysepatienten. (Aus Owen et al. 1993)

URR	Kt/V	Mortalität
50 %	0,82	25 %
60 %	1,05	22 %
70 %	1,4	17 %

bei einem schmächtigen Menschen repräsentiert eine geringe Harnstoffmenge (und damit Menge niedermolekularer Toxine) als bei einem sehr schweren Menschen. Der Bedarf zur Harnstoffentfernung fällt dann auch entsprechend geringer aus. Anders betrachtet ist eine bestimmte Dialyseleistung Kt bei dem schmächtigen Menschen mit geringem V schon ausreichend, während bei dem großen Menschen in der Bilanz nur ein kleiner Anteil des Harnstoffverteilungsvolumens gereinigt wurde.

14.2
Aussagekraft von URR und Kt/V für die Dialysequalität

Die Zusammenhänge gehen im wesentlichen auf eine große Untersuchung zurück, die Anfang der 80er Jahre in den USA durchgeführt wurde (NCDS).

In der Studie wurde ein Zusammenhang zwischen der Häufigkeit der Sterbefälle (Mortalität) und den URR- bzw. Kt/V-Werten gefunden (Tabelle 14.1). Auch die Morbidität, erkennbar an der Zahl und Dauer der Krankenhausaufenthalte hing eindeutig mit der Dialysedosis zusammen. Besonders schlecht erwiesen sich diesbezüglich Kt/V-Werte < 0.8, besonders gut schnitten Patienten mit einem Kt/V-Wert von > 1.4 ab. Anders ausgedrückt bedeutet dies: In den USA macht der Unterschied zwischen einer durchschnittlichen URR von 50 % und 70 % 16.000 gerettete Leben pro Jahr aus. Jeder Anstieg des Kt/V-Wertes von 0,1 verbessert die Mortalität um etwa 8 %, ein Zusammenhang, der aber über einem Kt/V-Wert von 1,4 immer weniger deutlich wird.

> **Merke**
> Die Erfahrungen mehrerer großer Dialyseregister betätigen inzwischen, daß unter Beachtung einer ausreichenden URR oder Kt/V das Überleben der Patienten deutlich verbessert werden kann.

14.3
Verbesserung der Dialysequalität

Erhöhung der Dialyseeffizienz
Liegt ein nicht zufriedenstellender Kt/V bzw. URR-Wert vor, so sollte die Dialyseeffizienz gezielt erhöht werden. Verändert werden können die Dialysezeit und die Clearance durch Wahl eines anderen Dialysators.

▶ Grundsätzlich sollte dreimal wöchentlich dialysiert werden, die Kt/V-Werte sind tatsächlich nur für dreimal wöchentliche Dialyse gültig.

▶ Ist dies bereits der Fall, so muß die Länge der einzelnen Dialysesitzungen verlängert werden.

Mit Formeln ist für einen gewünschten Kt/V-Wert bei bekannten Clearance-Eigenschaften des Filters die notwendige Dialysezeit errechenbar. Wird das angestrebte Ziel, gemessen in Kt/V, auch nach Veränderung der Parameter nicht erreicht, so muß man sich auf Problemsuche begeben. Es handelt sich um die nicht seltene Situation, daß die verschriebene Dialysemenge nicht der tatsächlich erhaltenen Dialysemenge entspricht. Typische Probleme, die hierzu führen, sind eine unzureichende Funktion des Gefäßzugangs oder ein Abfall der Leistung des Dialysators durch die in Deutschland selten durchgeführte Wiederbenutzung (Reuse) von Dialysatoren.

▶ Entscheidend für eine ausreichende Harnstoffclearance ist ein ausreichend hoher Blut- und Dialysatfluß.
▶ Die Oberfläche des Filters spielt ebenfalls eine Rolle, in der Praxis ist sie aber selten der begrenzende Faktor.
▶ Die Achillessehne einer ausreichenden Clearance ist die Funktion des Gefäßzugangs, die durch sorgfältiges Monitoring überwacht werden muß.

Nicht leistungsfähige Gefäßzugänge erlauben keine ausreichenden Blutflüsse und damit auch keine effiziente Dialyse. Besonders dann, wenn man bewußt eine hocheffiziente Dialyse bei kurzer Dialysezeit anstrebt, kann ein insuffizienter Gefäßzugang zu großen Diskrepanzen zwischen verschriebener und erhaltener Dialysemenge führen.

Faktor Dialysezeit

Die Dialysezeit kann in gewissem Umfang eine geringe Clearance des Dialysators ausgleichen. Bis in die Mitte der 80er Jahre konnte eine ausreichende Dialysequalität nur durch entsprechend lange Dialysezeiten erreicht werden. Bei fehlender Nierenrestfunktion bedeutet dies mindestens 3mal 5 h Dialyse/Woche. Die beste Prognose haben Patienten, die sogar noch länger, nämlich bis zu 3mal 8 h/Woche, dialysieren. Derart lange Dialysezeiten werden von den Patienten verständlicherweise jedoch schlecht toleriert.

Nach Einführung leistungsfähiger Dialysemembranen gab es dann eine Entwicklung zur High-efficiency-Dialyse mit großen Filtern (KoA von mehr als 450 ml/min) mit einer Harnstoffclearance von mehr als 200 ml/min. Parallel zu dieser Leistungssteigerung wurden die Dialysezeiten verkürzt. Diese Dialysemodalität ist mit besonderen Belastungen für den Patienten verbunden, z.B. durch die sehr hohen und raschen Volumen- und Toxinverschiebungen. Das Verfahren läßt sich nur bei hohem Blut- und Dialysatfluß durchführen. Ein guter Gefäßzugang, der einen hohen Blutfluß von mehr als 300 ml/min zuläßt, ist also Voraussetzung.

> **Merke**
> Obwohl durch die hohe Effizienz bei den Patienten der angestrebte Kt/V-Wert erreicht wird, ist man heute nicht mehr überzeugt, daß eine entsprechende Verkürzung der Dialysezeit vertretbar ist.

Mittelmolekülclearance

Die Beurteilung der Dialysequalität durch Harnstoffkinetikmodelle, so gut sie durch die oben erwähnten Studien auch begründet ist, ist in ihrer Aussagekraft insofern eingeschränkt, als sie die Mittelmolekülclearance nicht berücksichtigt. Low-flux-Membranen mit verhältnismäßig geringer Porengröße lassen die Entfernung von Mittelmolekülen wie dem β_2-Miktroglobulin kaum zu. Die Anhäufung dieses Moleküls, das hier nur als ein Beispiel für die Vielzahl der Mittelmoleküle stehen soll, führt zur β_2-Mikroglobulin-Amyloidose und damit zu einer erheblichen Morbidität und Einschränkung der Lebensqualität für Dialysepatienten. Neuere hochdurchlässige Dialysemembranen erlauben unter Ausnutzung von vorwiegend konvektivem Transport eine höhere Mittelmolekülclarance. High-flux-Membranen haben eine K_{UF} von mehr als 20 ml/h/mmHg und eine β_2-Mikroglobulinclearance von mehr als 20 ml/min.

> **Merke**
> Erste Daten zeigen, daß konsequente High-flux-Dialyse tatsächlich langfristig die β_2-Mikroglobulinspiegel senken kann und auch zu geringeren β_2-Mikroglobulin-bedingten Knochenveränderungen führt.

14.4 Bestimmung des Kt/V-Werts

Berechnungsformel

Neben dem prä- und postdialytischen Harnstoffwert (*prä Hst* und *post Hst*) gehen die Dialysezeit *t*, das ultrafiltrierte Volumen *Uf* und das postfialytische Gewicht *W* in die Berechnung ein (*ln* natürlicher Logarithmus):

$$Kt/V = -\ln(R - 0.03) + (4 - 3.5 \times R) \times Uf/W$$

Die Werte für die Kt/V-Berechnung werden während einer Dialysesitzung ermittelt. Prognostische Bedeutung hat der Wert aber nur bei 3 Dialysen pro Woche. Dialysiert der Patient beispielsweise nur an 2 Terminen, so ist der ermittelte Wert nicht ohne weiteres aussagefähig.

Bestimmung der postdialytischen Werte

Für die Abnahme der postdialytischen Blutprobe wird der Blutfluß für etwa 2 min auf 50 ml/min heruntergefahren um den Einfluß der Rückverteilung des Harnstoffs zu reduzieren. Außerdem muß die UFR auf 0 reduziert werden und der Dialysatfluß so niedrig wie möglich eingestellt werden.

Inzwischen bieten bereits viele Dialysemaschinen die automatisierte Überwachung der Kt/V-Werte durch eine integrierte Harnstoffmessung im Dialysat.

14.5
Dialysequalität und Ernährung

Lebenserwartung, Morbidität und Lebensqualität der Dialysepatienten hängen auch von der Ernährung ab (s. Kap. 17).

Die Prognose wird darüber hinaus von weiteren Faktoren wie Begleiterkrankungen oder der zur Niereninsuffizienz führenden Grunderkrankung sowie von der Disziplin bei der Flüssigkeitsrestriktion zwischen den Dialysen bestimmt.

> **Merke**
>
> **Eine hochwertige und ausreichende Ernährung hat für das Langzeitüberleben der Dialysepatienten eine noch größere Bedeutung als die Dialysequalität. Beides hängt aber miteinander zusammen, denn bei ausreichender Beseitigung der Urämie wird der Appetit besser.**

In der Praxis wurde der ausreichenden Ernährung bisher weniger Beachtung geschenkt als der Dialysequalität im engeren Sinne. Die Beurteilung des Ernährungsstatus des Patienten kann schwierig sein:

- ▶ Das Körpergewicht ist nur dann verwendbar, wenn es sich mit Sicherheit um das Trockengewicht handelt.
- ▶ Anthropometrische Messungen wie die Messung der Hautfaltendicke können, wenn sie von hierin erfahrenen Personen durchgeführt werden, wertvolle Aussagen zum Ernährungszustand liefern. Sie werden auch bei Spezialitäten wie der eiweißreduzierten Diät durchgeführt, um eine Mangelernährung zu vermeiden (s. Kap. 17).
- ▶ An Laborwerten zur Beurteilung des Ernährungsstatus sind das Serumalbumin, das Kreatinin und die Messung der Proteinkatabolismusrate (PCR = protein catabolic rate) von Bedeutung. Ein hoher Serumalbuminwert (> 4 g/dl) bedeutet eine gute Prognose hinsichtlich der Mortalitätsaussage.

Kapitel 15

Langzeitkomplikationen bei Hämodialysepatienten 15

Inhaltsübersicht

15.1 Renale Osteopathie 338
  – Diagnose 338
  – Symptome 339
  – Prophylaxe und Therapie 342

15.2 Infektionen 344
15.2.1 Infektionen über den Gefäßzugang 344
  – Ursachen 344
  – Symptome 345
  – Diagnose 345
  – Therapie 345
15.2.2 Sonstige Infektionen 347
  Infektionen des oberen und unteren Urogenitaltrakts 347
  – Infektionen der oberen Harnwege 347
  – Infektionen der unteren Harnwege 348
  Pneumonien 349

15.3 Anämie 350
  – Ursachen 350
  – Therapie 350

15.4 Kardiovaskuläre Erkrankungen 351
15.4.1 Arterieller Hypertonus 351
  – Komplikationen 351
  – Therapie 352
15.4.2 Hyperlipoproteinämie 353
15.4.3 Homocysteinämie 353

15.5 Hauterkrankungen 355
  – Pruritus (Juckreiz) 355
  – Sonstige Hautveränderungen 356

15.6 Polyneuropathie 356
  – Symptome 356
  – Therapie 357

15.7 Dialyseassoziierte Amyloidose und Arthropathien 357
15.7.1 Karpaltunnelsyndrom 358
15.7.2 Arthropathien und Arthritiden 358
  – Ursachen 359

- Therapie 359
- Differentialdiagnose 359

15.8 Malnutrition 359
- Diagnose 360
- Ursachen 360
- Therapie 360

15.9 Psychosoziale Probleme 361
15.9.1 Abwehrreaktionen 362
15.9.2 Dialysepatient und Lebenspartner 364
15.9.3 Dialysepatient und Familienangehörige 365
15.9.4 Dialysepatient und Dialyseteam 365
- Vertrauensverhältnis 365
- Abhängigkeitsverhältnis 366
- Rolle der Pflegenden zur Bewältigung der Probleme 366
15.9.5 Non-Compliance 367

Das folgende Kapitel ist keine Abhandlung über sämtliche Folgen der chronischen Niereninsuffizienz. Eine auch nur annähernd komplette Erörterung würde den Rahmen dieses Buches sprengen. Es wurde aber der Versuch unternommen, einige für den klinischen Alltag relevante Themen praxisorientiert darzustellen.

15.1
Renale Osteopathie

Bei Patienten mit zunehmender Einschränkung der Nierenfunktion wird in den Nieren weniger biologisch wirksames Calcitriol (1,25(OH)$_2$-D3, biologisch wirksame Form des Vitamin D; s. Kap. 2 S. 26f.) produziert.

▶ Es kommt zu einer Abnahme der renalen Phosphatausscheidung, die bei Patienten mit terminaler Niereninsuffizienz vollständig zum Erliegen kommt.
▶ Der Serumphosphatspiegel steigt an, und der Serumkalziumspiegel fällt.
▶ Die Hypokalzämie führt zu einer Stimulation der Parathormonfreisetzung aus den Nebenschilddrüsen.

Definition
Die renale Osteopathie stellt, vereinfacht ausgedrückt, eine Kombination aus Osteomalazie (verminderte Knochenmineralisierung durch Calcitriolmangel) und Osteoklasie (vermehrter Knochenabbau durch Hyperparathyreoidismus; Osteitis fibrosa cystica) dar.

Diagnose
Die Diagnose des Hyperparathyreoidismus kann heute sehr leicht durch Messung des Parathormons im Serum gestellt werden. Zur genauen Feststellung, ob ein Knochenschaden bei einem Dialysepatienten aufgrund von Hyperparathyreoidismus entstanden ist, muß eine Knochenbiopsie erfolgen. Andere Ursachen der renalen Osteopathie können auf diese Weise ausgeschlossen werden. Beim Vollbild des Hyperparathyreoidismus mit High-turn-over zeigt sich die Osteitis

fibrosa mit sehr viel neugebildeter Osteoidmatrix und Fibrose (pathologische Faserbildung) auch des Markraums mit entsprechender Verdrängung der Blutbildung.

Die Knochenhistologie erlaubt die Unterscheidung des Hyperparathyreodismus von der sogenannten Low-turn-over-Osteopathie bei Aluminiumintoxikation.

> **Merke**
>
> Bei Aluminiumosteopathie (Low-turn-over-Osteopathie) ist der Knochenumsatz nicht erhöht wie beim Hyperparathyreoidismus, sondern erniedrigt.

Die Aluminiumausscheidung des Niereninsuffizienten ist gestört, gleichzeitig liegt häufig eine hohe Aluminiumzufuhr durch Einnahme von aluminiumhaltigen Phosphatbindern vor. Beides führt zu einer Aluminiumüberladung des Körpers, die auch anhand des Serumaluminiumspiegels oder mit dem Desfereraltest nachweisbar ist. Mit Desferal wird Aluminium aus dem Knochen mobilisiert und der Anstieg des Serumwertes bei der nächsten Dialyse gemessen. Bei Aluminiumosteopathie kommt es häufig zu Knochen- und Muskelschmerzen und Frakturen. Eine Low-turn-over-Osteopathie kann auch bei Hypoparathyreodismus nach Parathyreoidektomie entstehen.

Die Therapie des Aluminiumosteopathie besteht aus dem Verzicht auf weitere Aluminiumzufuhr durch Austausch der aluminiumhaltigen Phosphatbinder gegen andere Präparate, daneben wird der Körperaluminiumbestand durch regelmäßige Infusion von Desferal reduziert.

> **Merke**
>
> Seitdem die Folgen der Aluminiumintoxikation beim Dialysepatienten bekannt sind (Enzephalopathie, Osteopathie, Anämie), sollten aluminiumhaltigen Phosphatbinder den Patienten mit schwerer, therapierefraktärer Hyperphosphatämie vorbehalten sein.

Symptome

Beim Auftreten von osteopathieassoziierten Beschwerden muß bereits von fortgeschrittenen knöchernen Veränderungen ausgegangen werden, da eine milde bis mittelschwere Form der renalen Osteopathie häufig ohne oder mit nur sehr milden Symptomen einhergeht.

> **Symptome der renalen Osteopathie**
>
> - Belastungsabhängige Schmerzen (LWS, Os sacrum, Füße), seltener Ruheschmerz
> - Knochendeformierungen (Femur, Tibia)
> - Pathologische Frakturen (selten)
> - Patellafraktur, Sehnenausriß (Achillessehne)
> - Reduktion der Körpergröße durch Abnahme der Wirbelkörperhöhe
> - Zusätzliche Beschwerden: kutane Kalkablagerungen, Red-eye-Syndrom, Pruritus, Weichteilverkalkungen, Pseudogicht

Führende Beschwerden sind Knochenschmerzen, Gelenkschmerzen und Juckreiz.

▶ Die Knochenveränderungen gehen mit einer erhöhten Frakturneigung einher, die bei einer Aluminiumintoxikation noch stärker ausgeprägt ist.
▶ Der quälende Juckreiz führt zu Kratzverletzungen (Exkoriationen), die aufgrund häufiger Superinfektionen eine schlechte Heilungstendenz zeigen.
▶ Metastatische Verkalkungen können auftreten, wenn gleichzeitig sehr hohe Werte des Serumkalziums und des Serumphosphats vorliegen und das sogenannte Kalzium-Phosphat-Löslichkeitsprodukt überschritten wird, was ein Ausfällen der Salze im Gewebe zur Folge hat. Sie können als Ablagerungen in den Arterien zu den Symptomen einer akuten Arthritis mit Schmerzen und Einschränkung der Beweglichkeit führen (Abb. 15.1). In schweren Fällen kommt es zu Ablagerungen in der Haut (verbunden mit heftigem Juckreiz) oder in der Bindehaut der Augen.

Laborchemisch finden sich beim sekundären Hyperparathyreoidismus normale oder erniedrigte Serumkalziumwerte und üblicherweise erhöhte Serumphosphatwerte.

▶ Erhöhte Kalziumwerte sprechen – falls nicht eine Therapie mit kalziumhaltigen Phosphatbindern oder Vitamin D_3 durchgeführt wurde – für die Entwicklung eines tertiären Hyperparathyreoidismus.

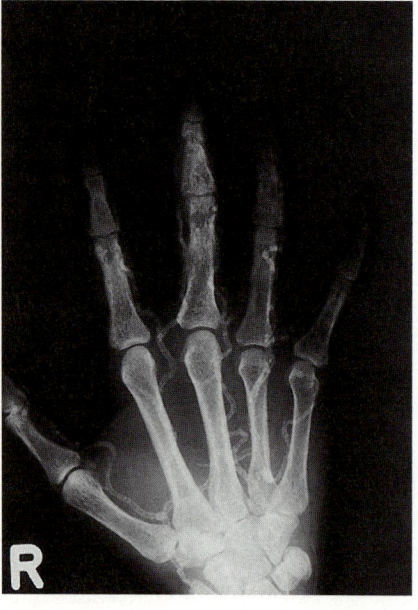

Abb. 15.1.
Rechte Hand eines langjährigen Dialysepatienten mit Verkalkungen der Handarterien

▶ Die alkalische Phosphatase (AP) ist ebenfalls meist deutlich erhöht und zeigt den gesteigerten Knochenumbau an. Wegen der Herkunft der AP aus verschiedenen Geweben ist jedoch eine Differenzierung in die AP-Isoenzyme notwendig, um eine Erhöhung der knochenanteiligen AP zu beweisen. Normale oder erniedrigte Werte der AP liegen bei einer aluminiumbedingten Osteopathie vor.

▶ Das Parathormon (PTH) im Serum ist in der Regel ebenfalls erhöht, wobei darauf geachtet werden sollte, daß das intakte PTH bestimmt wird und nicht die biologisch inaktiven Terminalfragmente, die sich bei Niereninsuffizienz ansammeln. Eine Erhöhung des PTH-Wertes auf das 2- bis 3fache des oberen Normwertes ist die Regel beim sekundären Hyperparathyreoidismus. Darüberliegende Werte mit steigender Tendenz sollten mit erhöhter Aufmerksamkeit beobachtet werden und können die Entwicklung eines tertiären Hyperparathyreoidismus anzeigen.

Radiologisch zeigen sich Hinweise auf eine renale Osteopathie üblicherweise ab den mittelschweren Graden eines sekundären Hyperparathyreoidismus. Am besten lassen sich die Veränderungen an den Handknochen darstellen, üblicherweise in einer Aufnahme in Mammographietechnik. Charakteristisch ist eine subperiostale Knochenresorption, also eine Auflösung der Knochensubstanz unter der Knochenhaut (Periost). Im Röntgenbild führt dies zu einem dunkleren Saum, der am besten im Bereich der mittleren Glieder des zweiten und dritten Fingers zu sehen ist.

Die knöchernen Erosionen können an der Fingerspitze bis zur Auflösung des Knochens führen. Die Veränderungen an den großen Röhrenknochen mit Auflösung der Knochenstruktur prädisponieren zu pathologischen Frakturen (Abb. 15.2), die nicht selten erst im Röntgenbild erkannt werden bei sonst völliger Beschwerdefreiheit.

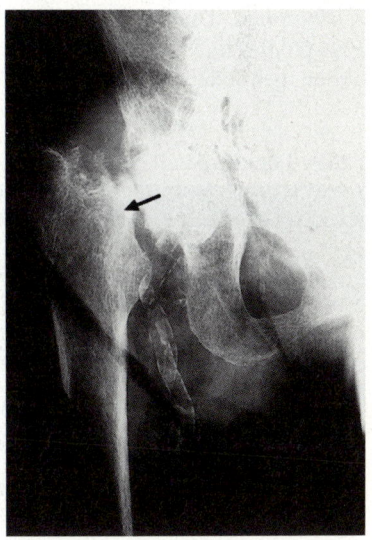

Abb. 15.2.
Rechte Hüfte einer langjährigen Dialysepatientin mit spontaner Fraktur des Oberschenkelhalses und deutlichen Auflösungserscheinungen des Beckenknochens (Knochenresorption)

Prophylaxe und Therapie

Als Präventivmaßnahmen eines sekundären Hyperparathyreoidismus und der renalen Osteopathie kommen entsprechend der ursächlichen Zusammenhänge die Anhebung des erniedrigten Serumkalziums, die Senkung des erhöhten Serumphosphats, sowie der Ausgleich des Calcitriolmangels in Frage.

> **Merke**
>
> Die Prophylaxe sollte nicht erst mit Beginn der Hämodialyse angeboten werden, sondern bereits in frühen Stadien der chronischen Niereninsuffizienz, da eine schlechte Einstellung der Kalzium-Phosphat-Homöostase unter Umständen ein beschleunigtes Fortschreiten der Niereninsuffizienz zur Folge hat.

Es gibt 3 Wege, den Serumkalziumwert im Normbereich zu halten und damit die Folgen des sekundären Hyperparathyreoidismus zu minimieren:

- erhöhte Kalziumzufuhr,
- Senkung des erhöhten Serumphosphats und
- Substitution von Vitamin D_3.

Die abgestuften therapeutischen Möglichkeiten zeigt Tabelle 15.1.

Kalzium. Urämische Patienten haben oft eine negative Kalziumbilanz. Eine tägliche Kalziumzufuhr von ca. 1.000 mg/Tag wird empfohlen. Ein Teil davon kann über kalziumhaltige Phosphatbinder aufgenommen werden, die damit doppelten therapeutischen Nutzen haben.

Bei Dialysepatienten sollte das Kalzium im Dialysat so gewählt werden, daß das Serumkalzium im oberen Normbereich liegt (Dialysatkalzium zwischen 1,5 und 2,0 mmol/l).

Phosphat. Die Phosphatzufuhr sollte soweit wie möglich reduziert werden. Phosphathaltige Speisen wie Schmelzkäse, bestimmte Wurstwaren u. a. sollten daher gemieden werden. Von essentieller Bedeutung ist eine Senkung des

Tabelle 15.1. Abgestufte therapeutische Möglichkeiten bei renaler Osteopathie

Ziel	Therapeutische Maßnahmen
1. Serumkalzium im mittleren bis oberen Normbereich	• orale Kalziumsubstitution • Calcitriol (Vitamin D_3, 1 α, 25$(OH)_2D_3$) oder 1 α$(OH)D_3$ • hohes Dialysatkalzium
2. Serumphosphat im Normbereich	• diätetische Phosphatrestriktion • kalziumhaltige Phosphatbinder • Erhöhung der Dialyseeffizienz (aluminiumhaltige Phosphatbinder)
3. Serumparathormon nicht höher als das 3–4fache des oberen Normwerts	• Calcitriol-Bolustherapie (Vit. D_3, 1 α, 25$(OH)_2D_3$) oder 1 α$(OH)D_3$ (2–3mal Bolus pro Woche) • subtotale oder totale Parathyreoidektomie, ggf. mit Epithelkörperchenautotransplantation

Serumphosphates mit oralen Phosphatbindern. Außer in schweren therapierefraktären Fällen sollte hierbei kalziumhaltigen Phosphatbindern der Vorzug gegeben werden. Aluminiumhaltige Substanzen sind aufgrund der gefürchteten Nebenwirkungen der Aluminiumbelastung (Enzephalopathie, Osteopathie, Anämie) eher ungeeignet und sollten nur in schweren Fällen von Hyperphosphatämie, bei denen keine anderen Maßnahmen helfen, eingesetzt werden. Ob einer der verschiedenen auf dem Markt angebotenen kalziumhaltigen Phosphatbinder (Ca-Carbonat, Ca-Citrat, Ca-Ketoglutarat, Ca-Acetat usw.) entscheidende Vorteile gegenüber den anderen bietet, ist noch ungeklärt und bedarf prospektiver und kontrollierter Untersuchungen. Die verschiedenen Phosphatbinder unterscheiden sich für den Patienten jedenfalls deutlich in ihrer Einnehmbarkeit, z. B. ist Ca-Azetat für viele Patienten geschmacklich sehr problematisch. Wichtig zum Erreichen einer Normophosphatämie ist ebenfalls eine effektive Dialysetherapie. Hier muß gegebenfalls über verlängerte Zeiten, höhere Blutflüsse, effizientere Dialysatoren etc. versucht werden, eine möglichst hohe Phosphat-Clearance zu erreichen.

Vitamin D$_3$. Frühzeitig im Verlauf der chronischen Niereninsuffizienz sollte eine Substitution mit Calcitriol begonnen werden.

> **Merke**
>
> Eine strenge Kontrolle der Kalzium-Phosphat-Haushalts vermag unter Umständen den Verlauf der Niereninsuffizienz günstig zu beeinflussen, vor allem aber die Ausbildung von extraossären Verkalkungen zu verhindern, zumindest aber zu bremsen.

Im Stadium der Dialysepflichtigkeit ist die Therapie mit Calcitriol erst dann einzusetzen, wenn das erhöhte Serumphosphat in den Normbereich abgesenkt worden ist. Ansonsten droht eine Hyperkalzämie mit der Gefahr von extraossären Verkalkungen.

Sind alle diese Maßnahmen nicht ausreichend effektiv in der Therapie der renalen Osteopathie und besteht eine Hyperkalzämie bei massiv erhöhten PTH-Spiegeln fort, so ist die totale Parathyreoidektomie, evtl. mit einer gleichzeitigen Transplantation von Epithelkörperchenresten in den Unterarm sowie die Kryokonservierung der Nebenschilddrüsen indiziert. Nach diesem Eingriff kann es zu einem schnellen Abfall des Serumkalziums kommen, so daß vorher die Gabe von Calcitriol und unmittelbar postoperativ die Infusion von Kalzium bzw. in schweren Fällen eine mehrmalige Dialyse gegen einen hohen Kalziumspiegel nötig werden.

15.2
Infektionen

Hämodialysepatienten entwickeln häufiger Infektionen als nierengesunde Personen. Ursachen hierfür sind:

- ▶ eine verschlechterte Immunsituation dieser Patienten,
- ▶ die häufige Verletzung der Haut bei der Hämodialysebehandlung (Punktion),
- ▶ die mögliche Einschleppung von Keimen während der extrakorporalen Zirkulation.

Es scheint, daß bakterielle Infekte bei diesen Patienten einen schnelleren Verlauf und eine langsamere Heilungstendenz zeigen als bei Nichturämikern.

> **Merke**
>
> Dialysepatienten sollten nicht als immunsupprimiert im klassischen Sinne (wie Transplantierte oder Patienten unter Chemotherapie) angesehen werden; trotzdem kann aus der klinischen Erfahrung heraus eine frühzeitige antibakterielle Therapie empfohlen werden.

Dies gilt auch, wenn nur ein ausreichender Verdacht besteht, noch ohne Nachweis eines Erregers oder ohne ausgeprägte Entzündungszeichen. Wichtig ist hierbei, daß eine Reihe von urämischen Patienten eine leicht erniedrigte Körpertemperatur zeigen, ohne daß der Grund hierfür bekannt wäre. Auch eine Malnutrition kann dazu führen, daß im Rahmen einer Infektion die Körpertemperatur kaum ansteigt.

15.2.1
Infektionen über den Gefäßzugang

Ursachen

> **Merke**
>
> Der Gefäßzugang ist in knapp über der Hälfte der Fälle die Eintrittspforte für bakterielle Erreger.

Dabei ist häufiger ein temporärer Gefäßzugang (Shaldon-Katheter) ursächlich verantwortlich als ein permanenter Zugang. Bei letzteren sind Kunststoffprothesen häufiger infiziert als konventionell angelegte AV-Fisteln.

Keime der Hautflora sind die häufigsten Erreger bei Shuntinfektionen oder bei systemischen Infektionen, die von einem Gefäßzugang ausgehen. Staphylokokken werden dabei am häufigsten nachgewiesen, gefolgt von Streptokokken. Aber auch andere Erreger können Infektionen auslösen, wie z. B. gramnegative oder grampositive Stäbchen, Anaerobier etc.

Symptome
Eine während der Dialysebehandlung auftretende Bakteriämie führt im allgemeinen zu eindrücklichen klinischen Symptomen wie akutem Fieberanstieg (teilweise über 40 °C) und starkem Schüttelfrost. Im weiteren Verlauf können die eingeschwemmten Keime verursachen:

- Endokarditis,
- Meningitis/Enzephalitis,
- Osteomyelitis,
- septische Embolien mit sekundärer Abszeßbildung.

Die Patienten fühlen sich in der Regel akut schwerkrank und können bisweilen ein septisches Bild bieten. Andererseits gibt es immer wieder Fälle von nachgewiesenen Bakteriämien, die mit erstaunlich wenig klinischen Zeichen einhergehen.

Diagnose
Eine wichtige Differentialdiagnose ist eine dialysatassoziierte Einschwemmung von Pyrogenen, die ebenfalls häufig mit Fieber und Schüttelfrost vergesellschaftet ist. Pyrogene sind Bestandteile von Bakterien, die Fieber auslösen und als Kontamination des Dialysats, insbesondere bei Rückfiltration im Rahmen einer High-flux-Dialyse eingeschwemmt werden können. Bei diesen Patienten kommt es jedoch mit Beendigung oder Abbruch der Dialysebehandlung zu einem schnellen Verschwinden der Beschwerden, während bei einer Bakteriämie die Symptome, wenn überhaupt, nur sehr langsam abklingen oder aber sich zu zunehmenden Beschwerden bis hin zu einer schweren Sepsis entwickeln können. Beim Auftreten von Fieber unter Dialyse sollte an erster Stelle nach Infektionszeichen im Bereich des Gefäßzugangs geschaut werden (Abb. 15.3).

> **Merke**
> Bei manifesten Infektionszeichen am Gefäßzugang darf eine Dialysebehandlung gar nicht erst über diesen Zugang begonnen werden; ebenso muß die Behandlung dann abgebrochen werden, wenn nach dem Auftreten von Fieber und/oder Schüttelfrost eine Einschwemmung von Bakterien über einen möglicherweise infizierten Gefäßzugang als wahrscheinlichste Ursache erscheint.

- Wird der Patient über einen temporären Zugang behandelt, so sollte nach Abnahme von einer oder mehreren Blutkulturen der Katheter entfernt werden und die Spitze der weiteren bakteriologischen Diagnostik zugeführt werden.
- Liegt ein permanenter Gefäßzugang vor, so muß hier sorgfältig auf mögliche Infektionszeichen geachtet werden (Rötung, Induration, eitrige Sekretion) und ebenfalls Blutkulturen und Abstriche angelegt werden.

Therapie
Auf jeden Fall sollte bei hinreichendem Infektionsverdacht eine antibiotische Therapie eingeleitet werden. Da in der großen Mehrzahl der Fälle Staphylokokken ursächlich beteiligt sind, wird als Therapie bis zum Eintreffen einer Keimdifferenzierung inklusive Antibiogramm die Gabe eines staphylokokkenwirksamen

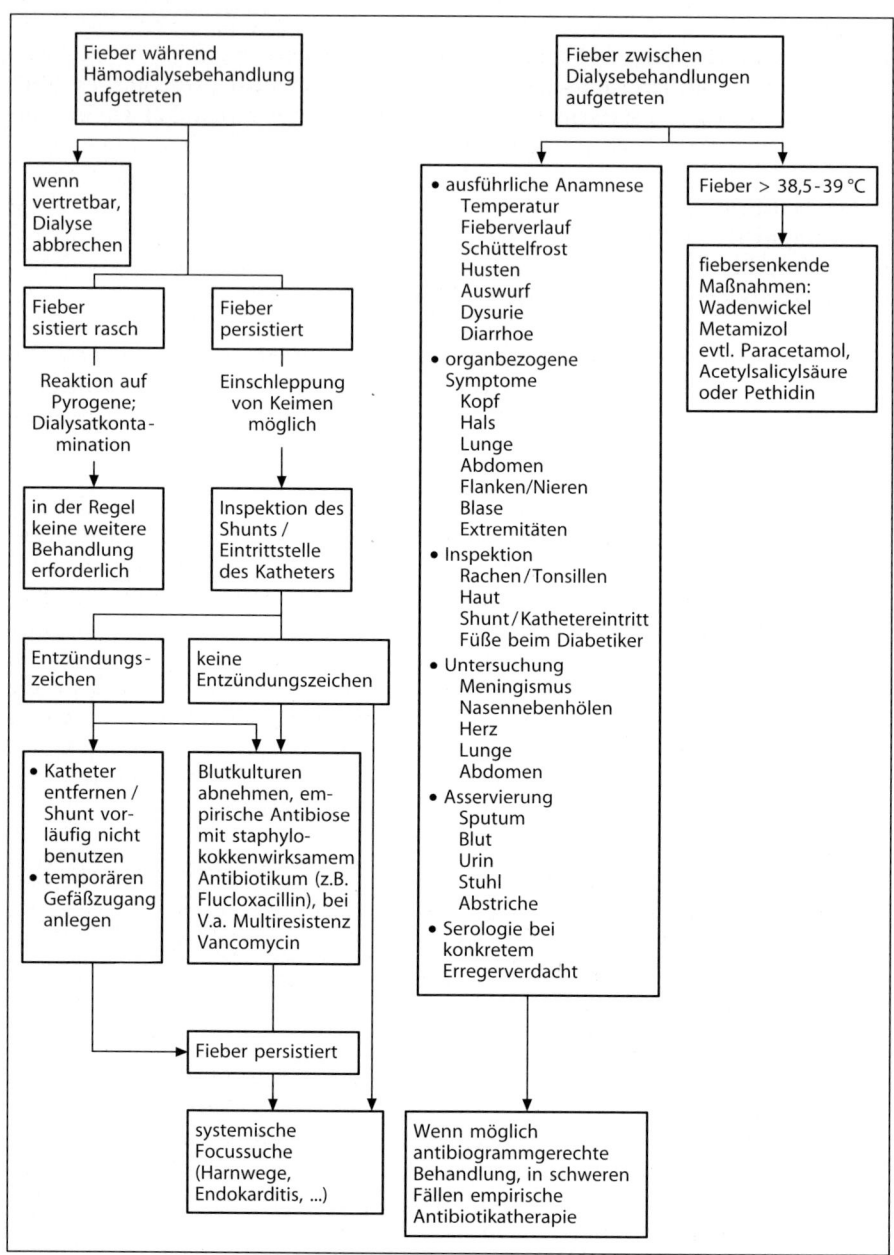

Abb. 15.3. Vorgehen bei Fieber eines Dialysepatienten

Antibiotikums empfohlen (z. B. Flucloxacillin, initial 2 g i. v., weiter i. v. oder p. o., bei Verdacht auf Multiresistenz Vancomycin 500–1.000 mg i. v. initial, weitere Verabreichung nach Talspiegel, in der Regel einmalige Gabe wöchentlich nach Hämodialyse). Die antibiotische Therapie sollte bei permanentem Gefäßzugang und nachgewiesenem Keim auf jeden Fall ausreichend lange, d. h. über mindestens 3–4 Wochen durchgeführt werden, auch wenn lokale Entzündungszeichen dann schon abgeklungen sind, um der Entwicklung einer Endokarditis vorzubeugen. Bis zum Abklingen der lokalen Infektionszeichen muß der Patient über einen neuangelegten Gefäßzugang dialysiert werden, in aller Regel also einen neu eingeführten Shaldon-Katheter.

15.2.2
Sonstige Infektionen

Infektionen des oberen und unteren Urogenitalsystems

Harnwegsinfekte sind eine überaus häufige Erkrankung bei Dialysepatienten, die vor allem auf die veränderten lokalen undurodynamischen Gegebenheiten bei verminderter oder fehlender Restdiurese bei terminaler Niereninsuffizienz zurückzuführen sind.

Überproportional häufig betroffen sind Patienten mit polyzystischer Nierenerkrankung, bei denen es bereits in frühen Stadien der Krankheit zu Infektionen der Zysten kommt, mit schweren Flankenschmerzen und hochfieberhaftem Verlauf.

Infektionen der oberen Harnwege

> **Merke**
> Infektionen des oberen Urogenitalsystems sind in aller Regel Folge einer retrograden Aszension von Bakterien in Nierenbecken und -parenchym.

Als Komplikationen können sich entwickeln:

- Zysteninfektionen,
- Pyonephrose,
- renale und perirenale Abszesse.

Die Symptome umfassen subfebrile bis febrile Temperaturen, Schüttelfrost, allgemeines Krankheitsgefühl, Dysurie, Bauch- oder Flankenschmerzen bis hin zur lebensbedrohlichen Urosepsis.

Diagnose. Meist sind die weißen Blutkörperchen im Blut erhöht. Bei hochfieberhaften und septischen Verläufen können die verantwortlichen Bakterien in der Blutkultur nachweisbar sein. Urinkulturen können den Keim meistens identifizieren, können jedoch auch negativ bleiben, wenn die Infektion im Nierengewebe keine direkte Verbindung zu den ableitenden Harnwegen besitzt. Einen weiteren Hinweis auf die Quelle bzw. den Verlauf der Infektion kann die Untersuchung mittels Ultraschall oder CT erbringen. Vor allem Eiteransammlungen in der Niere und ihrer Umgebung können hiermit gut dargestellt werden.

Therapie. Die Behandlung erweist sich nicht selten als schwierig und langwierig, da viele Antibiotika nicht in ausreichendem Maß an den Ort der Infektion vordringen. Vor allem infizierte Zysten werden von den Antibiotika kaum in einer ausreichenden Konzentration erreicht, so daß die Behandlung, sofern sie konservativ durchgeführt werden soll, über eine ausreichende Zeitspanne erfolgen muß (mindestens 3-4 Wochen).

Kommt es unter der antibiotischen Therapie nicht zu einer Besserung der Beschwerden, so ist eine chirurgische Sanierung des Infektionsherdes, d. h. eine Nephrektomie, angezeigt. Wird diese Therapie bei gegebener Indikation erst zu spät wahrgenommen, so resultieren hieraus erhöhte Morbidität und Letalität. Pyonephrose und renaler bzw. perirenaler Abszeß sind einer konservativen Therapie ebenfalls nicht zugänglich und erfordern deshalb ebenso eine operative Therapie.

Infektionen der unteren Harnwege

Die Symptome einer Infektion des unteren Harnwegtraktes bei einem oligurischen Dialysepatienten ähneln denen eines Nichtdialysepatienten. Häufiger jedoch kommt es zu einer Makrohämaturie. Anurische Patienten klagen meistens über Schmerzen im suprapubischen Bereich oder über trüben, oft übel riechenden Urin. Häufig besteht ein quälender Harndrang; die Miktion ist dann mit einem lästigen Brennen oder mit Schmerzen verbunden. Nur selten besteht hohes Fieber, die Temperaturen sind in aller Regel kaum erhöht.

Die Diagnose wird anhand einer Urinkultur gestellt, sofern der Patient eine (wenn auch nur minimale) Restdiurese besitzt. Das Urinsediment allein hilft meist nicht weiter, da häufig Leukozyten und Leukozytenzylinder auch im nichtinfizierten Urin zu finden sind.

Therapie. Wir befürworten eine orale Therapie mit Antibiotika (nach Abnahme der Urinkultur) mit einem Gyrase-Hemmer, Amoxycillin, einem oralen Cephalosporin oder Trimethoprim/Sulfamethoxazol über 5-7 Tage (bei Patienten mit PKD über 10 Tage), sofern das Antibiogramm keine Resistenz gegen die verwendete Substanz zeigt. Der Vorteil der genannten Substanzen liegt in den ausreichend hohen Urinspiegeln, die trotz einer geringen Urinproduktion erreicht werden. Sollte der verantwortliche Keim gegen diese Substanzen resistent sein, so wird man auf andere Antibiotika umsteigen müssen, auch wenn hiermit häufig nicht ausreichende Spiegel zu erreichen sind.

Komplikation. Eine Komplikation einer Infektion der unteren Harnwege stelle die Pyozystis dar. Hier kommt es zur Ansammlung von Eiter in der Blase. Nicht selten liegt eine anatomische Abnormität vor, wie eine subvesikale Obstruktion oder ein großes Harnblasendivertikel. Die Symptome ähneln denen einer normalen Zystitis, jedoch stehen oft starke suprapubische Schmerzen im Vordergrund.

Beim anurischen Patienten mit Fieber unklarer Genese oder Sepsis mit unbekanntem Fokus sollte immer an die Pyozystis gedacht werden.

▶ Die klinische Untersuchung und die Sonographie sind wichtige Hilfsmittel, die Diagnose wird über die Inspektion des Urins und nachfolgender Kultur gestellt.
▶ Die Behandlung umfaßt die lokale Spülung über eingelegten Einmal- oder Dauerkatheter mit antimikrobiellen Lösungen, solange der Urin klar ist und kulturell keine Erreger mehr nachweisbar sind. Antibiotika sollten nur verabreicht werden, wenn schwere Allgemeinsymptome und/oder systemische Infektionszeichen vorliegen. In schweren therapierefraktären Fällen muß an die Möglichkeit einer chirurgischen Sanierung mittels Zystektomie gedacht werden.

Pneumonien

> **Merke**
> **Pneumonien bei Dialysepatienten sind in vielen Fällen als Komplikation einer latenten oder manifesten pulmonalen Stauung zu sehen („Stauungspneumonie"). Es kommt in diesen Lungenregionen zu einer sekundären bakteriellen Infektion.**

Symptome und Diagnose. Das führende klinische Symptom ist die zunehmende Dyspnoe; Fieber und systemische Entzündungsparameter sind häufig nur gering ausgeprägt. Auskultatorisch und röntgenologisch ist eine Differenzierung zwischen reiner Stauung und einem pneumonischen Infiltrat häufig gar nicht möglich.

Therapie. Entsprechend der Genese besteht die Therapie vor allem in der Senkung des Sollgewichtes bzw. in der kardialen Rekompensierung. Gleichzeitig ist, möglichst nach Kultivierung von Sputum, eine antibiotische Therapie einzuleiten, z. B. mit einem Makrolidantibiotikum oder einem Cephalosporin der neueren Generation. Bei im Krankenhaus erworbenen Pneumonien ist entsprechend dem veränderten Keimspektrum in aller Regel mit einer intravenösen Antibiose zu behandeln, z. B. mit einem Cephalosporin der zweiten oder dritten Generation oder einem Breitspektrumpenicillin, z. B. einem Ureidopenicillin. Wichtig ist hierbei die Anpassung der Dosierung an die eingeschränkte bzw. fehlende Kreatininclearance.

> **Merke**
>
> Eine Dyspnoe ist beim Dialysepatienten bis zum Beweis des Gegenteils Ausdruck einer Überwässerung.

15.3 Anämie

Definition
Die Anämie bei Niereninsuffizienz wird als renale Anämie bezeichnet.

Ursachen

Die Entstehung der renalen Anämie hat verschiedene Ursachen. Bereits bei einem Serumkreatinin von etwa 3 mg/dl werden viele niereninsuffiziente Patienten anämisch. Das Ausmaß der Anämie ist auch abhängig von der Erkrankung, die zur Niereninsuffizienz geführt hat. So entwickelt sich eine ausgeprägte Anämie bei Patienten mit Zystennieren später als bei Patienten mit Glomerulonephritis, diabetischer Nephropathie oder Analgetikanephropathie.

Die wichtigste Ursache für die Entwicklung der renalen Anämie ist die zurückgehende Produktion des in der Niere gebildeten Hormons Erythropoetin, das die Blutbindung im Knochenmark stimuliert. Welche Bedeutung dieses Hormon für die Entwicklung der renalen Anämie hat, belegt vor allem die Behandelbarkeit der Anämie durch synthetisches menschliches Erythropoetin, das intravenös oder subkutan injiziert wird.

Therapie

Die Verfügbarkeit des gentechnologisch hergestellen Erythropoetins im letzten Jahrzehnt stellt einen sehr großen Fortschritt in der Therapie der chronisch Nierenkranken dar.

Bei den meisten Patienten kann der Hb-Wert mit der Erythropoetindosis beliebig eingestellt werden, sofern einige Voraussetzungen erfüllt sind. Für die Hämoglobinsynthese muß ausreichend Eisen, Vitamin B_{12} und Folsäure zur Verfügung stehen. Falls der Hb-Wert dennoch nicht ansteigt, ist an chronisch schwelende Infektionen und eine Aluminiumintoxikation zu denken. Die Erythropoetintherapie ist auch deswegen so segensreich, weil die früher ständig notwendigen Bluttransfusionen weitgehend vermieden werden können, und damit auch die daran geknüpfte Problematik von Eisenüberladung des Organismus und Übertragung von viralen Erkrankungen (s. u.).

Eine Nebenwirkung der heutigen Erythropoetintherapie ist ein zu rascher und zu hoher Hämatokritanstieg, der die Gefahr von Thrombosen erhöht. Gefürchtet sind besonders Thrombosen des Dialyseshunts. Eine weitere Nebenwirkung ist ein Blutdruckanstieg, der in vielen Fällen eine intensivierte antihypertensive Therapie notwendig macht.

Im allgemeinen ist die meist übliche Erythropoetintherapie mit 3 Injektionen s. c. in der Woche unter Hämotokritkontrolle sicher durchführbar.

15.4 Kardiovaskuläre Erkrankungen

> **Merke**
>
> Dialysepatienten haben im Vergleich zur nierengesunden Bevölkerung eine erhöhte Morbidität und Mortalität an kardiovaskulären Erkrankungen.

Neben einer deutlich erhöhten Prävalenz an arteriellem Hypertonus und Diabetes mellitus können auch andere Gefäßrisikofaktoren vorliegen, z. B.:

▶ Hyperlipoproteinämie,
▶ Hyperparathyreoidismus (hohes Kalzium-Phosphat-Produkt mit Gefäßverkalkungen),
▶ erhöhte Oxalat- und Homocysteinspiegel im Serum.

Wichtig ist eine frühzeitige Prophylaxe von kardiovaskulären Komplikationen bereits in frühen Stadien der Niereninsuffizienz durch eine konsequente Therapie der behandelbaren Risikofaktoren (strenge Einstellung von Hypertonus, Hyperlipoproteinämie und Diabetes mellitus).

> **Merke**
>
> Essentiell ist bereits in frühen Stadien der Niereninsuffizienz eine völlige Nikotinkarenz, da sich die Hinweise verdichten, daß Nikotin nicht nur ein wichtiger kardiovaskulärer Risikofaktor ist, sondern ebenfalls einen eigenständigen Progressionsfaktor der chronischen Niereninsuffizienz darstellt.

Eckpfeiler der Vorbeugung vor kardiovaskulären Komplikationen:

▶ Einstellung des Hypertonus!
▶ Behandlung von erhöhten Cholesterin- und Blutzuckerwerten!
▶ Absolute Nikotinkarenz!
▶ Strenge Kontrolle des Kalzium-Phosphat-Produkts!

15.4.1 Arterieller Hypertonus

Der überwiegende Anteil der Dialysepatienten leidet an einem (sekundär renalen) Hypertonus.

Komplikationen
Er ist einer der wichtigsten Risikofaktoren für eine Reihe von Komplikationen, die vor allem das kardiovaskuläre System betreffen:

- Am Herzen kommt es durch die chronische Druckbelastung zu einer konzentrischen Myokardhypertrophie, die bei unzureichender Behandlung zu einer Herzinsuffizienz führt.
- Eine andere Folge am Herzen ist die Entwicklung einer koronaren Arteriosklerose, die Angina pectoris, Herzinfarkt, Arrhythmien und Herzinsuffizienz verursachen kann.
- An den Gefäßen des zentralen Nervensystems führt der Hypertonus zu einer Arteriosklerose mit den möglichen Folgen ischämischer Insulte und intrazerebrale Blutungen.
- An den Gefäßen der peripheren Extremitäten manifestiert sich der Hypertonus als arterielle Verschlußkrankheit. In Nativröntgenaufnahmen ist häufig eine exzessive Gefäßverkalkung zu erkennen.
- Auch das Gefäßsystem der Netzhaut kann durch den hohen Blutdruck geschädigt werden und durch Arteriosklerose, Retinopathie und Papillenödem zur progredienten Visusverschlechterung führen.

Therapie

Wichtig ist grundsätzlich eine rigorose Blutdruckeinstellung bei diesen Patienten, um die möglichen Spätfolgen hinauszuzögern.

> **Merke**
> Bei schlecht einzustellendem Blutdruck ist das Trockengewicht zu überprüfen.

Die effektivste Maßnahme ist häufig die Normalisierung einer bestehenden Hypervolämie durch Reduktion des Trockengewichts (s. Kap. 10.1.6). Medikamentöse Maßnahmen werden kaum wirksam sein, solange der Patient überwässert ist. Bei den Antihypertensiva sollte sich die Wahl an eventuell bestehenden Nebenerkrankungen (Diabetes mellitus, koronare Herzkrankheit, periphere arterielle Verschlußkrankheit, obstruktive Lungenerkrankung) orientieren.

Bevorzugt werden sollten Substanzgruppen ohne negativen Einfluß auf metabolische Parameter wie Glukose- und Fettstoffwechsel:

- Diuretika, z. B. Furosemid (Lasix®): Nur sinnvoll bei suffizienter Restdiurese. Möglicherweise negativer Einfluß auf Glukose- und Fettstoffwechsel.
- β-Blocker, z. B. Metoprolol (Beloc®): Bei gleichzeitiger koronarer Herzkrankheit Mittel der ersten Wahl. Möglicherweise negativer Einfluß auf Glukose- und Fettstoffwechsel. Kontraindikationen: Obstruktive Lungenerkrankung; schwere Herzinsuffizienz; höhergradige AV-Blockierung.
- Kalzium-Antagonisten, z. B. Nifedipin (Adalat®): Gefäßselektive Substanzen der neuen Generation bevorzugen, z. B. Amlodipin®. Keine negativen Auswirkungen auf Glukose- und Fettstoffwechsel.
- ACE-Hemmer, z. B. Enalapril (Xanef®): *Cave:* Sistieren der Restdiurese! Keine negativen Auswirkungen auf Glukose- und Fettstoffwechsel. Kontraindikation: AN69-Dialysemembran, da vermehrt allergische Reaktionen beschrieben.

- α₁-Antagonisten, z. B. Prazosin (Minipress®): Keine negativen Auswirkungen auf Glukose- und Fettstoffwechsel. Häufig Wirkungsverlust im Lauf der Zeit. Sinnvoll bei peripherer arterieller Verschlußkrankheit.
- Zentrale Antisympathotonika, z. B. Clonidin (Catapresan®): Sehr wirkungsvolle Substanzen, vermutlich gefäßprotektive Wirkung, können sedierend wirken. Verursachen nicht selten Mundtrockenheit.
- Angiotensin-II-Rezeptorantagonisten, z. B. Losartan (Lorzaar®): Stellenwert noch nicht geklärt. Alternative bei ACE-Hemmer-Unverträglichkeit.
- Minoxidil (Lonolox®): „Ultima-ratio-Medikament" bei therapierefraktärem Hypertonus. Immer in Kombination mit β-Blocker und Diuretikum. Perikarderguß und Hypertrichose als Nebenwirkungen.

15.4.2
Hyperlipoproteinämie

Bei vielen Dialysepatienten liegt eine Erhöhung der Blutfette vor, häufig als isolierte Erhöhung der VLDL-Fraktion, entsprechend einer Typ-IV-Hyperlipoproteinämie nach Fredrickson. Ursache soll unter anderem eine verminderte Aktivität der Lipoproteinlipase sein. Obwohl eine isolierte Erhöhung der Triglyceride zunehmend als eigenständiger Risikofaktor v. a. für die koronare Herzkrankheit angesehen wird, fehlen bislang eindeutige Ergebnisse, die einen positiven Effekt einer Senkung der VLDL belegen. Eindeutig belegt ist jedoch der Nutzen einer lipidsenkenden Therapie bei erhöhten Cholesterinwerten (hier besonders der LDL-Fraktion). Wenn diätetische Maßnahmen nicht ausreichend sind, muß mit Hilfe von Lipidsenkern ein normaler Serumcholesterinwert angestrebt werden. Besonders wirkungsvoll sind die CSE-Hemmer (z. B. Lovastatin).

> **Merke**
>
> Da Dialysepatienten immer das Risiko einer Malnutrition zeigen, sollte bei der Therapie einer Hypercholesterinämie frühzeitig mit einer medikamentösen Therapie begonnen werden und nicht das Risiko einer diätetisch erzwungenen Mangelernährung in Kauf genommen werden.

15.4.3
Homocysteinämie

Die erhöhte Serumkonzentration an Homocystein wurde als eigenständiger Risikofaktor für vaskuläre Komplikationen erkannt. Für Dialysepatienten, die häufig solche Erhöhungen zeigen, ist der Nutzen einer homocysteinsenkenden Therapie mit hochdosiertem Vitamin B_{12}, B_6 und Folsäure bislang nicht nachgewiesen worden. Solange entsprechende Studien noch kein konkretes Ergebnis geliefert haben, kann man zu diesem Punkt noch keine Empfehlung aussprechen.

Diabetisches Fußsyndrom bei Dialysepatienten

Bis zu 40% der Patienten in Dialysezentren sind Diabetiker und als Folge einer diabetischen Nephropathie dialysepflichtig. Zu den Aufgaben des Dialysearztes und der Pflegekräfte gehört die Koordination der medizinischen Betreuung dieser Patienten in Zusammenarbeit mit anderen Fachgruppen, z.B. den Augenärzten und Neurologen. Ziel ist die Vermeidung weiterer Sekundärkomplikationen des Diabetes (Prävention). Die Pflege des diabetischen Fußsyndroms, die eine engmaschige Betreuung erfordert, erfolgt am besten in der Dialyse, denn hier werden die Patienten dreimal in der Woche gesehen.

Ursache:
- diabetische Neuropathie,
- Angiopathie (arteriosklerotische Gefäßverengungen s.u.),
- die Kombination von Neuropathie und Angiopathie.

Symptome: chronische, schlecht heilende Wunden, meist als Folge von nicht wahrgenommenen Bagatellverletzungen des Fußes.

Risikofaktoren:
- Neuropathie oder Angiopathie (Diagnosehilfsmittel Stimmgabel, Reflexhammer, Tasten der Fußpulse).
- Fußdeformität,
- fortgeschrittenes Alter,
- bereits länger bestehender Diabetes,
- Dialysepflicht.

Fußpflege durch den Patienten:
- Tägliches Kontrollieren der Füße mit einem Spiegel nach Druckstellen, Hautveränderungen oder Läsionen.
- Tägliches Auftragen einer Fett- oder Harnstoffsalbe.
- Tägliches Wechseln der Strümpfe (gut passende Baumwollstrümpfe ohne Naht).
- Hornschwielen am Fuß vorsichtig mit einem Bimsstein entfernen.
- Fußnägel mit einer Sandpapierfeile kürzen. Keine scharfen Metallgegenstände für die Fußpflege benutzen!
- Fußbäder 2–3mal wöchentlich, nicht länger als je 5 min; Wassertemperatur $\leq 25°C$!
- Füße immer sorgfältig abtrocknen, besonders Zehenzwischenräume.

Allgemeine Hinweise:
- Im Fachgeschäft *beide* Füße messen lassen.
- Schuhe müssen bequem und ausreichend weit sein.
- Schuhe täglich im Inneren nach Fremdkörpern oder schmerzenden/drückenden Stellen absuchen.

▶ Barfußlaufen wird nicht empfohlen wegen der Verletzungsgefahr aufgrund von Empfindungsstörungen.

Medizinisch-pflegerische Maßnahmen:
▶ Füße eines Risikopatienten *bei jedem Besuch* untersuchen (Inspektion und Palpation).
▶ Auch bei kleinen Fußverletzungen den Patienten anhalten, den Arzt aufzusuchen.
▶ Bei Fußulkus weiterführende Maßnahmen einleiten:
• Druckentlastung (ggf. Vorfußentlastungsschuh),
• regelmäßige Wundreinigung, Antibiotikatherapie, ggf. Mitbehandlung in diabetologischen Fußambulanzen,
• Anpassung diabetesgerechter orthopädischer Maßschuhe nach Abheilung.

15.5 Hauterkrankungen

Häufige Hautveränderungen bei Dialysepatienten:

▶ Juckreiz
▶ trockene Haut, verminderte Schweißsekretion
▶ graubraunes „schmutziges" Hautkolorit
▶ Nagelveränderungen
▶ Haarausfall
▶ urämische Pseudoporphyrie (blasige Hautveränderungen)
▶ erhöhte Verletzlichkeit und Blutungsneigung
▶ Melanose an lichtexponierten Stellen
▶ ischämische Ulzerationen
▶ Hautverkalkungen

Dialysepatienten leiden sehr häufig unter Hautveränderungen, deren Genese letztlich nicht geklärt ist. Angeschuldigt werden „Urämietoxine", die verantwortlichen Substanzen konnten jedoch noch nicht näher definiert werden. Der Verlauf mancher dieser Veränderungen ist relativ schicksalhaft und kann in der Regel auch durch eine Erhöhung der Dialyseeffizienz nicht wesentlich beeinflußt werden.

Pruritus (Juckreiz)
Eines der häufigsten Probleme ist ein Juckreiz, der sowohl während der Dialyse als auch im Intervall sehr lästig und quälend sein kann. Häufig verbunden ist der Juckreiz mit einer sehr trockenen Haut, einer verminderten Schweißsekretion und durch Kratzeffekte sekundär infizierter Hautstellen mit schlechter Heilungstendenz. Eine Ursache wird sich oft nicht finden, dennoch sollten folgende Punkte beachtet werden:

▶ Medikamente können, über allergische oder nichtallergische Mechanismen, zum Pruritus führen. Ein Auslaßversuch über eine Reihe von Dialysebehandlungen kann hier Aufschluß geben. Genauso kann ein Wechsel des Heparins auf ein niedermolekulares Heparin probiert werden. Ausschluß einer Ethylenoxidallergie und strenge Einstellung von Kalzium-Phosphat-Werten müssen ebenso beachtet werden.
▶ Therapeutisch kann man den Patienten eines Hautpflege mit rückfettenden Substanzen und die Anwendung von lokalen und/oder systemischen Antihistaminika empfehlen. Häufig sehr wirksam sind Bestrahlungen mit UV-B-Licht.

Sonstige Hautveränderungen

In ihrer Genese schlecht verstandene Hautveränderungen von Dialysepatienten sind bullöse (blasige) Exantheme, die meistens Handrücken, Gesicht und, seltener, Fußrücken betreffen und teilweise erhebliche Ausmaße annehmen können. Die oft durch Superinfektion komplizierte Abheilung führt zu pigmentierten Narben. Da das klinische Bild einer anderen, bei Lebererkrankungen auftretenden, blasigen Hauterkrankung (Porphyria cutanea tarda) sehr ähnelt, spricht man auch von einer Pseudoporphyrie.

Vor allem kosmetisch störende Veränderungen sind das typische graubraune Hautkolorit, das vermutlich durch die Einlagerung von nicht näher bekannten Toxinen in die oberen Hautschichten verursacht wird, Nagelveränderungen wie das sehr typische „Half-and-half-nail-Syndrom", bei dem sich rot-braunes Kolorit am Außenrand und weißes Kolorit in der unteren Hälfte der Fingernägel deutlich unterscheiden lassen, Hautverkalkungen, ischämische Hautulzerationen und Haarausfall.

Wenn auch viele dieser Veränderungen therapeutisch schlecht zu beeinflussen sind, so ist es dennoch empfehlenswert, daß ein Dermatologe zur Festlegung des therapeutischen Vorgehens herangezogen wird.

15.6
Polyneuropathie

Eine Reihe von Hämodialysepatienten entwickeln eine zum Teil äußerst lästige und quälende Polyneuropathie, deren Genese auf die Einwirkung von nicht näher definierten Urämietoxinen zurückgeführt wird.

Symptome

Initial kommt es, in der Regel in einer strumpf- und handschuhförmigen Verteilung an Händen und Füßen, zu Störungen der Oberflächen und Tiefensensibilität. Die Patienten klagen, vor allem nachts, über Kribbeln oder Brennen im befallenen Gebiet bei gleichzeitig herabgesetzter Empfindung. Sie werden dabei teilweise so beeinträchtigt, daß eine geregelte Nachtruhe oder ein normaler Lebenswandel nicht mehr wahrgenommen werden können. In diesem Zusammenhang spricht man von ruhelosen Beinen (restless legs) bzw. von brennenden Füßen (barning feet). Erst relativ spät kommt es auch zu motorischen Ausfällen mit Lähmung und Atrophie der peripheren Extremitätenmuskulatur. Auch die Ner-

venfasern des sympathischen und parasympathischen Nervensystems können
betroffen sein. Man spricht von der autonomen Neuropathie, die die Herz-Kreislauf-Regulation verschlechtert. Zur raschen Anpassung des Blutdrucks bei Lagewechsel (z. B. Aufstehen) spielt die Tonisierung der Blutgefäße über das autonome
Nervensystem eine wichtige Rolle. Seine Funktionsstörung hat häufig zur Folge,
daß der Blutdruckabfall beim Aufstehen nicht mehr rasch genug durch eine
Gefäßverengung und einen Herzfrequenzanstieg aufgefangen wird. Man nennt
dieses Phänomen, bei dem es den Patienten beim zu raschen Aufstehen schwarz
vor Augen wird und sie kollabieren, *orthostatische Hypotension*.

Ein weiteres Problem ist der Wegfall der Schmerzleitung aus inneren Organen,
was dazu führt, daß Dialysepatienten beispielsweise den Schmerz beim Herzinfarkt oder bei einem Darminfarkt nicht oder nur atypisch empfinden.

Therapie
Eine erhöhte Dialysequalität ist in der Regel nicht in der Lage, eine Polyneuropathie zu verbessern. Einzige wirksame Therapiemethode ist die Nierentransplantation, die nicht selten innerhalb von Tagen zu einer deutlichen Besserung
der quälenden Beschwerden führt. Medikamentös kann versucht werden:

▶ α-Liponsäure (z. B. Thioctacid®),
▶ Vitamin B-Komplex,
▶ Keltikan,
▶ Magnesium,
▶ Dopaminantagonisten (z. B. Bromocriptin [Pravidel®]),
▶ Antikonvulsiva wie Carbamazepin (z. B. Tegretal®),
▶ Antidepressiva (z. B. Saroten®),
▶ lokale Applikation von Capsaïcin-Salbe.

Nicht selten benötigen die betroffenen Patienten Tranquilizer (z. B. Diazepam
[Valium®]), um überhaupt einige Stunden Schlaf zu finden.

15.7
Dialyseassoziierte Amyloidose und Arthropathien

> **Merke**
> Im Laufe der chronischen Hämodialysebehandlung kommt es bei ca. 20–50 % aller Patienten zu Manifestationen einer dialyseassoziierten Amyloidose.

Ursächlich verantwortlich ist ein normalerweise renal ausgeschiedenes Protein,
das β_2-Mikroglobulin, das bei Patienten mit terminaler Niereninsuffizienz in Blut
und Gewebe akkumulieren kann. Dieses Eiweiß kann sich im Sinne einer β-Faltblattstruktur zusammenlegen und lagert sich, im Gegensatz zu anderen Amyloidoseformen, fast ausschließlich in knöchernen Strukturen und in Umgebung der
Gelenke ab.

Als Folge dieser Ablagerungen können sich eine Reihe eigener Krankheitsbilder manifestieren.

15.7.1
Karpaltunnelsyndrom

> **Merke**
>
> Über 10 % aller Hämodialysepatienten, die länger als 5 Jahre behandelt werden, leiden an einem Karpaltunnelsyndrom.

Häufig tritt die Erkrankung beidseitig auf, bei einseitigem Befall ist eher die Extremität mit der AV-Fistel betroffen. Durch eine Ablagerung von Amyloid in und um das Gewebe des Karpaltunnels herum kommt es zu einer zunehmenden Kompression des Nervus medianus, der die Handsensibilität und teilweise die Muskulatur versorgt. Die Patienten klagen über Schmerzen und Schwellung der betroffenen Hand, Empfindlichkeitsstörungen (Kribbeln, Ameisenlaufen), Taubheitsgefühle und, später, motorische Schwäche. Das typische Bild bietet die sog. „Schwurhand". Betroffen sind Daumen, Zeige- und Mittelfinger sowie die radiale Seite des Ringfingers. Oft kommt es nachts oder während der Dialysebehandlung zu einer Zunahme der Beschwerden.

Differentialdiagnostisch zu erwägen sind eine urämische bzw. diabetische Polyneuropathie und ein A.-sadialis-Steal-Syndrom durch den AV-Shunt (s. Kap. 5). Die Diagnose kann zuverlässig durch eine neurophysiologische Untersuchung mit EMG und Nervenleitgeschwindigkeit gestellt werden.

Ist die Diagnose Karpaltunnelsyndrom bestätigt worden, so sollte frühzeitig durch chirurgischen Eingriff der N. medianus entlastet werden. Die chirurgische Dekompression des Karpaltunnels, die in Lokalanästhesie durchgeführt wird, führt in der Regel zu einer sofortigen Schmerzlinderung. Parästhesien und sensomotorische Einschränkungen können über eine längere Zeit fortbestehen.

 Wird die Operation zu lange hinausgeschoben, kann es zum irreversiblen Funktionsverlust des N. medianus kommen.

15.7.2
Arthropathien und Arthritiden

> **Merke**
>
> Die Mehrzahl aller Hämodialysepatienten klagt im Laufe der Jahre über oft sehr quälende Gelenkbeschwerden. Betroffen sind vor allem Handgelenke, Schultern, Hüfte, Knie und Wirbelsäule.

Ursachen

Die Ursachen sind vielfältig, können aber meistens weder klinisch noch laborchemisch ausreichend differenziert werden. Wichtig ist der Ausschluß eines schweren Hyperparathyreoidismus mit entsprechenden Veränderungen des Kalzium-Phosphat-Haushaltes, weil durch gezielte therapeutische Maßnahmen Linderung verschafft werden kann (s. Abschn. 15).

Oft führen Ablagerungen von Kristallen im Gelenkspalt zu akuten Beschwerden mit Schmerzen, Schwellung, Rötung, Überwärmung und Funktionseinschränkung. Verschiedene Kristalle können hieran beteiligt sein:

- Harnsäure (als Gichtanfall),
- Kalziumpyrophosphat (als Pseudogichtanfall),
- Kalziumoxalat,
- Hydroxyapatit.

Therapie

Beim Nachweis von Harnsäurekristallen im Gelenkpunktat bzw. einer stark erhöhten Harnsäurekonzentration im Serum ist eine Behandlung mit einem sog. Urikostatikum indiziert, d.h. eine Substanz, die die Bildung von Harnsäure im Organismus hemmt (z.B. Allopurinol 100 mg/Tag). Als Akutmaßnahme bietet sich beim Gichtanfall die Gabe von Colchicin an. Auch nichtsteroidale Antiphlogistika (z.B. Diclofenac, Ibuprofen; systemische und/oder lokale Verabreichung) oder Kortikosteroide sind hier sehr wirksam; sie werden auch eingesetzt bei den anderen Formen einer akuten Arthritis. Daneben kommen lokale kühlende Maßnahmen zur Anwendung.

Differentialdiagnose

Differentialdiagnostisch schwer zu unterscheiden ist eine beim Hämodialysepatienten nicht seltene bakterielle Arthritis, die klinisch das gleiche Bild wie bei einer nichtinfektiösen Arthritis zeigen kann. Beim geringsten Verdacht sollte das betroffene Gelenk punktiert werden. Ist das Gelenkpunktat eitrig, so muß nach Anlegen einer Kultur sofort mit einer systemischen Anitbiotikatherapie begonnen werden. Die Einlage einer Spül-Saug-Drainage erübrigt sich in den meisten Fällen, jedoch muß das Gelenk bis zum Erregernachweis regelmäßig punktiert werden.

15.8 Malnutrition

> **Merke**
>
> Zeichen der Mangelernährung lassen sich bei bis zu einem Drittel aller Hämodialysepatienten nachweisen. Es steht fest, daß ein nicht ausreichender Ernährungsstatus mit einer erhöhten Morbidität und Mortalität verbunden ist und die Lebensqualität der Patienten ungünstig beeinflußt.

Wesentlich scheint hierbei die Mangelernährung in bezug auf den Proteinmetabolismus zu sein.

Diagnose
▶ Obwohl versucht worden ist, objektive Parameter und Vorgaben für das Ernährungsprogramm der Patienten zu entwickeln, so ist doch im klinischen Alltag die subjektive Einschätzung des betreuenden Personals ein wesentliches Kriterium bei der Ermittlung jedes individuellen Status.
▶ Ein weiterer wichtiger Marker ist das Serumalbumin, für das gezeigt werden konnte, daß auch kleine Abfälle im Lauf der Zeit mit einer erhöhten Mortalität verbunden sind.
▶ Schließlich deutet auch ein kontinuierlicher Abfall des Trockengewichts eine Mangelernährung an.

> **Merke**
>
> Ein kontinuierlicher Abfall des Trockengewichts sollte zu einer Suche nach den Ursachen dieses Katabolismus führen, insbesondere Fehl- und Mangelernährung, aber auch konsumierende Prozesse wie chronische Infektionen und Tumorleiden.

Ursachen
Es ist eine allgemeine Erfahrung, daß Dialysepatienten wegen Anorexie und Übelkeit oft nicht ausreichend Protein zu sich nehmen. Neben einer unzureichenden Dialysequalität tragen vor allem inadäquate Diäten, Gastropathien (im Rahmen der autonomen Neuropathie), Medikamente sowie psychosoziale und sozioökonomische Faktoren zu dieser Tatsache bei. Ursache für den erhöhten Proteinbedarf ist neben Urämie und metabolischer Azidose die Hämodialyse per se (u. a. Verlust an Aminosäuren, zytokininduzierter Katabolismus durch Bioinkompatibilität der Dialysemembran).

Therapie
Zur Behebung des katabolen Zustandes bietet sich neben einer Verbesserung der Dialyseeffektivität natürlich zunächst die Umstellung auf eine ausreichend protein- und energiehaltige Ernährung an. Die Proteinzufuhr sollte dabei mindestens 1,2 g/kgKG/Tag betragen, wobei diese Mengen zu erhöhten Harnstoff- und Phosphatwerten führen können. Die Ernergiezufuhr sollte bei mindestens 35 kcal/kgKG/Tag liegen. Ausgleich der metabolischen Azidose (ggf. Zufuhr von Natriumbicarbonat im Dialyseintervall) sowie strenge Kontrolle des Kalzium-Phosphat-Haushalts (Supplementierung von Kalzium, Gabe von Phosphatbindern) sind weiterhin essentiell.

Schließlich müssen die bei der Dialyse entfernten wasserlöslichen Vitamine substituiert werden. Die meisten der handelsüblichen Präparate enthalten die speziell auf die Bedürfnisse des Dialysepatienten zugeschnittenen Mengen an den empfohlenen Vitaminen (Tabelle 15.2). Fettlösliche Vitamine sollten wegen der Akkumulationsgefahr nicht substituiert werden. Ausnahme ist das Vitamin D_3, (s. Abschn. 15.1). Die bisweilen propagierte Substitution von Vitamin E zur Gefäßprotektion kann bei bislang nicht nachgewiesenem Nutzen nicht empfohlen werden.

Tabelle 15.2.
Empfohlene tägliche Menge an wasserlöslichen Vitaminen

Vitamin	Tagesmenge [mg]
Thiamin (Vit. B_1)	1,5
Riboflavin (Vit. B_2)	1,8
Pantothensäure	5
Niacin	20
Pyridoxin (Vit. B_6)	11
Cyancobalamin (Vit. B_{12})	0,3
Ascorbinsäure (Vit. C)	60
Folsäure	1

15.9 Psychosoziale Probleme

Wie bei kaum einer anderen Erkrankung erlebt der Patient mit terminaler Niereninsuffizienz bei Einleitung der Dialysetherapie eine Reihe von Abhängigkeiten, die viele Aspekte seines Lebens grundlegend verändern werden. Dies kann bei Patienten mit akut aufgetretener Nierenerkrankung (z. B. rapid progrediente Glomerulonephritis bei Morbus Wegener) innerhalb von Tagen bis wenigen Wochen aus völliger Gesundheit heraus der Fall sein, Patienten mit langsamer Progression der Niereninsuffizienz (z. B. chronische Analgetika-Nephropathie) müssen hingegen über lange Zeit hinweg Einschränkungen in ihrer Lebensqualität hinnehmen. Hinzu kommt oft ein umfangreiches Wissen über die Folgen der Nierenerkrankung und die dadurch teilweise dramatisch verkürzte Lebenserwartung bei gleichzeitig verminderter Lebensqualität. Die Phase der präterminalen Nierensuffizienz ist oft gekennzeichnet durch eine ständige Angst vor einem weiteren Anstieg der Retentionsparameter und dem Auftreten der ersten Urämiesymptome, die wie ein Damoklesschwert über dem Patienten hängen.

In dieser Phase ist der betreuende Arzt für den Patienten ein ungemein wichtiger Ansprechpartner. Es gilt, für den Patienten den richtigen Augenblick der Einleitung der Nierenersatztherapie zu finden. Dies kann nur durch einen engen und aufrichtigen Kontakt zwischen Arzt und Patient gelingen. Zugleich sollte der Arzt dem Patienten die Angst vor dieser neuen Lebensphase nehmen können.

In der Phase der drohenden terminalen Niereninsuffizienz kommt es oft auch bereits zum ersten Kontakt zwischen zukünftigem Dialysepatient und Pflegekraft, wenn die beiden möglichen Ersatzverfahren Hämo- und Peritonealdialyse vorgestellt werden. Hier wird für den Patienten die Endgültigkeit seines Organverlustes und die „Bedrohung" durch die neue Behandlung offensichtlich. Im behutsamen, aber klaren Gespräch kann dem Patienten dieser neue Lebensabschnitt als Chance für das Beibehalten und/oder die Wiederaufnahme von privaten, sozialen und beruflichen Kontakten und Verpflichtungen nähergebracht werden.

> **Ursachen des psychosozialen Stresses von Patienten mit fortgeschrittener Niereninsuffizienz:**
>
> ▶ Krankheitsbedingte Einschränkungen (Hautveränderungen, Osteopathie, Herz-Kreislauf-Probleme, eingeschränkte Leistungsfähigkeit u. a.)
> ▶ Wissen um eingeschränkte Lebenserwartung und unsichere Zukunft
> ▶ Berufliche Probleme und Veränderungen
> ▶ Partnerschaftsprobleme, verminderte Libido und Potenz, eingeschränkte Zeugungsfähigkeit
> ▶ Verlust der sozialen Kontakte
> ▶ Dialysebedingte Einschränkungen der Lebensqualität (Flüssigkeitsrestriktion, diätetische Einschränkungen, Muskelkrämpfe, Nadelangst, postdialytische Müdigkeit, Shuntverschluß)
> ▶ Abhängigkeit von Ärzten, Pflegepersonal, Dialysemaschinen

15.9.1
Abwehrreaktionen

Ein zentraler Punkt im Umgang des Patienten mit seiner Erkrankung („Coping") ist der Konflikt zwischen seinen Wünschen nach Unabhängigkeit, die für die Verwirklichung eines „normalen" Lebens essentiell sind, und der Wirklichkeit einer dauernden Abhängigkeit von Maschinen, Ärzten und Pflegepersonal. Oft ist es nicht die eigentliche Abhängigkeit an sich, die traumatisch erlebt wird, sondern vielmehr die Unmöglichkeit, diese Abhängigkeit aktiv zu beeinflussen. Dies mag einer der Beweggründe gerade von jüngeren Patienten sein, sich für die Peritonealdialyse als Nierenersatztherapie zu entscheiden.

Zu diesem Abhängigkeitsproblem und den bereits oben erwähnten körperlichen Beschwerden kommen andere Probleme, die in ihrer Gesamtheit den Patienten einem erheblichen psychosozialen Streß unterwerfen (s. obige Übersicht).

Das Ausmaß, in dem der Patient diesen psychosozialen Streß erlebt, und die Fähigkeit, mit diesem Streß umzugehen, sind wesentlich beeinflußt durch die Persönlichkeit des Patienten. Diese basiert in erster Linie auf der zugrundeliegenden Primärpersönlichkeit, d. h. der Gesamtheit aller angeborenen und im Lauf der persönlichen Entwicklung vor Bekanntwerden der Nierenerkrankung erworbenen Verhaltensmuster. Durch die Erkrankung erfährt der Patient Änderungen seines Lebens, die wiederum auf seine Verhaltensweisen modulierend einwirken. Er entwickelt dabei individuelle Strategien, mit akuten und chronischen Erkrankungen umzugehen. Dieser Adaptationsprozeß kann ganz grob in verschiedene Verhaltensweisen eingeteilt werden, die bei jedem Menschen mehr oder weniger ausgeprägt vorhanden sein können.

Verleugnung ist ein vor allem zur Abwehr von psychischem Streß eingesetzter Mechanismus. Ein schwer akzeptierbares körperliches Gebrechen will man nicht wahrhaben, und es wird mit z. T. inkonsequenten und unlogischen Argumenten wegdiskutiert. Dieses Phänomen wird öfter bei jüngeren Patienten beobachtet und entspricht letztlich, bildlich gesprochen, einer „Flucht nach vorne".

Depression ist bei vielen Patienten eine mehr oder minder lange dauernde Reaktion auf die Extremsituationen chronische Erkrankung, Einschränkung der Lebensqualität und Abhängigkeit von Pflegeteam und Maschine. Folgen sind Antriebsverlust, Isolation durch Rückzug von sozialen Beziehungen, Angstgefühle. Bei einem solchen sich perpetuierenden Teufelskreis mit zunehmender Hoffnungs- und Aussichtslosigkeit sowie Erleben des Selbstwertverlusts können auch suizidale Tendenzen auftreten. Dies ist insofern bedeutend, als Dialysepatienten um die potentiell letalen Folgen einer Abstinenz von der Dialysebehandlung und insbesondere einer Hyperkaliämie wissen. Vor allem bei fehlender Restdiurese können allein durch ein Ablehnen der Dialyse oder aktiv durch das Verzehren kaliumreicher Speisen (v. a. Früchte) rasch letale Herzrhythmusstörungen herbeigeführt werden.

Aggression ist eine Verhaltensweise, die als Reaktion auf den Konflikt zwischen dem Bestreben nach Autonomie auf der einen Seite und der nicht zu umgehenden Abhängigkeit und Passivität bei der Dialysebehandlung auf der anderen Seite entsteht.

▶ Sie kann sich gegen die Patienten selbst wenden im Sinne einer Autoaggression, die dann oft in Gleichgültigkeit gegenüber medizinischen Empfehlungen endet und im privaten wie im beruflichen Leben zu einer zunehmenden Isolation führt.
▶ Ebenso kann sich die Aggression gegen das behandelnde Team richten. Die Pflegenden sollten dabei wissen, daß diese Form der Streßverarbeitung aus psychopathologischer Sicht durchaus wünschenswert sein und für den Patienten zu einer erheblichen Erleichterung führen kann. Die Aggressionen sind dabei nur eine Reaktion auf innere Konflikte und nicht primär gegen das Pflegeteam gerichtet.

Ist es für den Patienten nicht möglich, seine Aggression zu verbalisieren, so reagiert er oft mit Non-Compliance (z. B. Diätfehler, Versäumen von Dialyseterminen) oder mit autoaggressiven Zügen.

Es wird klar, daß diese (Mal-)Adaptationsprozesse nicht zur Lösung des Problems beitragen und für den Patienten nur mit Hilfe seines Umfeldes eine erträgliche Anpassung an seine Erkrankung geschehen kann. Wichtigste Partner sind dabei neben den Familienangehörigen, v. a. Ehe- bzw. Lebenspartnern, die Mitglieder des Pflegeteams.

15.9.2
Dialysepatient und Lebenspartner

Das Verhalten der Lebenspartner von Dialysepatienten wird geprägt durch das Ineinandergreifen der Ängste des Kranken und der eigenen Ängste. Oft sind es dabei die Lebenspartner, die diese Ängste dem Pflegeteam gegenüber verbalisieren und als Sprachrohr des Patienten auftreten. Hauptthema sind dabei immer wieder Ungewißheit und Befürchtungen um die Gesundheit und mögliche Komplikationen sowie die Angst, daß der Patient seine Beschwerden nicht oder nur unzureichend äußert. Oft ist es nicht mehr möglich, eigene und partnerbezogene Ängste auseinanderzuhalten.

Im Lauf der Dialysebehandlung kommt es nicht selten zu einer Umverteilung der bisherigen Rollen:

▶ Der Kranke zieht sich zurück, entwickelt regressive Verhaltensweisen und zeigt hypochondrische Züge.
▶ Der Partner wird aufgrund des neuen Rollenverständnisses dominant.

Diese neue Beziehungsform hat für den Kranken durch das Mehr an Hilfe und Zuwendung einen teilweise erheblichen *sekundären Krankheitsgewinn*. Besonders bei älteren Paaren erlebt man mitunter skurril anmutende symbiotische Beziehungen, bei denen die vorbestehenden Rollenverständnisse umgekehrt werden und mit der Entwicklung einer extremen Dominanz auf der einen Seite und einem fast kindlichen Rückzug auf der anderen Seite einhergehen.

Bei jüngeren Patienten kann die existentielle Belastung auch zum Scheitern der Beziehung führen. Eine wichtige Rolle spielen hierbei sexuelle Probleme:

▶ Die Urämie führt über nicht genau geklärte Mechanismen zu hormonellen Störungen, die bei Männern im Verbund mit vaskulären und neuropathischen Veränderungen zu erektiler Dysfunktion und Nachlassen der Libido führen. Ein Großteil der männlichen Patienten ist zeugungsunfähig. Nach erfolgreicher Nierentransplantation kann sich dies jedoch in vielen Fällen wieder ändern.
▶ Frauen erleben durch die terminale Niereninsuffizienz häufig ein Nachlassen der Libido und der sexuellen Erlebnisfähigkeit. Es treten Störungen des Hormonhaushaltes und der Regelblutungen auf. Schwangerschaften sind selten, jedoch nicht ausgeschlossen.

Die sexuellen Probleme können Partnerschaften zum Scheitern bringen, v. a., wenn vorher bereits Krisen und Konflikte bestanden. Hilfreich kann hier eine unterstützende psychotherapeutische und sexualtherapeutische Partnerbehandlung sein. Parallel dazu sollte eine organische Mitbehandlung erfolgen, die gerade dem männlichen Patienten das Selbstwertgefühl in bezug auf die Möglichkeit der Erektion und Ejakulation zurückgeben kann. Spezielle Therapieformen sind hier zum Beispiel die intrakavernöse (sog. SKAT-Therapie) und intraurethrale Gabe von vasoaktiven Substanzen sowie die operative Implantation von Penisprothesen.

15.9.3
Dialysepatient und Familienangehörige

Wie in der Ehepartnerschaft, so spielt auch innerhalb der Familie des Dialysepatienten die Stabilität des Gefüges eine essentielle Rolle in der Bewältigung der Probleme, die durch die Erkrankung und Dialysepflichtigkeit eines Angehörigen auftreten. Für alle Beteiligten kann die Belastung einer chronischen, unheilbaren Erkrankung mit Todesbedrohung zu einer wahren Zerreißprobe werden. Oftmals erscheint es schwer verständlich, warum sich der Kranke zunehmend isoliert und an vielen Aktivitäten des sozialen Lebens nicht mehr teilnehmen will oder kann. Krankheitsbedingt kann es auch innerhalb der Familie zu existentiellen materiellen Problemen kommen. Die Reaktion der Angehörigen auf die Erkrankung hängt wesentlich von der Rolle und der Position ab, die der Kranke innerhalb der Familie einnimmt.

15.9.4
Dialysepatient und Dialyseteam

Vertrauensverhältnis
Es gibt in der Medizin wohl kaum eine andere Konstellation, in der Patienten und Ärzte/Pfleger über längere Zeit so eng und intensiv in einer, aus der Sicht des Patienten, einseitigen Abhängigkeit zusammenarbeiten müssen.

Eine lange Beziehung führt dazu, daß das Pflegeteam sehr viel über den einzelnen Patienten weiß: die medizinischen Diagnosen und Vorerkrankungen, Probleme während der Dialysebehandlung, psychische Probleme, berufliche und private Sorgen. Oft baut sich zwischen Pflegekraft und Patient eine echte Beziehung auf, die über das hinausgeht, was normalerweise beobachtet werden kann. Patienten erzählen nicht selten ihre Sorgen einem Mitglied des Pflegeteams, das damit die Funktion eines „Kummerkastens" oder Seelsorgers einnimmt. Oftmals erfahren Pflegekräfte Details, die nicht einmal nahe Angehörige oder Partner des Patienten kennen – sei es aus Scham, aus Furcht oder aus mangelndem Vertrauen. Obwohl in einer engen Beziehung zur Pflegekraft, bleibt hier doch eine gewisse Anonymität gewahrt, die vor allem auch aus dem Wissen um die Schweigepflicht des Pflegeteams rührt. Dieser Aspekt geht innerhalb eines Behandlungsteams nicht selten verloren; man sollte jedoch stets daran denken, daß alle persönlichen Mitteilungen des Patienten stets einer Schweigepflicht unterliegen.

> **Merke**
> Die Schweigepflicht gilt gleichermaßen für die ärztlichen wie auch für die pflegerischen Mitglieder des Teams.

▶ Nur vital relevante Fakten sollten allen Mitgliedern bekannt gemacht werden, so z. B. medizinische Diagnosen, Komplikationen während Dialyse und anstehende Operationen.

▶ Alle anderen Informationen sollten stets als vertraulich zwischen Patient und Pflegekraft angesehen werden.

Ein Bruch dieses ungeschriebenen Vertrags kann für das Vertrauensverhältnis nicht wiedergutzumachenden Schaden anrichten!

Abhängigkeitsverhältnis

Eine ständige Konfliktsituation ist die Abhängigkeit des Patienten von den Personen, die seine Behandlung durchführen. Der Patient kann diesem Phänomen mit verschiedenen Anpassungsweisen begegnen.

▶ Ähnlich wie im Umgang mit Angehörigen kann sich der Patient von einer Verantwortung und aktiven Mitarbeit zurückziehen, in regressive Verhaltensmuster verfallen und auf diese Weise einen sekundären Krankheitsgewinn aus der vermehrten Beachtung und Fürsorge ziehen.
▶ Der Patient kann dieser als Bevormundung empfundenen Situation mit Aggression begegnen, die sich im Nichtbeachten und Ablehnen von Therapieempfehlungen äußert. Dieses Verhalten löst dann wiederum beim Pflegenden als Gegenübertragungsmechanismus Aggressionen aus, weil es als persönliche Kränkung empfunden wird. Beide Seiten können sich dann in einem Teufelskreis gegenseitig aufschaukeln, bis eine produktive Zusammenarbeit nicht mehr möglich ist.

Rolle der Pflegenden zur Bewältigung der Probleme

Ein allgemeines Rezept zum Umgang mit Dialysepatienten an die Hand zu geben, scheitert an der Vielzahl der Charaktere und Verhaltensweisen der Patienten. Unumstritten ist jedoch, daß das Pflegeteam eine eminent wichtige Rolle bei der Adaptation des Patienten an seine neue Rolle und dem Bewältigen der neuen Situation spielt. Voraussetzung einer vertrauensvollen Zusammenarbeit mit einem Dialysepatienten sind mehrere Faktoren, von denen berufliche und fachliche Kompetenz, menschliche Wärme und Aufrichtigkeit die wichtigsten sein dürften.

Fachliche Kompetenz im Beruf kann man nur durch Ausbildung und Erfahrung erwerben. Langjährige Dialysepatienten haben oft ein erstaunliches Wissen, gerade was die Reaktion ihres Körpers auf bestimmte Situationen anbetrifft. Es ist immer ein Zeichen ärztlicher und pflegerischer Kompetenz, dies innerhalb von Entscheidungen zu berücksichtigen, auch wenn man dem Patienten klar machen muß, daß letztlich das Behandlungsteam die Entscheidungen trifft und auch verantwortlich ist.

▶ Ein Nichtrespektieren von Patientenwünschen führt schnell zum Vertrauensverlust und zum Ablehnen des Pflegeteams und seiner Kompetenz. Folgen können demonstrative Non-Compliance oder aber völliger Rückzug aus jeglicher Übernahme von Verantwortung sein.
▶ Gerade CAPD und Heimdialyse können eine aktive Rolle des Patienten fördern und die nicht zu vermeidenden Frustrationen der Behandlung vermindern.

Der Patient sollte stets dazu angehalten werden, Verantwortung für sein eigenes Dialyseregime und seine eigene Behandlung *mit* zu übernehmen.

Erfahrenes Dialysepersonal weiß in der Regel immer von Patienten zu berichten, die scheinbar eigenwillig ihre Regime bestimmen und nur sehr ungern Ratschläge und Empfehlungen annehmen. Ganz häufig haben diese Patienten es gelernt, in ihren Organismus hineinzuhorchen und für sich die optimalen Behandlungsmodalitäten zu entwickeln. Der Erfolg dieses Konzeptes spricht meist für sich.

Menschliche Wärme kann man sich im Gegensatz zur fachlichen Kompetenz nur ungleich schwerer aneignen. Technisches Können und fachliches Wissen mögen von Patienten als selbstverständlich hingenommen werden. Mitfühlen ohne Mitleid ist das, was der Dialysebehandlung „jenseits von Apparaten und den Ergebnissen randomisierter doppelblinder Studien", die humane Seite verleiht. Diese menschliche Wärme kann entscheidend über Erfolg oder Mißerfolg der therapeutischen Bemühungen bestimmen. Ein Patient, der sich nicht nur als Organismus, angeschlossen an eine Dialysemaschine, erlebt, sondern als Mensch, den man mit all seinen Problemen und Sorgen ernst nimmt, wird viel eher dem Pflegeteam zugänglich sein und sein Vertrauen schenken.

Aufrichtigkeit im Umgang mit den Patienten schließlich braucht man nicht zu erwerben, man muß sie einfach praktizieren. Letztlich ist es genau das, was sich jeder im Alltag im gegenseitigen Miteinander wünscht. Dies sollte auch innerhalb der Pflegeteams und in der Beziehung mit dem Dialysepatienten ein Gebot sein. Ohne Aufrichtigkeit wird langfristig kein Vertrauensverhältnis mit dem Patienten aufzubauen sein; Patienten entwickeln rasch ein Gespür für die Ehrlichkeit des behandelnden Partners.

15.9.5
Non-Compliance

Definition
Die Compliance (Therapietreue) beschreibt das Akzeptieren und die Mithilfe bei der Verwirklichung eines therapeutischen Konzepts.

Die Art der Behandlung wird in der Regel vom Dialyseteam vorgegeben, weil bei ihm die fachliche Kompetenz und das fundierte Wissen über Dialysebehandlung liegt. Damit ist gleich der Konflikt vorprogrammiert, weil diese Situation wieder einer einseitigen Abhängigkeit entspricht. Zwang zu einem vorgeschriebenen Regime und auferlegte Einschränkungen in vielen Bereichen des Lebens laden zum Widerstand gegen diese „Schraubklemmen" ein. Widerstand gegen eine Behandlungsmaßnahme kann durchaus auch berechtigt sein, wenn diese dem Patienten uneinheitlich oder unrealistisch vorkommt.

> **Merke**
>
> Immer liegt der Non-Compliance aus psychoanalytischer Sicht eine Störung des narzißtischen Gleichgewichts zugrunde. Als Folge der Störung des Selbstbildes kommt es zu aggressiven Tendenzen, die sich gegen das Behandlungsteam oder die eigene Person richten können.

Non-Compliance beinhaltet damit zum einen den Widerstand gegen den auferlegten Zwang und zum anderen das potentielle Inkaufnehmen eines körperlichen Schadens aufgrund der Ablehnung einer vorgeschlagenen Therapie.

Immer sollte man sich vor Augen halten, daß Patienten mit einer langen Krankheitsvorgeschichte und daraus bedingt vielen Einschränkungen der Lebensqualität eine niedrige Frustrationstoleranz besitzen. Auf jede neue Einschränkung durch diätetische Verbote oder therapeutische Regimes können sie mit aggressiven Abwehrmechanismen reagieren. Die häufigste Variante ist dabei die Non-Compliance.

Problematisch ist, das Ausmaß der Non-Compliance zu beurteilen. Sie umfaßt ein breites Spektrum an Beispielen, das von völlig harmlosen Unterlassungen oder Diätfehlern bis hin zum Ablehnen der Dialysebehandlung oder zum Verzehr von kaliumreichen Speisen in suizidaler Absicht reicht. Ein vages Maß für eine gute Compliance sind:

- eine geringe Gewichtszunahme im Intervall,
- niedrige prädialytische Werte für Kalium, Phosphat.

Dies sind jedoch nur ganz grobe Parameter, die einer differenzierten Deutung bedürfen:

- Serumkaliumwerte bis 7 mmol/l sind nur in den allerwenigsten Fällen bei chronischen Dialysepatienten Ursache von Arrhythmien und sollten nicht als Zeichen einer schweren Non-Compliance gedeutet werden.
- Hohe Werte für Harnstoff und Phosphat können Zeichen einer nicht ausreichenden Dialyse sein, niedrige Werte dagegen Hinweis für eine Malnutrition.

Zudem ist in keiner, nach strengen wissenschaftlichen Kriterien durchgeführten Untersuchung ein echter Nachteil in bezug auf das Langzeitüberleben nachgewiesen worden, wenn oben genannte Parameter wiederholt deutlich außerhalb des Normbereiches lagen.

- Eine moderate diätetische Non-Compliance sollte deswegen als risikoarm eingestuft werden und dem Patienten nicht vorgehalten werden.
- Es sollte vielmehr versucht werden, die rationalen Zusammenhänge zum Einsatz bestimmter Behandlungsmaßnahmen zu erläutern, so z. B. beim Einsatz von Antihypertensiva oder Phosphatbindern, oder die Notwendigkeit einer Verlängerung der Dialysezeit.

Suizidgefahr. Gründe für eine extreme und damit potentiell gefährliche Non-Compliance sind in der Regel Frustration durch die auferlegten Restriktionen und die Verleugnung der Krankheit. Mitunter bedürfen solche Patienten einer unterstützenden Psychotherapie, die eventuell, je nach zugrundeliegender Psychodynamik, auch als Paar- oder Familientherapie geführt werden kann. In Situationen, in denen ein Patient suizidale Gedanken äußert, ist ein Psychiater hinzuzuziehen, der über das weitere Vorgehen bezüglich der Überwachung und der psychiatrischen Behandlung des Patienten entscheiden muß.

Weigerung des Patienten. Schwierig wird die Situation, wenn ein einwilligungsfähiger Patient die weitere Dialysebehandlung ablehnt. Diese Probleme und Lösungsmöglichkeiten sollten zunächst unter Beteiligung des Pflegeteams und enger Angehöriger des Patienten besprochen werden. Unter Umständen wird ein Amtsrichter unter Zuhilfenahme eines psychiatrischen Gutachtens die schwierige Frage nach der Einwilligungsfähigkeit des Patienten beantworten müssen. Aus rechtlicher Sicht besteht die Möglichkeit der Festlegung einer Zwangsbetreuung für die medizinischen Belange und die Zwangsbehandlung mit Dialyse.

KAPITEL 16

Hygiene und Übertragung von Virusinfektionskrankheiten bei Hämodialyse 16

Inhaltsübersicht

16.1 Virushepatitiden 372
– Allgemeines 372
16.1.1 Hepatitis A 373
16.1.2 Hepatitis B und D 373
– Virusbestandteile (Antigene) 374
– Antikörper gegen Virusbestandteile 375
– Beurteilung der serologischen Befunde, Infektionsverlauf 376
– Prophylaxe und Impfung 377
– Hepatitis D 378
16.1.3 Hepatitis C (Non-A-Non-B-Hepatitis) 378
– Diagnose 379
– Prophylaxe und Therapie 379
16.1.4 Hepatitis G 379

16.2 HIV (human immunodeficiency virus) 379

16.3 Sicherheit von Blutprodukten 380

16.4 Allgemeine Impfempfehlungen für Dialysepatienten 381
– Allgemeine Richtlinien, Hepatitis-B-Impfung 381
– Impfschema 382

16.5 Allgemeine Hygienemaßnahmen in Dialyseeinheiten 382
– Allgemeine Maßnahmen, Besondere Fälle 383
– Abfallentsorgung 384

16.6 Vorbeugung von Infektionen über das Dialysat: Reinigung und Desinfektion 384
16.6.1 Hygiene des Konzentrats und des Wassers 385
16.6.2 Sterilisation bzw. Desinfektion 385
Keimquellen 385
Maßnahmen, Problemzonen, Verfahren 386
Gefahren 387
– Thermische Verfahren, Chemische Desinfektion 387

Patienten mit chronischem Nierenversagen und insbesondere langjährige Dialysepatienten sind abwehrgeschwächt. Sie sind damit empfänglicher für Infektionen, und es besteht innerhalb der Kliniken ein erhöhtes Risiko, sich mit problemati-

schen Keimen zu infizieren, die teilweise bereits weitgehend resistent gegen viele
Antibiotika sind. Man spricht von Hospitalkeimen. Diese Situation zwingt zu
besonderer Hygiene und sorgfältigen Strategien zur Infektvermeidung.

Die speziellen Gefahren der Shuntinfektionen werden in Kap. 5 und 11, Katheterinfektionen bei Peritonealdialysepatienten und ihre Prophylaxe in Abschn. 13.3.5
ausführlich besprochen. In diesem Kapitel werden neben allgemeinen Hygienemaßnahmen und Desinfektionsverfahren in erster Linie die durch Blutprodukte
übertragbaren Virusinfektionen behandelt.

> **Merke**
>
> Eine spezifische Gefahr für Dialysepatienten stellen vor allem die parenteral, d. h. über
> Blutprodukte übertragbaren, Hepatitisviren dar. Parenteral bezeichnet die Umgehung des
> Verdauungstraktes als Infektionsweg.

Leberentzündungen können jedoch auch durch andere parenteral übertragbare
Viren verursacht werden, die nicht im engeren Sinne zu den Hepatitisviren gehören. Diese Virusinfekte manifestieren sich häufig an anderen Organen. In diese
Gruppe gehören Infektionen mit:

▶ dem Zytomegalievirus (CMV),
▶ dem Epstein-Barr-Virus (EBV).

16.1
Virushepatitiden

Allgemeines
Risikofaktoren für Dialysepatienten sind:

▶ eine mögliche Übertragung von Hepatitisviren innerhalb der Dialyseeinheiten,
▶ der Einsatz möglicherweise unreiner Blutprodukte.

Die Virushepatitis führt zu einer diffusen Entzündung der gesamten Leber.
Die Entzündung der Leberzellen, die vielfältige Stoffwechselaufgaben haben,
bedingt abhängig vom Schweregrad leichte bis schwere Funktionsstörungen des
Stoffwechsels. Sie sind verbunden mit den Symptomen der Appetitlosigkeit und
Übelkeit. Die Entgiftungsfunktion der Leber über den Gallenfluß ist ebenfalls
häufig gestört, so daß die körpereigenen Abbauprodukte des roten Blutfarbstoffs
(Bilirubin) nicht mehr ausreichend entfernt werden können. Das im Blutkreislauf
anfallende Bilirubin bedingt die Gelbsucht (Ikterus). Eine noch schwerere Funktionsstörung der Leberzellen hat die verminderte Synthese von Albumin und
Gerinnungsfaktoren zur Folge. Es entwickelt sich Aszites und eine pathologische
Blutungsneigung. Die Heftigkeit der Leberentzündung kann an den aus absterbenden Leberzellen freiwerdenden Leberenzymen (GOT, GPT) ermessen
werden, die daher wichtige Laborwerte für die Überwachung einer Hepatitis darstellen.

Die entzündliche Schwellung der Leber führt zum rechtsseitigen Oberbauchschmerz.

Während die akute Virushepatitis nach ihrem Abklingen in der Regel zur völligen Wiederherstellung der Organfuktion führt, ist der Übergang in eine chronische Hepatitis meist mit einer langsam zurückgehenden Organfunktion verbunden, an deren Ende die gefürchtete Leberzirrhose steht. Da anders als bei der Niereninsuffizienz keine extrakorporale Lebererersatztherapie zur Verfügung steht, kann nur eine Lebertransplantation die Patienten vor dem Exitus bewahren.

16.1.1
Hepatitis A

> **Merke**
>
> Das Hepatitis-A (HA)-Virus wird nicht parenteral, sondern fäkal-oral übertragen, also über den Verdauungstrakt aufgenommen.

Dialysepatienten stellen für diese Infektion daher in der Regel keine besondere Risikogruppe dar. Neuerdings wurde jedoch über Einzelfälle von HAV-Übertragung durch Blutprodukte und durch sexuelle Kontakte berichtet. Infektgefährdet sind hauptsächlich Personen, die in Endemiegebiete reisen, besonders wenn Bewohner der Industriestaaten mit niedriger Durchseuchungsrate in Entwicklungsländer mit hoher Durchseuchung reisen.

Die Erkrankung kann schwer verlaufen, heilt aber in der Regel spontan aus.

Bei Reisen einer nicht infizierten Person in ein Endemiegebiet kann eine Prophylaxe mit Immunglobulin (i. m.) durchgeführt werden, deren Schutz 2–4 Monate hält. Neben diesem temporären Schutz kann eine aktive Impfung mit inaktivierter HAV-Vakzine erfolgen. Folgt der Grundimmunisierung nach 6–12 Monaten eine Auffrischung (Boosterung), so kann vermutlich ein Langzeitschutz von 10 Jahren erreicht werden.

Nach Ausheilung einer Hepatitis-A-Infektion entwickeln sich Antikörper gegen HAV (Anti-HAV), die lebenslang nachweisbar sind und einen Schutz vor einer erneuten Infektion darstellen.

16.1.2
Hepatitis B und D

> **Merke**
>
> Hepatitis-B- und -D-Viren werden wie Hepatitis-C-Viren (s. u.) parenteral übertragen, d. h. über Blutprodukte, unsauberes Injektionsbesteck und durch sexuelle Kontakte. Dialysepatienten stellen für diese Infektionen eine Risikogruppe dar.

Die Hepatitis B führte in der Anfangszeit der Hämodialyse zu einer starken Durchseuchung der Dialysepatienten. Verbesserungen der Virussicherheit der

Blutprodukte, z. B. durch Ausschluß infizierter Spender, und die räumliche Trennung von infizierten und nichtinfizierten Patienten innerhalb der Dialysezentren (sog. gelbe Einheiten) haben zum Rückgang der Neuinfektionen geführt.

Das HB-Virus ist ein DNA-Virus mit großer genetischer Variabilität, d. h. weltweit verschiedenen Genotypen. Das Virus setzt sich aus verschiedenen Proteinen zusammen, die diagnostisch von Bedeutung sind. In 90 % der Fälle kommt es zu einer spontanen Ausheilung der Hepatitis B.

Um die bei Patienten und auch beim Personal immer wieder notwendigen Laboruntersuchungen verständlich zu machen, sollen im folgenden einige Grundlagen des Virusaufbaus und der Antikörperreaktion des Organismus skizziert werden.

Definition
Die Diagnostik zum Nachweis von Virusproteinen und Antikörpern gegen solche Proteine erfordert lediglich eine Blutprobe zur Gewinnung von Blutserum. Sie wird daher serologische Diagnostik genannt.

Virusbestandteile (Antigene)

Das HBV-Core-Antigen (HBc-Ag) (c für core = Kern) ist ein Bestandteil des Nukleoproteins des Virus, gehört also zur Erbsubstanz. In der Zirkulation wird es normalerweise nicht nachweisbar. Der Nachweis ist lediglich im Kern von Hepatozyten, also infizierten Leberzellen, möglich. Es ist daher in der serologischen Diagnostik nicht direkt von Bedeutung, indirekt aber als Ziel des gegen ihn gerichteten Antikörpers, der serologisch nachweisbar ist.

HBe-Ag (e für *envelope* = Hülle) ist in der Frühphase der Infektion und bei einem Teil der chronischen HBV-Träger nachweisbar. Es ist kein Bestandteil des Virus, läßt aber sehr gut die Teilungsaktivität des Hepatitis-B-Virus beurteilen. Ein hoher Titer von HBe-Ag zeigt daher Infektiosität an, ein niedriger Titer kann Infektiosität allerdings auch nicht sicher ausschließen.

Serologisch sprechen die Persistenz von HBe-Ag und konstant hohe Titer von Anti-HBc-IgM (s. u.) für Infektiosität und Aktivität der Hepatitis.

Das HBV-Oberflächen-Antigen (HBs-Ag) (s für surface = Oberfläche) spielt eine besondere Rolle in der Diagnostik. Dieser Virusbestandteil ist zu 85–95 % bei Erkrankungsbeginn nachweisbar. Es kann in der Regel für mehrere Monate nachgewiesen werden, verschwindet aber, wenn die Erkrankung ausheilt. Bei Entwicklung einer chronischen Hepatitis B bleibt es häufig im Serum nachweisbar.

Definition
Bei mehr als 6monatiger Nachweisbarkeit von HBs-Ag spricht man von einer chronischen Hepatitis B.

Um eine chronisch aktive Hepatitis B vom symptomlosen Trägerstatus (den es auch gibt!!) zu unterscheiden, sind weitere Untersuchungen erforderlich. Gute Auskunft über die entzündliche Aktivität im Lebergewebe gibt die histologische

Untersuchung der Leber. Hierfür muß jedoch Gewebe durch eine Leberpunktion gewonnen werden, ein nicht risikoloser Eingriff, der nur dann durchgeführt werden sollte, wenn davon tatsächlich eine therapeutische Entscheidung abhängt.

HBV-DNA-Nachweis. Mit neu eingeführten Labormethoden kann inzwischen das virale Genom nachgewiesen und quantifiziert werden. Hierzu kommt die Polymerasekettenreaktion (PCR) zum Einsatz. Damit kann die Infektiosität eines Patienten abgeschätzt werden. Mit der Interpretation der Ergebnisse muß man vorsichtig sein, da die hohe Sensitivität der Methode falsch-positive Ergebnisse möglich macht.

Antikörper gegen Virusbestandteile

Neben dem Nachweis der Virusantigene, d.h. der Proteinbestandteile des Virus, spielt für die Diagnostik auch die Erfassung der Immunantwort des infizierten Organismus eine Rolle. Sie kann durch die Messung von Antikörpern bestimmt werden.

Hinweise zur Nomenklatur:

▶ *Antigene* (Ag) sind Virusbestandteile, gegen die eine Immunantwort ausgelöst wird,
▶ *Antikörper* (Ak) sind besondere Eiweiße, die gegen diese Virusbestandteile gerichtet sind.

Anti-HBc-Ak besagt, daß es sich um Antikörper handelt, die gegen HBc gerichtet sind. Die Antikörper können vom Typ IgM oder IgG sein.

Bei einer Immunantwort des Körpers gegen Viren entstehen zunächste Antikörper vom IgM-Typ, die später von den Antikörpern des IgG-Typs abgelöst werden. So entsteht in der Frühphase der Hepatitis-B-Infektion das Anti-HBc-IgM, später das Anti-HBc-IgG.

Anti-HBc-Ak vom IgM-Typ sind frühzeitig bei 95 % der Patienten nachweisbar. Ihr Nachweis ist vor allem bei den Patienten von Bedeutung, bei denen auch in der Frühphase kein HBs-Ag gefunden wurde (10–20 % der Fälle).

> **Merke**
> Der Wert des Anti-HBc-IgM schließt damit die diagnostische Lücke, die entsteht, wenn HBs-Ag bereits verschwunden ist und Anti-HBs noch nicht nachweisbar ist.

Bei klinischem Verdacht und fehlendem Nachweis von HBs-Ag kann eine Hepatitis B also nur sicher ausgeschlossen werden, wenn das Anti-HBc-IgM ebenfalls nicht nachweisbar ist. Die Antikörper Anti-HBc-IgG sind nach einer Infektion zeitlebens im Blut nachweisbar und daher ein guter Marker für eine durchgemachte Hepatitis-B. Sie garantieren andererseits keine sichere Immunität gegen eine erneute Infektion mit HBV.

Abb. 16.1.
Erscheinen und Verschwinden der Virusantigene und der Antikörper bei akuter Hepatitis B mit Ausheilung. Solange die *grauen* Parameter nachweisbar sind, ist der Patient infektiös.
(Aus Lanzendörfer et al. 1998)

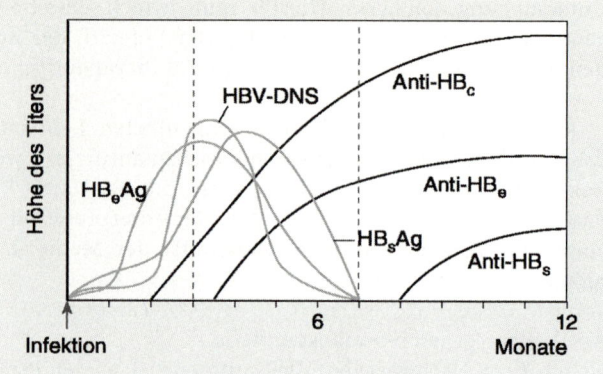

> **Cave:** Bei rascher Kommunikation im Krankenhaus kann es leicht zur Verwechslung von Anti-HBc-Antikörpern bei der Hepatitis-B-Infektion mit den HCV-Antikörpern bei der Hepatitis-C-Infektion kommen.

Anti-HBs-Ak (Antikörper gegen das Hepatitis-B-Oberflächenantigen) treten erst Monate nach Infektionsbeginn auf und können nach Jahren auch wieder verschwinden. Nach Hepatitis-B-Impfung sind sie ebenfalls nachweisbar. Bei ausreichend hohen Titern zeigen sie eine Immunität an.

Beurteilung der serologischen Befunde

Faßt man die Informationen der Laborwerte zusammen, so sind folgende serologische Konstellationen für die verschiedenen Erkrankungsphasen der Hepatitis-B-Infektion charakteristisch (Abb. 16.1):

- Frühphase: Nachweis von HBs-Ag, HBe-Ag, Anti-HBc-Ak vom IgM-Typ, erhöhte Leberenzyme (Transaminasen).
- Ausgeheilte akute Infektion: Normalisierung der Transaminasen; Verschwinden von HBs-Ag, HBe-Ag und Anti-HBc-IgM; Nachweis von Anti-HBc-IgG und Anti-HBs-Ak.
- Chronische Verlaufsform mit (leicht) erhöhten Transaminasen: Nachweis von HBs-Ag, HBe-Ag; mittlere bis hohe Titer von Anti-HBc-IgM; nachweisbare Virus-DNA mit PCR.

Infektionsverlauf

Die Hepatitis-B-Infektion spielt in den Entwicklungsländern mit schlechten hygienischen Verhältnissen eine weitaus größere Rolle als in Mitteleuropa. Aber auch etwa 0,5 % der deutschen Bevölkerung sind Virusträger.

Eine Therapie der akuten Hepatitis B ist nicht möglich. Neben Diät, Bettruhe, und Verzicht auf Alkohol können keine gesicherten Empfehlungen gegeben werden. Ein Teil der akut infizierten Patienten (etwa 5 %) entwickelt eine chronische Hepatitis B. Bei chronischem Verlauf (> 6 Monate erhöhte Transaminasen und nachweisbares Antigen) ist eine Interferontherapie angezeigt, die zur Viruselimination führen kann. Spontane Ausheilung der chronischen Infektion ist selten.

Bei Dialysepatienten verläuft die Hepatitis B (und auch Hepatitis C) häufig weniger akut und ohne Ikterus. Zum Schutz der Nichtinfizierten ist die räumliche Separation der Patienten sehr wichtig.

Prophylaxe und Impfung

Für die Infektionsverhütung spielt die intakte Haut der Patienten und des betreuenden Personals eine große Rolle. Personen mit chronischen Hauterkrankungen haben ein deutlich erhöhtes Infektionsrisiko. Die Infektionsgefahr durch Blut ist auch abhängig von der Viruskonzentration im Blut.

Zur prä- und postexponentiellen Prophylaxe stehen Immunglobuline und sog. Hyperimmunglobuline zur Verfügung, in denen Antikörper gegen HBV angereichert wurden. Sie geben einen passiven Schutz für etwa 3 Monate. Eine Rolle spielen diese Präparate besonders bei der Verhütung einer Infektion nach Nadelstichverletzungen.

▶ Das Hyperimmunserum muß möglichst innerhalb von 6 h nach der Exposition verabreicht und mit der aktiven Impfung kombiniert werden.
▶ Serum kann auch bei bereits HBs-Ag-positiven Personen gegeben werden, auch wenn dabei theoretisch das Risiko zur Bildung von Immunkomplexen besteht.

Zur aktiven Impfung steht ein rekombinanter, aus Hefe gewonnener Impfstoff des Oberflächenantigens (HBs-Ag) zur Verfügung. Die Impfung erfolgt i. m. zum Zeitpunkt 0, 1, 6 Monate. Die aus menschlichem Plasma gewonnene Vakzine wurde wegen des möglichen Infektionsrisikos für andere Viruserkrankungen (z. B. HIV) verdrängt.

▶ Alle Anti-HBc-Negativen können geimpft werden.
▶ Sind sie Anti-HBc-positiv, so entscheidet die Höhe des Anti-HBs-Titers, ob eine Impfung notwendig ist. Als protektiv gilt ein Anti-Hbs-Titer von mindestens 10 IU/l.

Im Alter läßt die Impfantwort nach, d. h. es kommt zu einem geringeren Titeranstieg. Der Impfort ist in der Regel die Oberarmmuskulatur (Deltamuskel).

> **Merke**
> Bei Dialysepatienten wird häufig eine subkutane Applikation des Impfstoffs gewählt, um intramuskulären Hämatomen vorzubeugen.

Leider führt die Immunschwäche bei Dialysepatienten auch zu einer gestörten Entwicklung von protektiven Antikörpern mit nur geringem Anstieg der Anti-HBs-Titers (sogenannte Non-Responder).

▶ Bei diesen Non-Respondern sollten Impfungen mit doppelter Impfdosis versucht werden.
▶ Daneben kann auch die Kombination von subkutaner und intrakutaner Impfung Erfolg bringen.

Hepatitis D

Definition
Das HD-Virus (HDV) ist ein inkomplettes Virus, das zur Vermehrung Bestandteile des HB-Virus benötigt, und daher nur bei HBV-infizierten Patienten vorkommt.

Das Genom ist eine Einzelstrang-RNA wie bei den Viroiden der Pflanzen. Die Übertragung erfolgt in erster Linie parenteral durch Blutprodukte und durch sexuelle Kontakte. Dialysepatienten gelten neben den i.v.-Drogenkonsumenten als Risikogruppe.

> **Merke**
>
> **Die Superinfektion mit HDV bei einem bereits mit dem Hepatitis-B-Virus Infizierten führt häufig zu einer schweren Hepatitis, z.T. mit fulminantem Verlauf und führt bei 90% der Erkrankten zu einer chronischen Hepatitis.**

Diagnostisch werden das HD-Antigen in der Akutphase und Anti-HD-Antikörper in der Rekonvaleszensphase nachgewiesen. Die HDV-RNA kann auch mit PCR nachgewiesen werden.

Eine Interferontherapie hat sich als wenig wirksam herausgestellt.

16.1.3
Hepatitis C (Non-A-Non-B-Haptitis)

Eine besondere Bedeutung hat in letzter Zeit die Hepatitis C erlangt:

▶ Derzeit handelt es sich bei ca. 20% der neu gemeldeten Hepatitiden in Deutschland um Hepatitis C.
▶ Bei Dialysepatienten ist die Durchseuchung besonders hoch. Verschiedene Quellen geben eine Infektion von 10–50% der Patienten an.
▶ Die Hepatitis C führt deutlich häufiger als die Hepatitis B zu einer chronischen Hepatitis (in bis zu 80%).

Das Hepatitis-C-Virus wurde Ende der 80er Jahre charakterisiert. Damals erkannte man, daß das Virus für eine Vielzahl der bis dahin als Non-A-Non-B-Hepatitis klassifizierten Erkrankungen verantwortlich war.

Wie bei der Hepatitis B liegen auch hier verschiedene Genotypen vor, die einen Organismus unabhängig voneinander infizieren können.

Diagnose

Diagnostisch wird ein Suchtest (ELISA) eingesetzt, der nicht direkt Viruspartikel nachweist, sondern Antikörper gegen Virusbestandteile. Es handelt sich um die Anti-HCV-Antikörper. In der Frühphase der Infektion sind diese Antikörper häufig noch nicht nachweisbar, hier muß die HCV-RNA mit PCR nachgewiesen werden. Zur sogenannten Serokonversion, d. h. dem Auftreten von Antikörpern gegen das Virus kommt es manchmal erst nach Monaten. Der Nachweis der Antikörper kann allerdings nicht zwischen einer frischen und einer ausgeheilten Hepatitis-C-Infektion unterscheiden.

Prophylaxe und Therapie

Die Infektiosität des HC-Virus ist hoch. Die Übertragung erfolgt aber in erster Linie über Bluttransfusionen. Eine Separation der dialysepflichtigen Virusträger in gelben Einheiten ist daher umstritten. Allerdings gibt es die vorläufigen Empfehlungen, daß Patienten mit aktiver Hepatitis C (erkennbar an deutlich erhöhten Leberwerten) und Nachweis von HCV-RNA an separaten Maschinen dialysiert werden sollten. Eine Impfung gegen Hepatitis C gibt es noch nicht.

Zur Behandlung der chronischen Hepatitis C ist unter Umständen eine Interferon-Therapie angezeigt.

16.1.4 Hepatitis G

Das erst kürzlich entdeckte Hepatitisvirus G ist bisher lediglich mit PCR nachweisbar. Über die Durchseuchung bei Dialysepatienten ist sehr wenig bekannt, insbesondere nicht über die Häufigkeit von chronischen Hepatitiden als Folge einer Infektion mit dem Hepatitis-G-Virus, so daß hier im Augenblick keine Empfehlungen gemacht werden können.

16.2. HIV (human immunodeficiency virus)

Das HIV ist der Erreger von AIDS (aquired immunodeficiency syndrome).

> **Merke**
> Die HIV-Infektion führt nicht selten zur chronischen Niereninsuffizienz über die HIV-assoziierte Nephropathie (HIVAN).

Die HIVAN wird besonders häufig bei Schwarzen in den USA nachgewiesen. In einzelnen Zentren in Ballungsgebieten in den USA sind bis zu 30 % der Dialysepflichtigen wegen der HIVAN an der Dialyse. Besondere Vorsichtsmaßnahmen bei der Dialyse von HIV-infizierten Patienten erscheinen angebracht. Von großer Bedeutung ist sicher die Erkenntnis der niedrigen Virusmengen im Blut und Peritonealdialysat der HIV-infizierten Patienten und die außerordentliche geringe

Resistenz des Virus außerhalb des Organismus, was zusammen eine relativ niedrige Infektiosität bedingt.

> **Merke**
>
> Standardmaßnahmen zur Desinfektion, z. B. mit 70% Alkohol oder Hitzeanwendung (56° für 8 min) führen zur zuverlässigen Abtötung des HIV.

Daher wurden vielerorts übertriebene Vorsichtsmaßnahmen wieder verlassen und eine Separation der Patienten nur in Ausnahmefällen, z. B. bei opportunistischen Infektionen mit anderen Erregern, durchgeführt.

> ! Standarddesinfektion und -sterilisation sollten sorgfältig durchgeführt werden, die Wiederbenutzung von Dialysatoren bei diesen Patienten bleibt umstritten.

Bisher ist in der Literatur von keiner HIV-Übertragung innerhalb einer Dialyseeinrichtung berichtet worden.

16.3
Sicherheit von Blutprodukten

Die Sicherheit vor transfusionsbedingten Virusinfektionen hat durch verbesserte Screening-Diagnostik in den vergangenen Jahren deutlich zugenommen. Seit etwa 1970 werden HBs-Ag-negative Transfusionen durchgeführt. Parallel hierzu hat auch die Transfusionsfrequenz bei den Dialysepatienten abgenommen. Dieser Trend ist vor allem dem jetzt verfügbaren Erythropoetin zur Therapie der renalen Anämie zu verdanken.

> **Merke**
>
> Das Screening von Spendern basiert auf dem Nachweis von Antikörpern gegen Hepatitis- oder HI-Viren im Blut der Spender, also der bereits erfolgten Immunantwort auf Viruspartikel. Damit existiert eine sogenannte diagnostische Lücke bei den Spendern, die sich frisch infiziert haben (und möglicherweise infektiös sind) und noch keine Antikörper ausgebildet haben. Es besteht also ein Restrisiko der Virusübertragung durch Blutprodukte.

Neuere Untersuchungen haben folgende Risiken für Infektionen ermittelt:

- HIV: 500.000 Transfusionen
- HCV: 100.000 Transfusionen
- HBV: 63.000 Transfusionen.

16.4
Allgemeine Impfempfehlungen für Dialysepatienten

Allgemeine Richtlinien
Prinzipiell sollten Dialysepatienten die gleichen Impfungen erhalten wie andere Personen.

- Vor allem ein Schutz gegen Tetanus und Diphtherie ist unbedingt anzustreben (z. B. Td-Impfstoff Mérieux®, Institut Mérieux; Td-Impfstoff Behring®, Behringwerke).
- Ebenso kann eine jährliche Influenzaimpfung erwogen werden, da Dialysepatienten zu der Gruppe der chronisch Kranken mit erhöhtem Morbiditätsrisiko zählen und deswegen zum Empfehlungsbereich der Influenzaimpfung gehören (z. B. HIB-Vaccinol®, Röhm Pharma; HIB Mérieux®, Institut Mérieux).

Problematisch ist bei allen Impfungen Dialysepflichtiger jedoch die häufig unzureichende Impfantwort mit mangelhafter oder fehlender Bildung von Antikörpern gegen den jeweiligen Impfstoff. Es empfiehlt sich deswegen (dies gilt vor allem auch für die Hepatitis-B-Impfung), den Patienten bereits in frühen Stadien seiner Nierenerkrankung zu impfen, weil er zu diesem Zeitpunkt in der Regel noch ausreichende Antikörpertiter bilden kann und auch bei späteren Auffrischimpfungen (Booster-Impfungen) häufig noch einen ausreichenden Impfschutz aufbauen kann. Die Impfung erfolgt in der Regel an dialysefreien Tagen vornehmlich am Oberarm intramuskulär (M. deltoideus) oder bei gleicher Wirksamkeit subkutan (wenn in dieser Indikation von den Herstellern zugelassen).

Hepatitis-B-Impfung
Von besonderer Wichtigkeit ist, wie bereits erwähnt, die Impfung gegen Hepatitis B, die schon in frühen Stadien der Nierenerkrankung durchgeführt werden sollte. Zunächst wird der Immunstatus des Patienten festgestellt:

- Ausgeheilte Hepatitis B?
- Chronisch verlaufende Hepatitis B?
- Bestimmung von HBs-Ag, Anti-HBs, Anti-HBc.

Bei fehlendem Hinweis auf eine durchgemachte oder persistierende Hepatitis B erfolgt die Impfung mit einem gentechnologisch hergestellten Impfstoff. Die Gefahr einer Infektion mit anderen Erregern (Hepatitis C, HIV) besteht hierbei nicht mehr. Auf dem Markt befindliche Stoffe sind z. B.:

- Gen-H-B-Vax (MSD/Behring),
- Gen-H-B-Vax D (MSD/Behring; 4fach höhere Antigendosierung für Dialysepatienten ab dem 10. Lebensjahr),
- Engerix B (SKD),
- Hévac B Pasteur (Institut Mérieux).

Impfschema

Nicht geklärt ist die Frage nach dem optimalen Impfschema bei Dialysepatienten. Zwar kann nach dem konventionellen Schema geimpft werden (0, 1, 6 Monate), jedoch konnten andere Impfschemata mit häufigerer Boosterung bessere Impferfolge zeigen. Trotz dieser Anpassung an den veränderten Immunstatus der Dialysepatienten wird man nur selten Konversionsraten erreichen, die höher als 50–60 % liegen.

> **Merke**
>
> Wichtig ist die Kontrolle des Impferfolges 6–8 Wochen nach der letzten Impfung. Ein Schutz gegen die Hepatitis B wird angenommen bei einem Titer größer 10 IU/l.

Bei nicht ausreichendem Titer muß sofort nachgeimpft werden. Wegen des kontinuierlichen Absinkens des Anti-HBs-Titers sollte weiterhin alle 6 Monate dieser Wert kontrolliert werden und je nach Höhe eine Auffrischimpfung vorgenommen werden.

16.5 Allgemeine Hygienemaßnahmen in Dialyseeinheiten

Die besondere Infektionsgefährdung in Dialyseeinrichtungen ist für Patienten und Personal gegeben. Die Infektionsverhütung ist daher eine zentrale Aufgabe der Pflegekräfte zusammen mit den Ärzten und einer Hygienefachkraft.

Die Einführung von Hygieneplänen ist Aufgabe der Hygienefachkräfte. Die Pläne beinhalten unter anderem sämtliche Desinfektionsmittel, die zur Verfügung stehen, Hinweise zu Einsatz und Wirkungsweise. Die Kontrolle über die Einhaltung der Hygienevorschriften fällt in den Verantwortungsbereich der Stationsleitung.

> **Merke**
>
> Jeder neue Patient ist solange als infektiös zu betrachten, bis das Gegenteil bewiesen ist!

In den allgemeinen Hygienemaßnahmen empfiehlt das Bungesgesundheitsamt (BGA) die Einführung von:

▶ Bereichskleidung, die nur innerhalb des Arbeitsbereichs getragen werden darf,
▶ Einmalhandschuhen,
▶ zusätzlicher Schutzkleidung, die über der Bereichskleidung zu tragen ist und zwar immer dann, wenn direkter Kontakt mit Blut, Sekreten oder kontaminierten Gegenständen möglich ist.

> **Merke**
> Private Pullover und Wolljacken, die nicht thermisch zu desinfizieren sind, dürfen in Bereichen mit erhöhter Infektionsgefährdung nicht getragen werden.

Allgemeine Maßnahmen
- Einmalhandschuhe und Schutzkleidung sind patientenbezogen einzusetzen. Die Bereichskleidung ist täglich, bei sichtbarer Verunreinigung sofort zu wechseln.
- Einmalhandschuhe sind kein Ersatz für die Händedesinfektion, die in jedem Fall nach dem Ablegen der Handschuhe erfolgen muß, da durch minimale Undichtigkeit eine Kontamination der Hände nicht ausgeschlossen werden kann. Händedesinfektion ist für die Haut schonender als häufiges Händewaschen.
- Der Einsatz von Mundschutz und Schutzbrille wird immer dann notwendig, wenn mit Verspritzen von Blut oder Eiter zu rechnen ist.
- Blutdruckgeräte, Stethoskope und Fieberthermometer sollten patientenbezogen eingesetzt werden und sind bei Kontamination sofort zu desinfizieren.
- Nach Abschluß der Dialyse müssen alle potentiell kontaminierten Flächen mittels Scheuer- Wisch-Desinfektion gereinigt werden. Die hierbei verwendeten Desinfektionsmittel müssen gegen Viren wirksam sein.

> **Merke**
> Laut Unfallverhütungsvorschrift (UVV) darf in Arbeitsbereichen mit erhöhtem Infektionsrisiko an Händen und Unterarmen kein Schmuck getragen werden.
> Essen, Trinken und Rauchen ist in Patientenbereichen und in allen anderen Bereichen, die mit potentiell infektiösem Material kontaminiert sein können, nicht erlaubt.

Spezielle hygienische Maßnahmen zur Infektionsverhütung sind durchzuführen bzw. zu beachten:

- bei der Shuntpunktion und Shuntpflege (Kap. 5),
- im Umgang mit Peritonealdialysepatienten (Kap. 13),
- hinsichtlich des Dialysats (s. u.).

Besondere Fälle
Von allgemeinerer Bedeutung ist neben den Separationsmaßnahmen bei Patienten mit durch Blut übertragbaren Viruserkrankungen (räumliche Separation/eigene, gekennzeichnete Maschinen) die ebenfalls notwendige sichere Isolierung von Patienten mit Befall durch antibiotikaresistente Bakterien (z. B. methicillinresistente Staphylokokken) oder hochinfektiöse Erkrankungen wie Tuberkulose. Diese Problematik hat in den vergangenen Jahren deutlich zugenommen und wurde sicher durch den unkritischen Einsatz von Antibiotika gefördert. In diesen Fällen sollte unbedingt eine Rücksprache mit dem örtlichen Hygienebeauftragen erfolgen.

Abfallentsorgung

Schlauchsysteme, Dialysatoren, Verbände, die mit Blut kontaminiert sind, müssen in reißfesten, flüssigkeitsdichten Behältnissen entsorgt werden und sind dem Abfall der Gruppe B zuzuordnen. Der Abfall von Patienten mit Virushepatitis ist nur dann der Gruppe C zuzuordnen, wenn sichtbar Blut im System enthalten ist und eine Verbreitung der Krankheit zu befürchten ist. Kanülen, Spritzen, Skalpelle usw. müssen in stich- und bruchfesten Einwegbehältern gesammelt werden. Sie müssen flüssigkeitsdicht und verschließbar sein.

16.6
Vorbeugung von Infektionen über das Dialysat: Reinigung und Desinfektion

Die Dialysemembranen sind für einige Bakterien, Viren, Sporen und vor allem auch für Bakterienbestandteile und bakterielle Stoffwechselprodukte durchlässig. Bestandteile von bakteriellen Zellwänden, Pyrogene die aufgrund ihrer Größe leicht die Dialysemembran passieren können, wirken im Körper als Toxine und führen zu Fieber und Schüttelfrost.

> **Merke**
>
> Eine Infektion des Patienten über das Dialysat ist durch Übertritt intakter Erreger möglich.

Besonders bei der Rückfiltration von Dialysat im Rahmen der High-flux-Dialyse besteht dieses Risiko. Trotz dieser Gefahr unterliegt Dialysat nicht dem Arzneimittelgesetz, und das Konzentrat sowie das zur Verdünnung notwendige entionisierte Wasser müssen nicht unter Beachtung der gleichen strengen Richtlinien wie bei der Produktion von Infusionslösungen hergestellt werden. Dennoch muß Infektionen bei der Dialyse vorgebeugt werden.

An jedem Dialysegerät dialysieren hintereinander mehrere Patienten. Hinsichtlich der Hygiene ist der Blutkreislauf unproblematisch, da das Schlauchsystem und der Dialysator sterile Einmalartikel sind. Eine Ausnahme ist die in Deutschland wenig gebräuchliche Wiederbenutzung von Dialysatoren.

> **Merke**
>
> Die Hauptgefahr als Keimreservoir geht vom Dialysatraum aus.

Hier müssen Maßnahmen zur Keimreduktion und zur Kontrolle durchgeführt werden.

16.6.1
Hygiene des Konzentrats und des Wassers

▶ Die hohen Salzkonzentrationen im *sauren* Dialysatkonzentrat führen zur Autosterilisation. Bakterien, allerdings nicht deren Dauerformen (Sporen), werden im Konzentrat inaktiviert.
▶ Das *basische* Konzentrat für die Bicarbonatdialyse läßt dagegen Bakterienwachstum zu und sollte daher nach dem Öffnen nur für 12 Stunden benutzt werden.

Nach der Verdünnung des sauren Konzentrats bei der Proportionierung verursachen Sporen eine Verkeimung des Dialysats. Im körperwarmen, stagnierenden Dialysat verdoppelt sich die Keimzahl etwa alle 20 min. Organische Ablagerungen und Verschmutzungen im Dialysatkreislauf begünstigen das Keimwachstum.

Eine hohe Konzentration pathogener Keime im Dialysesystem ist als Infektionsquelle für die Patienten nicht tolerabel und muß durch die Reduzierung der Keimzufuhr über das Wasser begrenzt werden (Angaben zur Wasserqualität und Grenzwerte der Keimbelastung s. Abschn. 8.3.1).

16.6.2
Sterilisation bzw. Desinfektion

Keimquellen

Krankheitskeime wie das Hepatitis-B-Virus können vom Blut durch die Dialysemembran in das Dialysat gelangen. Die Viren werden unter normalen Betriebsbedingungen des Dialysegeräts rasch mit dem Dialysatfluß in den Abfluß abtransportiert. Bei nicht unterbrochenem Dialysatfluß ist daher lediglich der Ablaufschlauch des Dialysats als kontaminiert zu betrachten.

> **Merke**
> **Die erhöhte Gefahr einer retrograden Verkeimung des Dialysatraumes ist dann gegeben, wenn der Dialysatfluß unterbrochen ist.**

Der Ablaufschlauch wird mit dem öffentlichen Abwassernetz verbunden. Abwasserkeime können in den Dialysatraum gelangen, wenn nicht geeignete Maßnahmen (z.B. freie Fallstrecke durch Luft) die retrograde Verkeimung verhindern.

Maßnahmen

Zur sicheren Abtötung eventuell übergetretener Keime muß zwischen zwei Dialysebehandlungen eine Sterilisation oder zumindest eine Desinfektion des Gerätes stattfinden. Der eigentlichen Desinfektion geht ein gründliches Spülen des Dialysatraums mit Wasser zur Entfernung von Dialysatrückständen voraus. Zur Desinfektion haben die modernen Dialysegeräte eigene Betriebsprogramme, die die Pumpentechnik zur Dialysatproportionierung vorübergehend zur Mischung der Desinfektionslösung nutzen.

> Wichtig ist bei diesen Programmen, daß sie zuverlässig verhindern, daß während der sich anschließenden Dialyse Desinfektionsmittel statt Dialysat zum Betrieb angesaugt wird. Dies hätte für den Patienten fatale Folgen, denn die eingesetzten Mittel sind für den Menschen sehr toxisch und können die Dialysemembran passieren.

Gemeinsam mit der Desinfektion wird in der Regel die Entfernung von Kalkrückständen durchgeführt. Diese Maßnahme ist besonders wichtig für den störungsfreien Betrieb der Meßinstrumente.

Problemzonen

Die korrekte Durchführung der Desinfektion kann nicht durch geeignete Parameter überwacht werden. Das Programm für den Desinfektionszyklus kann ablaufen, ohne daß die Desinfektion wirksam wird, z.B. durch fehlendes Desinfektionsmittel oder zu niedrige Temperaturen.

Einige konstruktiv bedingte Problemzonen von Dialysegeräten sind für die Desinfektion auch bei korrekter Durchführung mit hochwirksamen Desinfektionsmitteln kaum zugänglich und schwer zu entkeimen. Problematisch sind in dieser Hinsicht Schlauchverbindungen, Dichtungsringe, Knickstellen in Rohrleitungen, Schwimmerkästen, Flußpumpen und Deckel-, Rand- und Einlaufdichtungen von Behältern sowie Dialysatoren.

Verfahren

Folgende Desinfektions- bzw. Sterilisationsverfahren können eingesetzt werden:

- Chemische Desinfektion mit Formalin, Wasserstoffperoxidlösung, Peressigsäure, Natriumhypochlorid oder anderen handelsüblichen Desinfektionsmitteln,
- thermische Desinfektion mit 85°–90°C heißem Wasser,
- thermische Desinfektion mit Zitronensäurezusatz (zitrothermische Desinfektion),

▶ Sterilisation durch Autoklavierung bei mindestens 120 °C und 2,5 bar Überdruck.

Am wirkungsvollsten ist die Sterilisation durch Autoklavieren. Dieses umweltfreundliche Verfahren führt allerdings zu erheblicher Materialbelastung durch die hohe Temperatur und den hohen Druck. Weniger wirksam ist die häufiger angewendete thermische Desinfektion mit heißem Wasser. Bei der zitrothermischen Desinfektion wirkt der Zusatz von Zitronensäure oder eines ähnlichen Entkalkungsmittels zusätzlich desinfizierend durch Absenkung des pH-Werts des Wassers. Willkommen ist auch die gleichzeitig stattfindende Entfernung von Kalkniederschlägen im System.

Gefahren

Thermische Verfahren
Bei unsachgemäßer Handhabung der thermischen Verfahren besteht eine Gefährdung des Patienten und des Personals. Wenn sich während des Sterilisations- bzw. Desinfektionszyklus an einer extern gelegenen Stelle Schlauchverbindungen lösen oder undicht werden, besteht Verbrühungsgefahr.

Chemische Desinfektion
Die Gefahren der chemischen Desinfektion ergeben sich besonders daraus, daß die für den Menschen toxischen Desinfektionsmittel in der Regel nicht von Dialysemembranen zurückgehalten werden. Rückstände von Desinfektionsmitteln im Dialysatraum werden vom Leitfähigkeitsmonitor nicht erfaßt.

Unter der Vielzahl von chemischen Desinfektionsmitteln haben sich besonders Natriumhypochloridlösung und Wasserstoffperoxidlösung im Dialysebereich durchgesetzt. Natriumhypochloridlösung eignet sich außer zur Desinfektion zusätzlich auch zur Entfernung von organischen Ablagerungen wie Protein- und Lipidniederschlägen im Hydraulikteil des Gerätes.

Nach der chemischen Desinfektion muß das Gerät freigespült werden. Nach dem Freispülen muß eine Nachweisprobe im ablaufenden Wasser auf Desinfektionsmittelfreiheit durchgeführt werden. Die Nachweisprobe für Natriumhypochloridlösung wird mit 1 % Phenophthaleinlösung durchgeführt:

▶ In ein sauberes Gefäß (Reagenzglas, Pappbecher o. ä.) werden einige ml Spüllösung aus dem Ablauf der Maschine gegeben.
▶ Bei Zugabe von einigen Tropfen Phenophthaleinlösung muß sich die gleiche Färbung wie im Frischwasser ergeben.
▶ Die Durchführung sollte dokumentiert werden.

Beim Einsatz von Wasserstoffperoxidlösung muß nach der Freispülung von Desinfektionsmitteln ebenfalls eine Nachweisprobe auf Desinfektionsmittelfreiheit durchgeführt werden. Dies geschieht mit Kaliumiodidstärkepapier:

- Wenn der in den Ablauf der Maschine gehaltene Teststreifen sich nicht verfärbt, ist das Gerät frei von Desinfektionsmittel.
- Im Falle einer Verfärbung muß weiter freigespült werden.

> **Merke**
>
> Werden die beiden Desinfektionsmittel Natriumhypochloritlösung und Wasserstoffperoxidlösung in einem Zentrum eingesetzt, muß unbedingt auf getrennte Lagerung geachtet werden.

Die Sicherheitshinweise (Tabelle 16.1) sind unbedingt zu beachten.

Tabelle 16.1. Allgemeine Informationen zu chemischen Desinfektionsmitteln. (Auszüge aus den Sicherheitsdatenblättern)

	Natriumhypochloritlösung	Wasserstoffperoxidlösung
Mögliche Gefahren	Entwickelt bei Kontakt mit Säuren giftige Gase. Verursacht Verätzungen.	Verursacht Verätzungen. Reizt die Atemorgane.
Erste-Hilfe-Maßnahmen nach Hautkontakt	Sofort mit Wasser spülen.	Sofort mit viel Wasser spülen.
Erste-Hilfe-Maßnahmen nach Augenkontakt	Sofort mit viel Wasser bei geöffnetem Lid spülen.	Sofort mit viel Wasser bei geöffnetem Lid spülen.
Hinweis zur sicheren Handhabung	Behälter dicht geschlossen halten. Auch entleerte oder im Arbeitsgang befindliche Behälter nach Gebrauch verschließen.	Behälter dicht geschlossen halten. Auch entleerte oder im Arbeitsgang befindliche Behälter nach Gebrauch verschließen.
Allgemeine Schutz- und Hygienemaßnahmen	Getränkte Kleidung sofort ausziehen. Berühren mit den Augen und der Haut vermeiden. Schutzhandschuhe, Schutzkleidung.	Vor Verunreinigung, Licht und direkter Wärmestrahlung schützen. Getränkte Kleidung sofort ausziehen. Berühren mit den Augen und der Haut vermeiden. Schutzhandschuhe, Schutzbrille, Schutzkleidung.
Zu vermeidende Bedingungen/ zu vermeidende Stoffe	Heftige Reaktionen beim Vermischen mit starken Oxidationsmitteln möglich. Reagiert heftig mit Säuren. Berstgefahr bei Erhitzen.	Erhitzt sich stark bei Zugabe von Laugen. Greift als Oxidationsmittel organische Stoffe an. Berstgefahr bei Erhitzen.
Gefährliche Zersetzungsprodukte	Chlorgas bei Berührung mit Säuren.	Sauerstoff.

Kapitel 17

Ernährungsempfehlungen 17

Inhaltsübersicht

17.1 Kalium *390*
- Vorkommen und Wirkungsweise *390*
- Störungen des Kaliumhaushalts *391*
- Kaliumbedarf *391*
- Praktische Tips zur Kaliumreduktion *391*

17.2 Phosphat *392*
- Vorkommen und Wirkungsweise *392*
- Störungen des Phosphathaushalts *392*
- Phosphatbedarf *393*
- Kontrolle der Phosphatzufuhr *393*

17.3 Kalzium *394*
- Vorkommen und Wirkungsweise *394*
- Regulation des Kalziumstoffwechsels *394*
- Störungen des Kalziumhaushalts *395*
- Kalziumresorption *395*
- Kalziumbedarf *396*

17.4 Natrium *396*
- Vorkommen und Wirkungsweise *396*
- Störungen des Natriumhaushalts *397*
- Natriumbedarf *397*
- Regeln für die Natriumreduktion *398*

17.5 Wasser/Flüssigkeit *398*
- Vorkommen und Wirkungsweise *398*
- Kontrolle der Flüssigkeitsmenge beim Dialysepatienten *398*

17.6 Eiweiß *399*
- Allgemeiner Eiweißbedarf *399*
- Eiweißbedarf für den Dialysepatienten *400*

17.7 Energie/Kalorien *400*
- Kalorienbedarf *400*
- Katabolismus *401*

17.8 Vitaminstatus bei Dialysepatienten *402*
17.8.1 Wasserlösliche Vitamine *402*
17.8.2 Fettlösliche Vitamine *403*
- Vitamin D *403*
- Vitamin A *403*

Prinzipiell gibt es keine einheitliche Diät für Dialysepatienten – unabhängig davon, ob sie mit Hämodialyse oder CAPD behandelt werden. Daher sollte immer eine individuelle, auf den Patienten bezogene Ernährungsberatung (-schulung) erfolgen, die eine vollwertige und ausgeglichene Nahrungszufuhr gewährleistet. Hierzu spielen Grundkenntnisse über ernährungsphysiologische Zusammenhänge eine wesentliche Rolle für die tägliche Nahrungsmittelzusammensetzung.

Die folgenden Ernährungsempfehlungen gelten auch für Peritonealdialysepatienten, wobei folgende Besonderheiten zu beachten sind:

▶ Wegen peritonealer Eiweißverluste ist es bei diesen Patienten noch mehr als bei Hämodialysepatienten wichtig, auf eine ausreichend hohe Eiweißzufuhr von 1,2–1,5 g/kg zu achten.
▶ Viele Peritonealdialysepatienten haben im Vergleich zur Hämodialyse mehr Freiheit bei der Kaliumzufuhr und der Flüssigkeitsaufnahme, da Wasser und die darin gelösten Elektrolyte kontinuierlich eliminiert werden.

> **Merke**
> **Die Diät unterstützt und ergänzt die Dialyse und im Einzelfall darüber hinaus noch die notwendige Pharmakotherapie.**

Ziel der Ernährungsberatung für den Patienten ist eine positive Einstellung zur Diät. Am erfolgreichsten ist es, wenn die Ernährungstips Punkt für Punkt über einen längeren Zeitraum, erst einzeln, dann im Zusammenhang (siehe Beispiele oben) besprochen und geübt werden. Somit wird gewährleistet, dem Dialysepatienten die notwendigen Grundkenntnisse verständnisvoll zu vermitteln. Bei diesen Diättips muß aber nicht auf eine abwechslungsreiche und schmackhafte Ernährung verzichtet werden.

17.1 Kalium

Vokommen und Wirkungsweise

Rund 0,25 % der Körpermasse besteht aus Kalium, das sind etwa 170 g. Kaliumionen kommen vorwiegend intrazellulär vor.

Kaliumionen wirken auf die Herztätigkeit und sind mitverantwortlich für die normale Erregbarkeit von Muskeln und Nerven. Schließlich werden Kaliumionen noch im intermediären Stoffwechsel als Katalysatoren für den Aufbau bzw. Abbau von energiereichen Phosphatverbindungen benötigt. Auch für die anderen Phosphorylierungsvorgänge im Körper ist das Vorhandensein von Kaliumionen notwendig.

Störungen des Kaliumhaushalts

Die Natrium- und Kaliumausscheidung wird durch u. a. das Nebennierenrindenhormon Aldosteron geregelt. Aldosteron steigert die Natriumrückresorption und gleichzeitig die Kaliumausscheidung.

Symptome von Störungen des Kaliumhaushalts sind:

▶ zu wenig Kalium: Mattigkeit, Muskelkrämpfe, Herzrasen, Extraschläge;
   (Hypokaliämie)
▶ zu viel Kalium: Mißempfindungen im Gesicht und an den Händen,
   (Hyperkaliämie)   Lähmungen der Gliedmaßen, langsamer Herzschlag bis zum Herstillstand.

Kaliumbedarf

Der Kaliumbedarf beträgt 3–4 g täglich. Mit der üblichen gemischten Kost nimmt man diese Menge in etwa auch auf, d. h. der Kaliumbedarf ist normalerweise gedeckt. Pflanzliche Lebensmittel sind besonders kaliumreich.

> **Merke**
>
> **Der individuelle Kaliumbedarf für den *Dialysepatienten* beträgt vom normalen Bedarf abweichend 2–3 g täglich.**

Praktische Tips zur Kaliumreduktion

Die Reduktion von Kalium in der Nahrung kann sowohl durch gezielte Nahrungsmittelauswahl als auch durch die Zubereitungsart der Speisen erreicht werden.

Kaliumreduktion durch Wässern. Geschälte und kleingeschnittene Kartoffeln oder Gemüse über Nacht in der 10fachen Wassermenge wässern, zum Kochen viel frisches Wasser verwenden, wobei danach das Kochwasser nicht verwendet werden darf. Der Kaliumgehalt reduziert sich durch diese Maßnahme um bis zu 2/3 des Ausgangswertes.

Weniger Kalium in Konserven und Tiefkühlkost. Gemüse und Obst (ohne Saft) aus Konserven enthalten um ca. die Hälfte weniger Kalium als frische Produkte. Ebenso ist der Kaliumgehalt von Tiefkühlkost wesentlich geringer als der frischer Nahrungsmittel. Das Wasser, welches sich beim Auftauen sammelt, ist sehr kaliumreich und darf in keinem Fall zur Weiterverarbeitung verwendet werden. Der Kaliumgehalt in Tiefkühlkost kann so um ein Drittel bis ca. die Hälfte reduziert werden.

Ebenso bietet sich zu Kompott verarbeitetes Obst für die kaliumarme Diät an. Der Obstsaft darf allerdings nicht verwendet werden.

> **Kaliumreiche Nahrungsmittel:**
>
> ▶ Obst- und Gemüsesäfte
> ▶ Nüsse
> ▶ Trockenobst
> ▶ Bananen
> ▶ Aprikosen
> ▶ Kiwi
> ▶ frische und getrocknete Pilze
> ▶ Kartoffeltrocken- und -fertigprodukte
> ▶ Kochsalzersatzmittel aus Kaliumchlorid

Bei zu niedrigem Kaliumspiegel sollten diese Lebensmittel bevorzugt werden.

17.2 Phosphat

Vorkommen und Wirkungsweise

Der Bestand an Phosphat im erwachsenen Organismus beträgt etwa 1 % der Körpermasse, das sind etwa 0,7 kg. 70–80 % des Phosphates liegen mit Kalzium zusammen in den Knochen und Zähnen als Komplexsalz vor. Der Phosphat- und Kalziumstoffwechsel sind eng miteinander verbunden.

Phosphat hat im menschlichen Organismus zahlreiche Aufgaben zu erfüllen:

▶ Es ist als Bestandteil des Hydroxylapatis Baustein des Skeletts.
▶ Es ist Bestandteil der Zellen (Phosphoproteine) und Baustein der Zellmembranen (Phospholipide).
▶ Phosphat kommt in ATP, Kreatinphosphat und ähnlichen Verbindungen vor, und dient so der Energiegewinnung und -verwertung.
▶ Phosphat kommt in Nukleinsäuren vor, die Träger und Vermittler von genetischen Informationen sind.
▶ Phosphat ist Bestandteil verschiedener Stoffwechselzwischenprodukte im intermediären Stoffwechsel.

Störungen des Phosphathaushalts

Eine unzureichende Phosphataufnahme mit der Nahrung wird durch eine Mobilisierung von Phosphat aus dem Skelett ausgeglichen. Die Phosphatkonzentration im Plasma und in anderen Körperflüssigkeiten bleibt daher konstant, Mangelsymptome treten zunächst nicht auf. Bei längerer Dauer kommt es jedoch zur Osteomalazie (Knochenerweichung).

Eine überhöhte Phosphatzufuhr führt ebenfalls zu Schädigungen. Eine Erhöhung der Phosphorzufuhr um 1–2 g pro Tag bleibt allerdings ohne negative Folgen, eine Erhöhung um 5 g pro Tag oder mehr führt zu Verkalkungen in weichen Geweben, hier insbesondere in den Nieren.

Symptome eines gestörten Phosphathaushalts:
zu wenig Phosphat: Muskelschwäche
zu viel Phosphat: Juckreiz, Phosphatgicht, Knochenabbau, Gefäßverkalkungen

Phosphatbedarf

Der Phosphatgehalt der Nahrung sollte beim Erwachsenen der Kalziumzufuhr entsprechen.

Gefördert wird die Phosphatresorption durch gleichzeitige Aufnahme von Vitamin D mit der Nahrung:

▶ Bei einer Überdosierung von Vitamin D kommt es zu einer Erhöhung des Blut-Phosphat-Spiegels, während bei Vitamin-D-Mangel auch ein Phosphatmangel eintritt.
▶ Gehemmt wird die Phosphataufnahme aus dem Darm durch Ionen, die schwerlösliche Phosphatverbindungen bilden, z. B. Eisenionen und Aluminiumionen.

Merke

Am besten erfolgt die Phosphatbedarfsdeckung – wie die Kalziumzufuhr – durch Milch und Milchprodukte. Phosphatmangel tritt in der menschlichen Ernährung praktisch nicht auf, da es in allen Lebensmitteln enthalten ist.

Die Phosphatzufuhr ist aufgrund des hohen Fleischkonsums in der Bundesrepublik recht hoch. Der reichliche Genuß von phosphorsäurehaltigen Colagetränken kann ebenfalls zu einer überhöhten Phosphatzufuhr führen.

Merke

Der Phosphatbedarf für den Dialysepatienten beträgt 1–1,2 g täglich.

Kontrolle der Phosphatzufuhr

Die Phosphatzufuhr mit der Nahrung steht im engem Zusammenhang mit der Eiweißzufuhr. Nahrungsmittel mit hohem Phosphatgehalt sollen vermieden werden bzw. auf ein Minimum reduziert werden.

Phosphatreiche Nahrungsmittel:

▶ Nüsse
▶ Milch und Milchprodukte
▶ Innereien
▶ Schmelz- und Kochkäse
▶ Wurstsorten
▶ Hülsenfrüchte
▶ Coca-Cola

Trinkmilch oder Kondensmilch, die außer Phosphat auch relativ viel Kalium enthält, sollte durch Sahne, je nach Verwendungszweck mit Wasser verdünnt oder ersetzt werden.

Da die Dialyse nur im begrenzten Umfang Phosphat aus dem Serum entfernt, ist meist die medikamentöse Behandlung mit sogenannten Phosphatbindern erforderlich sein. Vorrangig vor der medikamentösen Therapie sollten diätetische Maßnahmen zur Verminderung einer Hyperphosphatämie angestrebt werden.

17.3
Kalzium

Vorkommen und Wirkungsweise

Dem Kalzium kommt im Rahmen der Mineralstoffe eine besondere Bedeutung zu. Der Bestand an Kalzium im erwachsenen Organismus beträgt etwa 2%, das sind etwa 1–1,5 kg. Schon durch die Menge des Vorkommens unterscheidet es sich also von den anderen anorganischen Elementen.

Im menschlichen Skelett sind ca. 99% des Kalziumbestandes (ungefähr 1 kg) eingelagert. Die Kalziumionen liegen hier zusammen mit Phosphationen als Hydroxylapatit vor (Apatite sind komplexe Salze). Das Kalzium verleiht den Knochen die Festigkeit, die Knochen bilden gleichzeitig eine Reserve für den Kalziumstoffwechsel des Organismus.

Kalzium ist unentbehrlicher Bestandteil aller Gewebe und Organe. Wenn auch die Kalziumionenkonzentration in den Geweben, dem Blut und den anderen Körperflüssigkeiten verhältnismäßig gering ist, sind doch lebensnotwendige Funktionen an das Vorhandensein von Kalzium gebunden. In den Körperflüssigkeiten liegt der überwiegende Teil des Kalziums in Form von Ca^{2+}-Ionen vor.

▶ Kalzium beeinflußt die Permeabilität (Durchlässigkeit) der Zellmembranen, indem es den Transport von Wasser und anderen Substanzen durch die Zellmembranen erschwert. Kalzium übt dadurch auch einen entzündungswidrigen und blutungshemmenden Einfluß aus.
▶ Kalzium beeinflußt die Erregbarkeit der Nerven und Muskeln.
▶ Kalzium wirkt auch auf die Herztätigkeit.
▶ Ohne Kalzium kann der komplizierte Vorgang der Blutgerinnung nicht ablaufen.

Regulation des Kalziumstoffwechsels

Der Kalziumstoffwechsel wird durch 2 antagonistisch wirkende Hormone reguliert. Sie sorgen vor allen Dingen für ein Konstanthalten des Blut-Kalzium-Spiegels. Ein Abfall des Blut-Kalzium-Spiegels führt zu Krämpfen (Tetanie).

Das Parathormon der Nebenschilddrüse erhöht den Blut-Kalzium-Spiegel, indem es bei verminderter Ca^{2+}-Konzentration Kalziumionen aus den Knochen mobilisiert. Außerdem bewirkt das Parathormon eine verstärkte Rückresorption von Kalzium in den Nieren und eine verstärkte Resorption von Kalzium aus dem Darm. Im Darm wird die Wirkung des Parathormons durch Vitamin D unterstützt.

Das Calcitonin der Schilddrüse senkt dagegen den Blut-Kalzium-Spiegel durch Einlagerung von Kalzium in den Knochen.

Störungen des Kalziumhaushalts
▶ Die *Hypokalzämie* ist, wie schon der Name sagt, mit einer Senkung des Blut-Kalzium-Spiegels verbunden. Beim Säugling wird diese Krankheit als Rachitis und beim Erwachsenen als Osteomalazie bezeichnet. In beiden Fällen liegt eine ungenügende Verkalkung der Knochenmasse vor.
▶ Die *Hyperkalzämie* ist die Erhöhung des Blut-Kalzium-Spiegels. Dabei kommt es zu krankhaften Kalziumablagerungen in verschiedenen Organen (z. B. Nierensteine). Diese Hyperkalzämie kann verschiedene Ursachen haben, z. B. eine chronische Vitamin-D-Vergiftung.

Kalziumresorption
Die Regulation des Kalziumhaushaltes ist weitgehend von den Kalziumresorptionsvorgängen in den oberen Darmabschnitten (Aufnahme) und in den Nieren (Rückresorption) abhängig.

Die Kalziumresorption im Darmtrakt und in den Nieren richtet sich gewöhnlich nach dem jeweiligen Kalziumbedarf. Es gibt jedoch Faktoren, die die Kalziumaufnahme aus dem Darm hemmen bzw. fördern können. Die Kalziumresorption ist also nicht nur vom quantitativen Kalziumgehalt der Nahrung, sondern auch von ihrer sonstigen Zusammensetzung abhängig:

Faktoren, die die Kalziumresorption aus dem Darm fördern:

▶ Vitamin D,
▶ Eiweißstoffe,
▶ Zitronensäure,
▶ Laktose (Milchzucker).
• Aminosäuren und Zitronensäure bilden mit Kalzium leicht lösliche Komplexsalze und fördern so die Resorption.
• Laktose beeinflußt die Darmflora und fördert hierdurch die Resorption.

Faktoren, die die Kalziumresorption aus der Nahrung hemmen:

▶ Oxalsäure,
▶ Phosphat,
▶ Phytin.
• Oxalsäure bildet mit Kalzium das nicht resorbierbare Kalziumoxalat.

- Phosphat bildet mit Kalzium das schwer resorbierbare Kalziumtriphosphat.
- Phytin (im Getreide vorhanden) bildet mit Kalzium ein schwer resorbierbares Kalziumsalz. Phytin wird jedoch bei der Teigherstellung und beim Backprozeß zerstört, es spielt also keine wesentliche Rolle.

Am stärksten kann die Kalziumaufnahme in das Blut durch den *Vitamin-D-Gehalt* der Nahrung beeinflußt werden. Vitamin D fördert nicht nur die Kalziumresorption aus dem Darm, sondern auch die renale Kalziumrückresorption.

Kalziumbedarf
Die empfehlenswerte Höhe der täglichen Kalziumzufuhr liegt für Erwachsene bei 0,8 g (laut DGE).

Der Kalziumbedarf für den Dialysepatienten soll mit einer empfohlenen Kalziumzufuhr von 1–1,4 g/Tag gedeckt werden. Da beim Dialysepatienten sowohl eine Hypokalzämie als auch eine Hyperkalzämie auftreten kann, muß der Serum-Kalzium-Spiegel individuell eingestellt werden.

17.4
Natrium

Vorkommen und Wirkungsweise
Etwa 0,1 % der Körpermasse besteht aus Natrium, das sind etwa 70 g. Natriumionen befinden sich hauptsächlich in den extrazellulären Flüssigkeiten, vor allem der Gewebsflüssigkeit. Natriumionen werden durch aktiven Transport aus den Zellen heraustransportiert, Kaliumionen werden gleichzeitig hineinbefördert. Die Natrium-/Kaliumionenverteilung ist für Erregungsleitung und Transportprozesse von Bedeutung.

In den Knochen befindet sich etwa ein Drittel des Natriumbestandes, es kann bei Mangel mobilisiert werden. Außerdem ist im Magen und in den Nieren relativ viel Natrium zu finden.

Merke

Natriumionen haben gemeinsam mit Kaliumionen, Chloridionen, Phosphationen und anderen Stoffen die Aufgabe, den osmotischen Druck innerhalb und außerhalb der Zellen aufrechtzuerhalten.

Natriumionen vermögen Wasser im Körper zu binden: 8 g Natriumchlorid binden etwa 1 l Wasser.

Störungen des Natriumhaushalts
Zu einem Natriummangel kann es unter folgenden Bedingungen kommen:

▶ In heißem Klima oder durch Hitzearbeit kann es durch starkes Schwitzen zu einer erhöhten Natriumausscheidung kommen. Aus diesem Grunde gibt man z. B. Europäern in den Tropen Natriumtabletten.
▶ Bei anhaltenden Durchfällen oder Erbrechen kann es ebenfalls zu größeren Natriumverlusten kommen.
▶ Mangelnde Natriumzufuhr durch die Nahrung tritt sehr selten auf.

Veränderungen des Natriumgehaltes können schwerwiegende Folgen haben:

▶ Sinkt der Natriumgehalt im Körper zu stark ab, so kommt es zu größeren Wasserverlusten. Daneben kommt es zu allgemeiner Schwäche, Gewichtsverlust, Muskelkrämpfen und zum Absinken des Blutdruckes.
▶ Steigt der Natriumgehalt im Körper dagegen zu stark an, so kommt es zu Wasseransammlungen und zu Bluthochdruck.

Natriumbedarf
Die empfehlenswerte Höhe der Natriumzufuhr pro Tag liegt für Erwachsene bei 2–3 g, für Kinder und Jugendliche darunter.

In der Bundesrepublik Deutschland ist die Natriumzufuhr zu hoch. Allein mit den Lebensmitteln nimmt der Bundesbürger pro Tag etwa 3 g Natrium auf; 3 g Natrium sind in etwa 7,5 g Kochsalz enthalten.

> **!** Insgesamt liegt, besonders durch das Nachsalzen und durch industrielle Lebensmittelverarbeitung, der Kochsalzverzehr in der Bundesrepublik bei mindestens 12 g pro Tag.

Für den Dialysepatienten ist die Beschränkung der Natriumzufuhr besonders wichtig. Ein erhöhter Natrium- und Wasserbestand der Organe infolge unzureichender Ausscheidung und/oder vermehrter Zufuhr führt zu erhöhtem Blutdruck und Ansammlung überschüssiger Flüssigkeit in Geweben (Ödemen) und Organen (Lungen). Kochsalz fördert das Durstgefühl und verleitet so zu übermäßigem Trinken. Folglich wird vermehrt Flüssigkeit in den Körper eingelagert. Daher kann beim Dialysepatienten eine verminderte Zufuhr von Kochsalz mit der Nahrung erforderlich sein.

> **Merke**
> Die Begrenzung der Kochsalzzufuhr für Dialysepatienten wird individuell verordnet und richtet sich nach dem Blutdruck, dem Serum-Natrium und nach dem Körpergewicht.

Regeln für die Natriumreduktion
Bei einer Einschränkung sollten folgende Regeln beachtet werden:

▶ Prinzipiell nicht Zusalzen; keine Kochsalzersatzmittel verwenden (Kaliumchlorid); zur Geschmacksverbesserung Kräuter verwenden.
▶ Verzicht auf:
- stark gesalzene Lebensmitteln wie Laugengebäck, Salzstangen, Salzbrezeln, Käsegebäck;
- alle gepökelten und geräucherten Lebensmittel (Bündner Fleisch, roher Schinken, gekochter Schinken, Rohwurst, Mettwurst);
- alle marinierten, gesalzenen und geräucherten Fischerzeugnisse wie Sardellen, Salzheringe, Matjes, Rollmops;
- Sauerkonserven wie Salzgurken, Oliven, Mixed Pickles (Salz dient als Konservierungsstoff);
- Fertiggerichte, Fertigsuppen und -saucen, Brühwürfel, Saucenextrakte, Fertigwürzmittel.

17.5 Wasser/Flüssigkeit

Vorkommen und Wirkungsweise
Wasser ist der wichtigste anorganische Bestandteil des menschlichen Organismus. Der Wassergehalt beim Erwachsenen beträgt etwa 60 % (s. Kap. 2.4).
Wasser dient im Organismus:

▶ als Baustoff,
▶ als Lösungsmittel,
▶ als Transportmittel,
▶ zur Regulation des Wärmehaushaltes.

Kontrolle der Flüssigkeitsmenge beim Dialysepatienten

> **Merke**
> Die tägliche Trinkmenge wird individuell vom Arzt festgelegt. Als Faustregel gilt: Urinausscheidung plus 500 ml am Tag.

Die einfachste Methode, die Trinkmenge zu bestimmen, liegt in der regelmäßigen Überwachung von Körpergewicht und Blutdruck.
Ist die Ausscheidung über die Niere vermindert, kann es zu Wasseransammlung kommen:

▶ Wasseransammlung im Bauchraum: Völlegefühl, Übelkeit;
▶ Wasseransammlung in den Beinen: Ödeme, Schweregefühl, Hautveränderungen (Ekzeme);
▶ Wasseransammlung in der Lunge: Atemnot.

Bei der Auswahl nicht-flüssigen Nahrungsmittel muß der Wassergehalt berücksichtigt werden. Ebenso muß die begrenzte Zufuhr von Kalium und Phosphat beachtet werden, d. h. auf Fruchtsäfte, Gemüsesäfte und Milch muß weitgehend verzichtet werden.

Wassergehalt einzelner Nahrungsmittel:

▶ 100 % des Gewichts werden als Flüssigkeitsmenge berechnet bei:
- Getränken,
- Obst, Gemüse,
- Suppen, Saucen,
- Joghurt, Quark, Speiseeis, Gelees.

▶ 75 % des Gewichts werden als Flüssigkeitsmenge berechnet bei:
- dickgekochten Eintöpfen.

▶ 50 % des Gewichts werden als Flüssigkeitsmenge berechnet bei:
- gekochten Kartoffeln
- Reis,
- Breien.

▶ 25 % des Gewichts werden als Flüssigkeitsmenge berechnet bei:
- Bratkartoffeln, Kartoffelpuffer,
- Nudeln und Aufläufen.

▶ Nicht berechnet werden:
- Eier, Fleisch, Fisch, Wurst, Käse,
- Brot, Gebäck,
- Fette und Öle.

17.6 Eiweiß

Allgemeiner Eiweißbedarf

Der Gesamteiweißbestand im menschlichen Organismus beträgt etwa 12 kg. Täglich werden etwa 400 g Körpereiweißstoffe (= 500 g Aminosäuren) abgebaut und wieder neu aufgebaut.

Der Eiweißumsatz im menschlichen Organismus wird durch die Aufnahme von Eiweißstoffen direkt gesteigert: Es tritt jeweils ein Gleichgewicht zwischen der Aufnahme von Eiweißstoffen und dem Abbau von Körpereiweißstoffen bzw. auch von Aminosäuren ein.

▶ Das physiologische Eiweißminimum liegt je nach der biologischen Wertigkeit der aufgenommenen Eiweißstoffe bei 30–40 g täglich. Der Mensch kann aber nicht lange mit einer minimalen Ernährung auskommen, deshalb sollte eine höhere Eiweißzufuhr erfolgen.
▶ Das Eiweißoptimum liegt für den Erwachsenen bei 50–60 g pro Tag.

Der Eiweißbedarf steigt parallel zum Normalgewicht. Empfehlungen:

- Die DGE empfiehlt für Erwachsene eine tägliche Eiweißzufuhr von 0,8 g Eiweiß/kgKg.
- Täglich sollten höchstens 15 % der Gesamtenergiemenge in Form von Eiweiß aufgenommen werden.
- Ein Drittel dieses Eiweißbedarfs sollte durch tierische Eiweißstoffe gedeckt werden.

Eiweißbedarf für den Dialysepatienten
Der tägliche Eiweißbedarf des Dialysepatienten ist erhöht. Er liegt bei 1,2 g bis 1,5 g Eiweiß pro Kilogramm Körpergewicht. Ein Drittel dieses Eiweißbedarfes sollte durch tierische Eiweißstoffe gedeckt werden.

Tierische und pflanzliche Eiweiße:

- Eiweißlieferanten tierischer Herkunft:
  - Milch und Milchprodukte,
  - Fleisch und Wurst,
  - Fisch,
  - Geflügel und Fischerzeugnisse,
  - Eier.
- Eiweißlieferanten pflanzlicher Herkunft:
  - Hülsenfrüchte,
  - Kartoffeln,
  - Reis,
  - Teigwaren, Brot und Gebäck.

17.7 Energie/Kalorien

Kalorienbedarf
Ein *Mangel an Kalorien* führt zu:

- Eiweißabbau (Katabolismus),
- Muskelschwäche,
- geringer Belastbarkeit.

Ein *Überschuß an Kalorien* führt zu:

- Übergewicht,
- beim Diabetiker zu einer Verstärkung des Diabetes mellitus.

> **Merke**
> Die Deckung des Kalorienbedarfs erfolgt beim Dialysepatienten in anderer Zusammensetzung der Nahrungsbestandteile als beim Gesunden.

Der *Nierengesunde* sollte zu sich nehmen:

- 15 % Eiweiß,
- 30 % Fett,
- 55 % Kohlenhydrate.

Der *Dialysepatient* sollte zu sich nehmen:

- 16 % Eiweiß,
- 42 % Fett,
- 42 % Kohlenhydrate.

Die *Fettzufuhr* beim Dialysepatienten ist stark erhöht. Hierbei sollte auf die Auswahl der Fette großer Wert gelegt werden: Wegen des geringeren Cholesteringehalts sind pflanzliche Fette gegenüber tierischen Fetten zu bevorzugen!

> **Merke**
> Der Dialysepatient hat aufgrund seiner Erkrankung einen höheren Energiebedarf. Seine Ernährung sollte hochkalorisch sein und täglich 30–35 kcal/kgKg beinhalten, um einer katabolen Stoffwechsellage vorzubeugen.

Katabolismus

Der Katabolismus ist gekennzeichnet durch ein reduziertes Körpergewicht, den Abbau von Muskelmasse, Abnahme von Fettgewebe und eine verzögerte Wachstumsrate beim kindlichen Organismus.

Ursachen des Katabolismus

- unzureichende Energiezufuhr infolge von Appetitlosigkeit oder durch wenig schmackhafte Speisen,
- unzureichende Zufuhr von Proteinen und essentiellen Aminosäuren, auch infolge falscher Auswahl von Nahrungsmitteln,
- Nährstoffverluste durch die Dialyse,
- Infektionen und Streß (in diesen Situationen benötigt der Organismus mehr Energie),
- hormonelle Störungen (z. B. Insulinresistenz, Hyperglucagonämie; Hyperparathyreoidismus, Vitamin-D-Mangel),
- urämische Stoffwechsellage.

Der unzureichende und/oder falsch ernährte Dialysepatient mit katabolem Stoffwechsel leidet an:

- erhöhter Infektionsanfälligkeit,
- verzögerter Wundheilung,
- Verringerung der Muskelmasse und Muskelkraft,
- Reduktion des Körpergewichts,
- Müdigkeit und Abgeschlagenheit,
- verringerter Leistungsfähigkeit.

17.8
Vitaminstatus bei Dialysepatienten

Die Vitaminversorgung spielt bei Dialysepatienten eine besondere Rolle. Eine Reihe verschiedener Fakten sind bei der Versorgung des Organismus mit Vitaminen zu berücksichtigen.

17.8.1
Wasserlösliche Vitamine

Ein Mangel wasserlöslicher Vitamine entsteht durch:

- unzureichende Zufuhr über die Ernährung:
  Wasserlösliche Vitamine sind besonders in kaliumreichen (Zitrusfrüchten, Gemüse) und eiweißreichen Lebensmitteln (Fleisch, Milch) enthalten. Diese Nahrungsmittel sind jedoch in der Kost des Dialysepatienten eingeschränkt, wodurch zwangsläufig eine verminderte Zufuhr an wasserlöslichen Vitaminen resultiert. Auch das dem Dialysepatienten zur Reduzierung des Kaliumgehalts oft empfohlene Auslaugen von Gemüse bewirkt zusätzlich einen Verlust an wasserlöslichen Vitaminen.
- gestörte Resorption:
  Neben der niedrigen Vitaminzufuhr über die Nahrung wird eine urämiebedingte und/oder medikamentenbedingte Resorptionsstörung von Vitaminen diskutiert.
- veränderten Stoffwechsel:
  Die urämiebedingte bzw. durch Interaktionen mit Medikamenten veränderte Stoffwechsellage, ebenso Infektionen und der allgemeine katabole Streß der Dialysetherapie verstärken den verminderten Körperbestand an wasserlöslichen Vitaminen.
- Verlust durch Dialyse:
  Wasserlösliche Vitamine werden während des Dialysevorgangs entfernt.

> **Merke**
> Einer Minderversorgung von Dialysepatienten mit wasserlöslichen Vitaminen, insbesondere aus dem B-Komplex, Folsäure und Vitamin C, muß durch eine entsprechende Substitution, d. h. mit der Gabe eines Vitamin-Präparats entgegengewirkt werden.

Wasserlösliche Vitamine finden sich in vielen Nahrungsmitteln, mit denen immer ein kleiner Bedarf gedeckt werden kann.

> **Wasserlösliche Vitamine enthaltende Nahrungsmittel**
>
> ▶ Obst, besonders Zitrusfrüchte,
> ▶ Milchprodukte,
> ▶ Gemüse,
> ▶ Eier,
> ▶ Fleisch, Fisch und deren Erzeugnisse,
> ▶ Getreide und deren Erzeugnisse.

17.8.2
Fettlösliche Vitamine

Vitamin D

Vitamin D wird in der Leber und schließlich in der Niere zum aktiven Vitamin D_3, dem α-1,25 Dihydroxychoecalciferol (Calcitiol), umgesetzt. Bei Patienten mit terminaler Niereninsuffizienz sind die Spiegel an Dihydroxycholecalciferol erniedrigt.

> **Merke**
> Um die verminderte Kalziumresorption zu steigern und den erhöhten Parathormonspiegel zu senken und einer renalen Osteopathie vorzubeugen bzw. entgegenzuwirken, ist die Gabe von Vitamin D_3 bei vielen Dialysepatienten unumgänglich.

Die Vitamin-D_3-Substitutionstherapie muß unter engmaschiger Kontrolle der Serumkalziumspiegel und Serumphosphatspiegel durchgeführt werden.

Vitamin A

> **Merke**
> Vitamin A ist bei Dialysepatienten zum Teil bis in den toxischen Bereich erhöht.

Das Retinolbindende Protein (RBP), das wird in der Niere abgebaut. Die Transportkapazität für Vitamin A reguliert. Bei Patienten mit fortgeschrittener Niereninsuffizienz findet man häufig erhöhte Spiegel dieses Transportproteins mit der Folge toxisch erhöhter Vitamin-A-Konzentration im Plasma. Aus diesem Grunde ist die Gabe von Vitamin A bei diesen Patienten streng kontrainduziert.

KAPITEL 18

Indikation und Durchführung der Plasmapherese   18

Inhaltsübersicht

18.1 Zentrifugen- und Membranplasmaseparation 406

18.2 Wirkungen 406
 – Klinische Wirkungen 406
 – Antikörper-Rebound 407

18.3 Eigenschaften der Plasmaseparationsmembran 407

18.4 Durchführung der Plasmaseparation 408
18.4.1 Grundlagen zum Ablauf des Verfahrens 408
 – Extrakorporales System 409
 – Substitutionslösung 409
18.4.2 Pflegerische Aufgaben bei der Durchführung 411
 Vorbereitung 411
 – Substituat 411
 – Gefäßzugang 413
 – Aufbau des Geräts 413
 – Patientenvorbereitung 413
 Überwachung des technischen Ablaufs 413
 Überwachung des Patienten 414

18.5 Nebenwirkungen der Plasmaseparation 414

18.6 Spezielle Indikationen zur Plasmaseparation 415
 – Goodpasture-Syndrom 415
 – Gemischte Kryoglobulinämie 415
 – Hyperviskositätssyndrom 416
 – Thrombotisch-thrombozytopenische Purpura (TTP) und hämolytisch-urämisches Syndrom (HUS) 416
 – Myasthenia gravis 416
 – Guillain-Barré-Syndrom (GBS) 416

18.7 Extrakorporale Therapie bei Fettstoffwechselstörungen (Lipidapheresetherapie) 417
 – Kaskadenfiltration 417
 – Immunadsorption 417
 – Heparininduzierte extrakorporale LPL-Präzipitation (HELP) 417
 – Indikationen zur Lipidapheresebehandlung 419

Definition
Bei der Plasmapherese (griech.: aphairesis = Abtrennung) oder Plasmaseparation erfolgt die Trennung der plasmatischen von den korpuskulären, d. h. zellulären Bestandteilen des Blutes zur Entfernung bzw. Reduktion pathologischer Plasmaeiweiße, großmolekularer Toxine oder stark proteingebundener Toxine.

Das entfernte Blutplasma wird verworfen und durch eine Substitutionslösung zur Aufrechterhaltung des kolloidosmotischen Drucks ersetzt. Die Aufrechterhaltung des kolloidosmotischen Drucks ist eine wichtige Funktion der Plasmaeiweiße, ohne die es zum Zusammenbruch der Blutzirkulation käme.

Klinisch wurde die Plasmaseparation 1956 zum ersten Mal zur Entfernung von pathologischen Eiweißen (IgM-Paraprotein) bei einem Patienten mit einer bösartigen Bluterkrankung (M. Waldenström) und einem Hyperviskositätssyndrom (s. S. 416) verwendet. Die pathologischen Eiweiße bedingten eine Zirkulationsstörung, und ihre Entfernung durch Plasmaseparation führte zu einer deutlichen Besserung der Symptome.

18.1
Zentrifugen- und Membranplasmaseparation

Die Plasmaseparation kann erfolgen:

- ▶ mit einer *Blutzellzentrifuge* unter diskontinuierlicher oder kontinuierlicher Zurückgabe der korpuskulären Blutbestandteile; die Plasmaabtrennung wird hier durch Zentrifugalkräfte herbeigeführt;
- ▶ als Membranplasmaseparation durch Filtration des Plasmas durch eine grobporige *Filtermembran*; dieses Verfahren wird in der Regel in der Nephrologie gewählt. Die Plasmaseparationsmembran wird wie eine Dialyse- oder Hämofiltrationsmembran als Hohlfaserkapillare in einem Kapillarplasmafilter mit zwei Blutanschlüssen und einem Filtratanschluß angeordnet.

18.2
Wirkungen

Klinische Wirkung
Die klinische Wirkung der Plasmapherese besteht in mehreren Effekten:

- ▶ In erster Linie wird eine Entfernung pathologischer Plasmabestandteile erzielt.
- ▶ Außerdem spielt die Reduktion von physiologischen, aber erhöhten Entzündungsvermittlern (wie Komplementfaktoren) zur Verbesserung der Krankheitssymptome eine Rolle.
- ▶ Es wird außerdem spekuliert, daß die Plasmapherese die körpereigene Entfernung dieser pathologischen Eiweiße in der Milz (splenale Clearance) verbessert.

Antikörper-Rebound

> **Merke**
>
> Die Wirkung einer einmaligen Plasmapherese von mehreren Stunden ist von begrenzter Dauer. Die Plasmaproteinkonzentration steigt nach einer Plasmaseparation rasch wieder an.

Dies liegt zum einem am Einstrom der pathologischen Eiweiße aus dem Interstitium in den gereinigten Plasmaraum, bis ein neues Gleichgewicht entstanden ist. Außerdem führt die Entfernung der pathologischen Eiweiße zu einer Steigerung der Antikörpersynthese nach Plasmaseparation. Dies ist der Grund dafür, daß begleitend zu einer Plasmaseparation eine immunsuppressive Behandlung durchgeführt werden sollte. Sie soll die Neuproduktion der Eiweiße gering halten oder verhindern.

18.3 Eigenschaften der Plasmaseparationsmembran

Die Porengröße der aus Zelluloseacetat oder Polypropylen bestehenden Plasmaseparationsmembranen beträgt maximal 0,2–0,6 µm. Der durch die Porengröße bestimmte Siebeffekt entlang der Membran wird für die jeweiligen Moleküle mit dem Siebkoeffizienten angegeben.

Definition
Der Siebkoeffizient ist der Quotient der Konzentration des Moleküls im Filtrat und der Plasmakonzentration.

Werden durch die Membran alle Moleküle zurückgehalten, so beträgt der Siebkoeffizient 0, werden alle durchgelassen, so beträgt er 1. Moderne Plasmaseparationsmembranen besitzen auch für großmolekulare Plasmaeiweiße, wie z. B. das Immunglobulin IgM (Molekulargewicht von 900.000) einen großen Siebkoeffizienten (0,7–0,8), d. h. eine hohe Durchlässigkeit der Membranen für diese Moleküle. Moleküle von der Größe des Albumins (Molekulargewicht von 68.000) werden zu über 90 % filtriert, d. h. ihr Siebkoeffizient liegt über 0,9 (Tabellen 18.1 und 18.2).

Tabelle 18.1.
Molekülgewichte von Plasmaproteinen

Substanz	Molekulargewicht
Albumin	69.000
IgG	180.000
IgA	150.000
IgM	900.000
LDL-Cholesterin	1.300.000

Tabelle 18.2.
Siebkoeffizient von Plasmaproteinen bei Plasmaseparation

Substanz	Siebkoeffizient (Blutfluß = 100 ml/min, TMP = 40 mmHg)
Gesamtprotein	0,9
Albumin	0,95
IgG	0,9
IgA	0,85
IgM	0,8
Fibrinogen	0,95

> **Merke**
>
> Mit der *Kaskadenfiltration* wird durch Hintereinanderschaltung von Filtern unterschiedlicher Porengröße die selektive Abtrennung einzelner Eiweißfraktionen mit bestimmtem Molekulargewicht möglich.

18.4 Durchführung der Plasmaseparation

18.4.1 Grundlagen zum Ablauf des Verfahrens

> **Merke**
>
> Üblicherweise erfolgt ein Plasmaaustausch täglich an 5–6 aufeinanderfolgenden Sitzungen mit einem Intervall von 24 h zwischen den Behandlungen.

Bei besonderen Indikationen kann auch von diesem Schema abgewichen werden (s. hierzu Abschn. 18.6).
Dem Standardvorgehen liegen folgende Überlegungen zugrunde:

▶ In dem 24stündigen Zeitintervall zwischen den Plasmaseparationen kommt es zur Wiederauffüllung des Plasmaraums mit den pathologischen Eiweißmolekülen durch lymphatische Drainage des Interstitiums und durch transkapilläre Diffusion. Die Synthese der Eiweiße wird zudem in einer gegenregulatorischen Antwort auf die Plasmaseparation gesteigert.
▶ Am Anfang folgt die Entfernung der Eiweißmoleküle aus dem Intravasalraum einer negativen Exponentialfunktion mit raschem Abfall der Plasmakonzentration während der Plasmaseparation und zügigem Wiederanstieg im Intervall zwischen den Plasmapheresen.
▶ Nach der 3.–4. Plasmaseparation erfolgt der Wiederanstieg der Eiweißmoleküle im Intervall nur noch geringfügig, d.h. es hat sich ein neues Gleichgewicht eingestellt. Kurzfristig sind daher in der Regel keine weiteren, über eine 5. Sitzung hinausgehende Plasmapheresen notwendig.

Akut reduziert die Plasmaseparation nach einer Sitzung die Immunglobuline IgG um 50 % und IgM um 45 % im Plasma. Der langfristige Konzentrationsabfall hängt von der Verteilung der Eiweiße zwischen intra- und extrazellulären Räumen und der Geschwindigkeit ihrer Resynthese ab. Zur Kalkulation des Plasmavolumens und damit des bereitzustellenden Volumens des Substituats stehen Normogramme zur Verfügung. Es liegt etwa bei 35–40 ml/kgKG.

Extrakorporales System
Die Plasmaseparation wird mit einem der Hämofiltration vergleichbaren extrakorporalen System durchgeführt (Abb. 18.1).

▶ Das als Filtrat abgepreßte Plasma wird gravimetrisch mit einer Waage gemessen. Ein Mikroprozessor ermittelt anhand dieses Meßwertes die erforderliche Substitutionsmenge.
▶ Die Zumischung des angewärmten Substituats erfolgt in der venösen Luftfalle. Bei Doppelpumpenbetrieb ist auch eine volumetrische Steuerung der Substitutionsmenge möglich.
▶ Als *Mindestblutfluß* sind bei der Membranplasmapherese 50 ml/min erforderlich. Der *maximale Blutfluß* ist von der Filteroberfläche abgängig; bei einer Oberfläche von 0,5 m^2 beträgt er 300 ml/h. Der Blutzufluß erfolgt über einen großlumigen venösen Zugang, z. B. einen zweilumigen Shaldon-Katheter.
▶ Um ein zu starkes Eindicken des Blutes in den Kapillaren des Plasmafilters zu verhindern, darf der Filtratfluß nicht mehr als 30 % des Blutflusses betragen. Wie bei der Hämofiltration besteht eine kurvilineare Abhängigkeit des Filtratflusses vom Blutfluß.

> **Merke**
>
> Der transmembranöse Druck (TMP) darf 100 mmHg nicht überschreiten, da sonst die Gefahr der Hämolyse besteht. Auf die TMP-Anzeige ist daher sorgfältig zu achten, wenn der Blut- und der Filtratfluß vorgewählt werden.

▶ Die Antikoagulation wird mit Heparin (5.000 I. E. als Bolus, danach 1.500 I. E./h als Infusion) oder mit Citrat (auf Serum-Kalzium achten) durchgeführt. Im allgemeinen werden höhere Dosen Heparin benötigt als bei der Hämodialyse, da dieses mit dem Plasma entfernt wird.

Substitutionslösung

> **Merke**
>
> Das Substituat dient in erster Linie der Aufrechterhaltung des onkotischen Drucks im Intravasalraum.

Dieses Ziel kann erreicht werden:

▶ mit einer 3,5–5 %igen Albuminlösung,
▶ mit Frischplasmen.

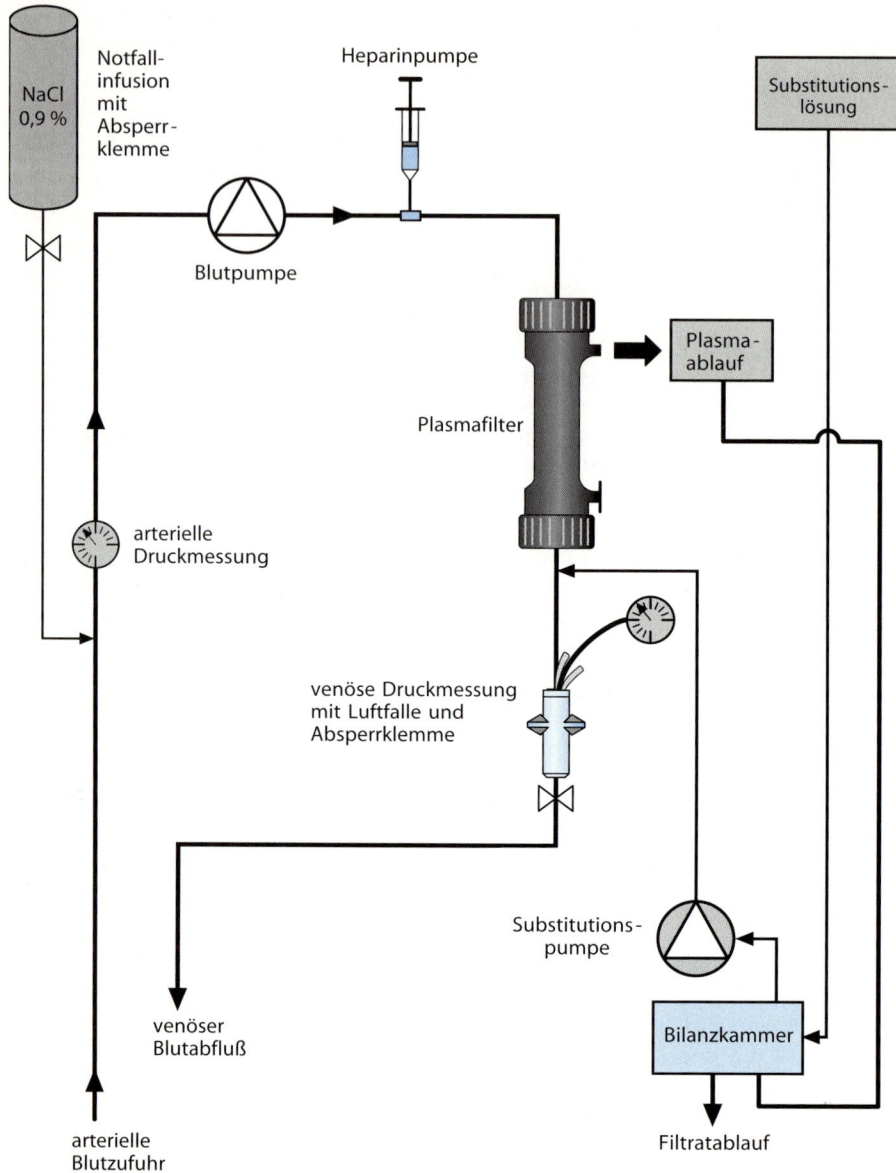

Abb. 18.1. Flußschema bei Plasmaseparation

Gefrorenes Frischplasma (FFP) bietet den Vorteil der Substitution von Gerinnungsfaktoren. Dies ist besonders bei Blutungsneigung des Patienten erwünscht. Frischplasmen bewirken außerdem einen therapeutischen Eigeneffekt bei der thrombotisch-thrombozytopenischen Purpura (TTP) und dem hämolytisch-urämischen Snydrom (HUS).

Grundsätzlich können auch Plasmaaustauschstoffe wie Hydroxyethylstärke, Gelatine oder Dextrane substituiert werden. Ihre kurzen Halbwertszeiten sprechen jedoch gegen ihre alleinige Verwendung.

> **Merke**
>
> Die Substitution erfolgt in der Regel annähernd äquivolumetrisch, d. h. 85–100 % des entfernten Plasmas werden substituiert.

Zu Beginn der Plasmapheresesitzung kann auch zunächst eine kristalloide Lösung infundiert werden (bis zu 1/3 des zu entfernenden Volumens), um Verluste des teuren Substituates während der noch andauernden Plasmaseparation zu reduzieren.

Nach etwa 3 Plasmaseparationssitzungen mit Albuminsubstitution ist die Kontrolle der Gerinnungswerte (Quick, PTT, Fibrinogen) notwendig, damit ggf. ein bereits eingetretener Verlust der Gerinnungsfaktoren durch eine Fortsetzung der Substitution mit Frischplasmen korrigiert werden kann. Nachteile der Substitution mit Frischplasmen sind:

- das Infektionsrisiko für Hepatitis und AIDS,
- die erforderliche AB0-Kompatibilität,
- die Hypokalzämie durch den Citratzusatz,
- die Verfälschung der Immunglobulinwerte durch Frischplasmen, deren Monitoring bei immunglobulinvermittelten Erkrankungen während der Plasmapheresebehandlung erfolgt.

18.4.2
Pflegerische Aufgaben bei der Durchführung

Das Verfahren ist der Hämofiltration in Aufbau und Ablauf sehr ähnlich. Allerdings muß der Patient bei der Durchführung noch sorgfältiger überwacht werden, da mit dem Plasma nicht nur Flüssigkeitsvolumen, sondern das für den onkotischen Druck verantwortliche Albumin entfernt wird. Eine Fehlbilanzierung kann innerhalb kurzer Zeit fatale Folgen haben. Außerdem werden mit dem Plasma Elektrolyte entfernt, die an die Plasmaeiweiße gebunden sind. Darüberhinaus können allergische Reaktionen auftreten.

Vorbereitung

Substituat
Der Arzt entscheidet abhängig vom Krankheitsbild, welches Substitutionsmittel für die Plasmaseparation eingesetzt wird und welche Menge benötigt wird.

- Soll *Frischplasma* substituiert werden, so muß dies aus der Blutbank rechtzeitig bestellt werden. Die einzelnen Frischplasmaeinheiten werden über Transfu-

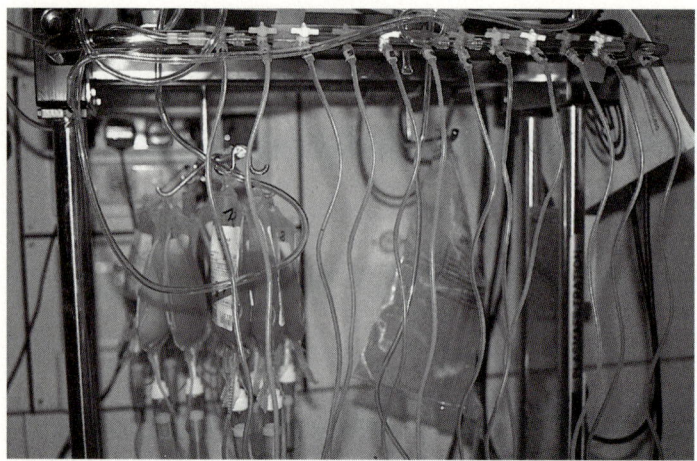

Abb. 18.2. Über Transfusionsbestecke und Mehrweghähne verbundene Frischplasmabeutel an der Wiegeeinheit vor Beginn der Plasmaseparation

sionsbestecke und Mehrweghähne verbunden, so daß nach und nach jeder Beutel einzeln substituiert werden kann. Dieses Vorgehen kann im Falle einer Allergie die Identifizierung der verantwortlichen Plasmaeinheit ermöglichen (Abb. 18.2). Wegen der Infektionsgefahr sollte die Vorbereitung der Frischplasmen mit Handschuhen erfolgen.

▶ Wenn eine *Humanalbuminlösung* substituiert werden soll, so muß festgelegt werden, wie hochprozentig sie sein soll. Üblich sind 2,5- bis 5%ige Lösungen. Die Menge Substituat wird entsprechend des anhand von Tabellen geschätzten Plasmavolumens vom Arzt angegeben. Standardmengen sind 3 oder 4 l pro Plasmaaustausch. Wir verwenden zur Herstellung der Lösung eine kommerzielle Hämofiltrationslösung (bikarbonathaltige Elektrolytlösung) und 20%iges Humanalbumin. Eine Mischungsanleitung für verschiedene Konzentrationen und Gesamtmengen zeigt Tabelle 18.3.

Tabelle 18.3. Mischungsanleitung für Substituat bei Plasmaseparation aus Hämofiltrationslösung und 20% Humanalbumin

a Herstellung von 3 l Substitutionslösung

Lösung [%]	HF-Lösung [ml]	Humanalbumin 20%
2,5	2625 ml	375 ml
3,0	2550 ml	450 ml
3,5	2500 ml	500 ml
4,0	2400 ml	600 ml
5,0	2250 ml	750 ml

b Herstellung von 4 l Substitutionslösung

Lösung [%]	HF-Lösung [ml]	Humanalbumin 20%
2,5	3500 ml	500 ml
3,0	3400 ml	600 ml
3,5	3300 ml	700 ml
4,0	3200 ml	800 ml
5,0	3000 ml	1000 ml

> Die Herstellung der Humanalbuminlösung darf nicht durch Verdünnung mit sterilem Wasser erfolgen. Eine derartige Lösung ist durch den Elektrolytmangel hypoosmolar und kann zur Hämolyse und damit zu lebensgefährlichen Komplikationen führen.

Gefäßzugang

Rechtzeitig vor der geplanten Plasmaseparation sollte ein großlumiger Gefäßzugang durch den Arzt gelegt werden. Günstig ist die Durchführung im Zweinadelbetrieb, also über einen doppellumigen Gefäßzugang. Prinzipiell ist auch der Single-needle-Betrieb möglich.

Aufbau des Gerätes

- Blutschlauchsystem und Filter werden mit Kochsalzlösung gefüllt und gespült (dabei die Herstellerangaben genau beachten: Bei vielen Plasmafiltern darf ein TMP von 100 mmHg auch beim Füllen nicht überschritten werden).
- Anschließend erfolgt das Füllen und Spülen des Filtrations- und Substitutionsschlauchsystems mit Kochsalz. Um die empfindliche Membran nicht zu gefährden, darf bei der Filtervorbereitung die Entlüftung nicht mit Druck erfolgen und kein starkes Klopfen auf den Filter stattfinden. Beim Anbringen von Substitutionsbeuteln und Leerbeuteln zur Aufnahme des Filtrats muß die maximale Belastbarkeit der Waagen beachtet werden.

Patientenvorbereitung

- Vor dem Anhängen des Patienten sind Blutdruck und Puls zu kontrollieren.
- Shaldonkatheter werden angespült.
- Die Prämedikation zur Vorbeugung einer allergischen Reaktion (Steroide, Antihistaminika) durch i.v.-Gabe führt der Arzt durch.
- Die Gerinnungskontrolle erfolgt durch ACT vor Beginn der Behandlung.

Überwachung des technischen Ablaufs

> **Merke**
>
> Wie bei der Hämofiltration muß eine genaue Bilanzierung der abfiltrierten Plasmamenge und der zugeführten Menge an Substitutionslösung erfolgen.

Technisch wird dies wie bei der Hämofiltration durch 2 Wiegeeinheiten zur Erfassung der Filtratmenge und der Substitutionsmenge realisiert. Wiegen des Patienten vor und nach der Behandlung kontrolliert die richtige Bilanzierung.

Blutfluß und Filtratfluß werden nach Herstellerangaben eingestellt, in der Regel der Blutfluß auf 50–250 ml/min und der Filtratfluß auf etwa ein Drittel des Blutflusses. Da der vom Hersteller angegebene maximale TMP (häufig 100 mmHg) wegen der Gefahr einer Hämolyse nicht überschritten werden darf, müssen die Alarmgrenzen für den TMP sehr eng eingestellt werden. Bei Auftreten eines Blutlecks sind ebenfalls die Herstellerempfehlungen zu beachten; nicht immer ist der Austausch des Filters erforderlich.

Überwachung des Patienten

▶ Neben den Geräteparametern müssen Blutdruck und Puls engmaschig kontrolliert werden. Auf Zeichen der *Allergie* und Zeichen der *Hypokalzämie* (Tetanie) ist gezielt zu achten. Die Protokollierung der Werte sollte auf einem übersichtlichen Formblatt erfolgen.
▶ Kontrollen des Serumkalziums, des Serumkaliums und der ACT wegen des hohen Heparinbedarfs sind während der Behandlung erforderlich. In Rücksprache mit dem Arzt werden anhand dieser Werte die Elektrolytsubstitution und die Heparindosis bestimmt.
▶ Da allergische Reaktionen auch noch nach der Behandlung auftreten können, ist eine Überwachung des Patienten noch bis etwa eine Stunde nach Abschluß der Behandlung erforderlich.

18.5
Nebenwirkungen der Plasmaseparation

Hypokalzämie tritt auf bei Verwendung von Citrat als Antikoagulans im extrakorporalen System (unüblich) oder durch den Citratzusatz der Frischplasmen. Gegenmaßnahmen sind Monitoring des Serum-Kalziums und Substitution als Kalziumglukonat. (Serum-Kalzium aus afferentem Blutschlauch abnehmen, bei tetanischen Symptomen 10 ml 10%iges Kalziumglukonat in den efferenten Blutschlauch applizieren oder 2 ml 10%iges Kalziumglukonat in 250 ml 5%ige Albuminlösung, nicht in FFP! Alternative: alle 30 min 500 mg Kalziumkarbonattablette während der Behandlung per os.)

Erhöhte Anfälligkeit für Infektionen ist eine Folge der Immunglobulinverluste durch die Plasmaseparation. Aufgrund der vorliegenden Erfahrungen ist dieser theoretisch zu befürchtende Effekt in der Regel nur bei gleichzeitiger Leukopenie bedeutsam.

Hypotonie durch unzureichende Volumensubstitution kann im Rahmen der Zentrifugenplasmaseparation auftreten. Bei der mikroprozessorgesteuerten Substitution der Membranplasmaseparation spielt diese Komplikation heute keine Rolle mehr.

Allergische Reaktionen auf das Substituat sind selten, treten aber sowohl bei Albumin als auch bei Frischplasmen gelegentlich auf. Meist handelt es sich um urtikarielle (quaddelige) Exantheme, Schwitzen und febrile Reaktionen. Sehr selten kommt es zum anaphylaktischen Schock. Prophylaktisch sollten neben Kortikosteroiden vor jeder Plasmaseparation Antihistaminika gegeben werden. Bei Frischplasmen ist auf AB0-Kompatibilität zu achten.

Bei paralleller Gabe von ACE-Hemmern wurde ein vermehrtes Auftreten von schweren Anaphylaxien beschrieben.

Langzeitkomplikationen sind Infektionen durch Viren im Substituat, in erster Linie HIV und Hepatitis.

Stark proteingebundene Pharmaka werden im Rahmen der Plasmaseparation ggf. weitgehend eliminiert und die Dosis muß entsprechend erhöht werden. Beispiele für stark proteingebundene Pharmaka sind Vancomycin, Cyclophosphamid, Tobramycin, Digitoxin.

18.6
Spezielle Indikationen zur Plasmaseparation

Goodpasture-Syndrom

Bei dieser Glomerulonephritis werden Antoantikörper gegen die glomeruläre Basalmembran gebildet. In Verbindung mit Befall der alveolären Basalmembranen, dem klassischen Goodpasture-Syndrom, gilt seit den 70er Jahren die Plasmaseparation in Kombination mit hochdosierter Immunsuppression als aussichtsreichstes Vorgehen. Im einzelnen werden verschiedene Therapieprotokolle verfolgt. Zum Teil werden für mindestens 6 Tage 2 Plasmaseparationen täglich durchgeführt. Die Plasmaseparationen werden bei weiterhin nachweisbaren Antikörpern bis zu 14 Tage fortgeführt. Die völlige Elimination der Antikörper aus dem Serum wird angestrebt. Gleichzeitig erfolgt die Immunsuppression mit Kortikosteroiden und Cyclophosphamid. Die Serum-Antikörper sind nur bei 60-70% der Goodpasture-Patienten nachweisbar und als Richtschnur bei der Therapie verwendbar. Bei negativen Serum-Antikörpern wird die Diagnose und damit die Indikation zur Plasmaseparation häufig aufgrund der Nierenbiopsie gestellt.

Eine Antikoagulation mit Citrat anstatt mit Heparin soll das Risiko der Lungenblutungen bei Goodpasture-Syndrom reduzieren. Hierbei ist die Gefahr einer Hypokalzämie besonders zu beachten (s. o.).

Gemischte Kryoglobulinämie

Kryoglobuline sind ein Gemisch aus monoklonalem IgM und polyklonalem IgG und deren Immunkomplexen, die bei Abkühlung ausflocken. Die mit dem klinischen Bild einer systemischen Vaskulitis einhergehende essentielle gemischte Kryoglobulinämie ist durch Kryoglobuline des IgM-anti-IgG-Typs charakterisiert. Die Erkrankung hat eine hohe Spontanremissionsrate, die Indikation zur Plasmaseparation ist v.a. bei progredienter Niereninsuffizienz gegeben. Die Einzelberichte über Plasmaseparationen bei symptomatischer Kryoglobulinämie dokumentieren übereinstimmend die gute Elimination der Immunkomplexe, deren Abfall im Serum monitorisiert werden sollte. Die Frequenz sollte bei 6 Behandlungen in 2tägigem Abstand liegen.

Hyperviskositätssyndrom

Das Hyperviskositätssyndrom entsteht bei Plasmazelltumoren, speziell dem Plasmozytom (= mutiples Myelom) und dem verwandten Morbus Waldenström, bei denen pathologische Eiweiße in sehr großer Menge produziert werden und diese zum Eindicken des Bluts führen. Bei erheblicher klinischer Symptomatik (Seh- Hörstörungen, Blutungsneigung) kann die Plasmaseparation zur Symptombesserung eingesetzt werden. Sie wirkt durch die Entfernung der pathologischen Eiweiße.

Thrombotisch-thrombozytopenische Purpura (TTP) und hämolytisch-urämisches Syndrom (HUS)

Bei diesen relativ seltenen Krankheitsbildern konnte ein positiver Effekt der Plasmaseparation auf Krankheitsdauer und Überleben der Patienten dokumentiert werden. Da auch die alleinige Substitution von Frischplasmen einen positiven Einfluß auf den Krankheitsverlauf hat, sollten Frischplasmen und nicht Humanalbumin als Substitutionsmittel bei der Plasmaseparation eingesetzt werden.

Myasthenia gravis

Die Myasthenie ist eine neurologische Erkrankung, die durch blockierende Autoantikörper gegen Acetylcholinrezeptoren bedingt ist. Diese Antikörper verhindern damit die neuromuskuläre Reizübermittlung und führen auf diese Weise zu Lähmungen. Wenn diese Lähmungen lebensbedrohlich werden, z.B. durch Ausfall der Atemmuskular, spricht man von myasthener Krise. Die Entfernung der Autoantikörper mit Plasmaseparation ist unter Umständen lebensrettend.

Die Antikörper gehören zum IgG-Typ und haben damit einen hohen Siebkoeffizienten. Während der Plasmaseparationstherapie mit bis zu 8 Austauschbehandlungen sollte eine regelmäßige Bestimmung der Antikörper erfolgen. Die Plasmaseparation kann mit einer Immunadsorption der pathogenen Antikörper an ein tryptophanbeschichtetes Polyvinylalkoholgel kombiniert werden. Das gereinigte Plasma kann auf diese Weise wiederinfundiert werden, so daß auf Substituat verzichtet werden kann.

> **Merke**
>
> **Die Plasmaseparation muß wegen der durch sie gesteigerten Synthese der pathologischen Antikörper mit einer immunsuppressiven Therapie (Kortikosteroide, Imurek, Ciclosporin) kombiniert werden.**

Guillain-Barré-Syndrom (GBS)

Das GBS ist eine weitere neurologische Erkrankung, bei der die Plasmaseparation in vielen Zentren eingesetzt wird. In kleineren Patientengruppen konnten verkürzte Krankheitsverläufe bei Plasmaseparation beobachtet werden. Insgesamt bleibt der Einsatz der Plasmaseparation bei diesem Krankheitsbild jedoch umstritten, da in einer weiteren kontrollierten Studie kein eindeutiger Nutzen gegenüber alleiniger Therapie mit Immunglobulinen nachweisbar war. Die intravenöse Infusion von Immunglobulinen ist apparativ weniger aufwendig und komplikationsärmer als die Plasmaseparation.

18.7
Extrakorporale Therapie bei Fettstoffwechselstörungen (Lipidapheresetherapie)

> **Merke**
> Wenn bei schweren Fettstoffwechselstörungen (Hyperlipidämien) weder durch Diät noch durch lipidsenkende Medikamente eine ausreichende Senkung der Blutfettwerte erreicht wird, können extrakorporale Blutreinigungsverfahren zum Einsatz kommen.

▶ Da Lipide nicht direkt aus dem Blut entfernt werden können, ist in einem ersten Schritt die Plasmaseparation wie oben beschrieben indiziert.
▶ Das so gewonnene Plasma wird in weiteren Schritten (s. u.) möglichst selektiv von den schädlichen Plasmalipiden entfernt.

Da wegen des zugrundeliegenden genetischen Defekts bei den familiären Hypercholesterinämien der Wiederanstieg der Fette auf pathologische Werte unvermeidbar ist, müssen die Blutreinigungsverfahren in regelmäßigen Abständen wiederholt werden. Dies wird als *chronisch-intermittierende Therapie* bei vielen Patienten in Dialysepraxen durchgeführt.

Kaskadenfiltration
Mit der Kaskadenfiltration wird das gewonnene Plasma durch einen zweiten Hohlfaserfilter gepumpt, dessen Porengröße so angelegt ist, daß die relativ großen LDL-Cholesterine zurückgehalten werden, während alle anderen Eiweiße den Filter passieren (Abb. 18.3). Die pro Sitzung erreichte Reduktion des LDL-Cholesterins wird mit 50–80 % angegeben.

Immunadsorption
Ein anderes zum Einsatz kommendes Verfahren ist die Immunadsorption. Zunächst werden in Schafen Antikörper gegen menschliches LDL-Cholesterin gewonnen. Diese werden an Sepharose kovalent gebunden, d. h. immobilisiert und in einen Glasbehälter, eine *Sepharosesäule* gepackt. Wenn das zuvor abgetrennte Plasma durch die Säule gepumpt wird, binden die Antikörper das LDL-Cholesterin und halten es in der Säule zurück.
Wenn die Säule mit LDL gesättigt ist, wird sie durch Spülung mit Glyzerin und Kochsalzlösung von den gebundenen Lipiden gereinigt und so für erneuten Gebrauch wiederaufbereitet. Die Säulen können auf diese Weise bis zu 50 mal benutzt werden.

Heparininduzierte extrakorporale LDL-Präzipitation (HELP)
Ein weiteres Verfahren für die Reinigung des Plasmas von den Lipiden ist die heparininduzierte extrakorporale LDL-Präzipitation (HELP). Hier erfolgen mehrere Schritte.

▶ Das abgetrennte Plasma wird mit Heparin und Essigsäure auf einen niedrigen ph-Wert (5,1) gebracht. In diesem sauren Milieu kommt es zur Präzipitation

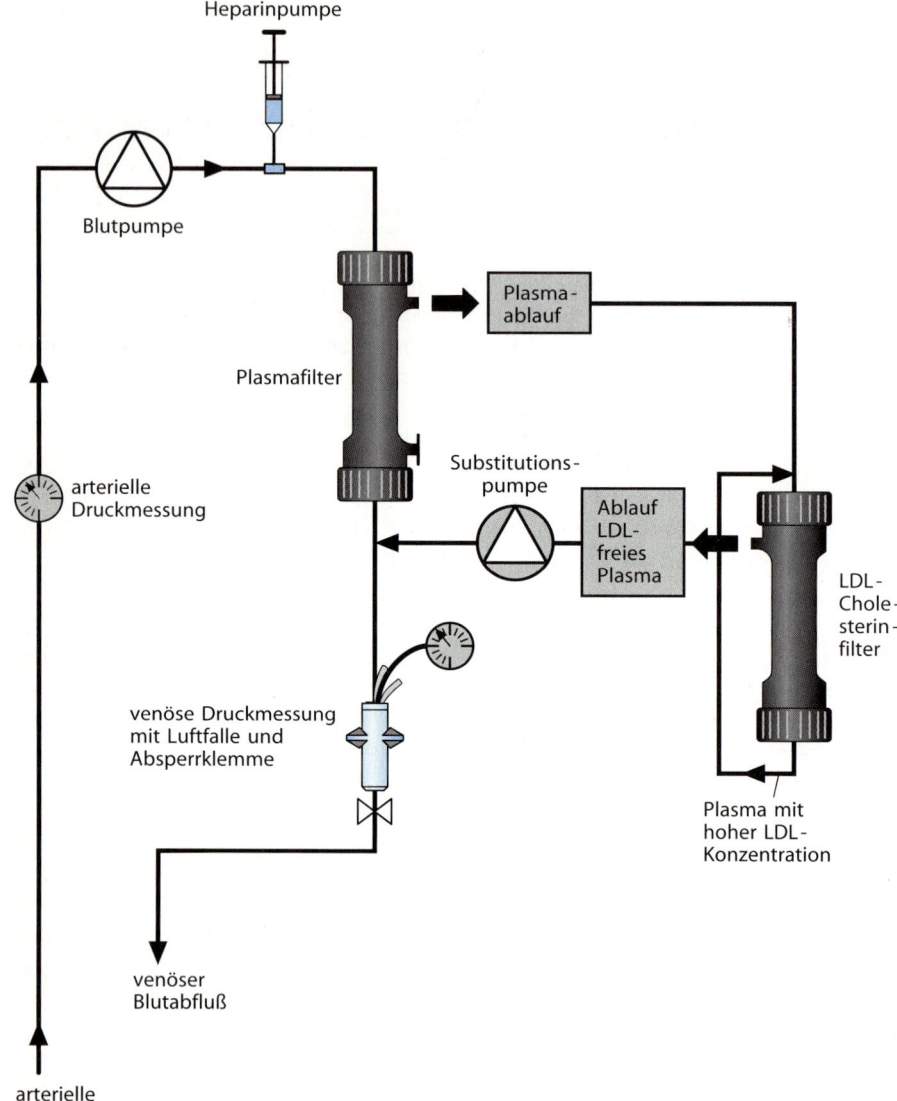

Abb. 18.3 Flußschema bei Kaskadenfiltration: Die Abtrennung des Plamas erfolgt im Plasmafilter, in einem zweiten Filtrationsschritt wird das Plasma durch den LDL-Cholesterinfilter geleitet, der die verhältnismäßig großen LDL-Moleküle zurückhält, während das LDL-freie Plasma filtriert und dem Patienten zugeführt wird. Das sich immer weiter mit LDL anreichernde Plasma zirkuliert über den LDL-Filter, der am Ende der Behandlung verworfen wird

(Ausfällen) des positiv geladenen LDL-Cholesterins mit dem negativ geladenen Heparin.
▶ Die so entstehenden Präzipitate, die zusätzlich Fibrinogen enthalten, werden durch einen Filter entfernt.

▶ Bevor der Patient das Plasma zurückerhält, wird das noch überschüssige Heparin durch einen Absorber entfernt, und der ph-Wert wird durch eine Bikarbonatdialyse wieder auf den Normwert (7,4) angehoben.

Schwindelblutdruckabfälle und brennende Augen sind sehr typische Nebenwirkungen, die sogar zum Abbruch dieses ansonsten effizienten Verfahrens führen können.

Indikationen zur Lipidapheresebehandlung
Die Indikation zu einem der hier vorgestellten Aphereseverfahren ist besonders bei den schweren familiären Hypercholesterinämien mit sehr hohen Cholesterinwerten (über 500 mg/dl) gegeben. Diese Patienten entwickeln ohne diese Therapie sehr frühzeitig, d.h. bereits im Jugendalter, eine koronare Herzerkrankung und sind durch Herzinfarkte gefährdet.

▶ Eine Lebensverlängerung durch regelmäßige Apheresetherapie ist bei Patienten mit *homozygoter* familiärer Hypercholesterinämie bewiesen; die Therapie sollte frühzeitig erfolgen auch wenn keine koronare Herzerkrankung vorliegt.
▶ Weniger eindeutig ist die Indikation zur Apheresebehandlung bei der *heterozygoten* familiären Hypercholesterinämie. Eine Behandlung erfolgt in der Regel erst bei sehr hohen Cholesterinwerten oder bei Nachweis einer koronaren Herzkrankheit.

KAPITEL 19

Extrakorporale Verfahren bei Vergiftungen: Hämoperfusion

19

Inhaltsübersicht

19.1 Adsorptionsmedien 422
 – Funktion der Aktivkohle 422
 – Aktivkohlebeschichtung 423
 – Kunstharze 423

19.2 Durchführung der Hämoperfusion 424
19.2.1 Grundlagen zum Ablauf des Verfahrens 424
19.2.2 Pflegerische Aufgaben bei der Durchführung 426
 Vorbereitung 426
 Ablauf der Behandlung 426

19.3 Entscheidungskriterien für den Einsatz
 extrakorporaler Blutreinigungsverfahren bei Vergiftungen 427

19.4 Häufige Intoxikationen 429
 – Acetylsalicylsäure 429
 – Acetaminophen (Paracetamol) 430
 – Phenobarbital 430
 – Digoxin 430
 – Digitoxin 430
 – Lithium 430
 – Äthylenglykol und Methanol 431

Definition
Die Hämoperfusion ist ein extrakorporales Blutreinigungsverfahren zur Entfernung von Toxinen aus dem Blut unter Verwendung eines Adsorptionssystems. Die Toxinelimination beruht ausschließlich auf der Adsorption, also auf dem Bindungsvermögen des verwandten Adsorptionsmediums für die Gifte. Eine Giftelimination durch Diffusion oder Konvektion findet bei der Hämoperfusion nicht statt.

Die Hämoperfusion kommt bei der Elimination exogen zugeführter Toxine zum Einsatz, die weder mit konservativen Therapien noch mit Hämodialyse/Hämofiltration ausreichend enfernt werden können. Daneben gibt es Überlegungen zum Einsatz der Hämoperfusion bei der endogenen Intoxikation der Urämie, die sich bislang jedoch nicht für die Praxis durchgesetzt haben.

19.1
Adsorptionsmedien

Als Adsorptionsmedien für die Hämoperfusion dienen beschichtete Aktivkohle und Neutralharze. Zur Oberflächenvergrößerung und damit Erhöhung der Bindungsplätze für die Toxine liegen die Adsorptionsmedien in Form von Granula, d. h. körnchenartigen Partikeln mit unregelmäßiger Oberfläche, vor. In gebräuchlichen Hämoperfusionskartuschen werden 70–300 g der Adsorptionsgranula eingeschlossen (Abb. 19.1a,b).

> **Merke**
>
> Eine Füllung mit 300 g Aktivkohle entspricht einer Oberfläche von ca. 400.000 m^2, also etwa einer Fläche von 50 Fußballfeldern. Die Blutfüllmenge der Kartuschen liegt zwischen 140 und 300 ml.

Da keine Filtratabpressung erfolgt, haben die Hämoperfusionskartuschen nur 2 Anschlüsse, den Bluteingang und den Blutausgang. Die Adsorption der Toxine an das Adsorptionsmedium ist irreversibel. Mit der Zeit tritt eine Sättigung der Bindungsstelle auf, die den Wechsel der Hämoperfusionskartusche notwendig macht.

Funktion der Aktivkohle

Aktivierte Kohle (= Aktivkohle) kann aus biologischen Materialien (Kokosnußschalenkohle, Torf) oder nichtbiologischen Substanzen wie der Petrokohle gewonnen werden. Die Aktivierung erfolgt durch Oxidation in Luft, Kohlendioxid oder Dampf. Durch diese Aktivierung erhält die Kohle ihre speziellen Bindungseigenschaften für die Toxine.

Die Kohle wird in Form von Granula in der Hämoperfusionskartusche aufgeschichtet. Das Blut fließt durch die verbleibenden Hohlräume an den Granula vorbei. Durch Poren an der Oberfläche kann das Blut in immer feinere Kanälchen innerhalb der Granula eindringen, und die Toxine werden entlang dieser Kanälchen je nach ihrer Affinität adsorbiert.

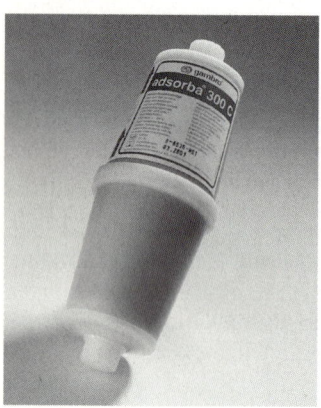
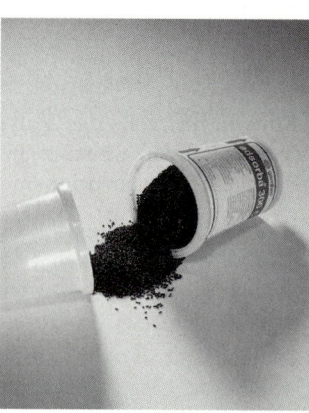

Abb. 19.1.
a Hämoperfusionskartusche (Firma Gambro), **b** aufgeschnitten mit dem herauslaufenden Kohlegranulat. (Mit freundlicher Genehmigung von Gambro Medizintechnik)

> **Merke**
> Aktivkohle bindet wasser- und lipidlösliche Substanzen mit einem Molekulargewicht von 60–21.000.

Aktivkohlebeschichtung
▶ In der Frühphase der Hämoperfusion mit Aktivkohle wurden häufig Embolien mit von der rauhen Oberfläche der Kohle abgeschilferten Partikeln beobachtet.
▶ Außerdem traten massive Thrombozytopenien und Leukopenien durch Adsorption dieser Zellen an die Aktivkohle auf.
▶ Die traumatisierende Oberfläche der Aktivkohle bedingte mechanische Schädigungen der Erythrozyten mit nachfolgender Hämolyse.

> **Merke**
> Die unerwünschten Folgen des Blutkontakts mit dem Adsorptionsmedium können durch moderne Beschichtungsverfahren weitgehend vermieden werden.

Die Beschichtungsmembran als semipermeable Membran stellt jedoch nicht nur einen Schutz, sondern auch eine Diffusionsbarriere dar, die verhindert, daß größere Serumproteine adsorbiert werden. Mit zunehmender Schichtdicke sinkt aber auch der Anteil der Toxine, die in das Innere der Granula diffundieren können, und damit die Gesamtadsorption.

> **Merke**
> Die Adsorption niedermolekularer Substanzen verläuft weitgehend unbeeinflußt von der Beschichtungsmembran, während ab einem Molekulargewicht von etwa 3.500 eine deutliche Reduktion der Adsorption auftritt. Geringe Beschichtungsdicken werden daher angestrebt.

Die Beschichtung erfolgt u. a. mit Zellulose, Acrylhydrogel oder Kollodium in einer Schichtdicke von 0,05–0,5 µm.

Diese der Adsorption vorgeschaltete Diffusionsbarriere ist nicht bei jeder Intoxikation von Vorteil. Eine Indikation zur Hämoperfusion mit unbeschichteter Aktivkohle stellt die Methotrexatintoxikation dar.

Kunstharze
Neutrale oder ionische Kunstharze, z. B. das Polystyrol, eignen sich besonders zur Adsorption lipophiler Substanzen, wobei z. T. ein mehr oder minder enges Adsorptionsspektrum der einzelnen Adsorptionsmedien vorliegt. Eine Embolisierung von Mikropartikeln kommt nicht vor, so daß eine Beschichtung sich erübrigt. Die handelsüblichen Kartuschen bestehen aus Polystyrol.

19.2
Durchführung der Hämoperfusion

19.2.1
Grundlagen zum Ablauf des Verfahrens

Die Hämoperfusion wird mit einem der Hämodialyse vergleichbaren extrakorporalen Kreislauf durchgeführt (Abb. 19.2). Die Blutzufuhr erfolgt über einen großlumigen zentralen Katheter.

> ❗ Da manche Firmen ihre Hämoperfusionsfilter vor Verkauf nicht sterilisieren, muß vor Beginn der Behandlung geprüft werden, ob die Hämoperfusionskartuschen sterilisiert sind. Ist dies nicht der Fall, so muß vor Gebrauch eine Dampfsterilisation durchgeführt werden.

> ❗ Im Unterschied zur Hämodialyse fehlt eine Blutheizung, und es besteht die Gefahr der Auskühlung des Patienten. Dies kann durch die Verwendung eines Heizkissens vermieden werden. Eine weitere Möglichkeit zur Vermeidung der Auskühlung besteht in einer Kombination von Hämoperfusion mit Hämodialyse.

- Für eine effektive Hämoperfusion sollte ein Blutfluß von 300 ml/h angestrebt werden.
- Die Kartusche sollte mit heparinisiertem Kochsalz (2.500 I. E./l vorgespült werden, falls das Adsorbens nicht bereits heparinbeschichtet ist (Angabe des Herstellers beachten).
- Vor Beginn der Behandlung sollten 2.500–5.000 I. E. Heparin in den arteriellen Schenkel des Schlauchsystems appliziert werden und daran anschließend eine Dauerinfusion im hohen Dosisbereich durchgeführt werden. Durch die Adsorption des Heparins an die Aktivkohle wird mehr Heparin als während einer Hämodialyse benötigt. Der höchste Heparinbedarf besteht bei Hämoperfusion mit Kunstharzen.
- Zur Vermeidung einer möglichen Hypoglykämie durch Adsorption von Glukose wird die Vorspülung der Kartusche mit 5%iger Glukoselösung empfohlen.

Neben der Hypoglykämie ist eine weitere Komplikation ein vorübergehender Abfall der Thrombozytenzahlen (Thrombopenie) durch Adhäsion der Thrombozyten an das Adsorbens. In der Regel kommt es zu einem Abfall der Thrombozyten um weniger als 30% ohne Blutungsneigung. Außerdem ist ein vorübergehender Abfall der weißen Blutkörperchen (Leukopenie) möglich.

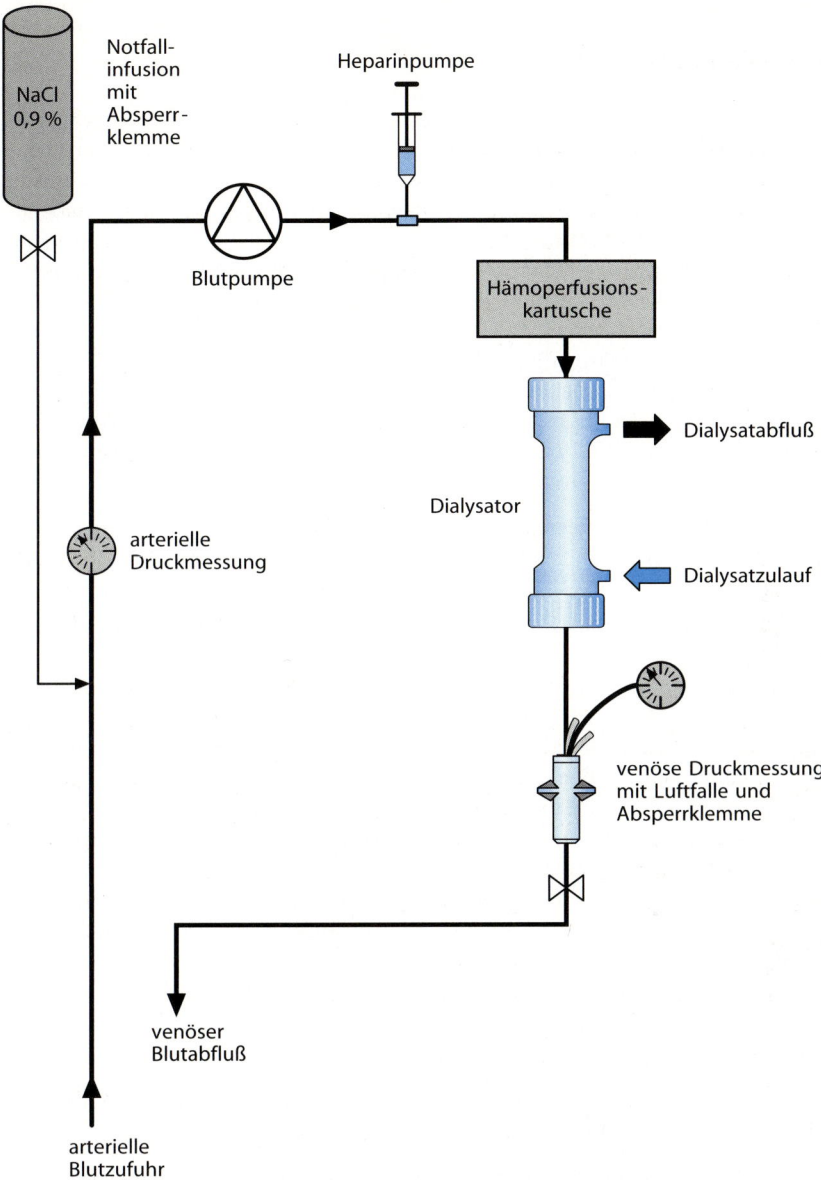

Abb. 19.2. Schema des Blutkreislaufs bei kombinierter Hämoperfusion und Hämodialyse. Bevor das Blut den Dialysator erreicht, durchströmt es die Hämoperfusionskartusche

19.2.2
Pflegerische Aufgaben bei der Durchführung

Da die Hämoperfusion bei Intoxikationen eingesetzt wird, findet die Therapie in der Regel auf einer Intensivstation statt. Die Hämoperfusion kann mit einem Dialysegerät oder mit einem Hämofiltrationsgerät für kontinuierliche Verfahren durchgeführt werden. Der Hämoperfusionskartusche kann ein Dialysator nachgeschaltet werden (s. Abb. 19.2).

Großlumige Gefäßzugänge sind für die Hämoperfusion notwendig und müssen rechtzeitig vom Arzt gelegt werden. Das Verfahren kann nicht in Single-needle-Technik durchgeführt werden.

Für Aufbau und Durchführung sind die Angaben des Herstellers auf dem Beipackzettel der Hämoperfusionskartuschen genau zu beachten. Allgemeine Grundsätze des Aufbaus werden hier zusammengefaßt. Sie betreffen die gründliche, blasenfreie Füllung und Spülung der Kartusche, die für gute Flußverhältnisse des Bluts im Adsorptionsmedium entscheidend sind.

Vorbereitung

Folgende Schritte sind vor dem Anschließen des Patienten durchzuführen:

▶ Anbringen der Hämoperfusionskartusche in senkrechter Position im Infusionsständer.
▶ Einlegen des arteriellen Blutschlauchsystems in die Blutpumpe, Anbringen der Druckaufnehmer und Füllen der Kartusche bei niedrigem Fluß mit heparinisiertem Kochsalz (2.500 I. E./l) von arterieller Seite her.
▶ Fortsetzen des Füllens wie vom Hersteller angegeben. Verwerfen der Spülflüssigkeit über das venöse Schlauchsystem.
▶ Danach erneutes Füllen mit Kochsalzlösung und Freispülen zur Entfernung von Partikelabrieb in der Hämoperfusionskartusche. Diese partikelhaltige Spülflüssigkeit darf dem Patienten nicht infundiert werden!
▶ Bei Aktivkohlekartusche Durchführung einer Vorspülung mit 5 %iger Glukoselösung (Hypoglykämieprophylaxe).
▶ Vor Anschluß des Patienten als letztes mit Kochsalzlösung spülen.

Das vom Aufbau der Dialysesysteme gewohnte und dort sinnvolle Klopfen auf den Dialysator muß im Falle der Hämoperfusionskatusche unterbleiben!

Ablauf der Behandlung

Vor dem Anschluß des Patienten wird der Gefäßzugang nochmals auf Durchgängigkeit geprüft. Dann wird die Behandlung wie folgt durchgeführt:

- Konnektion des arteriellen und venösen Schlauchsystems an die Gefäßzugänge.
- Einstellen der Blutpumpe auf etwa 100 ml/min.
- Wegen des hohen Heparinbedarfs Bolusinjektion von 2.500–5.000 I.E. in den arteriellen Schenkel unmittelbar vor Beginn der Behandlung, Beginn der Heparininfusion im hohen Dosisbereich (1.000–2.000 I.E./h).
- Steigerung des Blutflusses auf etwa 200 ml/min später auf 200–300 ml/min.
- Durchführung des Verfahrens für etwa 3 Stunden, danach ist von einer Sättigung des Adsorptionsmediums auszugehen. Herstellerangaben zur Sättigung des Adsorbens für einen Kartuschenwechsel berücksichtigen.
- Regelmäßige Kontrolle und Protokollierung der ACT und der Serumglukose.
- Zur Überwachung des Patienten Blutdruck und Pulskontrollen engmaschig, stündliche Kontrolle der Thrombozyten, Temperatur mindestens alle 30 min messen, da Gefahr der Auskühlung besteht. Gegebenenfalls Anwärmen der Blutleitung über ein Heizkissen.
- Beendigung der Hämoperfusion entsprechend der klinischen Symptomatik nach Anweisung des Arztes. Das Abhängen erfolgt nach Diskonnektion der arteriellen Leitung und Kippen der Kartusche unter Zurückgabe des Blutvolumens mit Kochsalzlösung.

19.3
Entscheidungskriterien für den Einsatz extrakorporaler Blutreinigungsverfahren bei Vergiftungen

Für die Entscheidung zur Hämoperfusion oder einem anderen extrakorporalen Blutreinigungsverfahren zur Elimination von Toxinen müssen 2 wichtige Kriterien erfüllt sein:

- Es muß sich eine ausreichende Menge des Giftes in der Blutbahn befinden. Auf Gifte, die überwiegend außerhalb des Bluts, z.B. in Fett, Knochen oder Gehirn abgelagert werden und dort wirken, hat man mit den Blutreinigungsverfahren keinen Zugriff. Die Verteilung der Gifte in den verschiedenen Geweben wird durch das *Verteilungsvolumen* (s.u.) beschrieben.
- Das im Blut befindliche Toxin wird durch die Hämoperfusion oder Dialyse signifikant entfernt. Diese Eigenschaft kann durch die bereits besprochene *Clearance* beschrieben werden (s. Abschn. 7.3.1). Die Clearance wird in Labortests für Hämoperfusoren und Dialysatoren für jedes einzelne Toxin ermittelt. Es gibt tatsächlich Toxine, die nicht durch die bekannten Blutreinigungsverfahren entfernt werden können, obwohl sie in ausreichender Menge im Blut vorliegen, aber beispielsweise so fest an Plasmaproteine gebunden sind, daß sie nicht freigegeben werden.

Definition
Das Verteilungsvolumen ist eine fiktive Größe, die das Wasservolumen beschreibt, in dem sich eine bekannte, dem Organismus zugeführte Toxinmenge verteilen würde, wenn man die gemessene Plasmakonzentration zugrunde legt.

Beispiel für die Berechnung des Verteilungsvolumens: Die Aufnahme von 42 mg eines Toxins führt bei einem 70 kg schweren Mann zu einer Plasmakonzentration von 10 mg/l. Das Plasmavolumen des 70 kg schweren Mannes beträgt 4,2 l (70 kg · 0,06, s. Kap. 2,4, Verteilung des Körperwassers). Da eine Konzentration von 10 mg/l des Toxins erreicht wurde, hat es sich offensichtlich ausschließlich im Plasmavolumen verteilt (42 mg/4,2 l = 10 mg/l).

Das Toxin hat damit ein ausgesprochen kleines Verteilungsvolumen und eignet sich für extrakorporale Blutreinigungsverfahren.

Exzessiv hohe Verteilungsvolumina haben Substanzen, die sich zusätzlich durch ausgeprägte Lipophilie in tieferen Geweben anreichern, wie z.B. das Hypnotikum Flurazepam (22 l/kg). Bei hohen Verteilungsvolumina zeigt die Plasmakonzentration nur einen geringen Anteil der Gesamtkörpermenge der Substanz an. Die extrakorporalen Blutreinigungsverfahren erlauben bei diesen Substanzen lediglich einen Zugriff auf den sehr kleinen intravasalen Anteil des Toxins und können die Gesamtkörpermenge nur geringfügig reduzieren.

Die Bewertung der Kriterien Verteilungsvolumen und Toxinclearance bei der Entscheidung für ein Blutreinigungsverfahren allgemein und das spezielle, in Frage kommende Verfahren zeigt Tabelle 19.1.

Die Wahl des Blutreinigungsverfahrens, das die größte Clearance erzielt, hängt von den physikochemischen Eigenschaften des Toxins ab.

Merke
Mitunter ist es sinnvoll, mehrere Verfahren zu kombinieren.

Tabelle 19.1. Bewertung der Kriterien Clearance und Verteilungsvolumen für die Indikationsstellung eines extrakorporalen Blutreinigungsverfahrens

Clearance	Verteilungsvolumen	Bewertung
–	+	Ungünstige Konstellation, Blutreinigungsverfahren sind nicht indiziert.
–	–	Evtl. Plasmaseparation, Blutaustauschtransfusion.
+	+	Blutreinigungsverfahren sind manchmal – abhängig von der Klinik – zur Senkung der Plasmakonzentration indiziert. Mitunter ist eine sehr lange Behandlungsdauer notwendig, um das sich aus dem Gewebe zurückverteilende Toxin zu eliminieren.
+	–	Ideale Konstellation für den Einsatz von Blutreinigungsverfahren.

+ ≙ hoch
– ≙ niedrig

Entscheidend sind:

▶ das Molekulargewicht der Toxine.
▶ ihre Lipid- bzw. Wasserlöslichkeit,
▶ die Proteinbindung.

Im einzelnen gelten folgende Richtlinien:

▶ Wasserlösliche Toxine ohne oder mit nur geringer Eiweißbindung können hämodialysiert oder im Falle großmolekularer Substanzen hämofiltriert werden, wobei der Grenzwert bei einem Molekulargewicht von ca. 40.000 liegt. Toxine mit hoher Eiweißbindung sind schlechter dialysierbar, da nur der nichtproteingebundene Anteil zur Diffusion verfügbar ist.
▶ Proteingebundene Toxine oder Toxine, die selbst Proteine sind, können durch Hämoperfusion oder Membranplasmaseparation besser eliminiert werden.
▶ Die Hämoperfusion eignet sich vor allem zur Entfernung lipophiler (aber auch wasserlöslicher) und proteingebundener Substanzen mit hoher Affinität zu den Adsorptionsmedien Aktivkohle oder Kunstharz.
▶ Bei Intoxikationen mit Eisen, Acetaminophen (Paracetamol), Paraquat (Insektizid), Amanitotoxin (Gift des Knollenblätterpilzes), Tetrachlorkohlenstoff, Quecksilber und trizyklische Antidepressiva konnten durch Hämoperfusionen Vergiftungsspätfolgen verhindert werden.
▶ Wasserlösliche Substanzen wie Äthanol oder Methanol haben eine hohe Affinität zu den Adsorbenzien und eignen sich zur Hämoperfusion. Da die Sättigung der Bindungsstellen des Adsorptionsmediums aber sehr rasch erfolgt, ist die Hämodialyse effizienter.

Bei der Differentialindikation der Blutreinigungsverfahren muß außerdem bedacht werden, ob das Toxin wie z.B. Salicylate, Äthylenglykol oder Methanol eine Azidose hervorrufen. In dieser Situation ist die durch eine Bikarbonatdialyse erreichte Azidosekorrektur ein großer Vorzug gegenüber der Hämoperfusion, die eine reine Toxinelimination bewirkt.

19.4
Häufige Intoxikationen

Acetylsalicylsäure
Acetylsalicylsäure hat mit einem Verteilungsvolumen von 0,15 l/kg ein ausreichend kleines Verteilungsvolumen für den sinnvollen Einsatz von extrakorporalen Blutreinigungsverfahren. Die Substanz ist im Bereich therapeutischer Serumspiegel (20–35 mg/dl) zu 90% proteingebunden. Bei supratherapeutischen (toxischen) Spiegeln von mehr als 80 mg/dl sinkt die Proteinbindung auf 50%, und die freie Substanz kann effektiv durch Hämodialyse eliminiert werden.

Acetaminophen (Paracetamol)
Die Gefahr der Lebertoxizität bei einer Acetaminophenintoxikation kann mit den Serumspitzenspiegeln abgeschätzt werden, die ca. 4 h nach Aufnahme der Tabletten bestimmt werden sollten. Liegen sie unter 120 µg/dl, so ist die Hepatotoxizität gering, bei Spiegeln über 300 µg/dl ist eine schwere Leberschädigung sehr wahrscheinlich.

Die Substanz hat eine geringe Proteinbindung (0 % bei einer Konzentration von unter 60 ng/dl) und eine geringe Wasserlöslichkeit. Das Verteilungsvolumen liegt bei 0,9 l/kg. Sowohl für die Hämodialyse wie auch für die Hämoperfusion ist der Nutzen fraglich. Die wichtigste Maßnahme zur Leberprotektion ist die hochdosierte intravenöse Verabreichung von Acetylcystein (Fluimucil®).

Phenobarbital
Intoxikationen (toxischer Spiegel ab 3 mg/dl) mit dem Schlafmittel Phenobarbital führen bei Serumspiegeln von mehr als 6 mg/dl zum Koma. Die Substanz ist zu 50 % proteingebunden und hat ein Verteilungsvolumen von 0,5 l/kg. Hämodialyse und Hämoperfusion können zur Giftelimination eingesetzt werden, obwohl ihr Nutzen nicht eindeutig gesichert ist.

Digoxin
Digoxin hat eine 25 %ige Proteinbindung, das Verteilungsvolumen ist abhängig von der GFR und beträgt bei normaler Nierenfunktion ca. 8 l/kg (bei Dialysepatienten ca. 4,2 l/kg). Aufgrund des hohen Verteilungsvolumens sind extrakorporale Verfahren nur wenig effizient. Die Hämoperfusion erzielt eine bessere Clearance als die Hämodialyse. Bei lebensbedrohlicher Intoxikation ist eine immunologische Inaktivierung mit digoxinspezifischen Fab-Fragmenten, evtl. in Kombination mit Hämoperfusion oder Plasmaseparation, durchzuführen. Sie reduziert die freie Substanz, die antikörpergebundene Substanz kann bei intakter Nierenfunktion renal eliminiert werden. Die enterohepatische Rezirkulation des Digoxins ist gering, so daß ihre Unterbrechung durch Austauschharze einen geringen Effekt besitzt.

Digitoxin
Die Proteinbindung des Digitoxins beträgt 95 %; das Verteilungsvolumen liegt bei 0,54 l/kg. Aufgrund der hohen Plasmaeiweißbindung ist die Hämodialyse wirkungslos. Bei lebensbedrohlicher Intoxikation sind die digoxinspezifischen Fab-Fragmente einzusetzen, die eine ausreichende Kreuzreaktion mit dem Digitoxin aufweisen. Zur Unterbrechung der erheblichen enterohepatischen Rezirkulation des Digitoxins sollten orale Austauschharze eingesetzt werden.

Lithium
Lithium hat keine Proteinbindung und ein Verteilungsvolumen von 0,8 l/kg und ist damit sehr gut dialysierbar. Lange Dialysezeiten sind erforderlich, da die Äquilibrationszeiten durch den Rückstrom des Lithiums aus dem Interstitium hoch sind. Die kontinuierliche AV-Filtration ist ebenfalls effektiv.

Äthylenglykol und Methanol

Intoxikationen mit Äthylenglykol können durch Aufnahme von Frostschutzmitteln auftreten. Das Verteilungsvolumen liegt bei 0,6 l/kg. Äthylenglykol wird durch die Alkoholdehydrogenase der Leber zu Glykolsäure und Oxalsäure umgewandelt. Durch die in den Nierentubuli ausgefällte Oxalsäure kann ein akutes Nierenversagen auftreten. Um den oxalsäurebildenden Schritt zu verhindern, wird die Alkoholdehydrogenase durch Äthanolinfusion blockiert. Bei Äthylenglykolplasmaspiegeln von über 20 mg/dl oder schwerer metabolischer Azidose ist neben einer Äthanolinfusion die Dialysebehandlung indiziert.

Methanolintoxikationen sind durch kontaminierte Spirituosen zu erwarten. Methanol hat ein Verteilungsvolumen von 0,6 l/kg. Plasmaspitzenkonzentrationen sind 60–90 min nach der Ingestion zu erwarten. Durch die Alkoholdehydrogenase entsteht Formaldehyd, das die Augen stark gefährdet. Um die Bindungsstellen an der Alkoholdehydrogenase zu binden, wird Äthanol infundiert. Die Äthanolspiegel sollten nicht unter 100 mg/dl absinken.

Bikarbonatdialyse ist bei schwerer klinischer Symptomatik, bei Methanolspiegeln von über 50 mg/dl, hohen Ameisensäurespiegeln oder gesicherter Ingestion von mehr als 30 ml Methanol indiziert. Die Dialyse ist so lange fortzusetzen, bis die Methanolspiegel auf unter 20 mg/dl abgesunken sind.

Kapitel 20

Nierentransplantation 20

Inhaltsübersicht

20.1 Immunologische Grundlagen *434*
20.1.1 HLA-System *434*
– Entdeckung der HLA-Eigenschaften *434*
– Serologische Methode der HLA-Typisierung *435*
– Molekularbiologische Methode der HLA-Typisierung *435*
– Typisierung der Empfänger- und Spendermerkmale *435*
– MHC-Antigene der Klasse I und II *436*
20.1.2 Sonstige Antigene *437*

20.2 Abstoßungsreaktionen *437*
– Hyperakute Abstoßung *437*
– Akute Abstoßung, Chronische Abstoßung *438*
20.2.1 Diagnostische Verfahren *439*
20.2.2 Behandlung von akuten Abstoßungen und Langzeitimmunsuppression *440*
Immunsuppressiva *440*
– Kortikosteroide *440*
– Azathioprin, Ciclosporin und Tacrolismus *441*
– Mycophenolat Mofetil (MMF) *442*
– Polyklonale und monoklonale Antikörper *442*
Behandlungsschemata *443*

20.3 Durchführung einer Nierentransplantation *443*
20.3.1 Kontraindikationen und Voruntersuchungen *444*
20.3.2 Operationstechnik *445*
20.3.3 Komplikationen nach Transplantation *445*
– Postoperative Komplikationen *446*
– Komplikationen im Langzeitverlauf *447*

20.4 Organspende und Rolle des Transplantationskoordinators *448*
20.4.1 Hirntod und Transplantationsgesetz *448*
20.4.2 Koordinationsaufgaben *450*
20.4.3 Konservierung des Transplantats *450*
20.4.4 Erhöhung der Spendebereitschaft *452*

20.5 Pflegerische Aufgaben *452*
20.5.1 Vorbereitung und Durchführung der Transplantation *453*
20.5.2 Postoperative Pflege *453*
– Primäre Transplantatdysfunktion *453*
– Beginnende Transplantatfunktion *454*

> **Merke**
>
> Die Nierentransplantation stellt zweifellos die Therapie der ersten Wahl für einen Patienten mit terminaler Nierensuffizienz dar. Kein anderes Nierenersatzverfahren stellt im gleichen Maße Überleben und Lebensqualität wieder her wie die Transplantation.

Neben der Tatsache, daß Transplantierte zu 60–80 % wieder am Berufsleben teilnehmen, aktiv sind und Sport treiben, Kinder bekommen und Familien gründen, sind psychisches und physisches Wohlbefinden kaum unterschiedlich zu der Normalbevölkerung.

Für die Behandlung von *Kindern unter 5 Jahren* ist die Komplikationsrate der Dialysebehandlung besonders hoch. Trotz signifikanter Verbesserung der Dialyse stellt die Nierentransplantation hier das führende Therapieziel dar, denn nach einer Nierentransplantation ist die Wachstumsrate und psychomotorische Entwicklung der Kinder bedeutend besser als unter Dialysetherapie.

20.1
Immunologische Grundlagen

> **Merke**
>
> Die Grundlage einer erfolgreichen Transplantation stellt die Verträglichkeit von Gewebe des Organspenders mit den Gewebemerkmalen des Organempfängers, genauer gesagt dessen Immunsystems, dar.

20.1.1
HLA-System

Das wachsende Interesse an der Organtransplantation hat zu einem einzigartigen Schub in der Entwicklung der Immunologie geführt.

Eine der dramatischsten Erkenntnisse war die Entdeckung der Rolle der Hauptgewebemerkmale, des HLA-Systems (Engl. Human Leucocyte Antigen), als Schlüssel zu Gewebeverträglichkeit und Immunreaktion.

Entdeckung der HLA-Eigenschaften

Die Entdeckung der HLA-Eigenschaften von Leukozyten erfolgte 1952 durch Dausset in Paris, der Serum von immunisierten Menschen, die multiple Bluttransfusionen oder Schwangerschaften hinter sich hatten, mit Leukozyten von Blutspendern zusammenbrachte und dabei eine Lyse der Zellen feststellte. Der zweite Schritt bestand darin, Testpersonen wiederholt Blut von demselben Spender zu transfundieren und dadurch Antikörper gezielt gegen die Gewebeeigenschaften dieses Spenders nachzuweisen. Van Rood führte mit Hilfe von Computeranalysen und einer ganzen Batterie von Antiseren diese Idee weiter und stellte ein erstes System von HLA-Eigenschaften 1963 auf. Zu gleicher Zeit fand Rappaport in New York auf der Basis von Hauttransplantaten ein System von Gewebeeigenschaften (bei nichtverwandten Individuen), das dem von Dausset beschriebenen HLA-System entsprach.

Serologische Methode der HLA-Typisierung
Die damals entwickelte serologische Methode zum Nachweis von Antigenen wird bis in unsere Zeit angewendet:

- Lymphozyten werden mit Antiseren inkubiert, die Antikörper gegen bekannte HLA-Eigenschaften enthalten.
- Binden die Antikörper an diese Lymphozyten, so werden die Zellen durch hinzugegebene Komplementfaktoren lysiert.
- Gibt man einen spezifischen Farbstoff dazu, der in diese lysierten Zellen eindringt, von lebenden Zellen aber nicht aufgenommen wird, so kann man eine Zellzerstörung und damit die spezifische Bindung von Antikörpern gegen ein HLA-Merkmal sichtbar machen.

Führt man diesen Test mit Antiseren gegen jedes HLA-Merkmal durch, so können die Zellen eines Organspenders oder -empfängers auf jede ihrer Gewebeeigenschaften typisiert werden.

Molekularbiologische Methode der HLA-Typisierung
Neuere Methoden zur Typisierung von HLA-Antigenen machen sich die mittlerweile gut bekannten DNA-Sequenzen dieser Antigene zunutze, also den Code, mit dem die Information für die HLA-Eigenschaften auf den Chromosomen aufgeschrieben sind. Man kann heutzutage mit der sogenannten PCR (Polymerase-Kettenreaktion) aus winzigsten Mengen von Zellkern (DNA)-Material die HLA-Eigenschaften eines Individuums nachweisen. Die molekularbiologischen Methoden sind zudem um ein Vielfaches genauer als die serologischen.

Typisierung der Empfänger- und Spendermerkmale

> **Merke**
> Die Typisierung von Organempfängern wird aus Blutproben durchgeführt, und die gefundenen Merkmale werden bei der Meldung auf der Warteliste mit angegeben. Bei Organspendern wurden die HLA-Eigenschaften bisher serologisch entweder aus B-Lymphozyten aus der Milz, die bei der Organentnahme mitentnommen wird. Heute kann die Typisierung mit der oben genannten Methode der PCR aus Blut durchgeführt werden, wenn der Organspender keine Bluttransfusion kurz vor der Bestimmung erhalten hat.

Die Zellen aus der Milz eigenen sich dabei deshalb so gut für die Typisierung, weil in der Milz besonders viele B-Lymphozyten enthalten sind, die bestimmte HLA-Eigenschaften, die sog. Klasse-II-Antigene (s. u.), sehr dicht auf ihrer Oberfläche präsentieren.

Eine komplette HLA-Typisierung ist eine sehr aufwendige und teure Untersuchung, die mehrere Stunden Zeit in Anspruch nimmt.

Diese Zeit ist natürlich bei der Typisierung von Organempfängern reichlich vorhanden, bei Organspendern muß jedoch alles sehr schnell vor sich gehen, deshalb sollten auf den hierfür verwendeten Zellen die gesuchten Eigenschaften auch besonders stark vorhanden sein, um ein möglichst genaues Ergebnis zu erhalten.

MHC-Antigene der Klasse I und II

Für die Nierentrasplantation haben sich einige HLA-Merkmale als besonders wichtig herausgestellt. Es sind die MHC-Antigene des Haupthistokompatibilitätskomplexes (Major Histocompatibility Complex) der Klasse I und II. Diese Antigenklassen unterscheiden sich voneinander durch

- ihre Struktur, d.h. durch ihre Zusammensetzung aus Polypeptidketten,
- ihre äußere Form.

> **Merke**
>
> Die MHC-Antigene stellen bei Abstoßungsreaktionen die hauptsächliche Zielscheibe für das Immunsystem dar.

Klasse-I-Antigene werden auf allen kernhaltigen Zellen im Körper und auch auf Erythrozyten und Thrombozyten gefunden. Sie bestehen aus den Merkmalen HLA-A, HLA-B und HLA-C und spielen außer bei der Transplantation auch eine wichtige Rolle bei der Präsentation von Virusantigenen an T-Lymphozyten und damit der antiviralen Immunantwort. Zytotoxische T-Lymphozyten, die gegen Viren gerichtet sind, können virusinfizierte Zellen nur erkennen und zerstören, wenn auch eigene Klasse-I-Antigene vorhanden sind.

Klasse-II-Antigene werden nicht von allen Zellen exprimiert, im wesentlichen findet man sie bei Zellen mit immunologischer Funktion wie Makrophagen, B-Lymphozyten, dendritischen Zellen, Langerhans-Zellen und Kupffer-Zellen in der Leber. Bestimmte Zellen können aber nach Stimulation Klasse-II-Antigene synthetisieren, zum Beispiel Nierentubuluszellen und Endothelzellen von Blutgefäßen. Auf diese Weise werden Immunogenität und Intensität einer Abstoßung gesteigert. Sie werden in die Eigenschaften HLA-DR, HLA-DQ und HLA-DP unterteilt.

> **Merke**
>
> Die Gewebeverträglichkeit zwischen Spender und Empfänger wird am stärksten von den Eigenschaften HLA-DR, HLA-B und HLA-A beeinflußt, weshalb vor einer Nierentransplantation diese 3 Eigenschaften verglichen werden.

20.1.2
Sonstige Antigene

Außer diesen HLA-Eigenschaften spielen auch noch andere Antigene eine Rolle bei der Organtransplantation („Minor"). MHC-Antigene, bestimmte Endothelzell-Monozyten-Antigene und besonders die Blutgruppenmerkmale sind von Bedeutung.

> **Merke**
> Transplantationen von Leichennieren werden nur blutgruppenidentisch durchgeführt, dabei spielt nur das AB0-System eine Rolle.

Der Rhesusfaktor hat beispielsweise keine wesentliche Bedeutung. Wird eine Transplantation über die AB0-Schranken hinweg durchgeführt, so erkennen die im Blut vorhandenen Antikörper (Isoagglutinine) die blutgruppenfremde Eigenschaft auf den Endothelzellen und Tubuluszellen, was zu einer hyperakuten Abstoßung führt.

20.2
Abstoßungsreaktionen

Definition
Stammt das transplantierte Organ von einem Individuum derselben Spezies (Mensch-Mensch), so nennt man dies ein Allotransplantat, stammt es von einer anderen Spezies (Mensch-Tier), so nennt man dies ein Xenotransplantat.

Abstoßungsreaktion ist ein Sammelbegriff für die zellvermittelte und antikörpervermittelte Zerstörung eines Allotransplantates oder Xenotransplantates, wenn es als fremd erkannt wird.
Es werden 3 Formen von Abstoßungsreaktionen unterschieden:

▶ Hyperakute Abstoßung,
▶ akute Abstoßung und
▶ chronische Abstoßung.

Hyperakute Abstoßung
Vor der Transplantation befinden sich in diesen Fällen im Blut des Empfängers schon durch eine Sensibilisierung – beispielsweise im Rahmen von Bluttransfusionen, Schwangerschaften oder selten auch durch zurückliegende Infektionen mit Viren, Bakterien oder Parasiten – Antikörper, die gegen Antigene des Spenders gerichtet sind oder mit solchen Antigenen kreuzreagieren. Diese Antikörper binden und aktivieren Komplement und führen zu Gefäßverschluß und Zellyse:

Definition
Das Transplantat verliert bei der hyperaktiven Abstoßung innerhalb von Minuten bis Stunden nach der Transplantation seine Funktion und wird nicht mehr durchblutet.

Um diese Reaktionen zu vermeiden, wird vor einer Nierentransplantation die Blutgruppe überprüft und ein Kreuztest (Cross-match) durchgeführt. Beim Cross-match werden Spenderzellen mit Serum des Empfängers unmittelbar vor der Transplantation inkubiert, bei einer Zellzerstörung wird die Transplantation nicht durchgeführt.

Akute Abstoßung

Definition
Eine akute Abstoßungsreaktion ist ein zellvermittelter Prozeß, der meist innerhalb der ersten Wochen, mitunter bis zu mehrere Jahre nach Transplantation auftritt.

Akute Abstoßungen nach einem Jahr sind eine absolute Seltenheit. Die Abstoßung verläuft wie eine Kettenreaktion:

- Am Beginn der Reaktion stehen Adhäsionsmoleküle auf Endothelzellen entlang der Blutgefäße des Transplantates, die zu einer Bindung beziehungsweise langsameren Passage von Empfänger-T-Lymphozyten führen. Schließlich kleben die Lymphozyten immer mehr an den Blutgefäßen und dringen auch durch Zwischenräume in das Gewebe des Organs ein.
- Rezeptoren auf der Oberfläche dieser T-Lymphozyten erkennen fremde MHC-Moleküle oder Bruchstücke dieser MHC-Moleküle, die von Antigene präsentierenden Zellen getragen werden. Es kommt zu einer Aktivierung der Immunzellen durch Zytokine.
- Die Immunzellen selbst produzieren wieder Zytokine, um andere Zellen zu aktivieren, dabei werden Killerzellen gebildet, die zusammen mit anderen zytotoxischen Zellen wie Makrophagen, Monozyten, Neutrophilen und Granulozyten die Zellen des Transplantates direkt und indirekt schädigen.

Immunsuppressive Medikamente wirken auf unterschiedlicher Ebene auf diese Abstoßungsprozesse ein. Prophylaxe und Therapie zielen insbesondere auf das Verhindern einer chronischen Abstoßung.

Chronische Abstoßung

Definition
Unter chronischer Abstoßung versteht man eine im allgemeinen irreversible Verschlechterung der Transplantatfunktion, die unvorhersehbar in vielen Transplantaten Monate bis Jahre nach einer Transplantation auftritt.

Lange Zeit glaubte man, diese Form der Abstoßung sei nur durch Antikörper vermittelt, viele vermuten auch, sie sei durch nichtimmunologische Faktoren wie Bluthochdruck, Arteriosklerose und erhöhte Nierendurchblutung alleine oder in Kombination mit immunologischen Faktoren ausgelöst. Heute weiß man, daß eine Vielfalt von Immunreaktionen beteiligt ist:

- T-Lymphozyten,
- Zytokine,

- Makrophagen und
- Adhäsionsmoleküle.

In den meisten transplantierten Organen, ob Niere, Herz oder Leber etc., finden sich ähnliche Veränderungen bei chronischen Abstoßungen, die aus einer fibrinösen Verdickung der Gefäßwände bis hin zum partiellen oder totalen Verschluß bestehen. Ursachen für eine chronische Abstoßung scheinen zu sein:

- eine inadäquate Behandlung von akuten Abstoßungen,
- ungenügende Immunsuppression zur Erhaltung,
- Fettstoffwechselstörungen,
- Infektionen,
- schlechte Spendernierenqualität, das heißt zu geringe Anzahl intakter Nephrone im Verhältnis zur Körpermasse.

Da akute Abstoßungen und deren Therapie ein wesentlicher Risikofaktor für chronische Abstoßungen sind, richtet sich derzeit das Augenmerk vor allem auf das Vermeiden und die gezielte Therapie von akuten Abstoßungen. Die Symptome der akuten Abstoßung, d.h. der akuten Immunreaktion, müssen deshalb frühzeitig erkannt werden:

- Fieber,
- Schwellung und Druckschmerzhaftigkeit des Transplantates,
- Allgemeinsymptome wie Müdigkeit, Abgeschlagenheit, Appetitverlust.

Weiterhin zeigen sich Symptome der Nierenfunktionsverschlechterung:

- Diureserückgang,
- Gewichtszunahme durch Wasserretention,
- Ödeme,
- Blutdruckanstieg,
- Kreatininanstieg.

20.2.1
Diagnostische Verfahren

Unter den diagnostischen Verfahren, die eine Abstoßungsreaktion dann weiter eingrenzen können, ist in erster Linie die *perkutane Nierenbiopsie* mit histologischer und immunhistologischer Untersuchung von Bedeutung, die mit hoher Genauigkeit zwischen Abstoßung, wiederkehrender oder neuaufgetretener Nierenerkrankung, medikamententoxischem oder ischämischem Nierenschaden unterscheiden kann. Weiterhin stehen verschiedene wenig invasive oder nichtinvasive Verfahren zur Wahl, um eine Abstoßung von anderen Transplantatfunktionsstörungen zu unterscheiden:

- die Feinnadelaspiration,
- Nierensequenzszintigraphie,
- Ultraschall und Dopplerultraschall,
- Urinzytologie,
- verschiedene Urin- und Serumparameter u. a.

20.2.2
Behandlung von akuten Abstoßungen und Langzeitimmunsuppression

Die erste erfolgreiche Nierentransplantation wurde 1954 in Boston an eineiigen Zwillingen durchgeführt, der Patient überlebte 9 Jahre mit funktionierender Niere ohne Immunsuppression – das transplantierte Organ stammte ja von einem genetisch identischen Individuum – bevor er an einem Herzinfarkt verstarb.

Trotz ihrer zahlreichen Nebenwirkungen haben immunsuppressive Medikamente wie zunächst Steroide und Azathioprin, später polyklonale Immunglobuline und Cyclosporin-A schon immer eine Schlüsselrolle in der Transplantation von Allotransplantaten gespielt. Die klinischen Studien zeigen, daß die neueren zielgerichtet wirkenden Immunsuppressiva die Abstoßungen reduzieren, ohne dabei die Rate an Infektionen oder bösartigen Tumoren zu erhöhen.

Immunsuppressiva

Kortikosteroide

Definition
Kortikosteroide blockieren reversibel die Produktion von vielen Zytokinen und Zytokinrezeptoren.

Als Resultat daraus folgt, daß die Aktivierung von T-Lymphozyten auf verschiedenen Ebenen gleichzeitig gehemmt wird. Dies beginnt schon mit der Hemmung der Adäsionsmolekülbildung auf Endothelzellen von Blutgefäßen, womit die Infiltration des Gewebes mit Lymphozyten verhindert wird. Kortikosteroide bewirken auch die Blockierung der Lymphozytenaktivierung und eine Hemmung bei der Bildung von zytotoxischen Zellen. Aus diesem Grund werden Glukokortikoide auch wirksam zur Behandlung von akuten Abstoßungsreaktionen in hoher Dosis eingesetzt.

Dialysierbarkeit. Kortikoide wie Prednisolon und Methyl-Prednisolon sind dialysierbar, haben aber eine hohe Bindung an Serumeiweiße, so daß die Clearance durch eine Hämodialyse gering ist.

Nebenwirkungen sind aufgrund der vielschichtigen immunsuppressiven und antiinflammatorischen Wirkung, sowie der hormonellen Wirkungen besonders ausgeprägt:

- Stammfettsucht,
- Bluthochdruck,
- Wachstumsverzögerung bei Kindern,
- Knochennekrosen und Osteoporose,
- Infekte,
- schlechte Wundheilung,
- Katarakt,
- Akne,
- Fettstoffwechselstörungen,
- Blutzuckererhöhungen,
- psychopathologische Nebenwirkungen u. a.

> **Merke**
>
> **Steroide werden aufgrund dieser erheblichen Nebenwirkungen rasch in ihrer Dosis reduziert und lediglich in einer niedrigen Erhaltungsdosis weiterverordnet.**

Azathioprin

Definition
Azathioprin greift in den Stoffwechsel der Purine ein und damit in die Synthese von DNA und Proteinen. Somit hemmt Azathioprin sowohl die Vermehrung von Entzündungszellen als auch die Synthese von aktivierenden Zytokinen.

Diese Hemmung betrifft allerdings nicht nur die Entzündungszellen, das heißt die Lymphozyten, sondern auch alle anderen sich rasch vermehrenden Zellen. Tatsächlich wirkt Azathioprin aber aus bisher ungeklärten Gründen stärker auf Lymphozyten und Neutrophile als auf andere Zellen.

Dialysierbakkeit. Metabolisiertes Azathioprin wird renal ausgeschieden, damit ist die Substanz in ihrer wirksamen Form auch effektiv dialysierbar.

Nebenwirkungen bestehen im wesentlichen in einer Verminderung der Leukozyten, aber auch eine Verminderung der Erythrozyten und Thrombozyten ist möglich mit den entsprechenden Blutungs- und Infektgefahren. Aufgrund der immunsuppressiven Eigenschaften ist auch eine erhöhte Anzahl von bösartigen Erkrankungen unter der Therapie mit Azathioprin aufgetreten.

Ciclosporin und Tacrolimus

Definition
Ciclosporin und Tracrolimus hemmen sehr spezifisch die Synthese von Zytokinen, vor allem von Interleukin-2, das bei der Abstoßung und Aktivierung von Entzündungszellen eine besondere Rolle spielt.

Immunzellen werden durch Cyclosporin und Tacrolimus sehr viel stärker gehemmt als andere Zellen, so daß die Wirkung sehr spezifisch ist. Beide Medikamente sind bezüglich Transplantatüberleben und Nebenwirkungen als gleichwertig zu betrachten. Das Auftreten von Abstoßungen scheint unter Tacrolimus etwas verringert zu sein.

Dialysierbarkeit. Cyclosporin und Tacrolimus werden über die Leber metabolisiert und mit dem Stuhlgang ausgeschieden; sie sind nicht durch Dialyse zu eliminieren.

Nebenwirkungen. Unter Therapie mit Cyclosporin und Tacrolimus kann es zu nephrotoxischen Nebenwirkungen kommen, die sowohl in einer reversiblen Verengung von arteriolären Gefäßen in der Niere bestehen als auch in der Entwicklung einer interstitiellen Fibrose mit irreversibler Funktionsstörung. Letzteres ist eine der problematischsten Nebenwirkungen und kann sowohl in der Frühphase nach Transplantation als auch noch nach Jahren auftreten. Weiterhin haben die Medikamente neurotoxische und diabetogene Nebenwirkungen.

Mycophenolat Mofetil (MMF)

Definition
Mycophenolat wirkt ähnlich wie Azathioprin, hemmt aber weitaus spezifischer nur den Lymphozytenstoffwechsel, und zwar die Bildung von Guanosinnukleotiden und damit ebenfalls die Vermehrung und Protein(Zytokin-)Synthese von Entzündungszellen.

Nebenwirkungen sind gastrointestinale Beschwerden, insbesondere Durchfälle, die auch die Resorption des Medikamentes beeinflussen können.

Nach Einführung von MMF konnte die Anzahl der Abstoßungen drastisch reduziert werden. Da keine nephrotoxischen Nebenwirkungen bekannt sind, eignet sich MMF auch als Langzeitimmunsuppression statt Cyclosporin; in einer klinischen Studie wird derzeit diese Einsatzmöglichkeit getestet.

Polyklonale und monoklonale Antikörper

Definition
Unter polyklonalen Antikörpern versteht man Antikörper gegen bestimmte Antigene (T-Lymphozyten), die von mehreren Zellreihen produziert werden. Monoklonale Antikörper werden von einer einzigen Zellreihe produziert und sind deshalb völlig identisch.

In der klinischen Transplantation werden Antikörper gegen Lymphozyten eingesetzt, die diese Zellen binden, lysieren und über Makrophagen/Monozyten abbauen. Abstoßungsreaktionen können damit sehr effektiv behandelt werden. Sie werden hauptsächlich bei sehr schweren Abstoßungen eingesetzt und haben teilweise erhebliche Nebenwirkungen. Die Patienten sind unter der Therapie mit Antikörpern sehr stark immunsupprimiert, müssen in Kliniken behandelt werden und vor Infektionen, vor allem viralen Infektionen, besonders geschützt werden.

▶ Das behandelnde Pflegepersonal sollte möglichst keinen floriden viralen Infekt haben.
▶ Die Patienten sollten Patientenaufenthalts- und Wartebereiche für die Dauer der Behandlung meiden.

Vor dem Beginn der Behandlung mit Antikörpern müssen die Patienten volumendepletiert werden, gegebenenfalls mit Dialyse zumindest auf ihr letztes Sollgewicht dialysiert werden, weil durch die Einleitung einer Antikörpertherapie eine massive Zytokinfreisetzung ausgelöst wird, die rasch zu einem Lungenödem führen kann.

Behandlungsschemata

Eine Standardimmunsuppression besteht seit der revolutionierenden Einführung 1978 durch Calne und Powels aus Cyclosporin in Kombination mit Kortikoiden und Azathioprin beziehungsweise MMF. Seit der Vewendung von Cyclosporin hat sich das Transplantatüberleben von Nierentransplantaten drastisch verbessert, was vor allem durch eine Reduktion der Abstoßungen und der Transplantatverluste durch Immunreaktionen in der frühen postoperativen Phase gelungen ist.

▶ Azathioprin wird vor allem bei Ersttransplantationen im Laufe der ersten 6–12 Monate abgesetzt,
▶ Steroide werden auf eine niedrige Erhaltungsdosis reduziert.

Diese Kombination muß dann eingenommen werden, solange das Transplantat in Funktion im Körper verbleibt. Es gibt auch einzelne Fallberichte, wo die Immunsuppression nach Jahren vom Patienten selbst abgesetzt wurde, ohne daß eine Abstoßung aufgetreten wäre. In der Regel führt das Absetzen der Immunsuppressiva aber auch noch nach Jahren zu einer mehr oder weniger starken Abstoßungsreaktion mit Verlust des Transplantates.

▶ Akute Abstoßungen werden zuerst mit Kortikoiden in hoher Dosis (500–1.000 mg) behandelt.
▶ Sehr schwere Abstoßungen und insbesondere Abstoßungen mit einer Entzündung der Blutgefäße (vaskuläre Abstoßungen) werden mit Anti-Lymphozyten-Antikörpern über eine Dauer von 10–14 Tagen behandelt.

Auch Tacrolimus und MMF sind zur Therapie von akuten Abstoßungen geeignet, werden aber erst bei Versagen der oben genannten Medikamente benutzt.

20.3
Durchführung einer Nierentransplantation

Organe zur Transplantation werden in Deutschland über eine unabhängige Organisation, die Eurotransplant Foundation verteilt. Die Entscheidung richtet sich nach bestimmten Kriterien, z. B.

▶ HLA-Übereinstimmung,
▶ Wartezeit,
▶ medizinische Dringlichkeit (Kinder, Unverträglichkeiten und technische Schwierigkeiten bei der Dialysetherapie etc.).

Eurotransplant angeschlossen sind außer Deutschland noch Österreich, Belgien, Luxemburg und die Niederlande. Patienten werden auf eine gemeinsame Warteliste aufgenommen, wenn keine Kontraindikationen gegen eine Transplantation bestehen.

20.3.1
Kontraindikationen und Voruntersuchungen

> **Kontraindikationen gegen eine Nierentrasplantation**
>
> - Schwere Infektionen (Sepsis, Aids, Tuberkulose)
> - metastasiertes Tumorleiden
> - Psychose, Drogenmißbrauch
> - schwere Arteriosklerose (koronare Herzerkrankung, periphere arterielle Verschlußerkrankung)
> - schwere Herz- oder Ateminsuffizienz (OP-Risiko)

Daraus ergibt sich, daß die Patienten, bevor sie auf die Warteliste aufgenommen werden, eine Reihe von Untersuchungen durchlaufen müssen, bei denen sie auf bestimmte Erkrankungen getestet werden.

Herz- und Kreislauferkrankungen:

▶ EKG, Belastungs-EKG, bei Alter > 50 Jahre oder Diabetes mellitus auch Koronarangiographie.
▶ Untersuchung der peripheren Arterien und Venen, gegebenenfalls auch Doppler und Duplex-Sonographie oder Angiograpie.

Gastrointestinale Erkrankungen: Gastroskopie, bei okkultem Blutverlust auch totale Koloskopie.

Infektionen:

▶ Blutuntersuchungen auf HIV, Zytomegalie, Hepatitis B und C.

Patienten mit Hepatitis B haben eine erhöhte Sterblichkeit insbesondere durch Lebererkrankungen nach Transplantation. Das Transplantatüberleben ist dagegen sogar höher als bei anderen Patienten. Dies gilt vor allem bei Nachweis von Hepatitis-B-Virus-DNA, für Hepatitis C sind noch nicht viele Langzeitdaten bekannt, die bisherigen Zahlen zeigen kein eindeutig schlechteres Bild als bei Hepatitis-C-negativen Patienten.

▶ Inspektion des Hals-Nasen-Ohren-Raums und der Zähne wegen möglicher Infektherde.

Urologische Erkrankungen: Ultraschall, urodynamische Untersuchungen, ggf. Zystoskopie zum Ausschluß von schweren Blasenanomalien, rezidivierenden Harnwegsentzündungen aufgrund von Blasenentleerungsstörungen oder Reflux, Ausschluß von bösartigen Neubildungen, die bei einigen Nierenerkrankungen gehäuft auftreten (Analgetikanephropathie, Balkannephritis, Behandlung mit Cylophosphamid).

Karzinome: Bei kurativ behandelten Karzinomen eine gründliche Nachsorge mit mindestens 2–4 Jahre Rezidivfreiheit nachweisen, außer bei Karzinomen des Gehirns, bei denen eine kürzere Beobachtung gerechtfertigt ist.

Wird ein gewonnenes Organ einem Empfänger auf der Warteliste zugeordnet, (allokiert) so wird der betroffene Empfänger unmittelbar vor Transplantation noch einmal orientierend untersucht auf:

▶ floride Infekte oder Malignome;
▶ Abnormitäten in Herz-, Kreislauf- und Gefäßstatus;
▶ Lungenfunktion.

Danach wird Blut zur nochmaligen Bestimmung der Blutgruppe und zum Cross-match abgenommen, um möglichst zeitnah eine Prüfung auf zytotoxische Antikörper gegen das Spenderorgan zu erhalten.

Fallen alle Untersuchungen negativ aus und ist die Blutgerinnung intakt, so steht einer Transplantation nichts mehr im Wege.

20.3.2
Operationstechnik

Die Transplantation erfolgt in die Fossa iliaca retroperitoneal, dabei wird die Arterie der Transplantatniere an die Arteria iliaca externa (teilweise auch an die Arteria iliaca interna) End-zu-Seit angenäht. Die Vene der Transplantatniere wird ebenfalls End-zu-Seit, meist an die Vena iliaca externa, angenäht (Abb. 20.1).

Der Ureter wird mit der Niere entnommen und bei der Transplantation in einer speziellen Technik so in die Blase eingepflanzt, daß ein Zurückfließen von Urin in die Blase (Reflux) verhindert wird.

Selbst wenn keine funktionierende Blase beim Patienten vorhanden ist, kann eine Transplantation vorgenommen werden. Es wird dann ein Stück Dünndarm als Ersatzblase konstruiert und an die Bauchwand angenäht. Die Urinentleerung erfolgt je nachdem durch Selbstkatheterisierung oder permanent in einen Urinstomabeutel.

20.3.3
Komplikationen nach Transplantation

Neben den Problemen der Gewebeverträglichkeit und Abstoßung, die bereits oben erläutert wurden, finden sich nach der Transplantation noch weitere häufige und weniger häufige Komplikationen.

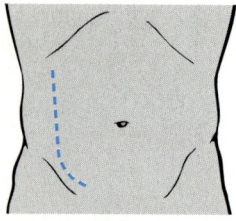

Abb. 20.1a–c.
Schema der Organimplantation in die Fossa iliaca bei Nierentransplantation. (**a**) Hautschnitt und Lokalisation, (**b**) Gefäßanastomose, (**c**) Harnleiter-Blasen-Verbindung. (Aus Hartmann u. Huland 1997)

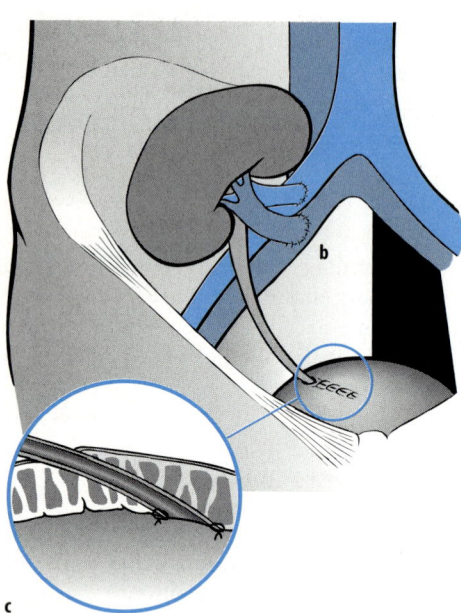

Postoperative Komplikationen

In den ersten Tagen nach der Operation können – wenn auch selten – chirurgische Problemen auftreten:

> **Chirurgische Komplikationen nach Nierentrasplantation**
>
> - Blutungen aus den Gefäßanastomosen durch Nahtinsuffizienzen, Wandverletzungen
> - Gefäßverschlüsse durch Thrombosen oder Wanddissektionen (Einrisse in innere Wandschichten)
> - Ureternekrosen durch schlechte Blutversorgung bzw. Thrombosen
> - Ureterobstruktion durch Lymphozelen, Hämatome etc.

▶ Neben chirurgischen Komplikationen ist zunächst hauptsächlich mit Elektrolytstörungen und Unregelmäßigkeiten im Flüssigkeitshaushalt, insbesondere mit postoperativen Hyperkaliämien zu rechnen.
▶ Von der ersten Woche an spielen Abstoßungen und zunehmend auch Infektionen und Wundheilungsstörungen die größte Rolle.
▶ Virale Infektionen, insbesondere Zytomegalie und andere Herpesviren, können schon nach einer Woche auftreten, haben aber einen Häufigkeitsgipfel nach 1-2 Monaten postoperativ.

Im Rahmen von Abstoßungsbehandlungen werden teilweise hochgradige Immundefekte induziert, so daß zusätzlich antivirale Substanzen prophylaktisch mitverabreicht werden müssen. Auch unter der konventionellen Immunsuppression müssen symptomatische Zytomegalieinfekte mit Gancyclovir behandelt werden. Zytomegalieinfekte können im weiteren Verlauf häufig rezidivieren und können schwer therapierbar sein, so daß eine gleichzeitige Reduktion der Immunsuppression notwendig sein kann, die wiederum das Risiko von Abstoßungen erhöht. Abstoßungsreaktionen können auch durch einen Virusinfekt (mit) ausgelöst werden.

Komplikationen im Langzeitverlauf
Im Langzeitverlauf kommen opportunistische Infektionen weit häufiger als in der Normalbevölkerung vor, zum Beispiel:

▶ atypische Mykobakteriosen,
▶ parasitäre Infekte wie Pneumocystis-carinii-Pneumonien oder Toxoplasmosen,
▶ seltene Pilzinfektionen wie Nokardiosen und Aspergillosen.

Bestimmte Virusinfekte treten gehäuft mit malignen Erkrankungen auf und können diese induzieren:

▶ Epstein-Barr-Virusinfekte können bestimmte Lymphome auslösen.
▶ Papillomaviren verursachen maligne Tumoren der Gebärmutter.

Aber auch ohne auslösende Virusinfekte ist die Häufigkeit von Karzinomen nach Nierentransplantation erhöht, besonders:

▶ Haut- und Lippenkarzinome,
▶ Non-Hodgkin-Lymphome,
▶ Kaposi-Sarkome,
▶ Zervixkarzinome.

> **Merke**
> **Chronische Abstoßungen sind der häufigste Grund für ein Transplantatversagen und sind therapeutisch nicht beeinflußbar.**

Meistens treten gleichzeitig eine verstärkte und schwer zu behandelnde arterielle Hypertonie sowie eine vermehrte Proteinurie auf. Die Erfolgsraten der klinischen Nierentransplantation hängen wesentlich von der Entwicklung von chronischen Abstoßungen ab, die wiederum zusammenhängt mit:

- der Rate an akuten Abstoßungen,
- dem Alter der Organspender und damit verbundenen Anzahl an transplantierten Nephronen.

20.4
Organspende und Rolle des Transplantationskoordinators

20.4.1
Hirntod und Transplantationsgesetz

Ende der 50er Jahre beobachteten die französischen Ärzte Mollaret und Goulon an Patienten, die mit Hilfe von modernen Beatmungsgeräten behandelt wurden, einen Zustand völliger Bewußtlosigkeit, bei dem jegliche Hirn- und Hirnstammfunktionen ausgestellt waren. Im weiteren Verlauf schließlich starben alle diese Patienten an einer Kreislaufdysregulation, die von außen nicht behandelbar war. Sie nannten diesen Zustand „Coma depassé". Aus der wiederholten Beobachtung entstand schließlich mehr und mehr die Frage, ob Patienten in diesem Koma überhaupt noch als lebendig bezeichnet werden können und ob die aufwendige Intensivtherapie bis zum Herzstillstand ethisch überhaupt noch zu rechtfertigen sei.

1968 hat ein Ad-hoc-Komitee der Harvard Medical School schließlich die Kriterien für die Diagnose des Hirntodes anhand klinischer Symptome beschrieben:

> **Merke**
>
> **Der Hirntod wurde mit dem Tod des Individuums, das durch die integrative Funktion des Gehirns charakterisiert ist, gleichgestellt.**

Diese Definition trägt der Endgültigkeit des Hirntodes Rechnung, im Gegensatz zum Herz- und Atemstillstand, die ja unter bestimmten Bedingungen reversibel sind und als Todeskriterien viel zu unsicher wären. Der wissenschaftliche Beirat der Bundesärztekammer, der neben Medizinern auch Theologen und Juristen beiwohnen, gab, auf diesen Kriterien aufbauend, 1982 Entscheidungshilfen zur Feststellung des Hirntodes heraus, die in einzelnen Punkten in den folgenden Jahren weiter konkretisiert wurden und im Vergleich zu allen anderen Ländern zu den am genauesten definierten Hirntodkriterien mit den längsten vorgeschriebenen Beobachtungszeiten zählen. Diese Beschreibung des Hirntodes grenzt ihn eindeutig und klar gegen andere Formen der Bewußtseinsstörung ab wie:

▶ apallisches Syndrom,
▶ Hirnstammtod oder
▶ Locked-in-Syndrom.

Die letztgenannten haben nichts mit Hirntod zu tun, werden aber leider in der Öffentlichkeit sehr häufig damit verglichen oder in Verbindung gebracht. Die diagnostischen Schritte zur Feststellung des Hirntodes zeigt Abb. 20.2.

Auf den oben genannten Grundlagen wurde der Hirntod mit Gesetzesbeschluß vom 25. Juni 1997 vom Deutschen Bundestag im Rahmen der Transplantationsgesetzgebung als allgemein gültiges Todeskriterium juristisch bestätigt.

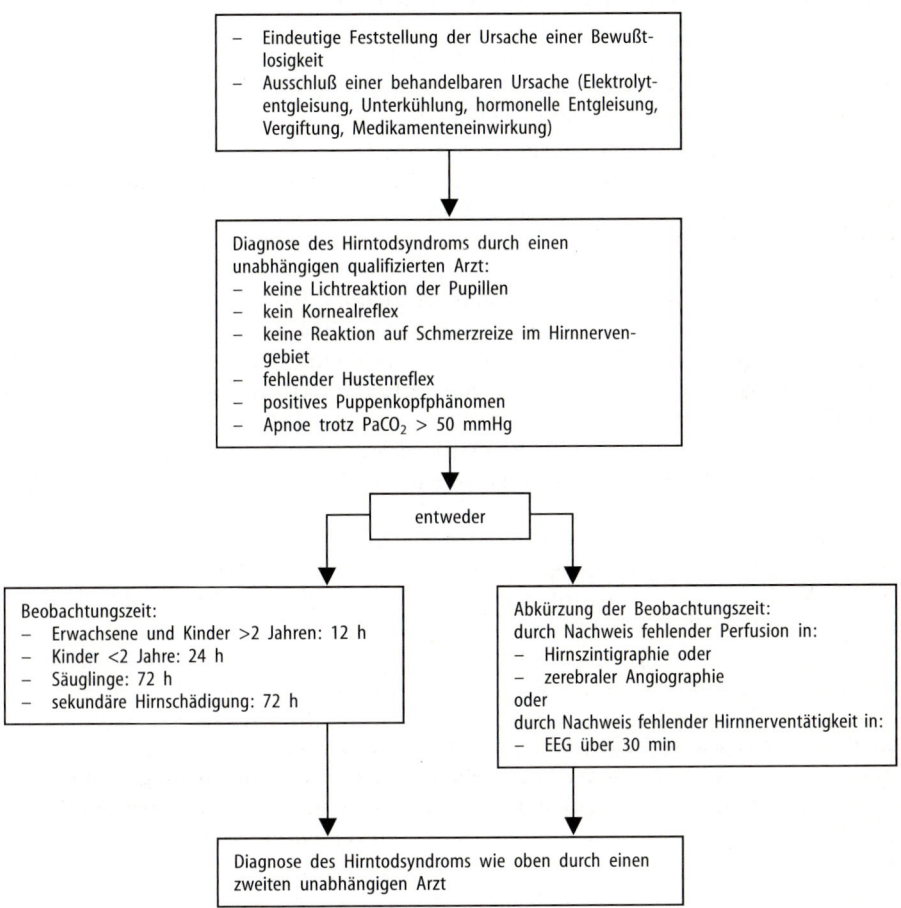

Abb. 20.2. Ablauf der Hirntoddiagnostik

> **Merke**
>
> Das Transplantationsgesetz regelt außer den Todeskriterien die Form der Zustimmung zur Organspende als sogenannte erweiterte Zustimmungslösung.

Dabei wird weiterhin dem Persönlichkeitsrecht als Grundrecht auch über den Tod hinaus die absolute Priorität gewährt, das heißt der oder die Verstorbene bestimmt zu Lebzeiten über eine Organspende nach seinem Tod. In anderen europäischen Ländern, wie beispielsweise Österreich, ist dagegen der Leichnam sozusagen Eigentum des Staates, und die soziale Pflicht zur Organspende zum Wohle der Gemeinschaft wird dem Persönlichkeitsrecht, das mit dem Tod endet, vorangestellt. Hat der oder die Verstorbene zu Lebzeiten seinen Willen zur Organspende weder mündlich noch schriftlich kundgetan, was leider bei 95–96 % aller Betroffenen der Fall ist, so werden die nächsten Angehörigen gebeten, dem vermuteten Willen des Toten folgend, eine Entscheidung über Zustimmung oder Ablehnung zur Organspende zu treffen.

20.4.2
Koordinationsaufgaben

Es ist die Aufgabe des Transplantationskoordinators, vor die Angehörigen zu treten, nachdem diese die Todesnachricht erhalten haben, ihnen die unangenehmste Frage zum schlechtesten Zeitpunkt zu stellen und ihnen den Sinn und den unvergleichbar hohen Nutzen der Organspende zu erläutern. Außerdem soll er durch intensive Öffentlichkeitsarbeit die Bevölkerung möglichst schon vor einer solchen schweren Situation über die Problematik informieren und so die Bereitschaft erhöhen, sich vor dem Tod mit Organspende zu beschäftigen.

Liegt eine Zustimmung durch den Verstorbenen oder seine Angehörigen vor, so muß der Transplantationskoordinator die organisatorischen Voraussetzungen für eine erfolgreiche Organentnahme schaffen. Diese Aufgabe besteht im wesentlichen in einer Kontaktaufnahme mit Eurotransplant in Leiden in den Niederlanden als Allokationszentrale und in der Koordination der einzelnen Entnahmeteams, die zum Teil aus dem örtlichen Transplantationszentrum, zum Teil (vor allem bei Herz- oder Lungenentnahme) aus den transplantierenden Zentren kommen. Im Falle von Nierentransplantationen werden die Organe erst nach Fertigstellung der HLA-Typisierung von Eurotransplant allokiert (Empfängern zugeordnet) und in einer speziellen Lösung auf Eis, per Flugzeug oder PKW in das Empfängerzentrum verschickt.

20.4.3
Konservierung des Transplantats

Die Nieren benötigen im lebenden Organismus etwa 20 % des gesamten aufgenommenen Sauerstoffs. Bei einer Lagerung bei 37 °C oder einem Durchblutungsstopp im Körper können die Zellen etwa 30 min überstehen, um sich bei einer erneuten Versorgung mit Sauerstoff wieder zu erholen. In der Phase der Ischämie werden weiter energiereiche Phosphatverbindungen (ATP = **Adenosintriphos**phat) zu energieärmeren (AMP = **Adenosinmonop**hosphat) abgebaut, die zur Aufrechterhaltung des Zellgleichgewichtes, insbesondere der Elektrolytverteilung gebraucht werden. Gleichzeitig entstehen Stoffwechselprodukte wie Hypoxanthin und aus dem anaeroben Abbau der Kohlenhydrate Laktat, die über eine Aktivierung von Enzymen oder Bildung von Sauerstoffradikalen zellschädigend wirken. Aus diesen Gründen werden die Organe mit speziellen Lösungen perfundiert und darin gelagert, die mit Zusätzen versetzt sind, die die oben genannten Reaktionen bremsen:

▶ Kortikoide wie Methylprednisolon stabilisieren die Membranen, die schädigende Enzyme umgeben, und verhindern so deren Freisetzung.
▶ Allopurinol blockiert die Umwandlung von Xanthin in Hypoxanthin.
▶ Puffer verhindern ein Absinken des pH-Wertes.
▶ die Elektrolytkonzentrationen der Lösung sind dem intrazellulären Milieu angepaßt, so daß keine Konzentrationsgradienten zwischen intrazellulär und intravasal zu einem Ausstrom oder Einstrom von Elektrolyten und nachfolgend einem Zellödem oder Zelluntergang führen.

Heutzutage wird in Deutschland als Konservierungslösung ausnahmslos die von Belzer entwickelte University-of-Wisconsin-Lösung (UW- oder Belzer-Lösung) verwendet, die gegenüber der früher benutzten Euro-Collins-Lösung durch die beschriebenen Zusätze deutliche Vorteile, vor allem bei längerer Lagerung, aufweist (Tabelle 20.1).

Tabelle 20.1. Zusammensetzung der Perfusionslösungen

Zusammensetzung	Euro-Collins	UW-(Belzer) Lösung
Natrium [mmol/l]	10	30
Kalium [mmol/l]	108	120
Bicarbonat [mmol/l]	10	–
Chlorid [mmol/l]	15	–
Magnesium [mmol/l]	–	5
Phosphat [mmol/l]	60	25
Sulfat [mmol/l]	–	5
Glukose [mmol/l]	180	–
Raffinose [mmol/l]	–	30
Laktobionat [mmol/l]	–	100
Adenosin [mmol/l]	–	5
Gluthation [mmol/l]	–	3
Allopurinol [mmol/l]	–	1
Insulin [U/l]	–	100
Dexamethason [mmol/l]	–	8
Penicillin [U/l]	–	200.000
Hydroxyäthylenglykogen [g/l]	–	50
Osmolalität	340	320
pH	7,3	7,4

Grundlage der Organkonservierung ist die eisgekühlte Lagerung, dadurch werden Sauerstoff- und Nährstoffverbrauch auf ein Minimum reduziert und die genannten Reaktionen mit Bildung von zellschädigenden Stoffwechselprodukten werden in ihrer Reaktionsgeschwindigkeit sehr wirksam verlangsamt.

> **Merke**
>
> Eine Lagerung der Nieren ist bei Abkühlung auf 0–4° bis zu 48 h relativ problemlos möglich.

In dieser Zeit können die notwendige Typisierung und Verschickung in aller Regel gut bewältigt werden.

20.4.4
Erhöhung der Spendebereitschaft

In Deutschland stehen zur Zeit etwa 10.000 Patienten auf der Warteliste, jedes Jahr kommen etwa 2.700 hinzu. Dagegen werden nur etwa 2.000 Nierentransplantationen pro Jahr durchgeführt, das heißt 8.000 Patienten können zur Zeit die Therapie der ersten Wahl für die beste Lebensqualität und die statistisch höchste Lebenserwartung nicht erhalten, und jedes Jahr werden es mehr.

> **Merke**
>
> Es besteht eine große Notwendigkeit, die Organspendebereitschaft in der Bevölkerung und auch die Meldefrequenz von potentiellen Organspendern durch die behandelnden Ärzte zu erhöhen.

Dies hängt im wesentlichen von der medizinischen und gesellschaftlichen Akzeptanz der Organspende ab, das heißt sowohl Ärzte, Pflegepersonal, Krankenhäuser, Träger des Gesundheitswesens als auch jeder einzelne sind angesprochen und sollten von der Berechtigung und Redlichkeit der Bitte um Organspende überzeugt sein.

20.5
Pflegerische Aufgaben

Die pflegerischen Aufgaben bei der Transplantation bestehen in der Durchführung der prä- und gegebenenfalls auch postoperativen Dialysebehandlung, der Überwachung des Flüssigkeits- und Elektrolythaushaltes sowie der Vitalparameter Atmung, Bludruck, Puls. Da die Pflegekräfte oft ein perönliches, enges Verhältnis zu den Dialysepatienten haben können sie in der Vorbereitung zur Transplantation und auch der Nachbetreuung Aufregungen und Ängste der Patienten vermindern.

20.5.1
Vorbereitung und Durchführung der Transplantation

▶ Vor einer geplanten Transplantation sollten alle Patienten dialysiert werden, um Elektrolytabweichungen, insbesondere Hyperkaliämien, zu beseitigen.
▶ Der Volumenstatus sollte ebenfalls optimiert werden, allerdings empfiehlt es sich, keine starke Volumendepletion durchzuführen, um intraoperativ ein ausreichendes Volumenangebot und stabile Kreislaufverhältnisse für die implantierte Niere aufrechtzuerhalten. Es empfiehlt sich für die präoperative Dialyse etwa 1–1,5 kg über dem üblichen Dialyseendgewicht anzustreben.
▶ CAPD-Patienten sollten vor der Operation das Dialysat entfernen und den Tenckhoff-Katheter abstöpseln.

Vor der Operation muß die Haut am Unterbauch an der Implantationsstelle gründlich rasiert und desinfiziert werden. Nach Legen eines Dauerkatheters (meist in Narkose) wird die Blase mit desinfizierender Lösung gespült. Während der Operation soll darauf geachtet werden, daß der Shunt nicht komprimiert wird, um einem thrombotischen Verschluß vorzubeugen.

20.5.2
Postoperative Pflege

Primäre Transplantatdysfunktion

> **Merke**
>
> 30–50 % der Patienten haben postoperativ noch keine ausreichende Transplantatnierenfunktion, so daß auch nach der Transplantation noch die Gefahr einer Überwässerung und einer Hyperkaliämie im Vordergrund stehen.

Die häufigste Ursache für die primäre Transplantatdysfunktion ist meistens ein akutes Nierenversagen, z. B. durch eine ischämische Tubulusnekrose im Rahmen der Konservierung, einer Hypotonie oder einer Hypovolämie. Weitere Ursachen können selten auch postrenale Obstruktionen sein: Blasentamponade, Kompression des Ureters von außen durch Hämatome oder Lymphozelen und distale Ureternekrosen durch mangelnde Blutversorgung des distalen Uretersegmentes.
Vaskuläre Probleme wie Anastomosenlecks, Thrombosen oder Arteriendissektionen können auftreten und zusätzlich zur Transplantatdysfunktion eine Kreislaufinsuffizienz durch Blutung bis zum hämorrhagischen Schock verursachen. Aus pflegerischer Sicht ist dehalb besonders wichtig:

▶ die engmaschige Kontrolle von Kreislauf und Atmung,
▶ eine genaue Volumenbilanzierung.

Regelmäßige Messungen des zentralen Venendrucks sind hier sehr hilfreich. In dieser Phase können auch weitere Dialysebehandlungen notwendig sein, dafür gelten die gleichen Richtlinien wie präoperativ, d. h. Vermeiden einer starken Volumendepletion und zusätzlich rechtzeitiges Erkennen von dialyseassoziierten Blutungen im Rahmen der Heparinisierung.

Beginnende Transplantatfunktion

Nimmt das Transplantat seine Funktion auf, so entwickelt sich meistens eine Polyurie aufgrund eines tubulären Defektes mit mangelnder Konzentrationsfähigkeit des Urins. Die Ursache ist dieselbe wie bei einem akuten Nierenversagen anderer Genese und kann zu unkontrollierten Urinausscheidungen bis zu 1–3 l/h führen. Die Flüssigkeitszufuhr muß dabei unbedingt der Ausscheidung angepaßt werden, um eine Hypovolämie zu vermeiden.

> **Merke**
>
> Flüssigkeitseinlagerungen und Gewichtszunahmen sind nach initialer Transplantatfunktion verdächtig für Abstoßungsreaktionen oder chirurgische (vaskuläre oder postrenale) Komplikationen und sollten frühzeitig erkannt werden.

Im Rahmen der Kortikoidtherapie können Blutzuckerentgleisungen bei Patienten auftreten, die zuvor keine medikamentöse antidiabetische Therapie benötigten. Deshalb sollten grundsätzlich Blutzuckerkontrollen postoperativ durchgeführt werden, auch wenn die Patienten bislang keinen bekannten Diabetes mellitus haben.

Anhang

Inhaltsübersicht

A – I Stellenbeschreibung der nephrologischen Fachkrankenschwester/des
Fachkrankenpflegers für den Bereich Hämodialyse
(Arbeitsgruppe Nephrologische Pflege der EDTNA/ERCA und AfnP) 457
– II Stellenbeschreibung der nephrologischen Fachkrankenschwester/des
Fachkrankenpflegers für den Bereich Peritonealdialyse (Auszüge)
(Arbeitsgruppe Nephrologische Pflege der EDTNA/ERCA und AfnP) 463

B – Europäische Standards für die nephrologische Pflegepraxis
(Auszug). Herausgegeben vom Deutschen Zweig der EDTNA-ERCA 465

Stellenbeschreibung A

I. Stellenbeschreibung der nephrologischen Fachkrankenschwester/des Fachkrankenpflegers für den Bereich Hämodialyse

offiziell verabschiedet im November 1994 vom
Vorstand des Deutschen Zweiges der EDTNA/ERCA und Vorstand der AfnP

Autoren: Alois Gorke, Waltraud Küntzle, Alice Stücker, Uschi Vater

1
Stellenbezeichnung

2
Bewertung der Stelle

3
Direkte vorgesetzte Stellen

- disziplinarisch: Pflegedienstleitung oder Stellvertretung
- fachlich pflegerisch: Stationsleitung oder Stellvertretung
- fachlich medizinisch: verantwortlicher Arzt

4
Anforderungen an den Stelleninhaber

- 3 Jahre Krankenpflegeausbildung mit bestandener Prüfung und der Erlaubnis, die Berufsbezeichnung Krankenschwester/-pfleger führen zu dürfen
- Teilnahme an einer Fachweiterbildung für nephrologische Pflege bzw. Anerkennung durch Übergangsregelung
- Teilnahme an kontinuierlicher Fortbildung entsprechend den Neuerungen im pflegerischen, technischen und medizinischen Bereich

5
Ziele der Stelle

- Gewährleistung einer sach- und fachkundigen Prozeßpflege unter ganzheitlichen Gesichtspunkten im Rahmen eines Pflegekonzeptes
- Förderung der Unabhängigkeit und Selbständigkeit der Patienten durch individuelle Pflege, ausgerichtet auf die Erhaltung und Verbesserung ihrer Lebensqualität und die Prävention von zusätzlichen Komplikationen
- Kontinuierliche Sicherung und Verbesserung der Behandlungsqualität unter Gewährleistung des haftungsrechtlichen Pflegestandards
- Kooperative Zusammenarbeit mit den verschiedenen Mitgliedern des multidisziplinären Teams

6
Aufgaben des Stelleninhabers

6.1
Patientenbezogene Aufgaben

6.1.1
Grundpflegerische Aufgaben bei der Versorgung der Patienten

- Aufnahmegespräch und regelmäßige Epikrisen (Pflegeverlauf und -ergebnis)
- Erstellung von Pflegeplänen
- Laufende Krankenbeobachtung
- Unterstützung bei Bewegung, Umkleiden, Lagerung zu Beginn und während der Behandlung, beim Wiegen und Verlassen der Behandlungsräume
- Bereitstellung der Nahrung und Unterstützung bei der Nahrungsaufnahme
- Unterstützung bei Ausscheiden während der Behandlung, wie z. B. Erbrechen, Stuhlgang und Urinieren
- Säuberung des Behandlungsplatzes
- Assistenz bei- und Durchführung von Verbandswechseln
- Information, Beratung und psycho-soziale Betreuung von Patienten und Angehörigen

6.1.2.1 Behandlungspflege in der Routineversorgung auf den Patienten bezogen

- Beurteilung des aktuellen Zustands (Kurzanamnese)
- Vitalzeichenkontrolle vor, während und nach der Behandlung
- Kontrolle des Gewichts vor, während und nach der Behandlung
- Vorbereitung und eigenständige Durchführung der Shuntpunktion mit u. a.
- Inspektion der Shuntumgebung und Funktionsprüfung
- Desinfektion
- Punktion und Fixierung der Kanülen
- Anschluß des Patienten an den extrakorporalen Kreislauf

▶ Vorbereitung und Durchführung des Anschlusses von zentralvenösen Zugängen an den extrakorporalen Kreislauf, u. a.
• Entfernen des Verbandes und Desinfektion der Haut und der Anschlüsse
• Abziehen des Füllmedikamentes und Funktionsprüfung
• Spülen der Katheterschenkel
▶ Blutentnahmen für Bedside-Tests wie Blutzucker, Elektrolyte, Blutgasanalyse und Laborkontrollen für das Akut- und Routinelabor etc.
▶ Vorbereitung von Medikamenten nach Einzel- oder Dauerverordnung wie Heparine, Vitamine, Erythropoetine, Insuline, Impfstoffe ect.
▶ Verabreichung von Injektionen aufgrund ärztlicher Anordnung
▶ Patientenbeobachtung und selbständige Durchführung von präventiven Maßnahmen wie z. B.:
• Messen des Blutdrucks,
• Reduktion der Blutpumpe und der Ultrafiltration,
• Kopftieflagerung,
• Glukose- und Kochsalzinfusionen,
• Blutzuckertests,
• Gerinnungskontrolle zur Vermeidung von dialysebedingten Komplikationen, wie z. B. leichten und schweren Kreislaufproblemen, Rhythmusstörungen, Blutzuckerstörungen, Muskelkrämpfe und Gerinnungsproblemen im extrakorporalen System
▶ Rechtzeitige Einschaltung des Arztes bei einer Gefährdung des Patienten
▶ Beendigung der Dialysebehandlung
• Entfernung der Kanülen, bei Bedarf Abdrücken der Punktionsstellen, Verband
• Füllen der zentralvenösen Dialysekatheter mit verordneten Lösungen, Wechsel des Verbandes an Kathetereintrittsstellen
▶ Beratung und pflegerisch fachbezogene Sicherungsaufklärung der Patienten und deren Angehörigen über z. B.
• Aufbau und Funktion der Nierenersatztherapie
• Behandlungsablauf
• Bedeutung des Sollgewichts und der Elektrolytverschiebungen
• Ernährung und Auswirkungen auf das Kurz- und Langzeitbefinden z. B. Kalium und Rhythmusstörungen, Eiweiß und Infektionsanfälligkeit, Phosphat und Osteopathie
• Trinkverhalten, Durst und Auswirkungen auf das Befinden, z. B. Blutdruck, Herzleistung
• Anzeichen von Komplikationen
• Pflege des Gefäßanschlusses
• Prävention von kurz- und langfristigen Komplikationen
▶ Prozeßpflege
• Dokumentation von Planung, Durchführung, Auswertung der Pflege und von Anordnungen
• Schriftlicher Dialog mit dem Arzt

6.1.2.2 Behandlungspflege in der Routineversorgung auf Dialysegerät und Technik bezogen

Die Fachkrankenschwester/-pfleger für nephrologische Pflege im Bereich der Hämodialyse trägt im Rahmen der Behandlungspflege die eigenständige Verantwortung als Geräteanwender.

▶ Vorbereitung und Aufbau des Dialysegerätes
▶ Füllen bzw. Spülen des blut- und dialysatseitigen Systems
▶ Desinfektion, Überprüfung und Dokumentation des betriebsbereiten Zustandes lt. gesetzlicher Regelung
▶ Zusammenstellung der Verbrauchsmaterialien lt. Dialyseregime
▶ Bedienung des Geräts lt. Bedienungsanweisung des Herstellers
▶ Erkennung und selbständige Behebung von Geräte- und systembedingten Zwischenfällen, z. B.
  • Austausch des Gerätes vor, während und nach der Behandlung
  • Dokumentation von Fehlern im Gerätebuch und Einleitung von notwendigen Maßnahmen
  • Teilweiser oder kompletter Austausch des extrakorporalen Systems
▶ Nachbereitung des Dialysegerätes, z. B.
  • Abrüsten des extrakorporalen Systems
  • Abwaschen des Gerätes mit desinfizierender Lösung
  • Desinfektion des dialysatführenden Systems
▶ Vor- und Nachbereitung sowie regelmäßige Überprüfung von anderen technischen Geräten, z. B.
  • Laborgeräten,
  • Notfallgeräten
▶ Inbetriebnahmen der Wasseraufbereitung und der zentralen Konzentratversorgungsanlage
▶ Überprüfung der beiden Anlagen in bezug auf die technische Funktionsbereitschaft
▶ Regelmäßige hygienische und mikrobiologische Kontrollen der Dialysegeräte, Wasseraufbereitung, Konzentratversorgung und deren Versorgungsleitungen

6.1.2.3 Behandlungspflege im Notfall

▶ Benachrichtigung des verantwortlichen Arztes
▶ Handeln nach den Notfallrichtlinien bis zum Eintreffen des Arztes, z. B.
  • Volumensubsitution
  • Abschließen des Patienten
  • Sauerstoffgabe
  • Lagerung
  • Herzdruckmassage
  • EKG-Monitor anschließen und EKG schreiben
  • Notfallmedikamente vorbereiten

- Intubationsbesteck vorbereiten
- Defibrillator vorbereiten
▶ Assistenz bei
- Schaffung von Zugängen
- Reanimation und Beatmung
- Intubation
- Defibrillation
▶ Überwachung der Vitalwerte
▶ Verständigung der Angehörigen

6.2
Weitere pflegedienstliche Aufgaben

▶ Sicherstellung einer ganzheitlichen Pflege
▶ Teilnahme und Mitwirkung bei Übergabebesprechungen
▶ Teilnahme an Dienstbesprechungen
▶ Teilnahme an Fort- und Weiterbildungen und Weitergabe der Erkenntnisse an Vorgesetzte, Kollegen und Patienten
▶ Weitergabe von Patienteninformation an Vorgesetzte und Kollegen
▶ Einhaltung von Pflegestandards und allgemeinen Richtlinien
▶ Teilnahmen an Pflegevisiten und Arztvisiten
▶ Einhaltung der Dienst- und Hygienevorschriften
▶ Meldung von Arbeitsunfällen
▶ Bereitstellung und Nachbereitung von Sterilgut
▶ Ständige Qualitätskontrolle der Materialien
▶ Mitverantwortung für Qualitätssicherung und Weiterentwicklung von Geräten und Materialien
▶ Koordination der Aufgaben verschiedener Teammitglieder
▶ Verantwortung für die erforderliche fachbezogene Aufsicht der Wahrnehmung von delegierten Aufgaben und Funktionen
▶ Überprüfung der Plausibilität von Anordnungen und Ergebnissen

6.3
Pädagogische Aufgaben

▶ Mitwirkung beim Erstellen und Überarbeiten von Anleitungskonzepten
▶ Anleitung und Beurteilung von Schülern
▶ Anleitung und Mitbeurteilung von neuen Mitarbeitern
▶ Einweisung von Ärzten in Ausbildung (AIP's) und Technikern in den Tätigkeitsbereich der Pflegekraft
▶ Patienten- und Partnertraining
- Training und Schulung nach aktuellen Konzepten
- Regelmäßige Überprüfung des Trainingsstandes des Patienten und bei Bedarf Nachschulung

- Entsprechend den geistigen und physischen Fähigkeiten und des Trainingsstandes werden Tätigkeiten aus 6.1.2.1 und 6.1.2.2 vom Patienten selbständig durchgeführt. Verantwortung für die sachgerechte Durchführung trägt die assistierende bzw. die trainierende Pflegekraft
▶ Entwicklung von Gegendarstellungen (Demonstrationspflicht)

6.4
Organisatorische Aufgaben

▶ Organisation des Behandlungsablaufs im zugewiesenen Tätigkeitsbereich
▶ Terminplanung für z. B.
- Erstgespräche mit Patienten und deren Angehörigen
- Gespräche mit Patienten außerhalb des Dialysetermine
- Ambulanztermine für Heimpatienten
- Erst- und Routinedialyse (Schichteinteilung und -umstellung)
- Untersuchungen, z. B. Röntgen, EKG, Labor
- stationäre und ambulante Behandlungen und Untersuchungen
- vorbereitende Untersuchungen für die Transplantation
▶ Überwachung der Termineinhaltung durch Patienten
▶ Organisation und teilweise Durchführung von Kurierdiensten
▶ Organisation von Patiententransporten
▶ Rechtzeitige Einschaltung anderer Mitglieder des multidisziplinären Teams in Abstimmung mit dem verantwortlichen Arzt, z. B.
- Vermittlung von sozialer Beratung
- Vermittlung von Ernährungsberatung
- Vermittlung von psychologischer Betreuung
- Vermittlung von Kontakten zu Sport- und Selbsthilfegruppen
▶ Planung und Durchführung von Urlaubsdialysen
▶ Materialbestellung, Lagerhaltung und Ersatz von Verbrauchsmaterialien im Tätigkeitsbereich
▶ Mitwirkung bei der Inventur
▶ Mitverantwortung für die sichere Entsorgung und Zwischenlagerung des Abfalls
▶ Veranlassung von Reparaturen an Geräten
▶ Verbesserungsvorschläge für den organisatorischen Ablauf

6.5
Administrative Aufgaben

▶ Vor- und Nachbereitung der Visite
▶ Dokumentation und Auswertung der pflegerischen Leistung
▶ Erstellen von Pflegeübergaben und Pflegeberichten für die nachbehandelnden Pflegekräfte in Krankenhaus, Altenheim, Feriendialyse, stationärer Dialyse etc.
• Vorbereitung von Laboruntersuchungen und Übertragung von Befunden
• Beschaffung und Archivierung von Befunden
• Erstellung von Überweisungs- und Transportscheinen
• Mitwirkung bei der Erstellung von Abrechnungsunterlagen

II. Stellenbeschreibung der nephrologischen Fachkrankenschwester/des Fachkrankenpflegers für den Bereich Peritonealdialyse (Auszüge)

offiziell verabschiedet im Sommer 1995 vom
Vorstand des Deutsches Zweiges der EDTNA/ERCA und Vorstand der AfnP

Autoren: Christa Tast, Alois Gorke, Waltraud Küntzle, Alice Stücker, Uschi Vater.
Für den Bereich Peritonealdialyse hat die EDTNA-ERCA und AfnP eine eigene Stellenbeschreibung erstellt. Unter Punkt 6 werden hier – analog zur obigen Stellenbeschreibung – die folgenden speziellen Aufgaben aufgeführt

6.1.2.1 Behandlungspflege in der Routineversorgung auf den stationären und Trainingspatienten bezogen

▶ Beurteilung des aktuellen Zustandes (Kurzanamnese)
▶ Vitalzeichenkontrolle täglich
▶ Tägliche Gewichtskontrolle
▶ Katheterrelevante Maßnahmen:
• Vorbereitung des Patienten auf die Katheterimplantation
• Inspektion der Katheteraustrittsstelle
• Bereitstellen des Materials zur Katheterimplantation
• Spülung und Funktionsprüfung des Katheters
• Druck- und zugsicherer Verband des Katheters unter aseptischen Bedingungen
• Versorgung von Probenmaterial (z. B. PE vom Peritoneum)
• PD-Beginn nach ärztlicher Rücksprache
▶ PD Einleitung
• Vorbereitung, Durchführung und Auswertung der verschiedenen PD-Tests (z. B. PET, KT/V, wöchentlich Kreatininclearance) zur Sicherstellung der adäquaten Dialyse
• Beratung bei der Entscheidung der jeweils angepaßten Behandlungsform
• Patientenbeobachtung und Dokumentation bezüglich einer nichtadäquaten Dialyse und Änderung des PD-Regimes nach ärztlicher Anordnung
• rechtzeitige Einschaltung des Arztes bei einer Gefährdung des Patienten
• Verabreichung von Injektionen aufgrund ärztlicher Anordnung

- Blutentnahmen nach ärztlicher Anordnung
- individuelles Training des Patienten und der Angehörigen (bei Bedarf)
- Einsatz von PD-Hilfsmitteln zum Beutelwechsel bei Bedarf

6.1.2.3 Ambulante Behandlungspflege

▶ Hausbesuch und Dokumentation bei Entlassung in die Heimdialyse
▶ Vorbereitung der diagnostischen Maßnahmen während der Ambulanz wie z. B. Röntgen, EKG und Labor
▶ Kontrolle des Verbandes, evtl. Wechsel der Katheterverlängerung unter aseptischen Bedingungen
▶ Information des Patienten über die therapeutischen Änderungen aufgrund der diagnostischen Auswertung
▶ regelmäßige Telefongespräche mit den Patienten, Rückmeldung über deren Dokumentation
▶ regelmäßige Überprüfung des Trainingsstandes des Patienten und bei Bedarf Nachschulung

6.1.2.4 Behandlungspflege bei Komplikationen und Zwischenfällen in der ambulanten Betreuung

Die Fachkrankenschwester/-pfleger für nephrologische Pflege im Bereich der Peritonealdialyse kennt die mit der PD verbundenen Zwischenfälle und Komplikationen und behandelt den Patienten nach Anordnung des Arztes bei:

▶ katheterassoziierten Komplikationen
▶ infektiösen und nichtinfektiösen Peritonitiden
▶ Komplikationen durch erhöhten intraabdominellen Druck
▶ metabolischen Komplikationen
▶ Ultrafiltrationsverlust
▶ Hämoperitoneum und Chyloperitoneum

Europäische Standards für die nephrologische Pflegepraxis

(Auszug). Herausgegeben vom Deutschen Zweig der EDTNA-ERCA

Hämodialyse

Standard-Erklärung

Die Hämodialysebehandlung bei Patienten mit terminalem Nierenversagen soll die höchstmögliche Lebensqualität sowie die bestmögliche Behandlungsverträglichkeit anbieten, die innerhalb der körperlichen und psychischen Einschränkungen des Gesundheitszustandes des Patienten möglich sind.

Strukturkriterien
1. Die Dialyseabteilung ist mit einem Wasseraufbereitungssystem und mit Geräten zur Durchführung der Dialyse ausgestattet, die den gültigen nationalen Vorschriften, Richtlinien und Sicherheitsstandards entsprechen.
2. Die Dialyseabteilung stellt erfahrenes nephrologisches Pflegepersonal zur Verfügung, das für die Pflege der Patienten, den Umgang mit Dialysegeräten und den Einsatz von entsprechenden Behandlungstechniken innerhalb des multidisziplinären Teams ausgebildet ist.
3. Der Dialyseabteilung stehen Techniker zur Verfügung, die für die Sicherheit und den optimalen Betrieb der Dialysegeräte, der Wasseraufbereitung und anderer wichtiger Geräte zuständig sind.
4. Dialysepatienten werden im Notfall jederzeit in der Dialyseeinheit oder auf der Intensivstation behandelt.
5. Der Dialyseabteilung stehen separate Räumlichkeiten für infektiöse Patienten zur Verfügung.
6. Die Dialyseabteilung bietet den Patienten die Möglichkeit anderer Formen der Nierenersatztherapie an wie Peritonealdialyse und Transplantation.
7. Die Dialyseabteilung verfügt über ein sicheres Entsorgungssystem für klinische Abfälle und infektiöses Material.
8. Alle eingesetzten Einwegmaterialien werden entsprechend den Herstellerempfehlungen und/oder den örtlich gültigen Richtlinien für Sicherheit und Qualitätskontrolle eingesetzt.

Für Heimhämodialyse:
9. Der Patient verfügt über einen Raum und/oder einen besonderen Bereich, der für die Durchführung einer sicheren und bequemen Heimdialyse geeignet und eingerichtet ist.
10. Richtlinien zur Infektionsverhütung und andere Sicherheitsrichtlinien, wie sie von der Hämodialyseabteilung festgelegt wurden, finden auch im Heimhämodialysebereich Anwendung.
11. Für den Patienten besteht eine Rufbereitschaft rund um die Uhr, die von einer erfahrenen nephrologischen Pflegekraft wahrgenommen wird.
12. Der Patient erhält im Notfall jederzeit Hilfe durch fachkundiges Personal – zu Hause oder im Krankenhaus.
13. Mitglieder des multidisziplinären Teams besuchen den Patienten zu Hause, um Unterstützung anzubieten, notwendige Maßnahmen einzuleiten und die Behandlung zu optimieren.
14. Die nephrologische Pflegekraft der Hämodialyseabteilung plant und organisiert die regelmäßige Nachbetreuung und Untersuchungen.
15. Die Versorgung mit allen notwendigen Materialien und deren ordnungsgemäße Entsorgung wird von der nephrologischen Pflegekraft organisiert.

Prozeßkriterien
1. Die nephrologische Pflegekraft der Dialyseabteilung bewertet die Kenntnisse und die Einstellung des Patienten über seinen Zustand sowie die Dringlichkeit der Dialysebehandlung.
2. Die nephrologische Pflegekraft bietet dem Patienten und seiner Familie Informationen, Schulung und Anleitung an. Dies ermöglicht ihm die individuelle Unabhängigkeit und Rehabilitation durch aktive Teilnahme an Entscheidungsprozessen bezüglich der Behandlung.
3. Die nephrologische Pflegekraft dokumentiert die körperlichen und psychosozialen Probleme sowie die Behandlung des Patienten, um so die bestmögliche Qualität der Pflege sicherzustellen.
4. Das multidisziplinäre Team unterstützt den Patienten und seine Familie bei Beginn der Behandlung und wenn diese entsprechend den individuellen Bedürfnissen angepaßt oder geändert wird.
5. Die nephrologische Pflegekraft vermittelt den Patienten zur Beratung, wenn dieses von dem Patienten gewünscht oder von der Familie des Patienten oder dem multidisziplinären Team als erforderlich angesehen wird.
6. Die nephrologische Pflegekraft ist an der Transplantationsvorbereitung beteiligt.
7. Die nephrologische Pflegekraft ist für die fachkundige Pflege des Gefäßzuganges verantwortlich, um den Gefäßzugang so lange wie möglich zu erhalten.
8. Die nephrologische Pflegekraft schult und trainiert den Patienten in der Pflege seines Gefäßzuganges.
9. Die nephrologische Pflegekraft dokumentiert alle Auswirkungen der Dialysebehandlung.
10. Die nephrologische Pflegekraft überwacht die Laborwerte des Patienten und stellt sicher, daß die vom Arzt angeordneten Zielspiegel erreicht werden.

11. Die nephrologische Pflegekraft überprüft, daß die vom Arzt verordnete Dialysatzusammensetzung den aktuellen physischen Erfordernissen des Patienten gerecht wird.
12. Die nephrologische Pflegekraft sichert die Durchführung der erforderlichen chemischen und bakteriologischen Kontrollen von Wasser und Dialysierlösung.
13. Die nephrologische Pflegekraft überwacht, daß die sicherheitstechnischen Kontrollen der Dialysegeräte regelmäßig von einem autorisierten Techniker vorgenommen werden.
14. Die nephrologische Pflegekraft ist verantwortlich für eine adäquate Dialyse entsprechend den örtlichen Empfehlungen. Wird keine adäquate Dialyse erreicht, werden entsprechende Maßnahmen vom multidisziplinären Team durchgeführt (Harnstoff-Kinetik-Model, EDTNA/ERCA Monographie Nr. 4, 1990).
15. Die nephrologische Pflegekraft ist verantwortlich für die sichere, ordnungsgemäße Entsorgung der klinischen Abfälle wie z. B. scharfe infektiöse Einwegmaterialien.
16. Die nephrologische Pflegekraft beachtet die kulturellen, philosophischen und religiösen Bedürfnisse des Patienten und integriert sie in den Pflegeplan.
17. Die nephrologische Pflegekraft wertet alle Ergebnisse aus und bespricht sie mit dem Patienten und/oder seiner Familie.
18. Die nephrologische Pflegekraft informiert sich über neue Entwicklungen in der Hämodialyse.
19. Die nephrologische Pflegekraft unterweist den Patienten in der Führung des Dokumentationssystems.
20. Die nephrologische Pflegekraft besucht den Patienten zu Hause, um zu überprüfen, ob die Behandlungsziele erreicht werden, bietet ihm nötige Unterstützung an und informiert ihn über Infektionsverhütung.

Ergebniskriterien

1. Organisation, Ausstattung und Betrieb der Dialyseabteilung entsprechen den nationalen und örtlichen Gesundheits- und Sicherheitsrichtlinien.
2. Die nephrologische Pflegekraft ist an Entscheidungsprozesses der baulichen Planung und der Ausstattung beteiligt.
3. Patient, Familie und das gesamte Personal sind vor Infektionen auf der Dialyseabteilung geschützt.
4. Die Qualifikation und die Anzahl der Mitarbeiter des multidisziplinären Teams sind ausgerichtet am klinischen Zustand der Patienten.
5. Die Pflege und Behandlung werden durch ein definiertes Qualitätssicherungsprogramm bewertet.
6. Der Dialysepatient wird im Notfall jederzeit behandelt.
7. Bei Bedarf werden dem Patienten andere Formen der Nierenersatztherapie angeboten.
8. Bei Auftreten übertragbarer Erkrankung wird eine Ausbreitung verhindert.
9. Die technische Aussattung (z. B. Dialysegeräte, Wasseraufbereitung etc.) befindet sich in einem ordnungsgemäßen Zustand.

10. Der Patient erleidet keine kurz- oder langfristigen Beeinträchtigungen und Komplikationen bedingt durch die technische Ausstattung.
11. Klinischer Abfall und infektiöses Material werden vorschriftsmäßig und unter ökologischen Gesichtspunkten entsorgt.
12. Die Kenntnisse des Patienten über seine Erkrankung und Behandlung sowie seine Einstellung hierzu werden richtig eingeschätzt.
13. Der Patient und seine Familie sind informiert, geschult und trainiert. Der Patient erklärt, daß die gewünschte Unabhängigkeit und Rehabilitation erreicht sind.
14. Die Dialysebehandlung wird sicher, qualitäts- und kostenbewußt durchgeführt.
15. Körperliche und psychosoziale Probleme und die Therapien sind dokumentiert.
16. Der Patient erklärt, daß seine Sexualität angesprochen und verständnisvoll behandelt wurde.
17. Der Patient und seine Familie werden in jeder Behandlungsphase angemessen unterstützt. Wenn erforderlich und vom Patienten gewünscht, wird er zur Beratung weiterüberwiesen.
18. Zur Transplantation gemeldete Patienten sind körperlich und psychisch optimal auf die Transplantation vorbereitet.
19. Vermeidbare Komplikationen am Gefäßzugang treten nicht auf.
20. Die angestrebten Ziellaborwerte des Patienten werden erreicht und im Normbereich gehalten.
21. Der Patient zeigt keine Anzeichen und Symptome einer unzureichenden Dialysebehandlung.
22. Der Patient erleidet keine vermeidbaren Komplikationen, die durch den Einsatz oder die Wiederverwendung von Einmalartikeln verursacht wurden. Anm. des deutschen Zweiges: Es sind keine Struktur- und Prozeßkriterien zur Wiederverwendung erstellt worden. Diese Aussage ist deshalb unvollständig und unter erheblichem Vorbehalt zu betrachten.
23. Die Pflegeergebnisse werden gemeinsam mit dem Patienten bewertet.
24. Der Patient zeigt eine zufriedenstellende Compliance bei der Dialysebehandlung, übernimmt Verantwortung für seine Pflege und ist in der Lage, kleine Schwierigkeiten und Komplikationen zu lösen.

Glossar

Absorption: entspricht Resorption; Aufnahme von Stoffen durch die Haut/Schleimhaut
Acetat: Salz der Essigsäure
Adsorption: Anlagerung einer Substanz im Grenzbereich zweier Phasen, beispielsweise zwischen fest und flüssig
Afterload: Nachlast des Herzens; der Widerstand, gegen den das Herz das Blut auswirft
Analgetikum: schmerzstillendes Medikament
Anastomose: Verbindung zweier Hohlorgane
Anatomie: Lehre vom Körperbau
Aneurysma: umschriebene Ausweitung eines arteriellen Blutgefäßes
Antigen: Substanz, die vom Körper als fremd erkannt wird und eine Immunantwort auslöst
Antikoagulation: Hemmung der Blutgerinnung
Antikörper: besondere Eiweiße, die von B-Lymphozyten als eine Antwort des Immunsystems auf antigene Substanzen gebildet werden mit der Fähigkeit zur Bindung des Antigens
Antiphlogistika: entzündungshemmende Medikamente
Aphasie: zentrale Sprachstörung
Äquilibrium: Gleichgewicht
artikulär: das Gelenk betreffend
asservieren: aufbewahren
asymptomatisch: ohne Krankheitszeichen
Aszites: Ansammlung von Wasser in der Bauchhöhle
Äthylenoxid (ETO): zur Sterilisation medizinischer Produkte eingesetzte Substanz
Auskultation: abhorchen, meist mit einem Stethoskop
auto-: Wortteil mit der Bedeutung „von selbst"
Autoimmunerkrankung: Erkrankungen, bei denen das Immunsystem eigene Körperbestandteile angreift
Azidose: Störung des Säure-Basen-Haushalts mit Abfall des arteriellen pH-Wertes unter 7,36
Basalmembran: Grundschicht aus komplexen Eiweißbestandteilen zwischen Epithel/Endothel und Bindegewebe
Biopsie: Entnahme einer Gewebeprobe
Bronchospasmus: Krampf der Muskulatur in den Atemwegen

Calcitriol: 1,25-Dihydroxycholecalciferol, in der Niere gebildeter Vitamin-D-Metabolit
Calcidiol: 25-Hydroxycholecalciferol, in der Leber gebildeter Vitamin-D-Metabolit
Cholecalcifediol: Vitamin D_3
chronotrop: Schlagfrequenz des Herzens betreffend
Compliance: Therapietreue des Patienten
Cross-match: Kreuzprobe
Derivat: Substanz, die aus einer anderen abgeleitet ist
Diaphragma: Zwerchfell
Diarrhö: Durchfall
Diastole: Abschnitt des Herzzyklus, bei dem die Herzmuskulatur erschlafft und die Herzhöhlen mit Blut gefüllt werden
Differentialdiagnose: Unterscheidung ähnlicher Krankheitsbilder
Diffusion: Ausbreitung eines Stoffes entlang eines Konzentrationsgefälles
Dilatation: Erweiterung
Dilution: Verdünnung
Dislokation: Lageveränderung
Dissoziation: Zerfall von Molekülen
distal: von der Körpermitte entfernt
Diurese: Harnausscheidung
Diuretika: Medikamente, die den Harnfluß erhöhen
dromotrop: Leitungsgeschwindigkeit des Herzmuskels
dys-: Wortteil mit der Bedeutung „Miß-, Fehl-"
Dyspnoe: Luftnot
Dysurie: schmerzhafte Harnentleerung
-ektomie: Wortteil mit der Bedeutung „herausschneiden"
Elektrolyte: Verbindungen, die in wäßriger Lösung in Ionen zerfallen
Embolie: Verlegung einer Gefäßleitung durch eine nicht im Blut gelöste Substanz
endemisch: Dauerverseuchung in einer bestimmten geographischen Region
endogen: von innen kommend
Endothel: Zellen, die die Gefäße und serösen Höhlen des Körpers auskleiden
epi-: Wortteil mit der Bedeutung „auf, darauf"
Exkretion: Ausscheidung
exkretorisch: ausscheidend
exogen: von außen kommend
Exsikkose: Flüssigkeitsmangel
Exsudat: durch Entzündung bedingter Austritt von Flüssigkeit und Zellen aus Blut- und Lymphgefäßen
extrakorporal: außerhalb des Körpers
extrazellulär: außerhalb der Zellen
Foetor: schlechter Geruch
Genese: Entstehung
Gradient: Gefälle
Hämatothorax: Blut innerhalb der Thoraxhöhle
hämodynamisch: Bedingungen des intravasalen Blutflusses (z. B. Druck, Flußgeschwindigkeit)

Hemiplegie: Halbseitenlähmung
Histologie: Lehre von den Geweben des Körpers
Homöostase: Gleichgewicht
Hormone: Wirkstoffe, die von besonderen Organen produziert und in das Blut abgegeben werden, um an ihrem Erfolgsorgan eine charakteristische Wirkung hervorzurufen
humoral: die Körperflüssigkeiten betreffend
hydrostatisch: Druck einer ruhenden Flüssigkeit
hyper-: Wortteil mit der Bedeutung „über"
Hypertrophie: Vergrößerung von Gewebe oder Organen durch Zunahme des Zellvolumens, aber nicht der Zellanzahl
hypo-: Wortteil mit der Bedeutung „unter"
idiopathisch: ohne erkennbare Ursache
Ileus: Darmverschluß
Immunsuppression: Unterdrückung der Immunantwort, Schwächung des Immunsystems
in situ: in natürlicher Lage
Inappetenz: fehlendes Verlangen nach Nahrung
Indikation: Veranlassung, eine bestimmte ärztliche Handlung vorzunehmen
Induration: Verhärtung
inguinal: im Bereich der Leiste
inhibierend: hemmend
Insuffizienz: Schwäche
Integrität: Unversehrtheit
intermittierend: abwechselnd
Interstitium: Zwischenraum; zwischen dem eigentlichen Parenchym gelegener Raum, der Bindegewebe, Gefäße und Nerven enthält
intrakraniell: innerhalb des Schädels
intrauterin: innerhalb der Gebärmutter
intravasal: in den Blutgefäßen
intrazellulär: innerhalb der Zellen
intrinsisch: von innen her, aus eigenem Antrieb
Ionen: geladene Teilchen, die in einem elektrischen Feld wandern; Anionen sind negativ geladen und wandern zum positiven Pol (Anode), Kationen sind positiv geladen und wandern zum negativen Pol (Kathode)
irreversibel: nicht umkehrbar
Ischämie: Verminderung der Durchblutung
Kapillare: feinste Blutgefäße mit einem Durchmesser von ca. 6–20 µm
Kollaps: Zusammenbruch
Kompartiment: abgeteilter Raum
kompatibel: verträglich
Kompensation: Ausgleich
Kompression: Zusammenpressung
Konstriktion: Zusammenziehung
Kontamination: Verunreinigung
Kontraindikation: Umstand, der die Anwendung einer bestimmten ärztlichen Heilmaßnahme auf jeden Fall verbietet

Kortikoide: in der Nebenniere gebildete Steroidhormone (z. B. Kortison)
kryo-: Wortteil mit der Bedeutung „Kälte"
kumulativ: anhäufend
Lumen: Hohlraum
makroskopisch: mit bloßem Auge sichtbar
Malnutrition: Sammelbegriff für Unter- und Fehlernährung
Metabolit: Stoffwechselprodukt
metastatisch: über Absiedelung entstanden
Miktion: Wasserlassen
Monitorisierung: Überwachung
Morbidität: Krankheitshäufigkeit
Morphologie: Lehre von der Organform und -struktur
Mortalität: Sterblichkeit
multi-: Wortteil mit der Bedeutung „viel"
Mutation: Veränderung des Erbgutes
nativ: sich im natürlichen Zustand befindend
Nekrose: Gewebstod
obsolet: veraltet
Ödem: Ansammlung wäßriger Flüssigkeit im Gewebe
okklusiv: verschließend
oligo-: Wortteil mit der Bedeutung „wenig"
ossär: den Knochen betreffend
Osmose: Diffusion einer Flüssigkeit durch eine semipermeable Membran, die zwei Lösungen unterschiedlicher Konzentration voneinander trennt und die nur für das Lösungsmittel durchlässig ist
Palpation: Untersuchung durch Betasten
Parenchym: besondere Zellen eines Organs, die seine Funktion ausmachen
parenteral: unter Umgehung des Magen-Darm-Traktes, d. h. intravenöse oder subkutane Gabe
parietal: wandständig
-pathie: Wortteil mit der Bedeutung „Krankheit, Schmerz"
pathologisch: krankhaft
Pathophysiologie: Lehre von den krankhaften Lebensvorgängen
Peptid: chemische Verbindung aus mehreren Aminosäuren
Perforation: Durchbohrung
peri-: Wortteil mit der Bedeutung „um etwas herum"
Permeabilität: Durchlässigkeit
Persistenz: das Erhaltenbleiben
Pharmakon: Arzneimittel im allgemeinen
Physiologie: Lehre von den normalen Lebensvorgängen
Pinozytose: Aufnehmen gelöster Stoffe ins Zellinnere
Pneumothorax: Luft im Raum zwischen dem äußeren und inneren Blatt des Rippenfells
Polysaccharid: hochmolekulare Kohlenhydrate, bestehend aus vielen Monosachariden
Prävention: Vorbeugung

Preload: Vorlast des Herzens, d. h. Dehnung der Herzmuskelfasern unmittelbar vor dem Auswurf des Blutvolumens
Prodromi: Vorzeichen
Prognose: Aussicht, Voraussage
Proliferation: Wucherung
Prophylaxe: Vorbeugung
Protein: allgemeine Bezeichnung für Eiweiße
proximal: zur Körpermitte hin
pseudo-: Wortteil mit der Bedeutung „Schein"
putride: faulig
pyo-: Wortteil mit der Bedeutung „Eiter-"
Rekonvaleszenz: Erholungsphase nach schwerer Erkrankung
Restriktion: Einschränkung
Retention: Zurückhaltung
retrograd: von hinten her
reversibel: umkehrbar
Rezidiv: Rückfall
reziprok: umgekehrt
Ruptur: Zerreißung
Sekretion: Absonderung
selektiv: auswählend
semipermeabel: halbdurchlässig
Sepsis: Allgemeininfektion mit Krankheitszeichen durch Einschwemmen von Krankheitserregern in die Blutbahn, landläufig Blutvergiftung
Singultus: Schluckauf
Soluta: gelöste Stoffe
Somnolenz: Schläfrigkeit
Sonographie: Ultraschalluntersuchung
Stenose: Engstelle
sub-: Wortteil mit der Bedeutung „unter"
Substitution: Vorgang des Ersetzens
Superinfektion: Zweitinfektion nach einer noch nicht ausgeheilten Erstinfektion
Surfactant: oberflächenaktive Substanz, die die Lungenbläschen auskleidet und vor dem Zusammenfallen schützt
Syndrom: zusammengehörende Gruppe von Symptomen, die typisch für eine bestimmte Erkrankung sind
synthetisch: künstlich
therapierefraktär: einer Behandlung widerstehend
Thromboembolie: Verlegung einer arteriellen Strombahn durch ein Blutgerinnsel
Thrombogenität: Neigung zur Aktivierung der Blutgerinnung
Thrombose: Bildung eines Blutgerinnsels
Toxin: Giftstoff
umbilikal: den Nabel betreffend
Urosepsis: Blutvergiftung, ausgehend vom Urogenitaltrakt
Urtikaria: Nesselsucht, Auftreten stark juckender Quaddeln
Vaskulitis: Gefäßentzündung
Vigilanz: Wachheitszustand

Visus: Sehschärfe
viszeral: die Eingeweide betreffend
Zirkulation: Kreislauf
Zytokine: Botenstoffe, die die Funktion weißer Blutkörperchen regeln

Literatur

Blake PG, Targets in CAPD and APD prescription. Perit Dial Int. 1996; 16 Suppl 1:S143–6
Blake PG, Techniques for modelling adequacy in patients on peritoneal dialysis. Am J Kidney Dis 1996 May; 27(5):750–3
Blumberg A, Weidmann P, Show S, Gnadinger, M (1988) Effect of various therapeutic approaches on plasma potassium and major regulating factors in terminal renal failure. Am J Med 85:507–512
BMG Bundesministerium für Gesundheit (1997) Fbmt-Kommentar zum Entwurf der BetreibVMP. (Pressemitteilung ND: 1994056, 1994) Fachverband Biomedizinische Technik, http://www.fkt.de/infobase
Böckmann RD (1980) Studie zur Verbesserung der Sicherheit von Dialyseverfahren und Dialysegeräten. (MAGS Ministerium für Arbeit, Gesundheit und Soziales des Landes Nordrhein-Westfalen) TÜV Rheinland, 1980
Bundesgesundheitsblatt Nr. 127. Anforderungen der Krankenhaushygiene bei der Dialyse (37. Jg Dez 1994)
Churchill DN, et al. Increased peritoneal membrane transport is associated with decreased patient and technique survival for continuous peritoneal dialysis patients. The Canada-USA (CANUSA) Peritoneal Dialysis Study Group. J Am Soc Nephrol. 1998 Jul; 9(7):1285–92
Daugirdas JT: Second generation logarithmic estimates of single-pool variable volume Kt/V: An analysis of error. J Am Soc Nephrol 4:1205–1213, 1993
Daugirdas JT, Todd SI (1994) Handbook of dialysis, 2nd edn. Little Brown Handbook, Boston
DOQI (Dialysis Outcomes Quality Initiative): Guidelines. National Kidney Foundation 1997
EDTNA/ERCA Deutscher Zweig, Sonderveröffentlichung 1995: Qualifikation in der nephrologischen Pflege, Stellenbeschreibungen, Nephrologische Weiterbildung. Pabst Science Publishers, Lengerich 1995
Franz HE, Jörl WH (1997) Blutreinigungsverfahren. Technik und Klinik, 5. Aufl. Thieme, Stuttgart New York
Gokal R, Nolph KD (1994) The textbook of peritoneal dialysis. Kluwer academic, Dordrecht
Hartmann R, Huland H (Hrsg) (1997) Urologie. Springer, Berlin Heidelberg New York Tokyo
Henrich WL (1994) Prinicples and practice of dialysis. William & Wilkins, Baltimore
Ifudo O, Current concepts: Care of patients undergoing hemodialysis. N Engl J Med 15:1054–62, 1998
Jacobs C, Kjellstrand CM, Koch KM, Winchester JF (eds) (1996) Replacement of renal function by dialysis, 4th edn. Kluwer academic, Dordrecht
Jacobson HR, Striker GE, Klahr S (1995) The principles and practice of nephrology, 2nd edn. Mosby, St. Louis
Keane et al. (1996) Peritoneal Dialysis related peritonitis treatment recommendations. Perit Dial Int 16:557
Keane WF, et al. Peritoneal dialysis-related peritonitis treatment recommendations: 1996 update. Perit Dial Int. 1996 Nov-Dec; 16(6):557–73
Langkau GH (1997) Der Gefäßzugang für die chronische Hämodialysebehandlung aus gefäßchirurgischer Sicht. Spektrum der Nephrologie 5:63–65
Lanzendörfer C, et al. (1998) Innere Medizin, 1. Aufl. Springer, Berlin Heidelberg New York Tokyo
Larsen R (1994) Anästhesie und Intensivmedizin für Schwestern und Pfleger, 4. Aufl. Springer, Berlin Heidelberg New York Tokyo
Lindley E (1994) Ultrafiltration in Dialysis. EDTNA Journal 20:4–6

Millipore GmbH (1996) Technologien und Konzepte für die moderne Reinstwasseraufbereitung. (Firmenhandbuch) Eschborn

Osmonics Inc (1997) Pure Water Handbook. (Firmenhandbuch) Minnatonka, MN-USA

Pastan S, Bailey J, Dialysis therapy. N Engl J Med 20:1428–1437, 1998

Pickering SJ, et al. Urokinase: a treatment for relapsing peritonitis due to coagulase-negative staphylococci. Nephrol Dial Transplant. 1989; 4(1):62–5

Remuzzi G, Livio M, Merino G, de Gaetano G (1978) Bleeding in renal failure. Altered platelet function in chronic uremia only partially corrected by hemodialysis. Nephron 22:347–353

Schmidt RF, Thews G (Hrsg) (1980) Physiologie des Menschen, 20. Aufl. Springer, Berlin Heidelberg New York

Schönweiss G (1996) Dialysefibel, 2. Aufl. Abakiss, Bad Kissingen

Spornitz UM (1996) Anatomie und Physiologie. Lehrbuch und Atlas für die Fachberufe im Gesundheitswesen, 2. Aufl. Springer, Berlin Heidelberg New York Tokyo

Stein G, Ritz E (1994) Diagnostik und Differentialdiagnostik der Nierenerkrankungen, 2. Aufl. Gustav Fischer, Jena Stuttgart

Tamm M, Ritz R, Thiel G, Truniger B (1990) Hyperkalemic emergency: causes, diagnosis and therapy. Schweiz Med Wochenschr 120:1031–1036

United States Renal Data System (USRDS) (1994) Annual Data Report, Bethesda/Md. National Institutes of Health Institutes of Diabetes and Digestive and Kidney Diseases

Waeleghem JP, Odenwälder P (1995) Europäische Standards für die nephrologische Pflegepraxis. (Herausgegeben vom Deutschen Zweig der EDTNA-ERCA). Pabst, Lengerich

Water Qualitiy Association (1995) What is Distillation. Water Review Technical Brief, 10 (2)

Water Qualitiy Association (1995) What is Reverse Osmosis. Water Review Technical Brief, Volume 10 (3)

Willms B (1994) Was ein Diabetiker alles wissen muß. Kirchheim, Mainz

Sachverzeichnis

AAMI (s. Association Advancement for Medical Instrumentation)
AB0-Kompatibilität 411
Abel, Jahn Jakob 3
Abfallentsorgung 384
abfließendes Dialysat 161
Abnahmeport
– arterieller 204
Absperrklemme 196
– venöse 166, 175, 176
Abstoßung
– akute 437–439, 443
– chronische 437, 438
– vaskuläre 443
Acetaminophen 430
Acetat 5, 137–139
Acetatbeladung 138
Acetatdialyse 190
– Blutdruckabfall 138
– Zusammensetzung 132
acetatfreie Biofiltration
– Vorteil 141
Acetylcystein 430
Acetylsalicylsäure 429
Acrylhydrogel 423
ACT (s. aktivierte Gerinnungszeit)
adäquate Peritonealdialyse 302
– Bewertungskriterium 305
– CANUSA-Studie 303
– Clearancerichtlinie 304
– praktisches Vorgehen 304
ADH (s. antidiuretisches Hormon)
ADPKD (s. autosomal dominante polyzystische Erkrankung der Niere)
Adsorption 33, 34, 151, 153
Adsorptionsmedium 422
Adsorptionsprozeß 155
afferente Arteriole 13-16
AIDS 411
AIN (s. akute interstitielle Nephritis)
aktives Medizinprodukt 162
aktivierte Gerinnungszeit (ACT) 110, 427
Aktivkohle 422
Aktivkohlebeschichtung 423
Aktivkohlefilter 155
aktueller Pflegestandard 7

akute Abstoßung 437, 443
– Symptome 439
akute interstitielle Nephritis (AIN) 39
– Therapie 40
akute Unverträglichkeit gegenüber Dialysatoren/Schläuchen 240
– ACE-Hemmer 241
– AN69 241
– bakteriell kontaminiertes Dialysat 241
– Blutderivat 243
– Diagnose 242
– Eisendextran 243
– Ethylenoxid (ETO) 241
– Medikamente 243
– Therapie 242
– unspezifische Reaktion (Typ B) 242
akuter Gefäßzugang 78
akutes Nierenversagen (ANV) 55
– intrinsisches 60
– nichtoligurische Form 57
– postrenales 60
– prärenales 60
– Stadien 58
Alarm 160
– dialysatseitiger 215
Alarmbedingung 161
Alarmfenster 161, 173
Alarmgrenze 172
Alarmsignal 161
Albuminlösung 409
Aldosteron 18, 19, 27
Alkalose 135, 142
– metabolische 143
– respiratorische 144
Allergie 414
allgemeiner pflegerischer Standard 8
Allotransplantat 437
Alport-Syndrom
– Augenbeteiligung 38
– Innenohrschwerhörigkeit 38
Aluminium 147, 148
Aluminiumosteopathie 339
Alwall, Niels 4
Aminosäure
– basische 20
– neutrale 20

- Rückresorption 19
- saure 20
- sonstige 20
Ammoniumchlorid 142
Amyloidose
- dialyseassoziierte 357
Analgetikanephropathie 40
Anämie
- Aluminiumintoxikation 350
- Erythropoetintherapie 350
- renale 26, 63, 66
- Therapie 350
- Ursachen 350
anaphylaktischer Schock 414
Anastomosenleck 453
Aneurysmen 37, 94
Angiotensin I 27
Angiotensin II 27
Angiotensinkonversionsenzym (ACE) 27
Anionenaustauscherharz 148
ANNA 6
Anpreßrolle 168
anthropometrische Messung 336
Antibasalmembrannephritis 48
antidiuretisches Hormon (ADH) 18, 25, 42
Antidiurese 20
Antigen 48, 374
Antigen-präsentierende Zelle 438
Antikoagulation 107, 205
- Heparin 108
- niedermolekulares Heparin (NMH) 111
- regionale 113
Antikörper 48
- monoklonale 442
- polyklonale 442
Antikörper-Rebound 407
Antiphlogistika
- nicht-steroidale 41
Anurie 57
ANV (s. akutes Nierenversagen)
Arbeitsschutz 163
area cribosa 13
Arealpunktion 100
arteria arcuata 14
arteria renalis 13
arterielle Druckmessung 170
arterielle Kanüle 166, 170, 207
arterielle Nadel 207
arterieller Druck 171
arterieller Druck zu hoch
- mögliche Ursachen 213
arterieller Druck zu niedrig
- mögliche Ursachen 213
arterieller Druckalarm 212
arterieller Hypertonus 352
- Komplikationen 351
- Therapie 351
arterielles Schlauchsystem 159, 165
- Blasenfänger 165
- Druckaufnehmerschlauch 165

- Leck 174
- Schlauchanschluß für die Heparinpumpe 165
- Zulaufmöglichkeit für Infusion 165
- Zuspritzstelle 165
Arteriendissektion 453
Arteriendruckmonitor 165
Arteriole
- afferente 13-16
- efferente 13-16
Arteriosklerose 54
Arzneimittel 162
Arzneimittelgesetz 384
Association Advancement for Medical Instrumentation (AAMI) 146
asymmetrische Membran
- Außenschicht 119
- Innenschicht 119
Aszites 372
Äthanol 431
Äthylenglykol 431
Auffrischimpfung 381
Ausgleichskammer 206
Auslaufstörung 320
Ausscheidung
- Aminosäuren 43
- Glukose 43
- Phosphat 43
Auswertung
- der Patientenbeobachtung 8
- von Befunden 8
Autoimmunerkrankung 1, 51
Autoklavierung
- Verbrühungsgefahr 387
autologer Shunt 99
autosomal dominante polyzystische Erkrankung der Niere (ADPKD) 36
- Vererbung 37
autosomal rezessive polyzystische Erkrankung der Niere 38
Autosterilisation 385
AV-Fistel 5, 86
Azathioprin
- Nebenwirkung 441
Azidose 142, 429
- distal tubuläre 43
- metabolische 135-137, 143
- proximal tubuläre 43
- renal tubuläre 42
- respiratorische 143
Azidosekorrektur 137

Backfiltration 214
Bajonettverschluß 165
Bakterium 148
- gramnegatives 149
Balkan-Nephropathie 40
Basalmembran 14-16
- glomeruläre 16
Basendefizit 137
Basenkonzentrat 138

Sachverzeichnis

basische Aminosäure 20
Baumwollzellulose 116
Belzer-Lösung 451
benigne Nephrosklerose 54
Beratungsgespräch 6
Bereichskleidung 382
Bergström-Verfahren 254
Berk, Hendrik 4
besondere Dialyseindikation
– Erstdialyse bei sehr hohen Nierenretentionswerten 271
Betreuung
– interdisziplinäre 7
– psychosoziale 9
Betrieb
– abgesicherter 160
– gefährdungsfreier 160
BGA (s. Bundesgesundheitsamt)
Bikarbonat 137–144
– aktuelles 142
Bikarbonatdialyse 190, 431
– Proportionierung 138
– Zusammensetzung 132
bikarbonathaltiges Dialysat
– Kalziumcarbonat 138
– Verkeimung 138
Bikarbonatlösung 141
Bilanzierung 413
Bilanzkammer 178, 183
Biofiltration
– acetatfreie 139, 141
Bioflux 117
bioinkompatibel 120
biokompatibel 120
biologische Membran 116, 117
Blasenfänger 206
Blei 43
Blut
– geronnenes 211
– Rückführung 218
Blutangebot des Shunt 170
Blutbildung 26
Blutdruckabfall 133, 138, 212, 223
– Acetatdialyse 226
– Antihypertensiva 225
– Diabetes mellitus 226
– Gewicht 225
– kardiale Kompensationsmöglichkeit 225
– Natriumkonzentration 225
– Prophylaxe 224
– Temperatur des Dialysats 225
– Therapie 226
– Trockengewicht 225
– urämische Neuropathie 226
– Ursachen 224
– Volumenentzug 224
Blutdruckalarm 214
Blutdruckanstieg
– Therapie 236
– Ursachen 236
Blutdruckeinstellung 67
Blutdruckkrise 66

Blutdruckmessung 67, 227
Blutdruckprotokoll 67
Blutfluß 125, 128, 158, 159, 186, 188
Blutflußwiderstand 170
Blutfüllvolumen 124, 158
Blutgasanalysator 136
Blutgasanalyse
– Normalwertbereich 143
– Shunt 143
Blutgase 135
– Kontrolle 67
Blutgerinnung 160
Blutgruppenmerkmal 437
Blutheizung 424
Bluthochdruckkrise 65, 67
Blutkompartiment 122
Blutkonserve 64
Blutkreislauf 159
Blutleckalarm 217
Blutleckdetektor 193
– Sensitivität 194
Blutleckerkennung 194
Blutleckmonitor 193
Blutpumpe 4, 159, 165–167, 170, 196, 203
– Handbetrieb 216
Blutpumpengeschwindigkeit 170, 207, 214
Blutreinigungsverfahren 2
– kontinuierliches 140
Blutrückgabe 175
Blutschaum 174
Blutschlauch 169
– Abknicken 206
– arterieller 159, 165
– venöser 201
Blutschlauchsystem 203
– Füllung und Spülung 201
– Leck 159
Blutverlust 63, 160, 172
Blutzellzentrifuge 406
B-Lymphozyten 435
Booster-Impfung 381
Bowmansche Kapsel 13–15, 37, 47
Bradykinin 121
Brescia 5
Brescia-Cimino-Fistel 86
– Venentraining 87
Brown-Molekularbewegung 150
Bundesgesundheitsamt (BGA) 382
Bypassfunktion 216

CAPD (s. kontinuierliche ambulante Peritonealdialyse)
Carbonatpräzipitation 139
CAVH (s. kontinuierliche arterio-venöse Hämofiltration)
CAVHD 159, 265
CAVHDF 265
CCPD (s. kontinuierliche zyklische Peritonealdialyse)
Cellophan 4, 117

chemische Desinfektion 200
Chlor 145
Chlorambucil 51
Chlorid 137
Cholecalciferol 27
1,25 Cholecalciferol 25
chronische Abstoßung 437, 438
chronische Glomerulonephritis 44, 47
chronische interstitielle Nephritis 40
chronischer Gefäßzugang 85
Ciclosporin 441
– Nebenwirkung 442
Cimino 5
Clearance 125, 127, 427, 428
– Formel 24
– peritoneale 283
– von Inulin 24
CO_2 139, 142
columnae renales 13
Compliance 66
Coriolis-Effekt 187
cortex 13
cross-match 438, 445
Cuprammoniumprozeß 117
Cuprophan 116, 117
– cut-off 32, 118, 128
– Haltbarkeit 118
– Porenradius 118
Cuprophanmembran 122
cut-off 32, 118, 128
CVVH (s. kontinuierliche veno-venöse Hämofiltration)
CVVHD 265
CVVHDF 265
Cycler 312
Cyclophosphamid 51

Dampfsterilisation 424
DAPD (s. daytime ambulatory peritoneal dialysis)
daytime ambulatory peritoneal dialysis (DAPD) 302
DDAVP 64
DEAE (s. Diethylaminoethyl)
Depression 363
Desinfektion 219
– chemische 200, 386–388
– thermische 386
– zitrothermische 386, 387
Desinfektionscheck 200
Desinfektionsmittel
– Sicherheitshinweise 388
Destillation 151, 152
Diabetes insipidus 26
– nephrogener 42
Diabetes mellitus 139, 354
diabetische Nephropathie 46, 51
– Diagnose 52
– Sonographie 52
diabetisches Fußsyndrom
– Fußpflege 354
– medizinisch-pflegerische Maßnahmen 355

– Risikofaktoren 354
– Symptome 354
– Ursache 354
dialysance 125
Dialysat 155, 189
– abfließendes 161
– Ablaufschlauch 385
– bikarbonathaltiges 138
– Desinfektion 384
– Leitfähigkeit 191
– Menge 133
– Natriumkonzentration 133, 134
– pH-Wert 191
– Proportionierung 190
– pufferfreies 139, 141
– Reinigung 384
– retrograde Verkeimung 385
– Rückfiltration 384
– Zusammensetzung 132
Dialysatbypass 189
Dialysatcheck 200
Dialysatdruck 161
Dialysatentgasung 193
Dialysatfluß 128, 158, 161, 186, 188
– kontinuierlicher 184
Dialysatflußmessung
– konstante 186
Dialysegerät
– Funktionstüchtigkeit 200
– self-check 200
Dialysatherstellung 147
Dialysatkalium 135
Dialysatkompartiment 122
Dialysatkonzentrat 133
– basisches 385
– Flüssigkonzentrat 190
– saures 385
– Trockenkonzentrat 190
– Zusammensetzung 191
Dialysatkonzentration 161
Dialysatkreislauf 159
– doppelter 183
– geschlossener 181
Dialysatmagnesium 137
Dialysator 134, 158, 161, 164, 165, 170, 171
– Füllmenge 207
– Füllvolumen 123, 188
– High-efficiency-Dialysator 127
– High-flux-Dialysator 127
– Hohlfaserdialysator 123
– Kapillardialysator 123
– Low-flux-Dialysator 127
– Membranbildung 179
– Plattendialysator 123, 124
– Thrombosierung 172, 212
– Wiederbenutzung (Reuse) 334, 384
Dialysatorclearance 125
Dialysatorenfamilie 126
Dialysatproportionierung
– Leitfähigkeitsmessung zur Überwachung 191
Dialysatreservoir 182

Dialysatrezirkulation 183
Dialysatrücklaufpumpe 186
dialysatseitiger Alarm 215
Dialysattank 181
Dialysattemperatur 161, 189, 192
- zu hoch 215
- zu niedrig 215
Dialysatwechsel-Doppelbeutelsystem 311
Dialysatzusammensetzung 189
Dialyse 3, 155, 156, 202
- Beendigung 218
- heparinfreie 113, 176
Dialyse und Röntgenkontrastmittel 272
- gadoliniumhaltige Kontrastmittel 273
- jodhaltige Kontrastmittel 272
- prophylaktische Dialysebehandlung 273
dialyseassoziierte Amyloidose
- β_2-Mikroglobulin 357
Dialysebeginn 71
Dialysebehandlung
- erste 3
Dialyseeffizienz 333
Dialyseeinheit 6
Dialysegerät 160, 162, 204, 426
- Aufrüsten 203
- Betreiber 161
- Desinfektion 386
- Hersteller 161
- sicherer Zustand 161
- Sterilisation 386
Dialyseindikation
- absolute 70
- relative 70
Dialysekonzentrat 149
Dialysemembran
- Cellophan 4
- Cuprophan 5
- Fischblase 3
- Hühnerdarm 3
- Kälberperitoneum 3
- Membranruptur 193, 217
- Polyacrylnitril 5
- Polysulfon 5
Dialysemenge 329
Dialysenadel
- paravasale Lage 210
Dialysepatient
- Blutentnahme 177
- Blutverlust 177
Dialyseprotokoll 200, 204, 208, 209, 219
Dialysequalität 330-333
Dialysetechniker 7, 156
Dialyseverfahren
- Durchführung 6
Dialysewasser 146
DiaPES 117
Diät für Dialysepatienten
- Eiweißzufuhr 390
Diethylaminoethyl (DEAE) 118
Diffusion 2, 33, 34, 119, 120, 125, 127, 132, 150, 189
Diffusionsgradient 133

Diffusionsstrecke 126
Diffusionswiderstand 126
Digitalis 58, 134
Digitoxin 430
Digoxin 430
1,25-Dihydroxycholecalciferol 27
Diphtherie 381
Disäquilibriumszustand 139
distale Ischämie 94
distaler Tubus 14, 19
Diuretika 143
Dopamin
- Nierendosis 60
Doppelpumpenbetrieb
- Arbeitstakt 196
Doppelpumpendialyse 197
Druck
- arterieller 171
- hydraulischer 31
- hydrostatischer 32
- kolloidosmotischer 30, 31
- onkotischer 30, 31
- osmotischer 30
- venöser 171, 172
Druckabfall
- arterieller 172
- venöser 172
Druckableitung 206
Druckalarm
- arterieller 212
- venöser 210
Druckalarmgrenze 172
Druckanzeige 206, 209
Druckaufnehmer 170
druckkontrollierte Ultrafiltrationsmessung 178
Druckmessung
- arterielle 170
- venöse 175
Druckmonitor 173
Drucksensor 173
Durchführungsverantwortung 8
Durst 133, 134
Dysäquilibriumsyndrom 133, 232
- Prophylaxe 233
- Symptome 233
- Therapie 233
- Ursachen 232
dysmorpher Erythrozyt 44

EDTNA (s. European Dialysis and Transplant Nurses Association)
efferente Arteriole 13-16
Einmalhandschuhe 382, 383
Einnadeldialyse (siehe Single-Needle-Dialyse)
Einpumpenprinzip
- Arbeitstakt 195
Eiweiß 399-401
- Bedarf 399
- Zufuhr 330
elektrische Leitfähigkeit 145, 146
elektrischer Widerstand 146

Elektrolyt
- Kontrolle 67
Emboliegefahr 175
Endotoxin 149
Engelberg 4
Enzephalopathie 147
- urämische 63, 64
Erbrechen 143
Ernährung 336
erste Dialysebehandlung 3
Erythrogenin 26
Erythropoese 25
Erythropoetin 25, 26, 64
Erythropoetinogen 26
Erythrozyt
- dysmorpher 44
- verkürzte Lebenszeit 63
Erythrozytenzylinder 44
Ethylenoxid (ETO) 167
ETO (s. Ethylenoxid)
europäischer Kernlehrplan 7
Eurotransplant Foundation 443, 450
EVAL C 117
EVAL D 117
Exit-site-Infektion
- akute 295
- chronische 295
- Management 296
- Prophylaxe 297
- Therapie 295
- Verlauf gut 295
- Verlauf indifferent 295
- Verlauf perfekt 295
Expansionskammer 195, 196
extrakorporaler Kreislauf 171
- Blutdruck 170
- Gefahren 160
- Lufteintritt 174
- Thrombosierung 177
extrakorporales System
- Druckverhältnis 170, 171, 209
extrakorporales Volumen 158
Extrazellulärraum (EZR) 28
EZR (s. Extrazellulärraum)

Fachkrankenschwester 8
familiäre Hypercholesterinämie 419
Fanconi-Syndrom 18, 43
Fehlfunktion
- Anzeige 161
Fettstoffwechselstörung 417
FF (s. Filtrationsfraktion)
Filtratfluß 158
Filtration 2, 17, 32, 151, 155
Filtrationsdruck
- effektiver 16
Filtrationsfraktion (FF) 24
Filtrationsmembran
- glomeruläre 32
- Selektivität 32
Filtrierbarkeit

- Eieralbumin 17
- Glukose 17
- Hämoglobin 17
- Harnstoff 17
- Inulin 17
- Myoglobin 17
- Rohrzucker 17
- Serumalbumin 17
- Wasser 17
FIN-Typ-Zellulose 117
Fistel
- native arteriovenöse 5, 86
Fistulographie 93, 96
fixe Säure 142
Fluorid 148
Flüssigkeitsrestriktion 68
Flüssigkonzentrat 190
Flußpumpe 182, 183
Flußsensor 187
foetor uremicus 63
Fördervolumen des Shunts 213
Formaldehyd 431
fossa iliaca 445
Frischplasma (FFP) 409, 410
Frostschutzmittel 431
Furosemid 19, 60
Fußsyndrom
- diabetisches 354
Gammabestrahlung 167
Garrelts 4
Gasblase 193
GBS (s. Guillain-Barré-Syndrom) 416
Gefäßprothese 99
Gefäßzugang 92, 164
- akuter 78
- chronischer 85
Gegenstromprinzip 188, 201
Gelbsucht 372
gemischte Kryoglobulinämie 415
Genius-Tankniere 184, 186
- Blut-Dialysat-Pumpe 185
- Dialysatbehälter 185
- doppelseitige Schlauchpumpe 185
- zentrales Verteilungsrohr 185
Gerätebuch nach MedGV 164
Gerätereinigung 219
Gerinnungsfaktor 410
Gerinnungskaskade 121
Gerinnungsparameter 204
Gerinnungssystem 121
- Aktivierung 176
Gesamtkörperwasser (GKW) 28
GFR (s. glomeruläre Filtrationsrate)
Gillespie 5
GKW (s. Gesamtkörperwasser)
Glastank 181
- spiralförmiger 182
glomeruläre Basalmembran 16
glomeruläre Filtrationsmembran 32
glomeruläre Filtrationsrate (GFR) 21
glomeruläre Nierenerkrankung
- klinisches Syndrom 43

glomeruläre Proteinurie 20
glomeruli 12, 39
Glomerulonephritis 39, 43, 56
– chronische 44, 47
– IgA 50
– pauci-immune 49
– rapid progrediente 44, 46
Glomerulosklerose 50
glomerulus 13, 14
Glukose 31, 139, 140
– Transportmaximum 19
Glykolsäure 431
Goodpasture-Syndrom 46, 415
Gore-Loop 172
Graham, Thomas 3
gramnegatives Bakterium 149
Granula 422
Granulozyten
– neutrophile 121
Guillain-Barré-Syndrom (GBS) 416

Haas, Georg 3
halbdurchlässige Membran 3
Halbmond, glomerulärer 46
– Bildung 47
Hämatoperitoneum 320
Hämaturie 38
Hämodiafiltration (HDF) 2, 5, 127, 128, 139, 140, 149, 155, 249
Hämodialyse 34, 90-92, 119, 127, 139, 147, 425
– kontinuierliche 264
Hämofilter 118, 120
Hämofiltration 5, 33, 127, 128, 139, 140, 253, 413
Hämofiltrationsgerät 426
Hämofiltrationslösung 140, 412
Hämoglobin 144
Hämolyse 160, 168, 192, 211, 423
– Symptome 234
– Therapie 234
– Ursachen 234
hämolytisch-urämisches Syndrom (HUS) 410, 416
Hämoperfusion 424, 425, 429
– Blutfluß 427
– Heparinbedarf 427
– pflegerische Aufgabe 426
Hämoperfusionskartusche 425, 426
– Sättigung der 422
Händedesinfektion 383
Harn-Konzentrationsfähigkeit 26
Harnleiter 12, 13
Harnstoff 31, 127, 332
– Verteilungsvolumen 332
Harnstoffclearance 125, 127, 332
– Blut- und Dialysatfluß 334
– Dialysezeit 334
– Oberfläche des Filters 334
Harnstoffkinetikmodell 335
Harnstoffkonzentration 331
Harnstoffproduktion 331
Harnstoffreduktionsrate (URR) 331, 333

Harnstoffrezirkulation 96
Harnstoffspiegel 140
Harnstoffwert
– postdialytischer 331, 336
– prädialytischer 330, 331
Harnwegsinfekt 37, 65, 66
Hartwassersyndrom 137, 147
– Symptome 236
– Therapie 236
– Ursachen 236
Hauterkrankungen
– Half-and-half-nail-Syndrom 356
– Pruritus (Juckreiz) 355
– Pseudoporphyrie 356
HAV (s. Hepatitis-A-Virus)
HBV (s. Hepatitis-B-Virus)
HCV (s. Hepatitis-C-Virus)
HDF (s. Hämodiafiltration)
HDV (s. Hepatitis-D-Virus)
Heimdialyseverfahren 68, 75
Heißdesinfektion 200
Heizkissen 424
Heizsystem 161
HELP (s. heparininduzierte extrakorporale LDL-Präzipitation)
Hemophan 116–118
Henderson-Hasselbalch-Gleichung 142
Henlesche Schleife 19
– absteigender Teil 14
Heparin 3, 415
– Dosierung 109, 110, 177
– intermittierende Gabe 109, 204
– kontinuierliche Gabe 109, 176, 204
– Nebenwirkung 108, 109
– Überdosierung 177
– Wirkweise 108
– Zufuhr 109
heparin induzierte Thrombozytopenie (HIT)
– Typ 2 108
Heparinbolus 204
Heparincheck 204
heparinfreie Dialyse 113
heparininduzierte extrakorporale LDL-Präzipitation (HELP) 417
Heparinperfusorspritze 166
Heparinpumpe 165, 177
Heparinschlauch 177
Heparinzufuhr
– Technik der 176
Hepatitis 411
Hepatitis A
– fäkal-orale Übertragung 373
Hepatitis B 444
– aktive Impfung 377, 381
– Antigen 374
– Antikörper 376
– ausgeheilte akute Infektion 376
– chronische Verlaufsform 376
– Impfantwort 377
– parenterale Übertragung 374
– Prophylaxe und Impfung 377

Hepatitis C 444
- chronische Hepatitis 378
- Durchseuchung 378
- Prophylaxe und Therapie 379
Hepatitis D 378
Hepatitis G 379
Hepatitis-A-Virus (HAV)
- HAV-Vakzine 373
Hepatitis-B-Virus (HBV) 373
- Antikörperreaktion 374, 375
- symptomloser Trägerstatus 374
- Virusaufbau 374
Hepatitis-C-Antikörper 375
Hepatitis-C-Virus (HCV)
- Anti-HCV-Antikörper 378
- Infektiosität 379
Hepatitis-D-Virus (HDV)
- Antikörper 378
- Superinfektion 378
Herpesvirus 447
Herz
- Pumpfunktion 32
Herzbeutelentzündung
- urämische 64
Herzbeutelpunktion 64
Herzerkrankung
- koronare 419
Herzinfarkt 419
Herzrhythmusstörung 134
Hess 3
Heydes 3
High-efficiency-Dialysator 127
High-efficiency-Dialyse 126, 188, 253, 334
High-flux-Dialysator 118, 120, 127, 158, 180
High-flux-Dialyse 2, 138, 188, 246, 335, 384
High-flux-Filter 149
High-flux-Membran 116
Hirntod 448
Hirntoddiagnostik 449
Hirntodkriterium
- Beobachtungszeit 448
Hirudin 3, 107
HIT (s. heparin induzierte Thrombozytopenie)
HIV (human immunodeficiency virus) 379, 444
- Virusabtötung 380
HIVAN (s. HIV-assoziierte Nephropathie)
HIV-assoziierte Nephropathie (HIVAN) 379
HLA-Eigenschaft 434
HLA-System 434
- molekularbiologische Typisierung 435
- serologische Typisierung 435
Hohlfaser 123
Hohlfaserdialysator 123
Homocysteinämie 353
Hormon
- renales 24
Hospitalkeim 371
Humanalbumin 412
hydraulische Permeabilität 118–120, 128
hydrostatischer Druck 32
Hygienefachkraft 382

Hygieneplan 156, 382
Hypalbuminämie 45
hyperakute Abstoßung 437
Hyperfiltration 52
Hyperimmunglobulin 377
Hyperimmunserum 377
Hyperkaliämie 63, 135, 188, 417, 447
- Symptomatik 58
- Therapie der 58
Hyperlipidämie 45, 417
Hyperlipoproteinämie 353
Hypertonie 37, 52
Hypertonus
- arterieller 351, 352
Hyperventilation 144
Hyperviskositätssyndrom 416
Hypervolämie 59, 63, 205
Hypoglykämie 139, 424
Hypokaliämie 135
Hypokalzämie 136, 411, 414, 415
Hypotonie 414
Hypovolämie 203

IgA-Glomerulonephritis 50
Ikterus 372, 376
Immunadsorption 417
Immunfluoreszenz
- granuläres Muster 48
- lineares Muster 48, 49
Immunglobulin 373
Immunkomplex 48
Immunkomplexnephritis 48
Immunsuppression 415, 439
Immunsuppressiva
- Behandlungsschema 443
immunsuppressive Therapie 51, 416
Impfschema 382
Impfung
- aktive 377
- Auffrischimpfung 381
- Booster-Impfung 381, 382
- Diphtherie 381
- Influenzaimpfung 381
- Konversionsrate 382
- Non-Responder 377
- Tetanus 381
Incompliance 67
indirekte Blutdruckmessung nach Riva-Rocci
- auskultatorische Lücke 228
- Korotkow-Töne 227
- Manschettenbreite 227
Induktion
- elektromagnetische 186
Infektion 93, 160, 344–349, 447
- Anfälligkeit 414
- des oberen Harnwegstraktes 347
- des unteren Harnwegstraktes 348
- Diagnose 345
- Pneumonie 349
- Symptome 345
- Therapie 345
- über den Gefäßzugang 344

Infektionsverhütung 382
Influenzaimpfung 381
Information 9
Infusion 203
Infusionslösung 384
Infusionspumpe 176
Inouye 4
Instruktion und Beratung 9
Insulin 58
interdisziplinäre Betreuung 7
interdisziplinäre Zusammenarbeit 65
Interferontherapie 376
Interleukin-2 441
Intermittierende Peritoneal Dialyse (IPD) 302
interstitielle Flüssigkeit (ISR) 28
interstitielle Nierenerkrankung 39
Interstitium 134
Intravasalraum (IVR) 28, 134
Intrazellulärraum 134
intrinsisches ANV
– Therapie 60
Inulin 127
Inulinclearance 23, 24
Ionenaustausch 151, 152
Ionenverteilung 30
Ischämie
– distale 94
ISO/IEC-Norm 146
isolierte Ultrafiltration 254
Isolierung 383
ISR (s. interstitielle Flüssigkeit)
iuxtaglomeruläre Zelle 27
IVR (s. Intravasalraum)
IZR (s. Intrazellulärraum)

Juckreiz
– Ethylenoxid 231
– Heparin 231
– sekundärer Hyperparathyreoidismus 231
– Therapie 231
– Ursache 231
– UV-B-Lichttherapie 231
– Weichmacher 231

Kalibrierung 161
Kalium 31, 134
– Kaliumbedarf 391
– Kaliumreduktion 391
– Störungen des Kaliumhaushaltes 391
– Vorkommen 390
– Wirkungsweise 390
Kaliumchlorid 135
Kaliumzufuhr
– Senkung 68
Kallidin 121
Kallikrein-Kininogen-Kinin-System 121
Kalzium
– Gesamtkalzium 136
– ionisiertes 136
– Kalziumbedarf 396
– Kalziumresorption 395

– Regulation des Kalziumstoffwechsels 394
– Störungen des Kalziumhaushalts 395
– Vorkommen 394
– Wirkungsweise 394
Kalziumsubstitutionspräparat 136
Kanüle
– arterielle 166, 170
– Dislokation 172
– venöse 166
Kapillardialysator 123
Kapillare 123
Kapillarendothel 15, 16
kardiovaskuläre Erkrankung 351
Karpaltunnelsyndrom 122, 358
Kaskadenfiltration 417
– Ablauf des Verfahrens 408
– Flußschema 418
Katabolismus 58
– Ursachen 401
Kationenaustauscherharz 147, 148
Kationentauscher 59
Keimkontamination des Dialysats
– Vermeidung der 67
Kernlehrplan
– europäischer 7
Kiil, Frederik 4
Kiil-Plattendialysator 4
Klick-Klack-System 194, 195
Knochenstoffwechsel 25, 136
Knopflochpunktion 100
Kochsalzlösung
– physiologische 201
Kohlensäure
– flüchtige 142
Kokosnussschalenkohle 422
Kolff, Willem Johann 4
Kollagen-Synthese 38
kolloidosmotischer Druck 30
Kolloidum 423
Komplementaktivierung 121
Komplementsystem 48, 120
Komplikation der chronischen Gefäßzugänge
– Aneurysmen 94
– distale Ischämie 94
– Infektion 93
– kardiale 94
– Pseudoaneurysmen 94
– Stenose 92
– Thrombose 92
Komplikation während einer Hämodialysetherapie
– Blutdruckabfall 222
– Fieber 223
– Juckreiz 223
– Kopfschmerzen 223
– Muskelkrampf 222
– Schüttelfrost 223
– Thoraxschmerzen 223
– Übelkeit und Erbrechen 223
Kompressionszeit 103
Konservierung des Transplantat 450
Konservierungslösung 451

Konsiliararztbesuch
- Koordination 68
kontinuierlich geregelte Ultrafiltration 186
kontinuierliche ambulante Peritonealdialyse (CAPD) 301
kontinuierliche arterio-venöse Hämofiltration (CAVH) 159, 259, 260
- mit Filtratpumpe 262
kontinuierliche veno-venöse Hämofiltration (CVVH) 262
kontinuierliche zyklische Peritonealdialyse (CCPD) 301
kontinuierliches Blutreinigungsverfahren 140
kontinuierliches Hämodialyseverfahren 264
kontinuierliches Nierenersatzverfahren
- Besonderheiten der Antikoagulation 266
- Dosierung von Pharmaka 258
- Durchführung 267
- Gefäßzugänge 266
- Indikation 257
- Kontraindikation 258
- Wahl der Filter und Membranen 265
Kontrastmittel
- godaliniumhaltige 273
- jodhaltige 272
kontrollierte Ultrafiltration 173
Konvektion 2, 33, 125-128
konvektiver Transport 120
Konzentrat 152
- Elektrolytzusammensetzung 201
Kopfschmerzen
- Acetatdialyse 230
- arterieller Hypertonus 230
- Dysäquilibrium 230
- Koffeinentzug 230
- Therapie 230
- Ursachen 230
koronare Herzerkrankung 419
Körperwasser 332
Kortikosteroide
- Nebenwirkung 440
Korzon 4
Krampf 133
Krankenpflege
- primäre 6
- sekundäre 6
- tertiäre 6
Kreatinin 127
Kreatininclearance 21, 67
- Definition 23
- Formel 23
- Normalwert 23
Kreislauf
- extrakorporaler 171
Kreuztest 438
Kryoglobulinämie
- gemischte 415
Kryoglobuline 415
K_{UF} 128, 180
Kunstharz
- ionisches 423
- neutrales 423

Laktat 137-140
Langzeitimmunsuppression 440
LDL-Cholesterin 417, 418
Lebenserwartung 331, 336
Lebensqualität 336
Lebertransplantation 372
Leberzirrhose 372
Leck 171, 172
Leitfähigkeit
- elektrische 145, 146
- zu hohe 192, 216
- zu niedrige 216
Leitfähigkeitsabfall 191
Leitfähigkeitsalarm 191, 216
Leitfähigkeitsfehler 161
Leitfähigkeitsmeßgerät
- temperaturkompensiert 161
Leitfähigkeitsmessung 192
Leitfähigkeitsmonitor 193
Leitungswasser 147
Leonards 4
Leukopenie 424
Lim 3
Lipidapheresetherapie 417
Lipopolysaccharid 149
Lithium 430
Loves 3
Low-flux-Dialysator 158
Low-flux-Dialyse 246
Low-flux-Dialysemembran 116, 119, 128
Luer-Lock
- Verbindung 166
- Verschluß 165
- Verschraubung 177
Luftdetektion 175
Luftdetektor 173, 175
Luftembolie 160, 173-176, 215, 216
- Symptome 235
- Therapie 235
- Ursachen 235
Luftfalle 165, 217
- Alarmeinstellung 207
Luftfallenalarm 175
- mögliche Ursachen 215
Luftklemme 165
Lupus erythematodes 46, 51

Magnesium 137
Makroleck 193, 194
Malinow 4
Malnutrition 359
- Diagnose 360
- Therapie 360
- Ursachen 360
Malpighi-Körperchen 13
Mangan 147
Mangelernährung 66, 331
Markpapille 12
Markpyramide 12, 13
Markstrahlen 12
Massen-Transfer-Koeffizient 126
Mc Guigan 3

Medikamenteneinnahme 66
Medizinprodukt
- aktives 162
- Anforderung 162, 163
- anwenderrelevante Bestimmung 163
- Betreiben 162
- Gefährdungsgrad 163
- Identitätsnummer 163
- inaktives 162
- Inverkehrbringen 162
- Konstruktion 163
- Umgebungseinfluß 163
- Vorschriften 162
- Zweckbestimmung 163
Medizinprodukte-Betreiberverordnung 164
Medizinproduktebuch 164
Medizinproduktegesetz (MPG) 161
- anwenderrelevante Bestimmung 162
- Bußgeldvorschrift 162
- Sachverständiger 162
- Strafvorschrift 162
- Verstoß 164
- zuständige Behörde 162
medulla 13
Membran
- asymmetrische 119
- biologische 116
- Biomembran 117
- Cuprophanmembran 122
- cut-off 117
- High-flux-Membran 116
- Low-flux-Membran 116, 119, 128
- PAN/AN69 121, 122
- PMMA 122
- Porengröße 117
- RC-Membran 117
- SCE-Membran 117
- semipermeable 3, 16, 33, 116
- SMC-Membran 117
- substituierte Zellulosemembran 118
- symmetrische 119
- synthetische 116, 118, 122
Membranfilter 153
Membranoberfläche 126
membranöse GN 46
Membranplasmaseparation 406
mesangioproliferative Glomerulonephritis 50
Mesothel 279
Messung
- anthropometrische 336
metabolische Alkalose 143
metabolische Azidose 58, 135, 143
Methanol 431
Methanolintoxikation 431
MHC-Antigen 437
- Klasse-I-Antigen 436
- Klasse-II-Antigen 436
Mikroalbuminurie 52
β_2-Mikroglobulin 122, 335
β_2-Mikroglobulin-Amyloidose 335
β_2-Mikroglobulinclearance 335
Mikroleck 174, 194

β_2-Mimetika 58
minimal-change-Glomerulonephritis 46, 50
Mion 5
Mischanalgetika 40
Mischbettfiltersystem 150
Mittelmolekül 127, 330
Mittelmolekülclearance 335
Mittelstrahlurin 67
MMF (s. Mycophenolat Mofetil)
Moeller, Curt 4
Molarität 29
Monitor 160, 161
Monitorisierung der Shuntfunktion 95
- Fistulographie 96
- Harnstoffrezirkulation 96
- venöser Rücklaufdruck 96
Monitral-Geräte 181
Monozyten 122
Morbidität 331, 336
Morbus Waldenström 416
Morbus Wegener 51
Morses 3
Mortalität 331, 333
Mortalitätsrate 333
MPG (s. Medizinproduktegesetz)
Mundschutz 383
Murray 4
Muskelkrampf
- Symptome 228
- Therapie 228
- Ursachen 228
Myasthenia gravis 416
Mycobakteriose 447
Mycophenolat Mofetil (MMF)
- Nebenwirkung 442

Nächtliche intermittierende Peritonealdialyse
    (NIPD) 301
nächtliche Tidal Peritonealdialyse (NTPD)
    301, 302
native arteriovenöse Fistel 86
Natrium 31, 133
- Natriumbedarf 397
- Natriumreduktion 398
- Störungen des Natriumhaushaltes
    397
- Vorkommen 396
- Wirkungsweise 396
Natriumbikarbonat 59, 139
Natriumbikarbonatlösung 141
Natriumprofil 134
Natronlauge 148
Nebenschilddrüse 27
Necheles, Heinrich 3
nephritisches Sediment 44
nephritisches Syndrom 44
nephrogener Diabetes insipidus 42
nephrologische Ambulanz 6
nephrologische Pflege
- Definition 7
- Ziele 7
Nephron 13, 13

Nephropathie
- diabetische 46
Nephrosklerose
- benigne 54
nephrotisches Syndrom 44, 45
neutrale Aminosäure 20
neutrale Flüssigkeit 141
Neutralharz 422
neutrophile Granulozyten 121
nichtoligurische Form des ANV 57
niedermolekulares Heparin (NMH) 111
- Bolusgabe 113
- kontinuierliche Gabe 112
- Monitorisierung 112
niedermolekulares Toxin 330
Niere
- endokrine Funktion 24
- Größe 12
- Interstitium 39
- Lage der 12
Nierenarterienstenose 54
Nierenarterienverschluß 56
Nierenbecken 12
Nierenbeckenkelchsystem 13
Nierenbiopsat 48
Nierenbiopsie 46, 53
- perkutane 439
Nierenbucht 12
Nierendurchblutung 21
Nierenerkrankung 6
- glomeruläre 43
- interstitielle 39
Nierenersatztherapie 1, 65
- Möglichkeiten der 6
Nierenfunktion
- Überwachung 65
Nierenhilus 12, 13
Niereninsuffizienz 6
- fortgeschrittene 22
- Vermeidung des Fortschreitens 65
Nierenkapsel 12
Nierenkelch 12
Nierenkörperchen 13
Nierenmark 13
Nierenparenchym 12, 13
Nierenpunktion (siehe auch Nierenbiopsie)
- Komplikation 53
Nierenrinde 12, 13
Nierensäule 12, 13
Nierenstein 41
Nierentransplantation
- Allokationszentrale 450
- HLA-Typisierung 450
- HLA-Übereinstimmung 443
- immunologische Grundlagen 434
- Komplikation nach Transplantation 445, 446, 447
- Kontraindikation 444
- medizinische Dringlichkeit 443
- Operationstechnik 445
- Organlagerung 452

- Typisierung der Empfänger- und Spendermerkmale 435
- Warteliste 444
- Wartezeit 443
Nierenvenenverschluß 56
Nierenversagen
- akutes (ANV) 55
- pflegerische Aufgabe 5
- postrenales 55
- prärenales 55
- renales 55
Nierenzyste
- ADPKD 36
- autosomal rezessive 38
- einzelne 38
NIPD (s. nächtliche intermittierende Peritonealdialyse)
NMH (s. niedermolekulares Heparin)
Non-A-Non-B-Hepatitis 378
NTPD (s. nächtliche Tidal Peritonealdialyse)

Obstruktion
- postrenale 453
okkludierende Rollenpumpe 169
Oligurie 57
onkotischer Druck 30, 129
On-line-Hämodiafiltration 249
On-line-Hämofiltration 254
Online-Produktion 141
- von Substituat 140
Organspende
- erweiterte Zustimmungslösung 450
- Persönlichkeitsrecht 450
Osmolalität 30
Osmolarität 30
Osmose 33, 34, 154
Osmosewasser 133
osmotischer Druck 30
Osteodystrophie 147
Osteoporose 440
Östrogen
- konjugiertes 64
Oxalsäure 431

Pädagogische Aufgabe 8
PAH (s. Paraminohippursäure)
PAN (AN69) (s. Polyacrilnitril)
PAN (AN69)-Membran 121, 122
PAN-DX 117
papilla renalis 13
Papillennekrose 41
Papillenverkalkung 41
Paracetamol 430
Paraminohippursäure (PAH)
- Clearance 21
Parathormon (PTH) 27, 341
partielle Thromboplastinzeit (PTT) 110
passiver Transport 18
Patient
- Gewichtsberechnung 205
- Vorbereitung 205

Patientenbeobachtung
- Auswertung 8
pauci-immune Glomerulonephritis 49
pCO_2 142-144
PCR (s. Polymerase-Kettenreaktion)
PCR (s. Proteinkatabolismusrate)
PD (s. Peritonealdialyse)
PD-Katheter 287
- Auslaufstörung 299
- Dialysatleck 298
- Dislokation 299
- Hernie 299
- Implantation 290
- Katheterpflege 292
- Komplikationen an Katheter und Tunnel 294
- Lifecath-(Duschkopf)-Katheter 288
- mechanische Komplikation 298
- Missouri-Schwanenhals-(Swan-Neck)-Katheter 288
- Oreopoulos-Zellermann-Katheter 288
- postoperative Phase 292
- Schmerz 300
- Sinus 290
- subkutaner Tunnel 290
- Tenckhoffkatheter 288
- Vergleich der Katheter 288
PEG-Zellulose 117
PEPA 117
Perikarditis 64
- urämische 63
Peritonealdialyse (PD) 34, 139
- adäquate 302
- bei Diabetikern 323
- Entwicklung 277
- Indikation 321
- Insulinzufuhr intraperitoneal 324
- Komplikation 312
- Kontraindikation 321
- Patiententraining 326
- pflegerische Aspekte 326
Peritonealdialyselösung 305
- alternative Dialysatlösung 306
- Erwärmung 306
- Glukose 306
- Mängel herkömmlicher Lösungen 306
- Puffer 306
Peritonealdialyseregime 300
Peritonealdialysesystem 305
peritoneale Clearance 283
peritonealer Äquilibrationstest (PET)
- Fast-PET-Protokoll 284
- Fehlerquellen 285
- Interpretation der Testergebnisse 286
- Protokoll 283
- UF-Versagen Typ I 286
- UF-Versagen Typ II 286
peritonealer Stofftransport
- Diffusion 282
- Konvektion 282
- Ultrafiltration 282

Peritonealmembran
- Anatomie 277
- Diffusion 281
- intermittierende 300
- kontinuierliche 300
- konvektiver Transport 281
- manuelle 300
- Physiologie 277
- Ultrafiltration (UF) 281
- Ultrafiltrationsversagen 287
- Veränderungen unter der Peritonealdialyse (PD) 280
- Wasser- und Stofftransport 280
Peritonitis
- Akutmanagement 316
- bakterieller Biofilm 318
- Diagnose 314
- Gram-Färbung 315
- klinische Untersuchung 315
- Kontaminationsquelle 313
- Laboruntersuchung 315
- Limulus-Test 315
- Management gramnegativer Peritonitiden 317
- Management grampositiver Peritonitiden 317
- Pathophysiologie 313
- relaps 318
- sklerosierende 319
- Symptome 314
- Therapie 315
- therapierefraktäre Peritonitis 318
- Ultrafiltrationsverlust 319
- Urokinase-Therapie 319
perkutane Nierenbiopsie 439
permanenter Venenkatheter 88
- Abschließen bei doppellumigem Katheter 92
- Abschließen von der Hämodialyse bei einlumigem Katheter 91
- Anschließen bei doppellumigem Katheter 92
- Anschließen zur Hämodialyse bei einlumigem Katheter 90
Permeabilität
- hydraulische 118-120, 128
Permeat 150, 155
PET (s. peritonealer Äquilibrationstest)
Pfeffer 150
Pfeffer-Zelle 150
Pflege
- nephrologische 7
pflegerische Aufgabe
- bei Nierenversagen 5
Pflegestandard
- aktueller 7
Pharmacopoeia-Standard für Wasser
- Aluminiumkonzentration 149
- Endotoxinanteil 149
- Keimzahl 149
Phenacetin-Niere 40
Phenobarbital 430

Phosphat 142, 144, 392–394
– Kontrolle der Phosphatzufuhr 393
– Phosphatbedarf 393
– Störungen des Phosphathaushaltes 392
– Vorkommen 392
– Wirkungsweise 392
Phosphatbinder
– kalziumhaltiger 136
Phosphatzufuhr
– Senkung 68
pH-Wert 141–145
– in der Zelle 142
physiologische Kochsalzlösung 201
Pilzinfektion 447
Plasma 28
Plasmaeiweiß 144
Plasmapherese
– Definition 406
Plasmaseparation 47, 406
– Aufbau des Gerätes 413
– extrakorporales System 409
– Gefäßzugang 413
– Patientenvorbereitung 413
– Substituat 411
– Substitutionslösung 409
– Wirkung 406
Plasmaseparationsmembran
– Eigenschaften 407
Plasmavolumen 412
Plattendialysator 4, 123, 124
PMMA 117, 122
pO_2 143
Podozyten 15, 16
Polyacrylnitril (PAN) (AN69) 116–118
Polyamid 116, 117
Polycarbonat 116, 117
Polymerase-Kettenreaktion (PCR) 435
Polyneuropathie 52, 64
– orthostatische Hypotension 357
– Symptome 356
– Therapie 357
Polystyrol 423
Polysulfon 116–118
Polyurethan 167
Polyurie 42
Polyvinylchlorid (PVC) 167
postdialytischer Harnstoffwert 331, 336
Postdilution 249
Postdilutionsverfahren 140
postrenale Obstruktion 453
postrenales ANV 55
– Therapie 60
Poststreptokokken-Glomerulonephritis 45, 48
prädialytischer Harnstoffwert 330, 331
Prädilution 140, 249
prärenales ANV
– häufige Ursachen 55
– Therapie 60
Primäralarm 214
primäre Krankenpflege 6
Primärharn 16, 33
– Bildung 14

Produktsicherheit 162
Proportionierung des Dialysats 190–192
– fixe volumetrische 192
– leitfähigkeitsgeregelte 192
Proportionierungspumpe 190
– Drehzahlmessung 191
Prostacyclin
– Einsatz von 113
Prostaglandine 25
Proteinkatabolismusrate (PCR) 330, 336
Proteinurie 38, 45
– glomeruläre 20
– tubuläre 20
proximaler Tubus 18, 19
Prozeßpflege
– ganzheitliche 7
Pseudoaneurysmen 94
psychosoziale Betreuung 9
psychosoziale Probleme 361–369
– Abhängigkeitsverhältnis 366
– Abwehrreaktionen 362
– Aggression 363
– Depression 363
– Dialysepatient und Dialyseteam 365
– Dialysepatient und Familienangehörige 365
– Dialysepatient und Lebenspartner 365
– fachliche Kompetenz 366
– Non-Compliance 367
– Suizidgefahr 369
– Ursachen 362
– Verleugnung 363
– Vertrauensverhältnis 365
PTH (s. Parathormon)
PTT (s. partielle Thromboplastinzeit)
pufferfreies Dialysat 139, 141
Puffersubstanz 132, 137
Pumpe 159, 175
– Förderrichtung 175
Pumpenfunktion
– Gefahren 169
Pumpenschlauch 168, 171
– falsch eingelegter 175
Pumpensegment 167
Pumpenstop
– automatischer 168
PVC (s. Polyvinylchlorid)
PVC-Beutel
– kollabierender 203
Pyelonephritis 41
Pyrogen 148, 149, 155, 384

Qualitätsentwicklung 9
Qualitätskontrolle 9
Qualitätsmanagement 9
Qualitätssicherung 7
Qualitätsverbesserung 7
Quecksilberchlorid 46
Quellhorst 5
Quetschklemme 217
Quotient Kt/V 332, 333
– Berechnungsformel 335

rapid progrediente Glomerulonephritis 44, 46
RC-Membran 117
Reabsorption
- von Chlorid 19
- von Natrium 19
Reflux 445
- vesikoureteraler 41
Refluxnephropathie 41
regionale Antikoagulation mit Citrat 113
regionale Heparinisierung 113
Reinwasserqualität
- elektrische Leitfähigkeit 145
relative Dialyseindikation 70
renal tubuläre Azidose 42
renale Anämie 26, 63
renale Osteopathie 338-343
- alkalische Phosphatase (AP) 341
- Aluminiumosteopathie 339
- dead bone 343
- Kalzium 342
- metastatische Verkalkung 340
- Parathormon (PTH) 341
- Phosphat 342
- Prophylaxe und Therapie 342
- Symptome 339
- tertiärer Hyperparathyreoidismus 340
- totale Parathyreoidektomie 343
- Vitamin D_3 343
renaler Plasmafluß (RPF) 21
renales Nierenversagen 55
- häufige Ursachen 56
Renin 25, 27
Renin-Angiotensin-System 25
Resorption (s. auch Rückgewinnung) 18, 33
respiratorische Azidose 143
respiratorische Störung 142, 143
Retinopathie
- diabetische 52
Rezirkulation 197
Rezirkulationstest 103
- Messung und Berechnung 104
- Modifikation 105
Rezirkulationsvolumen 197
Rhabdomyolyse 58
Riva-Rocci 227
- indirekte Blutdruckmessug 227
Rohwasser 155
Rohwasserqualität 156
Rollen-Blutpumpe 166, 167
- okkludierende 169
rotierende Trommelniere 4
Rowntree 3
RPF (s. renaler Plasmafluß)
Rückfiltration 248
Rückgewinnung
- von Aminosäuren 18
- von Bikarbonat 18
- von Glukose 18
- von kleineren Eiweißen 18
- von Phosphaten 18
Rücklaufdruck
- venöser 212

Rückresorption
- von Aminosäuren 19

Salzsäure 143, 148
Sammelrohr 13, 14, 19
Säure 141
- fixe 142
- nicht flüchtige 142
- Verlust 143
saure Aminosäure 20
Säure-Basen-Haushalt
- metabolische Störung 142
- respiratorische Störung 142
Säure-Basen-Status 135
Säureelimination
- Lunge 142
- Niere 142
Säurekonzentrat 138, 139
SCE-Membran 117
Scheuer-Wisch-Desinfektion 383
Schlauchpumpe
- Förderrate 168
- teilokklusive 168
- vollokklusive 168
Schlauchruptur 169, 172
Schlauchsystem
- abgeknicktes 211
- arterielles 159, 164-166, 174
- Füllen 167
- Spülen 167
- venöses 159, 164-166
Schleifendiuretika 19, 60
Schmerzmittel 40
Schutzbrille 383
Schutzkleidung 382, 383
Schweinfurter Gummi 183
Schwerkraftinfusion 162
Scribner 4
Scribner-Shunt 4, 79
SCUF (s. spontane langsame Ultrafiltration)
Sediment
- nephritisches 44
Sekretion 17, 33
sekundäre Krankenpflege 6
Selbstwiegeprotokoll 66
Seldinger-Technik 79
Semipermeabilität 150
semipermeable Membran 3, 33, 116
Sensibilisierung 437
Sepharosesäule 417
sequentielle Ultrafiltration 189, 254
Serumharnstoffkonzentration
- Verlauf 332
Serumkalium 136
Serumkalziumwert 136
Serumkreatin 21
Serumkreatinin 22
Serumosmolarität 140
Shaldon-Katheter 79-83
- Anschließen zur Hämodialyse 83
- Assistenz beim Legen 82
- doppellumig 79

- einlumig 79
- Komplikation beim Legen 84
- Seldinger-Technik 79
- vena femoralis 80
- vena jugularis interna 82
- vena subclavia 81
- Verbandswechsel 83
Shunt 143
- Abflußbehinderung 172
- autologer 99
- Blutangebot 170
- synthetischer 87
Shuntfunktion 172
- Monitorisierung 95
Shuntinfektion 371
Shuntpunktion
- Arealpunktion 100
- autologer Shunt 99
- Durchführung 98
- Gefäßprothese 99
- Knopflochpunktion 100
- Kompressionszeit 103
- Shuntpflege beim Abschließen von der Hämodialyse 101
- Strickleiterpunktion 100
- Technik 97
- Vorbereitung 97
Shuntthrombose 211
Shuntverschluß 214
Siebkoeffizient 407, 408
Siebplatte 13
Silikongummi 167
Single-Needle-Dialyse 159, 194, 211
- Arbeitstakt 194
- Klick-Klack-System 194, 195
- Ultrafiltrationskontrolle 179
sinus renalis 12, 13
Sjögren-Syndrom 42
Skeggs 4
sklerosierende Peritonitis
- Typ-II-UF-Fehler 319
- Ursache 319
S-Kreatinin
- Nachteil 22
- Normalwert 22
SMC-Membran 117
Sollgewicht 205
solvent drag 33
SPAN 117
spontane langsame Ultrafiltration (SCUF) 259, 260
Spülflüssigkeit 132
Stammfettsucht 440
Standard
- allgemeiner pflegerischer 8
- für die nephrologische Pflegepraxis 7
Standardbikarbonat 142-144
Starling-Kraft 31
Stenose 92
Sterilfilter 141
Sterilfiltration 155
Sterilisation 167

Stoffwechseleinstellung
- Diabetes 52
Störung
- metabolische 142, 143
- respiratorische 142, 143
Strickleiterpunktion 100
Stromausfall 175, 216, 217
Sublimat 46
Substituat 140
substituierte Zellulosemembran 118
Substitutionslösung 140, 141
Suizidgefahr 369
symmetrische Membran 119
Syndrom
- urämisches 5, 330
- nephrotisches 45
synthetische Membran 116, 122
- adsorptive Eigenschaft 118
synthetischer Shunt
- loop 87
- straight graft 87
systemische Vaskulitis 46

Tacrolimus 441
- Nebenwirkung 442
Tankniere 180, 189
- Dialysatrezirkulation 184
- Hygiene 184
technische Weiterbildung 7
Temperaturfehler 161
tertiäre Krankenpflege 6
Tetanus 381, 414
Thalhimer, William 4, 117
Thermoelement 161
Thiaziddiuretika 19
Thoraxschmerzen
- Angina pectoris 230
- BWS-Beschwerden 230
- First-use-Syndrom 230
- Hämolyse 230
- Lungenembolie 230
- Therapie 230
- Ursachen 230
Thrombopenie 424
Thrombose 92, 453
thrombotisch-thrombozytopenische Purpura (TTP) 410, 416
Tiefenfilter 153, 155
TMP (s. Transmembrandruck)
TMP-Alarmbegrenzung 218
TMP-Kontrolle
- automatische 179
TMP-Regelung 173
Todeskriterium 449
Torf 422
Toxin
- niedermolekulares 330
Tranducer 206
Transmembrandruck (TMP) 129, 208, 218, 409, 413
- Anpassung 178

Transplantat
- Konservierung 450
Transplantationseinheit 6
Transplantationsgesetz 448, 449
Transplantationskoordinator 448
Transport
- konvektiver 120
- passiver 18
Transportmaximum für Glukose 19
transzellulärer Raum 29
Trinkmenge
- Beschränkung 66
Trinkwasser 145
Trinkwasserverordnung (TrinkwV.) 146
Trockengewicht 205
Trockenkonzentrat 190
Trommelniere
- rotierende 4
Tropfkammer
- Rerservoir der 175
- venöse 166, 173, 176
TTP (s. thrombotisch-thrombozytopenische Purpura)
Tuberkulose 383
tubuläre Proteinurie 20
tubulärer Transportprozeß
- Einfluß von Hormonen 18
- Lokalisation 17
tubuläres Syndrom 39
Tubulus 13, 37
Tubulusnekrose
- ischämische 453
Tubulustransportstörung 42
Tubus
- distaler 14, 19
- proximaler 14, 18, 19
Tunnel-Infektion 295
Turner 3

Übelkeit und Erbrechen
- Dysäquilibrium 229
- Hypoglykämie 229
- Hypotension 229
- Prophylaxe 229
- Therapie 229
- Ursachen 229
Überleitungssystem
- Dialysatwechsel Standardsystem 309
- Disconnectsystem mit Y-Schlauch 308, 310
- Standardsystem mit geradem Überleitungsstück 308
Überwachungseinheit 160
Überwachungsmaßnahme 5
Überwässerung 66
UF-Pumpe 183
UFR (s. Ultrafiltrationsrate)
UFR-/TMP-Alarm
- mögliche Ursachen 217
Ultrafilter 153
Ultrafiltrat 33
Ultrafiltration 2, 129, 139, 151
- direkte 178

- druckgesteuerte 170
- gesteuerte 181
- isolierte 254
- kontinuierlich geregelte 186
- kontrollierte 173
- sequentielle 189, 254
- volumenkontrollierte 178, 187
- volumetrische Standardmethode 180
Ultrafiltrationskoeffizient 119, 129, 177, 180
Ultrafiltrationskontrolle 177
Ultrafiltrationsmessung
- direkte 178, 180
- druckkontrollierte 178
- indirekte 178
- volumenkontrollierte 180
Ultrafiltrationsparameter 208
Ultrafiltrationspumpe 182
Ultrafiltrationsrate (UFR) 129, 208
- Alarmgrenze 217
- Berechnung 207
Ultrafiltrationssystem 150
- druckkontrolliertes 187
Ultrafiltrationsverlauf 208
Ultraschallsensor 175
Umkehrosmose 150–155
Unfallverhütungsvorschrift (UVV) 163, 383
University-of-Wisconsin-Lösung (UW-Lösung) 451
Unterdialyse 330
Unterstützung
- des Patienten und seiner Familie 7
Urämie 61, 69
- Zeichen 69
Urämietoxin 62, 132, 330
- Verteilung 29
urämische Enzephalopathie 63, 64
urämische Herzbeutelentzündung 64
urämische Perikarditis 63
urämischer Frost 63
urämisches Syndrom 61
- hormonelle Veränderung 62
- Pathogenese 62
Ureter 13
Ureternekrose 446, 453
Ureterobstruktion 446
Urothelkarzinom 41
URR (s. Harnstoffreduktionsrate)
UV-Bestrahlung 151, 154
UV-Licht 27
UVV (s. Unfallverhütungsvorschrift)

Vas afferens 15
vas efferens 15
Vaskulitis 51
- systemische 46
Vasopressin 25
vena arcuata 14
vena femoralis 80
vena jugularis interna 82
vena renalis 13
vena subclavia 81

Vene
- Schonung 67
Venendruck 179
Venendruckmonitor 165
Venenkatheter
- permanenter 88
Venentraining 87
venöse Absperrklemme 166, 175, 176, 196
venöse Drucküberwachung 175
venöse Kanüle 166
venöse Tropfkammer 166, 173, 176
venöser Druck 171
- Alarmgrenzwert 173
- automatische Messung 172
- Blutpumpengeschwindigkeit 172
- Veränderung 172
- Widerstand 172
venöser Druck zu niedrig
- mögliche Ursachen 211
venöser Druckabfall 172
venöser Druckalarm
- mögliche Ursachen 210
venöser Rücklaufdruck
- Erhöhung 210
- Erniedrigung 212
venöses Schlauchsystem 159, 164, 165
- automatische Schlauchklemme 166
- Luftüberwachungssystem 166
- venöse Tropfkammer 166
- Zuspritzstelle 166
Verbandswechsel 83
Verteilungsvolumen 427, 428
vesikoureteraler Reflux 41
Virusantigen 376
Virushepatitis 372
- akute 371
- chronische 372
- fäkal-orale Übertragung 373
- parenterale Übertragung 373
Virusinfektion 447
- transfusionsbedingte 380
Virussicherheit 373
Vitalfunktion 206
Vitalzeichen 209
Vitamin B_{12} 127
Vitamin D 25, 26
Vitamin D3 25
Vitamin-D-Derivat 136
Vitaminstatus 402
- fettlösliche Vitamine 403
- wasserlösliche Vitamine 403
Vollblutgerinnungszeit 110
Vollentsalzungsanlage 147-150
volumenkontrollierte Ultrafiltration 187
Volumenstatus
- Kriterien zur Beurteilung 206

Warteliste 452
Wasser 144
- anorganische Qualität 148
- für Dialysezwecke 152
- gechlortes 145
- hartes 147
- hochreines 149
- Leitfähigkeit 148
Wasseraufbereitung 144, 151, 155, 156
Wasserausfall 216
Wasserdiurese 20
Wasserenthärtung 155
Wasserenthärtungsanlage 147
Wasserqualität 144
- Association Advancement for Medical Instrumentation (AAMI) 146
- Grenzwertfestlegung 147
- ISO/IEC-Norm 146
- Mindestanforderung 146
- Referenztemperatur 146
- Trinkwasserverordnung (TrinkwV.) 146
Wasserstoffionenkonzentration 141
Wasserversorgung 217
Wasserversorgungsunternehmen 156
Wechseltakt 195
Wegener-Granulomatose 49
Weichmacher 167
Weiterbildung
- technische 7
whole-blood-clearance 125
Widerstand
- elektrischer 146
Wundheilungsstörung 447

Xenotransplantat 437

Y-Anschluß 195
Yatzides 5
Y-Stück 194

Zellulose 423
- FIN-Typ-Zellulose 117
- PEG-Zellulose 117
Zelluloseacetat 117
Zellulosediacetat 117
Zellulosetriacetat 116, 117
Zentrifugenseparation 406
Zentrumsdialyse 75
Zielblutfluß 172
Zulauf
- arterieller 171
- venöser 171
Zwangsultrafiltrationsrate 214
Zwillingsspulenniere 4
Zyste
- intrauterin 38
Zystenniere 36
Zytokine 438
Zytomegalie 447